消化系统经典病例
诊疗思维与实践

唐印华 / 主编

田永刚 张 新 朱跃坤 / 副主编

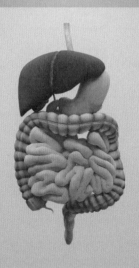

清华大学出版社
北 京

内 容 提 要

本书主要是以消化科常见疾病及消化科急症的规范化诊断及治疗为主，附有消化内科常见基本操作。书中精选了编者们在临床工作中遇到的典型病例，通过病例解析，引导出相关疾病的特点并进行详细讲解，把病例的病情进展及变化融入讲解中。旨在通过这种理论结合临床病例的方式，提高临床医师临床思维能力，使其熟悉诊治的流程，并充分调动读者的积极性，增加学习兴趣。

图书在版编目（CIP）数据

消化系统经典病例诊疗思维与实践 / 唐印华主编 . — 北京：清华大学出版社，2021.8
ISBN 978-7-302-58791-0

Ⅰ.①消… Ⅱ.①唐… Ⅲ.①消化系统疾病－诊疗 Ⅳ.① R57

中国版本图书馆 CIP 数据核字（2021）第 156434 号

责任编辑：孙　宇
封面设计：吴　晋
责任校对：李建庄
责任印制：杨　艳

出版发行：清华大学出版社
网　　　址：http://www.tup.com.cn, http://www.wqbook.com
地　　　址：北京清华大学学研大厦A座　　　邮　　编：100084
社 总 机：010-62770175　　　邮　　购：010-62786544
投稿与读者服务：010-62776969, c-service@tup.tsinghua.edu.cn
质量反馈：010-62772015, zhiliang@tup.tsinghua.edu.cn
印 装 者：三河市君旺印务有限公司
经　　销：全国新华书店
开　　本：185mm×260mm　　　印　张：29.5　　　字　数：624千字
版　　次：2021年8月第1版　　　印　次：2021年8月第1次印刷
定　　价：158.00元

产品编号：092934-01

编 者 名 单

主　编　唐印华
副主编　田永刚　张　新　朱跃坤
编　委　（按姓氏笔画排序）

丁文博（哈尔滨医科大学附属第一医院　消化内科）

王　杨（哈尔滨医科大学附属第一医院　核医学科）

田永刚（哈尔滨医科大学附属第二医院　重症医学科）

丛家洁（哈尔滨医科大学附属第一医院　消化内科）

朱跃坤（哈尔滨医科大学附属第一医院　普外科）

许　丹（哈尔滨医科大学附属第一医院　消化内科）

许明妍（哈尔滨医科大学附属第一医院　感染科）

刘　洋（哈尔滨医科大学附属第二医院　重症医学科）

刘宇新（哈尔滨医科大学附属第一医院　消化内科）

刘鸿儒（哈尔滨医科大学附属第一医院　消化内科）

刘熙瑞（哈尔滨医科大学附属肿瘤医院　胃肠外科）

陈　媛（哈尔滨医科大学附属第一医院　消化内科）

张　新（哈尔滨医科大学附属第一医院　感染科）

张　霞（哈尔滨医科大学附属第四医院　普外科）

张依娜（哈尔滨医科大学附属第一医院　体检中心）

张慧超（哈尔滨医科大学附属第一医院　消化内科）

李　雯（哈尔滨医科大学附属第一医院　消化内科）

李小雪（哈尔滨医科大学附属第一医院　消化内科）

邱文亮（黑龙江省医院　消化内科）

周一楠（哈尔滨医科大学附属第一医院　消化内科）

赵　越（哈尔滨医科大学附属第一医院　感染科）

侯佳滨（哈尔滨医科大学附属第一医院　消化内科）

姜立胜（哈尔滨医科大学附属第一医院　感染科）

高　杰（哈尔滨医科大学附属第二医院　感染科）

唐印华（哈尔滨医科大学附属第一医院　消化内科）

崔立莎（哈尔滨市第一医院　消化内科）

蒋　敏（哈尔滨医科大学附属第二医院　重症医学科）

程晓英（哈尔滨医科大学附属第二医院　放射科）

潘　超（哈尔滨医科大学附属第二医院　消化内科）

魏云浩（哈尔滨医科大学附属第一医院　消化内科）

前　言

　　消化系统是人体八大系统中包含器官最多的系统，包括食管、胃、小肠、结肠、直肠、肝脏、胆囊及胆管、胰腺、网膜、腹膜、腹部血管及淋巴结、消化腺等器官。消化系统除了消化吸收功能，还有内分泌功能，免疫功能，微生态功能。因此，消化系统疾病一直是内外科疾病中发病率、就诊率最高的疾病，且病因复杂，病种繁多，这就需要对消化系统疾病有充分的全面的认知。近年来，随着消化腔镜及科研工作的飞快进展，消化系统疾病的基础理论及临床研究都取得了显著成就，诊断及治疗水平也有了明显提高。

　　自2015年医疗改革政策实施以来，国家大力发展基层医疗卫生服务（包括县级、镇级、乡级医院），提高基层和区域的专科水平，逐步缓解地域、城乡、学科之间发展不平衡，促进医疗服务体系协调发展，重点培训和指导基层医疗卫生机构人员，着力提升服务能力和质量，加强基层医疗卫生队伍的建设。为了满足广大医生的需求，尤其是基层医生的迫切需求，特聘请消化内外科专家参与编写此书。

　　本书主要是以消化科常见疾病及消化科急症的规范化诊断及治疗为主，附有消化内科常见基本操作。书中精选了编者们在临床工作中遇到的典型病例，通过病例解析，引导出相关疾病的特点并进行详细讲解，把病例的病情进展及变化融入讲解中。旨在通过这种理论结合临床病例的方式，提高临床医师临床思维能力，使其熟悉诊治的流程，并充分调动读者的积极性，增加学习兴趣。

　　PBL及CBL教学是我国诸多高校教学改革的重要内容，这两种教学方法在教育领域多个学科中被广泛应用，能有效促进学生积极探索问题，达到更好的教学效果。PBL及CBL均是以案例为基础，把学习内容融入案例情境之中，让学生主动去参与学习，其效果明显优于传统的教师单独讲授及灌输知识。本书的编写模式不同于本科院校教材的传统模式，更注重体现PBL和CBL的教学方法，符合临床医师及基层专科医师培训的要求。

　　本书编写参考了国内外临床诊疗指南，专家共识，临床路径等，介绍了消化系统常见疾病的经典诊疗方法及最新诊疗进展，内容较全面、系统、规范、实用、易懂，便于读者理解及记忆。

目　录

第六篇 肝脏疾病

第七篇 胆道系统疾病

第八篇 胰腺疾病

第九篇 消化内科临床基本操作技术（带视频）

第一篇
消化系统总论

第一章　消化系统的形态结构

　　消化系统由口腔、食管、胃、小肠、大肠、肝、胆囊、胆道及胰腺构成，是体内拥有最多脏器的系统。消化系统可分为消化道和消化腺。消化道是起自口腔延续到肛门的很长的肌性管道，包括口腔、咽、食管、胃、小肠（十二指肠、空肠、回肠）和大肠（盲肠、阑尾、结肠、直肠、肛门）等。临床上把口腔到十二指肠屈氏韧带以上的部分称上消化道，屈氏韧带以下至回盲部称为中消化道，回盲部以下的直结肠部分称为下消化道。消化腺有小消化腺和大消化腺两种。小消化腺如胃腺、肠腺等散在于消化管各部的管壁内，大消化腺有3对唾液腺（腮腺、下颌下腺、舌下腺）、肝脏和胰脏。消化系统的主要作用为摄取食物、消化食物、吸收营养、排出残渣。

第二章 消化系统的生理、生化功能

一、食管功能及生理性食管抗反流防御机制

当食物进入食管后，刺激食管壁上的机械感受器，可反射性地引起食管下括约肌舒张，使食团进入胃内。食团进入胃后，食管下括约肌收缩，防止胃内容物反流入食管。生理性食管抗反流防御机制主要包括：

（一）食管-胃抗反流屏障

食管下端近胃贲门处有一段3～5cm的高压区，能阻止胃内容物逆流入食管，称为食管下括约肌（lower esophageal sphincter，LES），其与膈肌脚、膈食管韧带等结构组成抗反流屏障。

（二）食管清除作用

如发生胃食管反流，可通过食管廓清作用将反流物排入胃内，剩余的部分可由唾液冲洗及中和。

（三）食管黏膜屏障

唾液、复层鳞状上皮、黏膜下血液供应组成食管黏膜屏障，抵抗反流物对食管黏膜的损伤。

二、胃的消化功能及黏膜防御机制

胃主要具有容纳功能、储存功能、消化功能、分泌功能、运输及排空功能。食物入胃后，经过胃的机械性和化学性消化，形成食糜，通过幽门，进入十二指肠。对食物的化学性消化是通过胃黏膜中多种外分泌腺细胞分泌的胃液来实现的。

（一）胃黏膜的3种外分泌腺

1. 贲门腺 位于食管与胃连接处，主要分泌黏液。
2. 泌酸腺 位于胃底的大部及胃体的全部，包括壁细胞、主细胞和颈黏液细胞，是分泌胃酸、胃蛋白酶和内因子的主要腺体。

3. 幽门腺 分布于幽门部，分泌碱性黏液。

胃液 pH 0.9~1.5，正常人分泌量为 1.5~2.5L/d，成分主要有盐酸、胃蛋白酶原、黏液和内因子，胃黏膜在强酸、高刺激的条件下能保持正常生理功能主要是因胃黏膜有防御机制。

（二）防御机制

1. 上皮前 胃黏膜上皮细胞表面由一层黏液凝胶层及碳酸氢盐层构成，是一道对胃蛋白酶弥散的物理屏障，同时保持酸性胃液与中性黏膜间高 pH 梯度。

2. 上皮细胞 上皮细胞顶面膜及细胞间的紧密连接对酸反弥散及胃腔内的有害因素具有屏障作用。它们再生速度很快，能及时替代受损细胞，修复受损部位。

3. 上皮后 胃黏膜丰富的毛细血管网为上皮细胞旺盛的分泌功能及自身不断更新提供足够的营养，也将局部代谢产物及反渗回黏膜的盐酸及时运走，胃黏膜的健康血液循环对保持黏膜完整甚为重要。此外，间质中的炎症细胞在损伤愈合中亦具有积极意义。前列腺素、一氧化氮、表皮生长因子等参与了复杂的胃黏膜屏障功能调节。前列腺素 E 具有细胞保护、促进黏膜血流增加、促进黏液及 HCO_3^- 分泌等功能，是目前认识较为充分的一类黏膜保护性分子。

三、小肠功能及肠黏膜屏障

小肠是吸收的主要部位，糖类、蛋白质和脂肪的消化产物大部分在十二指肠和空肠被吸收，回肠具有其独特的功能，即能主动吸收胆盐和维生素 B_{12}。食物中大部分营养在到达回肠时，通常已被吸收完毕，因此回肠是吸收功能的储备部分。

在肠道中有上千种微生物定植或路过，消化道居住的大量微生物被统称为肠道微生物群。

肠道菌群可大致分为以下几种：①益生菌：主要是各种双歧杆菌、乳酸杆菌等厌氧菌，常紧贴黏液层，是人体健康不可缺少的要素，可以合成各种维生素，参与食物的消化，促进肠道蠕动，阻止致病菌与肠上皮细胞的接触，分解有害、有毒物质等。②条件致病菌：如大肠埃希菌、肠球菌等具有双重作用的细菌，在正常情况下对健康有益，一旦增殖失控或从肠道转移到身体其他部位，就可能引发疾病。③有害菌：如志贺菌、沙门菌等，一旦大量繁殖，就会引发多种疾病或者影响免疫系统的功能。正常的肠道微生物群以及所处的宿主人类肠道微环境共同构成了肠道微生态。肠道微生态影响机体的营养、代谢、免疫、发育及衰老等，与代谢性疾病、神经精神疾病、免疫相关病、肿瘤等许多慢性疾病有关。

肠道持续接触大量的食物和肠腔内微生物，阻挡肠道内寄生菌及其毒素向肠腔外组织、器官移位，形成防止机体受内源性微生物及其毒素侵害的黏膜屏障机制。

（一）机械屏障

肠黏膜上皮细胞、细胞间紧密连接与菌膜构成的完整屏障，阻挡肠道内细菌、毒素向外移位。

（二）化学屏障

由肠黏膜上皮分泌的黏液、消化液及肠腔内正常寄生菌产生的抑菌物质构成，胃酸和胆盐可灭活经口进入肠道的大量细菌。

（三）免疫屏障

肠道是人体重要的外周免疫器官，由肠相关淋巴组织（上皮间淋巴细胞、固有层淋巴细胞及 Peyer 结）、肠系膜淋巴结、肝脏库普弗（Kupffer）细胞和浆细胞产生的分泌型抗体（sIgA）及免疫细胞分泌的防御素等构成。在天然免疫及获得性免疫中发挥重要作用。

（四）生物屏障

正常的肠道微生物群以及所处的宿主人类肠道微环境共同构成了肠道微生态，通过微生物菌膜屏障参与肠黏膜屏障的构成。

（五）肠蠕动

肠蠕动如同肠道的清道夫，在肠梗阻、肠麻痹等情况下，常伴有小肠细菌过度生长。

四、大肠功能

大肠的主要功能在于吸收水分和无机盐，同时还为消化吸收后的食物残渣提供暂时储存场所，并将食物残渣转变为粪便。食物残渣在结肠内停留的时间一般为十余小时，此过程中部分水分被结肠黏膜吸收，剩余部分经结肠内细菌的发酵和腐败作用后形成粪便。粪便中除食物残渣外还包括脱落的肠上皮细胞和大量的细菌，以及机体的某些代谢产物，如胆色素衍生物，某些金属钙、镁、汞等的盐类。大肠还可分泌大肠液，主要作用为保护肠黏膜和润滑粪便。

大肠内有大量细菌，大多是大肠埃希菌、葡萄球菌等，主要来自食物和空气。大肠内的酸碱度和温度较适合于一般细菌的繁殖和活动，这些细菌通常不致病，主要起发酵和腐败作用，还能利用肠内物质合成维生素 B 复合物和维生素 K。

五、肝脏功能

肝脏具有分泌胆汁、吞噬和防御功能、制造凝血因子、调节血容量及水电解质平衡等多种功能。

（一）分泌胆汁

肝细胞不断地生成胆汁酸和分泌胆汁，经胆管输送到胆囊，可促进脂肪的消化和吸收，还有排泄有害物质的作用。

（二）物质代谢

1. 糖 单糖经小肠黏膜吸收后，在肝内转变为肝糖原储存。肝糖原在调节血糖浓度以维持其稳定中具有重要作用。

2. 蛋白质 由消化道吸收的氨基酸在肝脏内进行蛋白质合成、脱氨基、转氨基等作用，肝脏还是合成血浆蛋白的主要场所，对维持机体蛋白质代谢有重要意义，并且将氨基酸代谢产生的氨合成尿素排出体外。所以肝病时血浆蛋白减少，是形成水肿和腹腔积液的重要机制，血氨增高是肝性脑病发生的重要机制。

3. 脂肪 肝脏是脂肪运输的枢纽，还是体内脂肪酸、胆固醇、磷脂合成的主要器官之一。各种原因所致的脂类吸收异常、肝细胞三酰甘油合成增加及三酰甘油运出肝细胞减少是导致脂肪肝发生的重要病理生理环节。

4. 维生素 肝脏是维生素C、D、E、K、B_1、B_6、B_{12}，烟酸，叶酸等多种维生素储存和代谢的场所。

5. 激素 正常情况下血液中多余的激素可经肝脏处理而被灭活，当患肝病时可出现雌激素灭活障碍，引起男性乳房发育、女性性征改变等，如果出现醛固酮和血管升压素灭活障碍，可引起钠、水潴留而发生水肿。

（三）解毒功能

机体代谢过程中，门静脉收集自腹腔的血液，血液中的有害物质及微生物抗原性物质将在肝内被解毒和清除。肝脏是主要的解毒器官，解毒方式主要包括：

1. 化学作用 如氧化、还原、分解、结合和脱氧作用。

2. 分泌作用 随胆汁分泌排除。

3. 蓄积作用 某些物质可蓄积于肝脏，然后肝脏逐渐小量释放这些物质。

4. 吞噬作用 肝细胞中大量Kupffer细胞能起到吞噬病菌的作用。

（四）防御和免疫功能

肝脏是最大的网状内皮细胞吞噬系统。

（五）其他功能

肝脏可调节循环血量，是多种凝血因子合成的主要场所，凝血因子Ⅱ、Ⅶ、Ⅸ、Ⅹ都是由肝细胞合成。此外机体热量的产生、水电解质的平衡都需要肝脏的参与。

六、胆道功能及胆汁的作用

胆道系统具有分泌、储存、浓缩与输送胆汁的功能。胆管主要生理功能是输送胆汁至胆囊和十二指肠，由胆囊和Oddi括约肌协调完成。胆囊的主要生理功能还包括浓缩储存胆汁和分泌功能。

胆汁由肝细胞产生，由胆小管分泌，以与门静脉血流相逆的方向运送胆汁，经胆道系统进入十二指肠，此过程中胆管上皮细胞分泌水和碳酸氢盐汇入胆汁。空腹状态下，Oddi括约肌收缩，胆总管末端闭合，管腔内压力升高，胆囊壁舒张，胆汁被动流入并充盈胆囊；进食后，小肠分泌的缩胆囊素在促进胆囊收缩的同时，又使 Oddi 括约肌松弛，胆汁便被排入十二指肠。胆汁是唯一不含消化酶的消化液，胆汁中最重要的成分是胆盐，胆汁的作用是促进脂肪的消化，促进脂肪和脂溶性维生素的吸收，中和胃酸及促进胆汁自身分泌。

七、胰腺的分泌功能和防自身消化的生理机制

胰腺是兼有外分泌和内分泌功能的腺体。除了可以分泌胰岛素调节血糖水平外，胰腺的腺泡细胞和小导管管壁细胞可分泌胰液，包含多种消化酶，如可水解糖类的胰淀粉酶，分解脂肪的胰脂肪酶，分解蛋白质的胰蛋白酶和糜蛋白酶，以及羧基肽酶、核糖核酸酶、脱氧核糖核酸酶等水解酶，是非常重要的消化器官。

食物是刺激胰液分泌的自然因素，进食时胰液分泌受神经和体液双重控制，但以体液调节为主，体液调节的主要因素有促胰液素和缩胆囊素，还有胃窦分泌的促胃液素、小肠分泌的血管活性肠肽等。

生理情况下，多种无活性的胰酶原在腺泡细胞粗面内质网合成，转运至高尔基器，形成消化酶原颗粒，腺泡细胞在各种生理刺激下，促使酶原颗粒释放，在肠激酶的作用下被激活，发挥其食物消化功能。由于胰蛋白酶可激活多种其他胰酶，因此，胰蛋白酶原活化胰蛋白酶在多种胰酶级联激活中最为关键。生理状态下，从腺泡细胞分泌出的胰蛋白酶原在胰腺内可有微量激活，但胰腺间质细胞所产生的酶特异性抑制物可使在胰腺内提前活化的胰蛋白酶迅速失活，避免发生自身消化。

第三章　消化系统常见诊疗技术

一、内镜检查与诊疗

（一）胃镜（gastroscopy）与肠镜（colonoscopy）

内镜检查是消化病学史上革命性的进展，是观察消化道最常用也是最准确的方法。胃镜可检查食管、胃、十二指肠疾病，结肠镜可检查结肠、直肠和部分小肠病变。内镜检查可直视黏膜病变，还能取活检标本，并且对一些病变可直接进行镜下治疗，如内镜下止血治疗（图1-3-1）、异物取出（图1-3-2）、息肉切除等。近年来内镜设备不断改进，对病变的观察增加了色素对照（FICE）（图1-3-3，图1-3-4）、放大观察、窄带光成像（NBI）和共聚焦内镜等，提高了病变的检出率。内镜器械的增加和内镜技术的逐渐成熟，使各种内镜下治疗开展增多，从而避免外科手术治疗，减轻了患者的经济负担。

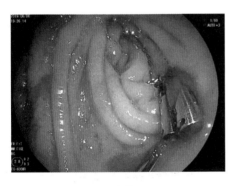
图1-3-1　内镜下止血

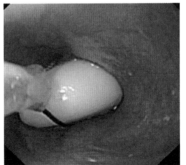
图1-3-2　内镜下取异物

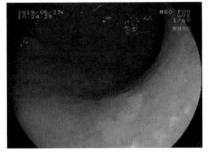
图1-3-3　早期胃癌胃镜白光图

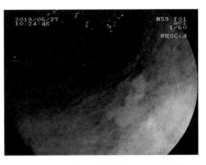
图1-3-4　早期胃癌胃镜FICE图像

（二）胶囊内镜（capsule endoscopy）和小肠镜（enteroscopy）

小肠长度一般为5～7m，且由于其远离口腔和肛门的特殊位置，进行内镜检查比较困难。胶囊内镜和小肠镜代替了原有的间接影像检查，对小肠疾病的诊断和治疗方法带来了革命性的改变。胶囊内镜（图1-3-5）由受检者吞服，内镜在消化道进行拍摄并将图像通过无线电发送到体外接收器进行图像分析。胶囊内镜能动态、清晰地显示小肠腔内病变，小肠镜对病变的观察可以更清晰，发现病变后可以取活检及内镜下治疗，但小肠镜难以观察整个小肠，且检查耗时较长，因此多在胶囊内镜初筛发现小肠病变后，需要活检或内镜治疗时才采用小肠镜。另外胶囊内镜的安全无痛苦，无创无麻醉等特点也给内镜检查方法带来改变，目前已有食管胶囊镜、结肠胶囊镜、磁控胶囊镜等检查逐渐开展。

（三）超声内镜（endoscopic ultra sonography，EUS）

将微型超声探头安置于内镜的前端，在内镜观察消化道异常改变的同时，透过消化道管壁进行实时超声扫描，以获得消化管道层次的组织学特征及周围邻近脏器的超声图像。与体表超声相比，降低了声衰减，排除了骨骼、脂肪、含气部位的妨碍，可清晰地显示消化道、胰胆管管壁及周围组织和邻近脏器的结构及病变（图1-3-6），并且可在超声引导下，对病灶进行穿刺活检、介入治疗、囊肿引流等操作。

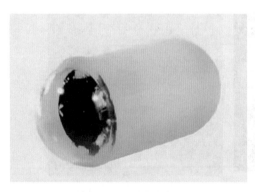

图1-3-5　胶囊内镜

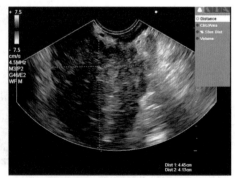

图1-3-6　超声内镜观察胰腺

（四）经内镜逆行胆胰管造影术（endoscopic retrograde cholangiopancreatography，ERCP）

是经十二指肠乳头向胆总管或胰管内插入造影导管，逆行注入造影剂后，借助X线显示胆系和胰管形态的诊断方法。通过ERCP可以在内镜下放置鼻胆引流管（ENBD）及胆总管取石术（图1-3-7）、胆管支架引流术（ERBD）、十二指肠乳头括约肌切开术（EST）等微创治疗。随着影像技术的进步，MRCP因其无创、无X线照射、

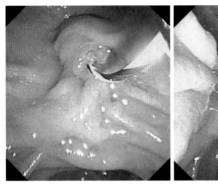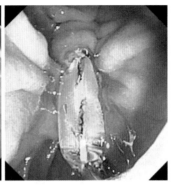

图1-3-7 ERCP球囊扩张取石

不需造影剂等优点已逐步取代诊断性ERCP，逐渐转向胰胆疾病的治疗，由于创伤小、手术时间短、并发症较外科手术少、可重复性等优势，已经成为当今胰胆疾病重要的治疗手段。

（五）内镜下黏膜剥离术（endoscopic submucosal dissection，ESD）

指利用各种电刀对病变进行黏膜下剥离的内镜微创治疗技术（图1-3-8）。这一技术可以实现较大病变的整块切除，并提供准确的病理诊断分期。对于没有淋巴结、血管转移的消化道局部病变，巨大平坦息肉，早期癌以及癌前病变，来源于黏膜肌层以及黏膜下层的黏膜下肿瘤，理论上都可以进行ESD治疗。ESD扩大了对消化管表浅病变的病理实质和发展趋势的研究，加深了对消化管早期肿瘤的起源、发生和发展的认识，提高了基础研究和临床应用的水平。

（六）经口内镜下肌切开术（peroral endoscopic myotomy，POEM）

2009年由日本专家首先报道在人体开展，我国起步于2010年，目前是治疗贲门失弛缓症的主要方法。同时隧道技术还应用于上消化道固有肌层肿瘤的切除术，即经黏膜下隧道技术内镜切除（submucosal tunneling endoscopic resection，STER），主要应用于食管、胃固有肌层的平滑肌瘤等的切除术。该方法优势在于能保持消化道黏膜的完整性，即使穿孔，消化液也不会经穿孔处流至腹腔、胸腔引起感染。

（七）内镜下静脉曲张套扎术（endoscopic variceal ligation，EVL）和内镜下硬化剂治疗（endoscopic injection sclerotherapy，EIS）

是食管静脉曲张出血治疗和预防再出血及消除曲张静脉的有效方法。EVL（图1-3-9）通过结扎所有或部分曲张静脉，引起静脉闭塞。EIS是通过内镜下将硬化剂注入静脉内损伤血管内皮，局部形成无菌性炎症，形成血栓性静脉炎，血栓机化导致曲张静脉闭塞。

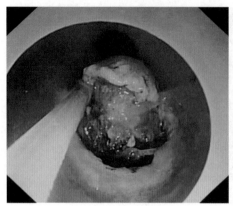
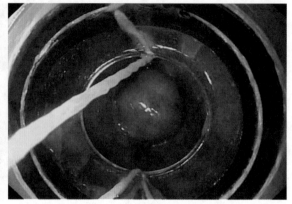

图1-3-8　ESD治疗　　　　　　　　　　图1-3-9　内镜下静脉曲张套扎术

二、置管穿刺引流技术

（一）腹腔穿刺术（abdominal paracentesis）

借助穿刺针或导管直接从腹前壁刺入腹膜腔的一项诊疗技术。主要用于获取腹腔积液进行实验室检查或放腹腔积液以缓解症状以及向腹腔内注入特定药物。

（二）肝脏穿刺

肝脏穿刺活体组织学检查是判断肝脏疾病性质、评估其严重程度的重要手段，同时对某些局灶性肝脏疾病也是一种有效的治疗方法。

（三）鼻胃（肠）管置入与肠内营养管

肠内营养是指经消化道给予相应的营养素，通过管饲法进行肠内营养，该途径的建立可采用鼻胃管、鼻空肠管、胃造口术、空肠造口术等。

三、实验室检查

（一）幽门螺杆菌检测

幽门螺杆菌（Hp）检测对于胃癌前疾病及病变、消化性溃疡、胃肠黏膜相关淋巴瘤等疾病的诊疗具有重要作用。

1. 非侵入性方法　常用^{13}C-或^{14}C-尿素呼气试验（Hp-urea breath test，Hp-UBT），该检查不依赖内镜，患者依从性好，准确性较高，为Hp检测的重要方法之一，目前被广泛用于各医院，但其结果易受到抗生素、铋剂、抑酸药物的干扰。采用单克隆抗体酶联免疫分析（ELISA）检测大便中的Hp抗原，方法简单、方便，敏感性和准确性与前者相当。

2. 侵入性方法　主要包括快速尿素酶试验、胃黏膜组织切片染色镜检及细菌培养等。采集胃黏膜进行细菌培养，一般不用于临床常规诊断，多用于科研。

（二）肝功能评估

肝脏生化试验是通过检测经过肝脏代谢的血清生物化学成分变化，判断有无肝损害、评估肝病严重程度、追踪肝病进展以及判断治疗效果和预后的重要方法。

1. 血清氨基转移酶　包括丙氨酸氨基转移酶（alanine aminotransferase，ALT）和天冬氨酸氨基转移酶（aspartate aminotransferase，AST），是反映肝细胞损伤的重要指标。ALT 广泛存在于组织细胞内，以肝细胞含量最多，其次为心肌、脑和肾组织。组织中 ALT 位于细胞质，其肝内浓度较血清高 3000 倍，是反映肝细胞损害的敏感指标。AST 主要分布于心肌，其次为肝脏、骨骼肌和肾脏等组织，存在于细胞质和线粒体，因此血中以 AST 升高为主，则不一定是肝细胞受损。AST 在肝细胞内主要位于线粒体上，在 ALT 升高的同时，伴有明显的 AST 升高，提示肝细胞严重受损。慢性肝病时，ALT 和 AST 常呈轻、中度升高；肝硬化时，肝脏病理以肝纤维化、肝细胞萎缩为主，很多患者 ALT 及 AST 值正常。严重肝炎时，氨基转移酶下降而胆红素升高，此"酶胆分离"现象是肝细胞严重坏死的表现，病死率高达约90%。

2. 胆红素　胆红素是血液循环中衰老的红细胞在肝、脾及骨髓的单核 - 吞噬细胞系统中分解和破坏的产物。总胆红素（total bilirubin，TBIL）包括间接胆红素（indirect bilirubin，IBIL，又称非结合胆红素）和直接胆红素（direct bilirubin，DBIL，又称结合胆红素）两种形式。非结合胆红素是血红蛋白的代谢产物，肝细胞摄取后，经与葡萄糖醛酸结合成水溶性的结合胆红素从胆道排出。肝细胞生成胆红素的限速步骤是 DBIL 分泌入毛细胆管，因而肝细胞功能严重低下会导致以 DBIL 为主的高胆红素血症。由于肝脏清除胆红素的能力具有较强的储备，故 TBIL 不是评价肝功能异常的敏感指标，但血清胆红素水平进行性升高提示病情加重或预后不良。

3. 血清白蛋白（albumin，ALB）、血浆凝血酶原时间（prothrombin time，PT）、胆固醇（cholesterol）　白蛋白是血浆含量最多的蛋白质，肝脏是其唯一合成部位。低蛋白血症通常反映了肝损害严重，ALB 合成减少，常见于慢性肝病如肝硬化患者。但低蛋白血症并无肝病特异性，尚可见于蛋白质丢失（肾病综合征、烧伤、蛋白质丢失性肠病）、蛋白质转化增加（分解代谢状态、糖皮质激素）和蛋白质摄入减少（营养不良、极低蛋白饮食），以及慢性感染和恶性肿瘤等。

血浆 PT 是外源性凝血系统较为灵敏和最常用的筛选试验，可反映肝脏合成凝血因子的能力。通常将 PT 用于评价急性肝损害的严重程度和预后。根据血清胆红素、白蛋白和 PT 等制定的肝功能 Child Pugh 分级，可正确判断慢性肝病的预后，并有助于手术风险的估测。凝血酶原活动度（PTA）目前是我国肝衰竭判断指标之一。

胆固醇是肝脏脂肪代谢的产物，约70%的内源性胆固醇在肝脏合成，肝细胞合成功能受损时，血胆固醇水平将降低。

4. 肝脏功能评估 常采用 Child-Pugh 分级对肝功能进行评估（表 1-3-1），对病情的严重性和肝移植风险进行评估可应用 MELD 评分。

表 1-3-1 肝功能 Child-Pugh 分级标准

临床生化指标	分数		
	1	2	3
肝性脑病	无	I～II 度	III～IV 度
腹腔积液	无	轻度	中 - 重度
血胆红素（μmol/L）	<34.2	34.2～51.3	>51.3
血清白蛋白（g/L）	>35	28～35	<28
血浆 PT 延长时间（s）	<4	4～6	>6

注：根据 5 项的总分判断分级，A 级 5～6 分；B 级 7～9 分；C 级 10～15 分

（三）其他实验室检查

消化系统常用实验室检查还包括血常规，可反映贫血程度和有无脾功能亢进；肝炎病毒标志物检测可明确病毒性肝炎类型；甲胎蛋白对原发性肝癌和活动性肝炎有提示作用；癌胚抗原、CA-199 肿瘤标志物对胰腺癌、结肠癌有诊断和评估治疗的价值；红细胞沉降率可作为炎症性肠病、肠结核的活动性指标；粪便的检查对消化道出血有提示作用，对肠道感染、寄生虫疾病有确诊价值；腹腔积液常规检查可判断腹腔积液类型，腹腔积液生化、细菌培养、病理检查对腹腔积液病因的判定有重要价值。

四、影像学检查

（一）超声（ultrasonography，US）

US 是一种基于超声波的影像学技术，具有经济、方便、快速、可检测血流动力学参数等优点。但超声对被气体或骨骼遮盖的或者远离体表的组织或器官探查受限，并且受操作者的技能和经验影响较大。近年来在实时超声的监视或引导下，完成各种穿刺活检、X 线造影以及抽吸、插管、注药治疗等操作，可以避免某些外科手术，达到与外科手术相当的效果。

（二）X 线检查

X 线检查仍是诊断胃肠道疾病的常用手段。腹部平片可以判断腹腔内有无游离气体，通过口服钡剂或钡剂灌肠还能够观察胃肠道形态变化，在一些特殊疾病诊断中效果优于内镜检查（图 1-3-10）。

（三）计算机断层扫描（computed tomography，CT）

CT 对腹腔内实质脏器的占位性病变和弥漫性病变均有有重要诊断价值，增强扫描

对于小病灶、等密度病灶、需定位定性的病变以及血管性病变的诊断是必不可少的一种重要检查方法，在腹部疾病诊断中具有重要作用。应用螺旋CT图像后处理还可获得三维和动态图像（图1-3-11）。

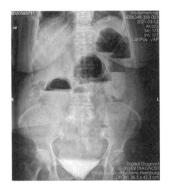 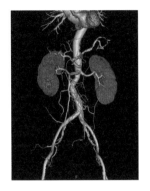

图1-3-10　肠梗阻X线影像　　　　图1-3-11　腹部血管CT三维成像

（四）磁共振成像

磁共振胆胰管成像（magnetic resonance cholangiopancreatography，MRCP）（图1-3-12）是一种利用水成像原理的无创性检查技术，可清楚显示含有液体的胆管和胰管管腔全貌，MRCP因其无创、无X线照射、不需造影剂等优点已逐步取代诊断性ERCP，是胆胰疾病的重要检查方法。

（五）正电子发射型计算机断层显像（positron emission computed tomography PET）

其机制是人体不同组织的代谢状态不同，在高代谢的恶性肿瘤组织中葡萄糖代谢旺盛，聚集较多，这些特点能通过图像反映出来，从而可对病变进行诊断和分析，与CT、MRI互补提高诊断的准确性（图1-3-13）。

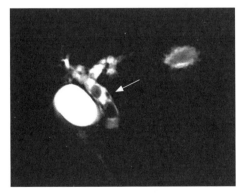 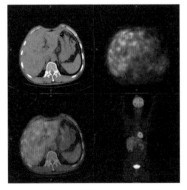

图1-3-12　MRCP见胆总管结石　　　　图1-3-13　肝转移瘤PET影像

（刘鸿儒　张伊娜）

第二篇
食管疾病

第一章 食 管 炎

第一节 反流性食管炎

病例介绍： 患者黄某，男，35岁，2019年10月9日至门诊就诊。

主诉： 反酸、烧灼感1年，胸痛、进食哽咽感半个月。

现病史： 患者1年前无明显诱因出现间断反酸、烧灼感，症状多发作于进食后1h后，偶伴有腹胀，偶有夜间咳嗽，无恶心、呕吐、头晕、心悸，半个月前患者出现胸骨后疼痛，伴有烧灼感，每周发作2～3次，症状持续3～10min，伴有进食哽噎感，遂来门诊就诊。

既往史： 青年男性，体健，无饮酒史，吸烟10年，每日约5支，常年饮咖啡。

查体： 神清语明。心脏听诊：心律齐，心率75次/分。双肺呼吸音清。腹部平坦，柔软，全腹无压痛及反跳痛，未触及异常包块，肝脾、胆囊均未触及肿大，移动性浊音阴性，肠鸣音4次/分。双下肢无水肿。

病情分析：

大家会想到哪些疾病？

1．进食哽噎感会不会是食管癌？

2．胸痛会不会是心绞痛？

3．发作性的咳嗽会不会是哮喘？

病例特点：

青年男性，发作性进食后反酸、烧灼感，发作性胸痛，进食哽噎感，夜间阵发性咳嗽

初步印象诊断？进一步检查？如何治疗？

印象诊断： 胃食管反流病、反流性食管炎。

反流性食管炎（reflux esophagitis，RE）是由于胃或十二指肠的内容物反流进入食管，引起食管黏膜糜烂、溃疡等病变，是消化系统常见的一种疾病，发病率约为1.92%，是胃-食管反流病（gastroesophageal reflux disease，GERD）的重要组成部分。GERD消化内镜下诊断分为无糜烂性GERD（NERD）、糜烂性GRED（又称为反流性食管炎）和Barrett食管。消化内镜是诊断反流性食管炎的主要诊断方法。

患者辅助检查：

患者于门诊行心电图检查，心电图示：窦性心律，大致正常范围心电图，血常规、生化系列均未见异常，心肌酶、TNI、BNP均在正常范围内。胸部正侧位片示：肺纹理增粗。上消化道内镜检查：反流性食管炎B级，慢性非萎缩性胃炎，正常十二指肠黏膜像。腹部CT：未见异常。同时患者检查了肺功能及支气管激发试验均未见异常。

一、临床表现

反流性食管炎的临床表现多样、轻重不一，其表现分为食管症状及食管外症状。

（一）食管症状

1. 典型症状 烧灼感和反酸是本病的最常见、最典型的症状。反流是胃内容物在无恶心和不用力的情况下涌入咽喉部或口腔的感觉，反流物含酸味或仅为酸水时称为反酸。烧灼感是指胸骨后或剑突下烧灼感。烧灼感和反流通常在餐后60min时出现，卧位、弯腰或腹压增高（如用力排便等）时可加重，部分患者烧灼感和反酸可在夜间入睡时发生。

2. 非典型症状 胸痛，可由反流食物刺激食管引起，位置位于胸骨后，严重时可出现剧烈刺痛，可发生放射痛（如放射至后背、肩部、颈部等），有时酷似心绞痛，伴有或者不伴反酸、烧灼感。吞咽困难或异物感，发生于部分患者，可能是由于食管痉挛或功能紊乱引起，多成间歇性发作，进食固体或液体均可能发生。食管狭窄，部分患者吞咽困难由于食管狭窄引起，呈持续性或进行性的加重。

（二）食管外症状

由于反流物刺激或损伤食管以外的组织或器官引起的表现称为食管外症状，如咽喉炎、慢性咳嗽和哮喘。一些久治不愈的上述症状患者应警惕患者是否存在GERD、RE，反酸、烧灼感可有部分提示作用，但部分患者仅表现为咽喉炎、慢性咳嗽和哮喘。另外严重者可发生吸入性肺炎甚至肺纤维化。目前认为癔球症（咽喉部不适，有异物感，但无吞咽困难）的发病可能与GERD有关。

二、反流性食管炎的诊断

反流性食管炎的诊断通过患者的症状、鉴别诊断、相关辅助检查以及最重要的上消化道内镜检查很容易得到诊断。

（一）实验室检查及其他相关检查

1. 上消化道内镜 胃镜作为RE的最准确检查方法，能判断RE的严重程度，也可判断是否存在相关的并发症。

2. 食管X线造影 该检查对诊断RE敏感性不高，但对不愿意接受内镜检查及不能耐受内镜检查的人群有一定的辅助检查意义，同时可作为一种敏感性不高的鉴别诊断手段。同时X线造影可发现是否存在食管排空延迟。

3. 24h食管pH监测 24h pH监测对于RE的病因诊断具有较大意义，前文提到的反流分为酸反流和非酸反流，酸反流顾名思义为酸性物质反流，非酸反流目前有多重定义，主要有以下几种：①食管测压法或闪烁描记法观察到发生食管反流时pH>4；②应用胆汁监测手段可以诊断十二指肠胃-食管反流（DGER）；③食管阻抗监测到的没有pH变化的反流或者pH>4的反流。24h食管pH监测示pH<4的出现次数大于4%，可客观表示存在酸反流，可诊断GERD。

4. 食管测压 可测定食道下段括约肌（LES）的压力、显示频繁的一过性LES松弛和评价食管体部的功能。可以辅助诊断RE的病因。LESP降低（LESP小于10mmHg或1.333kPa）或LES松弛时间延长或食管蠕动波幅度降低，是GERD的客观证据。

（二）反流性食管炎的消化内镜分级

1. 洛杉矶分级（LA 1999年）（图2-1-1～图2-1-4）

A级（RE-A）：一个或一个以上的食管黏膜受损，其纵行黏膜破损<5mm。

B级（RE-B）：一个或一个以上黏膜破损，且纵行黏膜破损>5mm。

C级（RE-C）：纵行黏膜破损至少有两条，且纵行破损相互融合，但未达全周（<75%）。

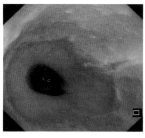 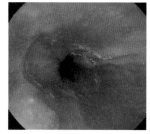

图2-1-1 洛杉矶分级反流 　图2-1-2 洛杉矶分级反流
　性食管炎A级　　　　　　性食管炎B级

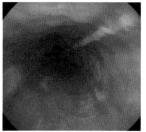 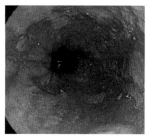

图2-1-3 洛杉矶分级反流 　图2-1-4 洛杉矶分级反流
　性食管炎C级　　　　　　性食管炎D级

D级（RE-D）：纵行黏膜破损相互融合，达食管全周（＞75%）。

2．中华消化内镜学分会分级（2003年）

0级：　　　　正常（可有组织学改变）。

Ⅰ级：Ⅰa　点状或条状发红、糜烂＜2处。

　　　Ⅰb　点状或条状发红、糜烂＞2处。

Ⅱ级：　　　有条状发红、糜烂，并有融合，但并非全周性，融合＜75%。

Ⅲ级：　　　病变广泛，发红、糜烂，融合呈全周性，融合≥75%。

3．东京分类（1996年）

0级：　　　无食管炎所见。

1级：　　　发红或白色浑浊。

2级：　　　糜烂溃疡在齿状线上5mm以内，无融合者。

3级：　　　糜烂溃疡距齿状线5～10mm，可见有显著融合者（但未及全周）。

4级：　　　糜烂溃疡距齿状线超过10mm，有融合（呈全周状）。

（三）反流性食管炎的病理分级（表2-1-1）

表2-1-1　反流性食管炎病理分级

病理改变	分级		
	轻度	中度	重度
鳞状上皮增生	＋	＋	＋
黏膜固有层乳头延伸	＋	＋	＋
上皮细胞层内炎细胞浸润	＋	＋	＋
黏膜糜烂	－	＋	－
溃疡形成	－	－	＋
Barrett食管改变	－	－	＋/-

三、鉴别诊断

GERD及RE虽然其症状具有某些特点，但临床上仍应与其他疾病的食管病变（如念珠菌性食管炎、药物性食管炎、食管癌和食管贲门失弛缓等）、消化性溃疡、胆道疾病等相鉴别。胸痛为主要表现的，应与心源性胸痛及其他原因引起的非心源性胸痛进行鉴别。还应注意与功能性疾病如功能性烧灼感、功能性胸痛、功能性消化不良相鉴别。RE的诊断有赖于消化内镜的检查，同时相应的病理检查可以同绝大多数的疾病相区别。同时要鉴别的还有继发于其他器质性病变或功能性疾病引起的食管改变（如幽门梗阻、胃癌、肠梗阻等）。

病例临床特点分析：

发作性进食后反酸、烧灼感，多发生于进食后60min，符合RE的典型食管症状，同时患者具有非典型的食管症状：胸痛、吞咽困难或异物感。同时有夜间阵发性咳嗽具有食管外的症状。患者从症状学角度上符合典型的反流性食管炎表现。

患者的辅助检查同时也是重要鉴别诊断要点。

通过上消化道内镜可以明确患者的吞咽困难并不是食管癌，心电图、心肌酶、肌钙蛋白Ⅰ（TNI）、脑钠肽（brain natriuretic peptide，BNP）明确患者既不是心肌梗死也不是不稳定型心绞痛，肺功能及支气管激发试验未见异常可以明确排除哮喘。

结合以上证据，患者的确切诊断是反流性食管炎。

患者已经诊断明确了。那么他为什么会患该病呢？

四、病因和发病机制

反流性食管炎是胃-食管反流病的重要组成部分，其发病机制与胃-食管反流病相似，但目前的研究并不能完全揭示其发病机制。

经典内科学认为GERD、RE是由多种因素造成的以食道下段括约肌（LES）功能障碍为主的胃食管动力性障碍性疾病，直接损伤因素是胃酸、胃蛋白酶及胆汁（非结合胆盐和胰酶）等反流物。

（一）抗反流屏障功能与结构异常

贲门失弛缓手术后、食管裂孔疝、腹内压增高（如肥胖、妊娠、腹腔积液、呕吐、负重劳动等）及长期胃内压增高（如胃扩张、胃排空延迟等），均可使LES结构受损；某些激素（如缩胆囊素、胰高血糖素、血管活性肠肽等）、食物（如高脂肪、巧克力等）、药物（如钙通道阻滞剂、地西泮）等可引起LES功能障碍或一过性LES松弛延长；当食管清除能力和黏膜屏障不足以抵抗反流物的损伤时，则可致病。胃内容物的反流包括酸反流和非酸反流。

（二）食管清除作用降低

常见于导致食管蠕动和唾液分泌异常的疾病或病理生理过程，如干燥综合征等。食管裂孔疝时，部分胃经膈食管裂孔进入胸腔，除改变LES结构，也可降低食管对反流物的清除，导致反流性食管炎。

（三）食管黏膜屏障功能降低

长期吸烟、饮酒等刺激性食物或药物将使食管黏膜不能抵御反流物的损害。

随着近年来研究的深入，不能将反流的机制完全归结在胃液、胆盐等内容物对食管黏膜刺激从而诱发损伤，黏膜屏障炎症、内脏高敏感性以及离子通道变化等均可能在发病过程中起到关键作用。

五、流行病学

反流性食道炎的发病率约为1.92%，目前我国的反流性食管炎的流行病学研究尚不完善，由于我国地域辽阔，不同地区饮食、生活习惯差异较大，反流性食管炎具有比较明显的地域性特征。西安地区的一项研究显示，该地区反流性食管炎的发生率为2.41%，平均年龄45岁，男女比例约为1.45∶1。河南省南阳地区的一项研究显示，其所在区域的反流性食管炎的发生率为4%，平均年龄45岁，男女比例为5.1∶1。内蒙古赤峰地区蒙古族人群的反流性食管炎发生率为9.38%，男女比例为3.15∶1。这些说明不同地区的反流性食管炎流行病学情况存在较大差异。

如何指导患者黄某治疗RE？

六、反流性食管炎的治疗

对反流性食管炎的治疗目的在于控制症状、治愈食管炎、减少复发和防治并发症。

（一）药物治疗

1. 促进胃肠动力药物　如多潘立酮、莫沙必利、伊托必利、西沙必利等，这类药物可通过增加LES压力、改善食管蠕动功能、促进胃排空，从而达到减少胃内容物食管反流及减少其在食管的暴露时间。由于这类药物效果有限且不确定，因此只适用于轻症患者，或作为与抑酸药物联合的辅助治疗药物。

2. 抑酸药物　抑酸药物具有有效降低损伤因素的作用，是目前治疗反流性食管炎的主要治疗药物，对初次接受治疗的患者优选质子泵抑制剂治疗，以求迅速达到控制症状、治愈食管炎的目的。

（1）质子泵抑制剂（PPI）：这类药物抑酸作用强，疗效强于H_2受体拮抗剂（H_2RA），适用于症状较重、有严重食管炎的患者。一般按照治疗消化性溃疡的常规剂量治疗，疗程4～8周。对个别治疗不佳者可加倍剂量或与促进胃肠动力药物联合应用，并适当延长治疗疗程。目前对于控制较好的反流性食管炎患者可按需用药，无须完全按照疗程规范治疗，也可以半量维持。常用的药物有奥美拉唑、艾司奥美拉唑、泮托拉唑、兰索拉唑、雷贝拉唑等。

（2）H_2受体拮抗剂：如雷尼替丁、法莫替丁等。H_2RA能减少24h内胃酸分泌量的50%～70%，但不能有效抑制进食刺激引起的胃酸分泌，因此适用于轻、中症患者。

（3）钾离子竞争性酸阻滞剂（P-CAB）：如富马酸伏诺拉生，目前我国唯一上市的钾离子竞争性酸阻滞剂，通过阻断H^+、K^+-ATP酶的K^+通道，竞争性阻滞K^+与该酶的结合，可长时间停留于胃壁细胞，从而快速抑制胃酸的分泌。目前，针对反流性食管炎治疗其主要目的是减轻症状、愈合黏膜并维持反流性食管炎缓解，预防相关并发症并改善与健康相关的生活质量。

医生给患者开具了艾司奥美拉唑40mg、一天一次的口服药物治疗，疗程8周。患者口服4周后自觉症状明显缓解，发作频率较前减少，1个月发作2次，胸痛、吞咽困难也消失，自行停用药物。患者停药1周后之前的症状再次发生，患者再一次来到医院。

（二）维持治疗

反流性食管炎具有慢性复发倾向，为减少复发，防止食管炎复发引起并发症，可给予维持治疗。停药后很快复发且症状持续者，往往需要长程维持治疗；有食管炎并发症如食管溃疡、食管狭窄、Barrett食管等的患者需要长程维持治疗。优选PPI，维持剂量因人而异，需要做个体化调整，以最低剂量保证患者无症状最优。也可按需用药，有症状时服用，症状消失时停药。

这次医生给患者开具了艾司奥美拉唑40mg、一天一次的口服药物治疗，疗程24周。患者按照医生的指导按时、足量的口服药物。可是24周后患者对于继续长期口服PPI出现了明显排斥，想要通过其他手段治疗，于是再次来到医院向医生咨询。

（三）内镜下治疗

反流性食管炎的内镜治疗包括内镜下射频消融术（endoscopic radiofrequency ablation，ERFA）、经口无切口胃底折叠术（transoral incisionless fundoplication，TIF）、抗反流黏膜切除术（anti-reflux mucosectomy，ARMS）。内镜下射频消融术是指在消化内镜直视下将不同类型射频消融电极贴敷于消化道扁平黏膜病变处，通过射频电流产生凝固坏死而消除病变的一种内镜微创治疗技术。反流性食管炎的射频治疗，即在胃镜引导下，将一根射频治疗导管插入食管腔内，应用射频治疗仪多层面多点对胃食管结合部位进行微波射频治疗，使肌肉组织产生微小损害，进而诱导结缔组织再生，使胶原蛋白收缩、重构，同时可以减弱肌肉内的舒张神经功能，增加下食管括约肌厚度和压力，有效减少胃食管反流的发生（图2-1-5）。经口无切口胃底折叠术直接在内镜下进行胃底折叠，恢复His角，从而加强贲门抗反流屏障，适用于治疗中至重度胃食管反流病（图2-1-6）。抗反流黏膜切除术是由日本学者Haruhiro Inoue提出，引起了业界的普遍关注。该技术通过在齿状线上下进行长约3cm的新月形黏膜切除，其中切除食管侧1cm、胃侧2cm，利用术后瘢痕狭窄重塑抗反流屏障（图2-1-7）。关于内镜下射频消融术的临床研究最多，且近20年的临床应用显示长期疗效较好。其他内镜下治疗获得了短期疗效，安全性较高，但相关的高质量研究报道不多。内镜下夹子联合套扎抗反流治疗（C-BLART）是治疗难治性胃-食管反流病的一种新的内镜治疗方法。目前该方法联合PPI治疗中，可改善部分评分，但部分患者仍然显示出胃-食管反流病的客观证据。

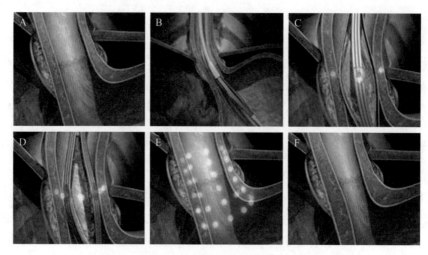

图2-1-5　内镜下射频消融术

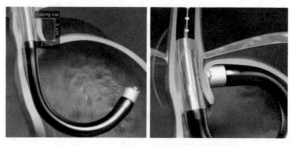

图2-1-6　经口无切口胃底折叠术

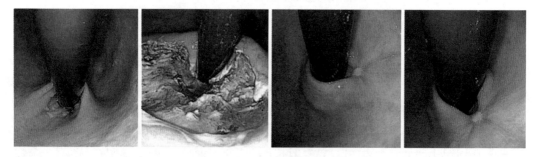

图2-1-7　抗反流黏膜切除术

（四）抗反流手术

抗反流手术是不同术式的胃底折叠术，目的是阻止胃内容物反流入食管。抗反流手术的疗效与口服PPI相当，但术后有一定的并发症。因此对于那些需要长期使用大剂量PPI维持治疗的患者可按需决定是否进行抗反流手术。对确诊由反流性食管炎引起的严重呼吸道疾病的患者，PPI疗效欠佳，可考虑手术治疗。腹腔镜胃底折叠术是治疗反流性食管炎的标准手术方式，包括Nissen、Toupet和Dor 3种方式，Dor手术是将胃底自食管前方包裹EGJ，即前180°折叠，主要用于结合Heller肌层切开治疗贲门失弛缓症，在GERD的治疗中应用较少。目前治疗GERD主要采用Nissen和Toupet手术。Nissen手术是将胃底自食管后方向前反折360°包裹EGJ，即后360°折叠。Toupet手术是将胃底自食管后方向前反折270°包裹EGJ，即后270°折叠。Nissen和Toupet两种术式的优劣尚存在较大争议。Nissen手术由于采用胃底360°包绕EGJ，理论上较Toupet手术提供更大的下食管括约肌（LES）压力，有利于更好的控制反流，但诱发吞咽困难的风险也增高（图2-1-8）。

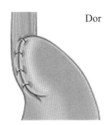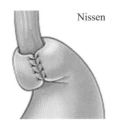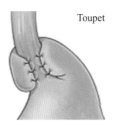

图2-1-8　抗反流手术

（五）原发病的治疗

对于继发的反流性食管炎，原发病的治疗至关重要，如食管裂孔疝、功能性胃肠病、幽门梗阻、肠梗阻。

（六）治疗并发症

1. 食管狭窄　除极少数严重瘢痕增生性狭窄需行手术切除外，绝大数部分狭窄可行胃镜下食管扩张术。扩张后予以长程PPI维持治疗可防止狭窄复发，对年轻患者亦可考虑抗反流手术。

2. Barrett食管　使用PPI和长程维持治疗，定期随访是目前预防Barrett食管癌变的唯一方法。早期识别不典型增生，发现重度不典型增生或早期食管癌应及时手术切除。

将以上治疗方法向患者详细交代后，患者认为无论是内镜治疗还是手术治疗都有一定风险，故仍保守治疗，医师给予患者如下指导建议：

（1）有LES结构受损或功能异常的患者，白天进食后不宜立即卧床；为减少卧位及夜间反流，睡前2h不应进食，可将床头抬高15~20cm。

（2）注意减少引起腹压增高的因素，如肥胖、便秘等；应避免进食使LES压降低的食物，如高脂肪饮食、巧克力、咖啡、浓茶等；避免应用降低LESP的药物以及引起胃排空延迟的药物，如硝酸甘油、钙通道阻滞剂及抗胆碱能药物等。

（3）调整药物：伏诺拉生40mg口服，每天一次；莫沙必利5mg口服，每天三次。

2个月后随访患者未复发。

附：GERD 及 RE 的诊疗流程

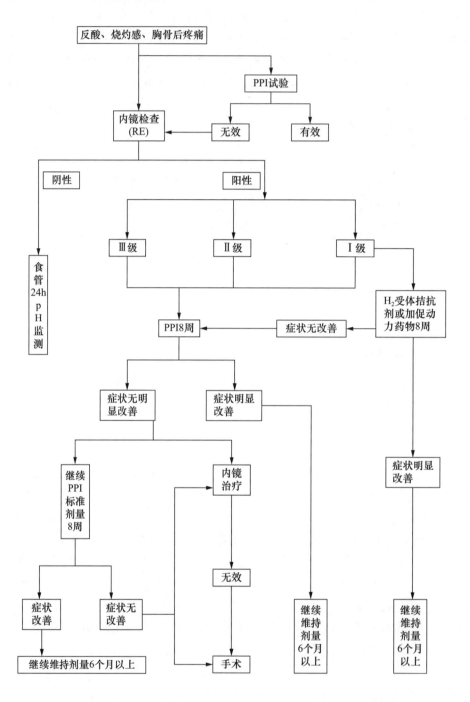

（丁文博）

第二节 腐蚀性食管炎

病例介绍: 患者张某, 女, 22岁, 2017年4月15日入院。

主诉: 吞服浓盐酸3h。

现病史: 患者3h前因家庭矛盾吞服浓盐酸, 约300mL, 吞服后出现口腔、咽部、胸骨后、上腹部烧灼痛; 伴有上腹部疼痛, 位于剑突下; 伴有恶心、流涎增多、吞咽痛; 无胸痛、呼吸困难、呕吐、心悸、乏力、意识障碍。自行催吐后急诊来我院, 急诊收入院。

既往史: 既往身体健康。

查体: 神清语明。口腔可见黏膜糜烂、水肿、溃疡, 咽部黏膜水肿、糜烂。心脏听诊: 心律齐, 心率82次/分; 双肺呼吸音粗。腹部平坦, 柔软, 全腹无压痛及反跳痛, 未触及异常包块, 肝脾、胆囊均未触及肿大, 移动性浊音阴性, 肠鸣音4次/分。双下肢无水肿。

病例特点:

青年女性, 吞服浓盐酸300mL, 口腔、咽部、胸骨后烧灼痛。

初步印象诊断? 进一步检查? 如何治疗?

入院初步诊断: 腐蚀性食管炎

腐蚀性食管炎 (corrosive esophagitis) 是指吞服各种化学腐蚀剂所引起的食管损伤和急性炎症。常见的腐蚀剂有强酸、强碱、氨水、氧化汞、硝酸银、碘等, 其中强碱最为常见。

患者入院后辅助检查

患者入院后行肺部CT示: 食管壁略增厚, 双肺未见著征。血常规、生化系列未见异常。行急诊胃镜检查: 食管黏膜可见水肿、上皮黏膜损伤, 见散发溃疡, 溃疡覆盖白苔、部分可见褐色血痂, 溃疡周围黏膜明显水肿、糜烂 (图2-1-9, 图2-1-10)。

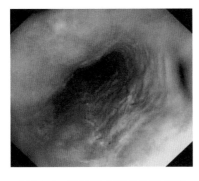
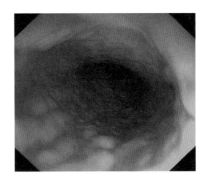

图2-1-9 腐蚀性食管炎急诊内镜　　图2-1-10 腐蚀性食管炎急诊内镜

一、腐蚀性食管炎的诊断

主要依据有吞服腐蚀剂病史，体检发现口腔、咽部水肿、糜烂或溃疡，结合腐蚀剂的性质及有无吞咽困难来判断有无腐蚀性食管炎。根据辅助检查判断食管损伤的范围和程度。

急性腐蚀性食管炎应尽早行内镜检查，以判断病变范围，防止因狭窄形成梗阻。近年来主张在吞服腐蚀剂12～24h内应谨慎行诊断性内镜检查，有专家建议应用纤维支气管镜检查以减少副损伤。对疑似存在食管穿孔或有食管穿孔、呼吸困难、休克、咽部有Ⅲ度灼伤的患者禁行内镜检查。对已吞服腐蚀剂超过5天的患者，不应再行内镜检查，以免发生穿孔。

二、腐蚀性食管炎的临床表现

在吞服腐蚀剂后有口、咽喉、胸骨后及后背剧烈灼痛、吞咽困难和吞咽痛、流涎多以及呕吐等典型的症状，严重者可伴有发热和周围循环衰竭；后期可发展成食管狭窄，主要表现为吞咽困难。腐蚀性食管炎预后取决于吞服腐蚀剂的浓度与剂量以及治疗是否及时、得当。高浓度、大剂量服用者，常在短期内因上消化道穿孔而危及生命。

病例临床特点分析：

患者吞服腐蚀剂（浓盐酸）后出现口腔、咽部、胸骨后烧灼痛，为典型的腐蚀性食管炎表现，伴有恶心、流涎增多、吞咽痛。急诊胃镜：食管黏膜可见水肿、上皮黏膜损伤，见散发溃疡，溃疡覆盖白苔部分可见褐色血痂，溃疡周围黏膜明显水肿、糜烂。

以上可以明确诊断为：腐蚀性食管炎。

患者上消化道内镜的表现是轻度还是重度呢？

三、腐蚀性食管炎的内镜分度

Ⅰ度：食管黏膜充血、水肿、渗出和溃疡，可见小面积糜烂；无出血，黏膜脆性正常或轻度增加。

Ⅱ度：食管黏膜糜烂、渗出，脆性增加，易出血，可小面积溃疡、坏死或黏膜剥脱。

Ⅲ度：食管黏膜组织大面积坏死、剥脱、出血，可见大块黑色焦痂样物。

四、腐蚀性食管炎内镜灼伤程度分级

0级：组织正常。

Ⅰ级：病变局限于食管壁浅层，黏膜充血水肿，上皮脱落。

Ⅱ级：Ⅱa表现为组织易碎，有出血、水疱、白色膜状物及浅层溃疡形成。

　　Ⅱb即在Ⅱa基础上出现深的、分散的或环形溃疡。

Ⅲ级：表现为多发溃疡和区域性坏死，分散的小面积坏死为Ⅲa，广泛的为Ⅲb。

患者上消化道内镜：食管黏膜可见水肿、上皮黏膜损伤，见散发溃疡，溃疡覆盖白苔、部分可见褐色血痂，溃疡周围黏膜明显水肿、糜烂。患者的内镜分度应为Ⅰ度，灼烧程度为Ⅱb级。

五、腐蚀性食管炎的其他辅助检查

X线检查应在急性炎症消退后，患者能吞服流食后方可作食管造影检查。如疑有食管瘘或穿孔患者，因造影剂可流入呼吸道，最好采用碘油造影。

依据病变发展的不同阶段及损伤程度不同，分轻、中、重度。

轻度：早期为食管下段继发性痉挛，黏膜纹理尚正常，也可轻度增粗、扭曲、后期瘢痕、狭窄不明显。

中度：食管受累长度增加，继发性痉挛显著，黏膜纹理不规则呈锯齿状或串珠状。

重度：管腔明显缩小，甚至呈鼠尾状。

目前，已明确患者诊断，下一步我们要如何治疗呢？

六、腐蚀性食管炎的治疗

首先立即终止接触毒物，消除胃肠道尚未吸收的毒物，并促进已吸收的毒物排出。根据毒物的性质，选择应用相应的解毒剂。如强酸中毒时可采用弱碱或镁乳、肥皂水、氢氧化铝凝胶等中和。强碱可用弱酸中和，常用稀醋、果汁等。除以上治疗外，腐蚀性食管炎早期阶段，激素和抗生素为主要的治疗药。泼尼松一次剂量为20mg，每8h一次，一个疗程为4～5天，以后逐渐减量，延至几个星期，方可停药。根据有无感染、感染程度和细菌种类酌情使用广谱抗生素。

患者已经接受了早期的治疗，那么后续患者的疾病会有哪些变化呢？

七、腐蚀性食管炎的分期

Ⅰ期　急性期

服毒后1～2天内出现严重的全身中毒症状，如昏睡、脱水、高热、休克，可致死亡。酸性全身中毒症状较碱性者为重，表现为局部疼痛、咽下困难、恶心、呕吐等。

Ⅱ期　缓解期

经抢救1～2周后，食管炎症消退，症状减轻，口腔、咽腔的溃疡和食管的浅层溃疡开始愈合。

Ⅲ期　狭窄期

发生率为50%左右，服毒1个月后，食管发生瘢痕狭窄，自感吞咽困难渐加重。狭窄部位以上发生扩张，咽下食物潴留此处，故进食后常发生呕吐。

患者治疗2周后症状缓解，出院后1月后来医院诉吞咽困难，该如何处理呢?

可早采用探条扩张，其目的是防止管腔狭窄，早到烧伤后24～48h进行，一般为4～6周进行扩张。若扩张无效，可进行食管切除和食管胃吻合，或用结肠代食管以恢复消化道的连续性。

（丁文博）

第三节　念珠菌性食管炎

病例介绍：患者王某，女，65岁，2017年4月15日至门诊就诊。

主诉：咽痛、吞咽痛、吞咽困难1个月。

现病史：患者1个月前出现咽痛、吞咽痛、吞咽困难，偶伴有胸骨后疼痛；无发热、呼吸困难、呕吐、心悸、乏力、意识障碍。遂来医院就诊。

既往史：既往身体健康，曾有拔牙、卖血史。

查体：神清语明。舌厚白苔，口腔可见鹅口疮，咽部黏膜见白苔。心脏听诊：心律齐，心率72次/分，双肺呼吸音粗。腹部平坦，柔软，全腹无压痛及反跳痛，未触及异常包块，肝脾、胆囊均未触及肿大，移动性浊音阴性，肠鸣音4次/分。双下肢无水肿。

病例分析：

1. 咽痛、吞咽痛是不是咽炎?

2. 为什么会有鹅口疮?

病例特点：

老年女性，咽痛、吞咽痛、吞咽困难1个月，伴有鹅口疮、咽部白苔。

初步印象诊断? 进一步检查? 如何治疗?

入院初步诊断：念珠菌性食管炎

念珠菌性食管炎（fungal esophagitis）多为念珠菌属的类酵母真菌所致的急性念珠菌性食管炎（acute candida esophagitis）。食管的真菌感染属一种少见的疾病，主要见于广泛应用抗生素和免疫抑制治疗之后。艾滋病的流行也使本病的发病率有所增加。

患者辅助检查部分

上消化道内镜：食管可见大小不等、分布不均的乳白色团块，其间食管可见黏膜发红（图2-1-11～图2-1-14）。

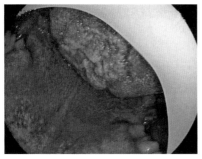
图2-1-11 念珠菌性食管炎病例内镜

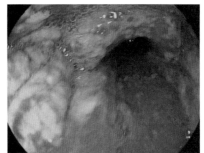
图2-1-12 念珠菌性食管炎病例内镜

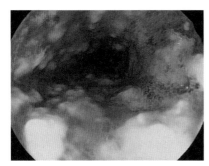
图2-1-13 念珠菌性食管炎病例内镜

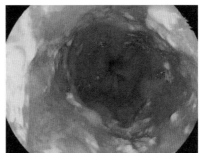
图2-1-14 念珠菌性食管炎病例内镜

一、念珠菌性食管炎的临床表现

1. 咽下疼痛最为常见。一般在吞咽流食和固体食物时均可以发生。亦可表现为胸骨后疼痛，向背部放射。

2. 咽下困难较常见，可伴有食物反流及呕吐。

3. 消化道出血偶见，表现为呕血或黑便。

4. 恶心和呕吐。

5. 其他，本病常与鹅口疮并存。

6. 有引起真菌感染的基础病变，如食管本身和其他部位的肿瘤以及全身病变。

二、念珠菌性食管炎的发病原因

念珠菌性食管炎在食管感染中比较常见。一般只限于抵抗力被疾病或药物所削弱者，多见于以下情况。

1. 患淋巴瘤、白血病或其他肿瘤，并接受放射或抗肿瘤药物治疗的患者。

2. 接受抗生素或激素治疗者。

3. 慢性病患者如糖尿病、再生障碍性贫血、营养不良等患者。

4. 罕见健康者接受抗生素治疗的患者，除非有贲门失弛缓症或器质性梗阻患者。

5. 免疫缺陷。

三、念珠菌性食管炎的病理特点

受累的食管黏膜为斑片状或弥漫白色伪膜所覆盖。伪膜中含有纤维蛋白、坏死组织的碎屑和念珠菌的菌丝体。伪膜剥脱后则呈现出充血的黏膜面，有时表现为局限而隆起的溃疡，表面为白膜所覆盖。

病例临床特点分析：

老年女性，咽痛、吞咽痛、吞咽困难1月，伴有鹅口疮、咽部白色结节。上消化道内镜：食管上段可见大小不等的乳白色斑点，其间食管可见黏膜发红。

诊断患者为： 念珠菌性食管炎？

为什么还没有确诊呢？

四、念珠菌性食管炎的诊断

念珠菌性食管炎的诊断主要依靠食管镜配合真菌检查。

（一）实验室检查常

血细胞分析可发现中性粒细胞减少。

（二）上消化道造影

上消化道造影对诊断有一定的帮助，主要表现在食管的下2/3，食管蠕动减弱或痉挛。食管黏膜紊乱、不规则或呈颗粒状。晚期病例，黏膜呈结节状，如鹅卵石样，颇似静脉曲张，慢性病例可见深在溃疡，部分患者可出现节段性狭窄，甚至酷似食管癌。但食管X线造影正常并不能排除食管念珠菌病存在。

（三）食管镜检查

食管镜检查是确诊该病的唯一方法。镜下食管黏膜呈现水肿、充血、糜烂、溃疡、触之易出血，黏膜表面覆盖白色斑点或伪膜。应进行活体组织检查及细胞刷涂片和细菌培养。因念珠菌是胃肠道一种共生菌，细菌培养阳性尚不足以诊断，细胞刷涂片发现真菌菌丝或活体组织检查发现菌丝侵入上皮方可确诊。

（四）血清学试验

血清学试验测定已感染患者血清凝集滴度，有2/3患者高于1：160；用放射免疫分析法和酶联免疫吸附试验检测血清中甘露聚糖抗原（念珠菌细胞壁上的多糖），用琼脂凝胶扩散和反向免疫电泳检测念珠菌抗体，在已感染者血清中抗原及其抗体滴度有1/3迅速升高。鉴于念珠菌性食管炎患者多继发于严重的甚至是致命的原发病，因此及时检查发现病变，早期做出诊断和进行治疗，对挽救患者生命是必要的。

其他真菌性食管炎图片，如图2-1-15～图2-1-17。

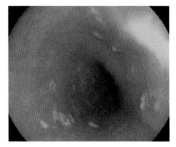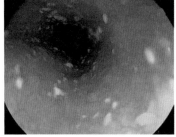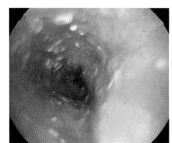

图2-1-15 念珠菌性食管炎其他内镜表现　　图2-1-16 念珠菌性食管炎其他内镜表现　　图2-1-17 念珠菌性食管炎其他内镜表现

王某是如何患这种疾病的呢？

经追问病史，患者存在长期口服抗生素史。同时患者HIV检测回报阴性（-）。是不是瞬间豁然开朗？原来不是HIV，是长期非必要服用抗生素所致。是不是有种上当受骗的感觉呢？

王某是接下来如何治疗呢？

五、念珠菌性食管炎的治疗

抗真菌素有多种，但国内外以制霉菌素应用最广，其有抑菌和杀菌的作用，制霉菌素在肠道吸收很少，不会引起菌群失调。还有氟尿嘧啶（5-氟尿嘧啶）和咪唑衍生物如克霉唑也可治疗念珠菌感染。常规治疗，一般持续10天，若症状未完全消失尚可延长，通常治疗后症状可迅速改善，X线及内镜下改变1周左右即可完全恢复，不留后遗症。如有全身性真菌感染，可选用二性霉素B静脉滴注，但其副作用大，注意毒性反应。在治疗上尚应积极设法消除诱因，特别是合理应用抗生素和皮质激素。

（丁文博）

第四节　放射性食管炎

病例介绍：患者刘某，男，60岁，2018年4月15日至门诊就诊。

主诉：胸骨后疼痛1个月。

现病史： 患者1个月前因肺癌放疗后出现胸骨后疼痛，伴有吞咽痛。偶有恶心、呕吐，无发热、呼吸困难、心悸、乏力、意识障碍。遂来医院就诊。

既往史： 右肺门肺癌1个月。

查体： 神清语明。心脏听诊：心律齐，心率80次/分；双肺呼吸音粗。腹部平坦，柔软，全腹无压痛及反跳痛，未触及异常包块，肝脾、胆囊均未触及肿大，移动性浊音阴性，肠鸣音4次/分。双下肢无水肿。

病例分析：

吞咽痛、胸痛是不是食管癌？

病例特点：

老年男性，1个月前因肺癌放疗后出现胸骨后疼痛，伴有吞咽痛，偶有恶心、呕吐，不排除放疗副作用引起食管损伤。

初步印象诊断？进一步检查？如何治疗？

门诊初步诊断： 放射性食管炎

放射性食管炎（radiation esophagitis）是由于食管受到放射线损伤而发生的炎症病变。近年来，放射治疗已被广泛应用于胸腔疾病，同时放射线对机体可产生电离作用，引起组织细胞的损伤。而食管的鳞状上皮对射线比较敏感，因而在放射治疗中可发生放射性食管炎。

一、放射性食管炎的诊断

放射性食管炎的诊断应根据患者有放射治疗史和食管炎症状来诊断。

二、放射性食管炎的鉴别诊断

鉴别诊断需排除原发病如食管癌上消化道内镜加病理学检查有助于与其他食管炎鉴别。

该患者的辅助检查如下：

上消化道内镜： 食管中段黏膜水肿，可见黏膜散在糜烂。

病理：（食管中段黏膜）黏膜慢性炎伴急性炎，活动（＋）。

肺部CT： 右肺门占位性病变，食管中段管壁增厚。

确定诊断： 放射性食管炎。

三、放射性食管炎的病理变化

放射性食管炎的病理变化包括以下3期。

1. 坏死期 食管受照射后，基底层细胞分裂停止，并发生变性坏死，形成细胞碎片，部分脱落到管腔，部分为吞噬细胞所清除。管壁黏膜充血、水肿、糜烂、溃疡。

2. 枯萎期 坏死组织脱落后，黏膜变得平滑，管壁变薄，此期易发生出血、穿孔。

3. 再生期 基底层残存的细胞开始再生，逐渐向上延伸移行，表层重新覆盖新生的上皮细胞。

上消化道内镜排除了食管癌，那么放射性食管炎要怎么治疗呢？

四、放射性食管炎的治疗

可根据上消化道内镜结果判断放射性食管炎的严重程度，给予止吐、镇静、止血、抗感染等治疗。饮食的选择应当按照不同病理分期进行选择加以调整，给予高热量、高蛋白质和易消化的食物。对疑似消化道穿孔的患者要禁食，给予静脉营养。同时可以给予H_2受体拮抗剂或者PPI治疗。必要时可以应用抗生素。除以上处理外，照射应暂停或延长疗程的间歇期。

（丁文博）

第二章 食管其他疾病

第一节 食管贲门黏膜撕裂综合征

病例介绍： 患者杨某，男，32岁，呕血3h，于2020年6月18日急诊入院。

现病史： 患者3h前因饮酒后频繁呕吐后呕鲜红色血液约300mL，伴大汗、头晕。无腹痛腹胀，未排便，急诊医师以"上消化道出血"收入我科。

既往史： 饮酒史10年，无吸烟史，无手术外伤史，无食物、药物过敏史，否认传染病史。

查体： 血压95/60mmHg（1mmHg＝0.133kpa），心率110次/分，血氧饱和度98%。四肢厥冷，结膜略苍白，巩膜无黄染，无肝掌，无蜘蛛痣。腹部平坦，触诊腹软，全腹无压痛及反跳痛，未触及异常包块，腹腔脏器未触及肿大，移动性浊音阴性，肠鸣音5次/分。双下肢无水肿。

急诊入院诊断： 上消化道出血

入院后急检化验： 血常规：Hb 10.2g/L，尿素氮：6.9mmol/L，乙型肝炎病毒表面抗原（－）。

病例特点：

1. 中年男性，饮酒引起频繁呕吐后呕血。

2. 结膜略苍白，四肢厥冷，有循环血容量不足表现，轻度贫血。

3. 无明确肝病病史，脾脏不大。

病情分析： 患者既往无明确肝病病史，查体及化验结果不支持肝炎病毒感染，无脾脏功能亢进表现；失血后立即出现失血性休克表现；查体无肝掌、蜘蛛痣、腹腔积液、腹壁静脉曲张等门静脉高压所致侧支循环开放等表现，故考虑为急性非静脉曲张性出血。患者为饮酒后频繁呕吐致呕血，有造成贲门黏膜撕裂的诱因，且无非甾体类抗炎药服药史，无慢性、规律性腹痛，暂不考虑消化性溃疡所致出血，疑诊为食管贲门黏膜撕裂综合征。患者入院后未再出现呕血、黑便，暂无活动性出血，给予禁食水、液体复苏治疗。

初步诊断： 食管贲门黏膜撕裂综合征？

食管贲门黏膜撕裂综合征（Mallory-Weiss syndrome，MWS）是由于剧烈呕吐、咳嗽、严重呃逆、腹部钝挫伤等不同原因，导致腹内压力骤然增加所致食管下部或食管贲门连接处或胃黏膜撕裂，以至于出现上消化道出血为主要表现的一组病症。由于内镜的广泛应用，尤其对上消化道出血的急诊胃镜检查率的提高，其检出率逐年上升，占上消化道出血病因的2.7%～14.7%，发病年龄高峰在30～50岁，男性多于女性。

一、诊断流程

（一）初步诊断

通过询问病史及体格检查可初步诊断。就诊的MWS患者中50%以上有大量酗酒、消化道疾病史或慢性病史。大部分患者表现为恶心、频繁剧烈呕吐，可伴有阵发性咳嗽、呕血、黑便，出血多为无痛性，出血量为200～2500mL不等，少数患者可无明显症状，由内镜或CT发现。人体体形分析可提高诊断率，MWS可分为单纯性撕裂和复合型撕裂：前者常见于矮胖型，身高低于平均身高，体质量超重或肥胖，身长腿短者；后者常见于瘦高型，身高高于平均身高5cm以上，体质量低于标准治疗，身短腿长者。

（二）明确诊断

确诊首选内镜检查，对疑似MWS患者应在24～48h进行内镜检查，可确定出血部位和范围。多数患者内镜下可见一条或数条纵行线性伤口，长3～18cm，少数为横形或不规则形。呕血患者可见活动性出血，周边黏膜充血水肿；无症状者可见黄白色坏死组织，或有散在出血点及陈旧血痂附着。

二、危险评估

格拉斯哥-布拉斯福德评分（Glasgow-Blatchford score）作为是否需医疗干预的一种评估手段广泛应用于临床，现主要用于急性上消化道出血患者的评估，其综合患者的血红蛋白、血尿素氮、血压、心率等指标，结合相应临床表现及既往肝脏疾病和心脏疾病史分为0～9分。对评分≤6分的患者可采取保治疗，无须住院；对评分>6分的患者需紧急内镜下止血；对评分>8分的患者除内镜下止血外，还需紧急输血并延长住院时间。评分表细则见表2-2-1。

表2-2-1　格拉斯哥-布拉斯福德评分表

项目	检查结果	评分
收缩压（mmHg）	100～109	1
	90～99	2
	<90	3

项目	检查结果	评分
血尿素氮（mmol/L）	6.5～7.9	2
	8.0～9.9	3
	10.0～24.9	4
	≥25.0	6
血红蛋白（g/L）	男性　120～129	1
	100～119	3
	<100	6
	女性　100～119	1
	<100	6
其他表现	脉搏≥100次/分	1
	黑便	1
	晕厥	2
	肝脏疾病	2
	心力衰竭	2

此患者人体体形分析：矮胖型。

格拉斯哥-布拉斯福德评分：

收缩压：95mmHg　　　　　　2分

血尿素氮：6.9mmol/L　　　　2分

血红蛋白：男性10.2g/L　　　3分

其他表现：心率≥100次/分　1分

总分：　　　　　　　　　　8分

应尽早行胃镜检查，明确出血原因。

急诊胃镜结果回报：于贲门小弯侧可见一处纵行黏膜撕裂伤，长度约1cm，表面附着黑色血痂（图2-2-1，图2-2-2）。诊断意见：食管贲门黏膜撕裂综合征，慢性非萎缩性胃炎，正常十二指肠黏膜像。

确定诊断：食管贲门黏膜撕裂综合征。

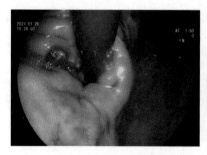

图2-2-1　贲门黏膜撕裂

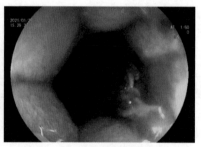

图2-2-2　贲门黏膜撕裂

三、临床表现

食管贲门黏膜撕裂综合征为上消化道出血的一种常见病因，故其临床表现与上消化道出血相似。消化道出血的临床表现取决于出血量、出血速度、出血部位及性质，与患者的年龄及循环功能代偿能力有关。

（一）呕血

呕血是上消化道出血的特征表现，出血量大者常有呕血，出血量少则可无呕血。出血速度慢，呕血多为棕褐色或咖啡色；短期出血量大，血液未经胃酸充分混合即呕出，则为鲜红或有血块。

（二）黑便

呈柏油样，黏稠而发亮，可见于食管贲门黏膜撕裂综合征。

（三）便血

上消化道出血量＞1000mL，可有便血，大便呈暗红色血便，甚至鲜血。

（四）失血性周围循环衰竭

急性大量失血由于循环血容量迅速减少而导致周围循环衰竭，表现为头晕、心慌、乏力，突然起立发生晕厥、肢体厥冷、心率加快、血压偏低等，严重者呈休克状态。

（五）贫血和血象变化

急性大量出血后均有失血性贫血，但在出血的早期，血红蛋白浓度、红细胞计数与血细胞比容可无明显变化。在出血后，组织液渗入血管内，血液稀释，一般3～4h后出现贫血，24～72h血液稀释至最大程度。

（六）发热及氮质血症

消化道大量出血后，部分患者在24h内出现低热，持续3～5天后可降至正常。血液中的蛋白质消化产物在肠道被吸收，血中尿素氮浓度可暂时升高，一般在出血数小时后上升，4～48h至高峰，3～4天下降至正常。氮质血症多因肾前性功能不全所致。

四、检查方法

（一）内镜检查

是诊断该病的最有效手段，列为首选，胃镜应在出血24h内或在出血即时进行。胃镜下可见食管与胃交界处或食管远端、贲门黏膜的纵行撕裂，撕裂多为单发，少数为多发，常覆盖有凝血块或新鲜出血，裂伤周围有黏膜充血水肿。

（二）X线检查

常规钡餐造影对该病诊断价值较小，仅少数表现在食管壁和胃内钡剂填充，检出率较低。

（三）血管造影

可经股动脉选择性插管至胃左动脉，观察胃左动脉及其食管支动脉，活动性出血者可见造影剂外溢现象，且出血速度须达到0.5mL/min以上。

五、鉴别诊断

（一）食管疾病

食管炎、反流性食管炎、食管憩室炎、食管溃疡及食管癌，内镜检查可有效鉴别。

（二）布尔哈弗综合征

本病可引起食管破裂，有呼吸急促、腹肌触痛、颈部皮下气肿三联征，胸腹部X线检查可见气胸、腹腔积液、液气胸、纵隔气肿等改变，可行碘油食管造影检查确诊。

（三）胃、十二指肠疾病

包括残胃炎、残胃溃疡、癌、胃淋巴瘤、平滑肌瘤或肉瘤、胃肠吻合口术后空肠溃疡和吻合口溃疡、门静脉高压所致食管胃底静脉曲张破裂出血等。根据病史及内镜检查可鉴别。

六、治疗

（一）内科治疗

对于出血量较小、格拉斯哥-布拉斯福德评分≤6分的患者采取保守治疗；在一些情况下，如失血性休克昏迷、已无法进行急诊内镜诊治的患者，应先保守治疗，待病情稳定后再行内查或手术。患者入院后禁食、及时补充血容量，维持酸碱平衡，应用抑酸药及止血药，监测生命体征变化及有无活动性出血征象。

（二）内镜治疗

内镜下止血是MWS的重要治疗手段，对活动性出血患者可应用去甲肾上腺素喷洒治疗直至出血停止。对喷洒治疗后仍有活动性出血的患者，可在出血点周围黏膜注射小剂量的肾上腺素治疗。优先使用止血夹进行止血，对于止血夹效果差的患者可用钛夹止血或直接用套扎器套扎。氩离子束凝固术也是治疗MWS的较好办法，较药物喷洒起效更快。

（三）外科手术或介入治疗

如患者年龄大于45岁，诊断不明确，合并心血管疾病、肝硬化、凝血机制障碍，

多出血迅猛，保守和急诊内镜治疗效果常不理想，可考虑急诊外科手术治疗。外科手术探查对于不能控制的活动性上消化道出血可作为一种补救措施。对病情严重不适合外科手术者，可选择动脉栓塞治疗，动脉内栓塞术因其定位准确、疗效好、见效快、可重复性强、操作简便、创伤性小等优点而广泛应用于临床。

此患者采用内镜下钛夹止血治疗（图2-2-3）。患者于2日后治愈出院。

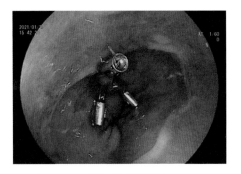

图2-2-3　贲门黏膜撕裂止血治疗

（魏云浩）

第二节　贲门失弛缓症

病例介绍： 患者尹某，男，42岁，间断性吞咽困难2年，于2021年3月3日入院。

现病史： 患者2年前出现间歇性吞咽困难，伴恶心，无呕吐，伴胸骨下段不适，活动后减轻，仅能进流食。无腹痛腹泻，病程中大小便可，体重无明显减轻。

既往史： 否认高血压、糖尿病、心脏病病史，无手术外伤史，无食物、药物过敏史。

查体： 结膜无苍白，皮肤、巩膜无黄染。腹部平坦，腹式呼吸运动正常；触诊腹软，全腹无压痛，无反跳痛及肌紧张，肝脾未触及，未触及腹部包块；叩诊鼓音，移动性浊音阴性；肠鸣音4次/分。双下肢无水肿。

辅助检查： 肺部CT提示食管扩张（图2-2-4）。

入院诊断： 贲门失弛缓症？

病例特点：

1．中年男性，慢性病程。

2．间断出现吞咽困难，活动后症状可缓解。

3．影像学提示食管扩张。

病情分析： 导致吞咽困难的疾病可能为食管肿瘤、食管功能性疾病等。患者慢性病程，体重无明显减轻，恶性

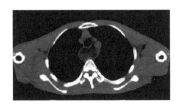

图2-2-4　食管扩张

肿瘤疾病可能性小。CT示食管扩张，提示扩张部位以下可能出现狭窄或梗阻。患者活动后吞咽困难症状可减轻，考虑梗阻物可因重力作用通过狭窄部位，狭窄部位存在一定容受扩张能力，疑诊为贲门失弛缓症，需进一步结合内镜、X线、食管测压明确诊断。

初步诊断：贲门失弛缓症。

贲门失弛缓症（achalasia，AC）是一种罕见的原发性食管动力障碍性疾病，因胃-食管交界处神经肌肉功能障碍导致食管下括约肌（lower esophageal sphincter，LES）松弛受限，以致食物滞留于食管内，引起食管蠕动减弱或食管扩张。

一、诊断标准

（一）临床表现

吞咽困难是该病最主要也是最常见的症状，常发生于进食后，常呈进行性加重。部分患者早期因表现为烧灼感、反酸、胸骨后不适等胃食管反流症状而被漏诊。因患者LES松弛障碍，使得食物在食管内潴留。随着患者进食增多，潴留的食物越来越多，反流加重，出现呕吐、烧灼感等症状，甚至于空腹或睡眠时也出现反流症状，同时可出现食管扩张。此时反流物易误吸进入呼吸道，引起咳嗽、哮喘、声嘶，甚至可引发肺炎。胸骨后疼痛多于进食后出现，可向肩胛区及胸背部放射。病程较长者可引起营养不良、体重下降等症状，同时可诱发食管癌或者猝死，严重影响患者生活。

（二）检查方法

1. 内镜检查　可用于排除食管良恶性肿瘤、食管机械性梗阻及假性AC等。AC患者电子内镜检查可见食管壁蠕动减弱或消失，管腔内可见少量的食物残渣及液体残留，食管扭曲延长呈乙状结肠型，食管管腔不同程度扩张甚至伴憩室样膨出，可见胃-食管交界处痉挛性收缩、张力增大。与其他梗阻导致的狭窄不同的是，虽然插镜进入胃内阻力较大，但多数患者经充气或轻微用力仍可通过贲门。食管黏膜大致正常或因食物潴留呈现糜烂、充血、水肿。

2. 食管钡餐造影检查　食管钡餐造影检查是诊断AC常用的检查方法，但其对于早期或者不典型的AC敏感度较差。食管钡餐造影检查可评估食管形态、食管蠕动情况、钡剂潴留情况、有无反流等。AC的特征性改变为食管下段及贲门部显著狭窄呈现"鸟嘴征"。其他影像学特征包括食管扩张、食管内充满造影剂、螺旋钻样外观和穿孔。食管明显扩张者胸部X线检查可见纵隔旁阴影，可见气液平面，钡剂呈瀑布状或滴水样下沉，食管正常蠕动消失，狭窄部黏膜皱襞可见条状影，狭窄部上方食管明显扩张。此外，定时食管钡餐造影检查可以测定食管排空情况，这种检查通过测定喝下低密度钡剂5min后的食管内钡柱高度来评估，目前此技术的应用也逐渐普及。

3. 食管测压法 食管测压法用于评估食管压力，目前已成为诊断AC的金标准和分型标准。传统食管测压法采用气液灌注系统进行测压。现在较为常用的为高分辨率食管测压（highresolution manometry，HRM）。HRM已经逐渐取代了传统的食管测压法，它增加了压力传感器的数量，使间距缩短，能够完整地描述从食管上括约肌（upper esophageal sphincter，UES）到LES的食管运动功能。HRM较传统的食管测压法更准确，能够减少误诊及漏诊，可早期发现内镜或食管钡餐检查无明显改变者或临床表现不典型者。行HRM时，若LES综合松弛压（integrated relaxation pressure，lRP）>15mmHg，同时排除机械性梗阻，即可诊断为AC。

二、分型

根据食管测压结果可依据芝加哥分型将AC患者分为3种类型。

Ⅰ型：经典型，LES松弛受损、缺乏蠕动、食管压力正常（食管内<30mmHg）。

Ⅱ型：变异型，LES松弛受损、缺乏蠕动、食管压力增高（食管内压力>30mmHg）。

Ⅲ型：痉挛型，LES松弛受损、缺乏蠕动、20%以上的吞咽伴有食管远端痉挛性收缩。

此患者胃镜结果：食管下段管腔扩张，内镜通过贲门口时有明显阻力，反折可见贲门口紧缩（图2-2-5，图2-2-6）。

X线结果：可见贲门部显著狭窄，呈"鸟嘴征"（图2-2-7）。

食管测压：食管内压力>30mmHg，分型：Ⅱ型，变异型。

确定诊断：贲门失弛缓症。

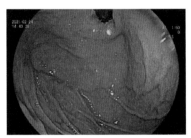 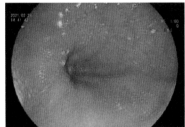 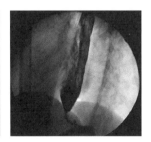

图2-2-5 贲门失弛缓　　　　图2-2-6 贲门失弛缓　　　　图2-2-7 鸟嘴征

三、鉴别诊断

（一）反流性食管炎

有食管炎、管腔狭窄及食管裂孔疝的证据，LES压力降低，食管内pH下降，各种检查有反流现象。

（二）弥漫性食管痉挛

有胸痛，LES可弛缓，X线检查食管排空迅速，食管测压可见食管体部压力曲线呈强而有力的重复波，对醋甲胆碱无过强反应。

（二）食管神经官能症

大多为咽至食管部分有异物感，但无进食哽噎症状。

（三）食管癌

内镜下有肿瘤的肉眼表现，组织病理活检可明确诊断。

四、治疗

（一）药物治疗

药物治疗通常被认为是一种暂时性的治疗，一般通过松弛LES达到降低贲门压力的目的，常用的有钙通道阻滞剂或硝酸盐类。钙通道阻滞剂通过减少钙离子内流而降低细胞内钙离子浓度，从而减弱LES收缩；硝酸盐类通过释放抑制性神经递质（一氧化氮或者血管活性肠肽）来松弛LES，目前最常用的药物为硝苯地平，治疗方案建议三餐前30min给予10～20mg，舌下含服。服用单硝酸异山梨酯可使LES压力降低47%～64%，服用硝苯地平可使LES静息压下降30%～60%。两者均对患者吞咽困难症状有所缓解。药物治疗短期疗效尚可，但常有头晕、头痛、低血压、心动过速等不良反应；且因为耐药性，临床效果较为短暂，长期疗效较差，对阻碍疾病的发展无明显作用，目前已较少使用，可用于暂时不愿意接受其他治疗方式或无法耐受手术的患者，以及术前辅助治疗。

（二）肉毒杆菌毒素注射

肉毒杆菌毒素是肉毒梭状芽孢杆菌释放的一种神经毒素，A型肉毒杆菌毒素目前多用于治疗各种肌张力障碍的骨骼肌疾病，通过阻断胆碱能神经末梢乙酰胆碱释放，缓解LES收缩，降低LES压力，从而治疗AC。与其他治疗方法相比，肉毒杆菌毒素注射缓解率低、复发率高。大部分肉毒杆菌毒素治疗的患者疗效持续时间为6～12个月，此后需要进行重复治疗，反复注射可能会影响远期手术治疗效果。此外，该治疗方法的并发症包括食管穿孔、黏膜损伤、出血、胸痛等。神经毒素可扩散到注射部位附近和远处的肌肉，可能影响远处部位的神经肌肉冲动的传递。因此该治疗方法仅适用于不宜接受外科手术治疗的患者，如老年人以及合并多种疾病者，以及可能患有严重AC的患者。

（三）内镜下气囊扩张术（endoscopicpneumatic dilation，EPD）

EPD是最为有效的非手术治疗方式。其原理为在X线透视下将圆柱形球囊置入食管内，穿过LES，再使用手持压力计注气，在胃-食管连接处膨胀气囊，气囊膨胀至足够压力（通常为7~12psi），持续15~60s，使括约肌肌纤维断裂无法收缩，从而降低贲门处压力，缓解食管远端梗阻并改善患者症状。此法短期疗效明显，并具有安全性高、简单易行、可于门诊操作、费用低、可重复性、创伤小、术后食管反流发生率较低等优点。但长期疗效差，复发率高。

（四）暂时性内镜下支架置入术

暂时性内镜下支架置入术是一种AC的替代疗法。原理为将放置在食管贲门狭窄部位的特制的金属支架在放置后3~7天逐步、缓慢打开，其释放出的均匀压力使LES的肌组织进行缓慢、规律地撕裂，使LES压力下降，从而使吞咽变得顺畅。置入的支架一般在放置3~7天后通过内镜取出。由于扩张过程持续数天，能够缓慢释放压力，扩张强度较球囊扩张更均匀、持久，支架可使LES肌纤维更对称、充分地撕裂，可减少瘢痕形成，降低修复后再狭窄的可能性，从而获得更好的临床疗效并降低复发率，提高患者的耐受性。尽管支架的临床效果与支架的扩张时间密切相关，但如果支架置入时间超过1周，支架周围组织增生，当支架取出时，会导致更多的并发症如疼痛、出血等，且由于食管黏膜和支架金属部件之间的接触导致肉芽组织形成，不利于二次扩张，且易发生穿孔、移位等，故长期支架置入的方法逐渐被淘汰。因支架移位、脱落后掉落至肠道处理较麻烦，目前此种方法应用较前减少。

（五）Heller肌切开术

腹腔镜Heller肌切开术（LHM）已成为治疗AC的标准术式。但由于单纯的Heller肌切开术后食管反流症状明显，故常结合部分胃底折叠术防止胃酸反流。目前普遍认为LHM联合Dor胃底折叠术（前180°胃底折叠术）是AC的一线治疗方法。与其他非手术治疗相比，LHM手术创伤大，手术与住院时间长、费用高、并发症多，但有效率较高、长期疗效好。LHM的并发症为食管反流，穿孔、出血、损伤神经、感染等，但发生率较低，多小于2%，且这些意外损伤大多可在手术过程中发现并及时修复。

（六）经口内镜下肌切开术（POEM）

POEM是一种用于治疗AC和痉挛性食管疾病等的微创内镜技术。其创伤性较小，操作时间短，可控制肌肉切开的长度及方向，费用较手术治疗低，恢复也较快。该治疗具有显著的近、远期疗效，并具有较好的安全性和可接受的并发症发生率。胃食管反流是POEM术后最常见的并发症，随着LES压力的降低，食管内酸暴露的风险也相应增加，长期的食管反流也可导致巴雷特食管和食管鳞状细胞癌的发生，POEM术后应常规行经验性的质子泵抑制剂短期治疗。其它的并发症还包括皮下气肿、纵隔气肿、气胸、气腹、胸腔积液、黏膜损伤、出血、肺部感染等。由于该治疗方法疗效好、创伤小、费用低，故逐渐成为 AC 治疗的标准方式之一，对于不能忍受全身麻醉、有凝血功能障碍、门静脉高压或计划在手术区域进行放疗、消融或黏膜切除的患者，由于穿孔或出血的风险增加，则不宜行 POEM。

（七）一般治疗

保持良好心情，避免过度紧张焦虑；改变饮食习惯，如少吃多餐，饮食需细嚼慢咽；避免过冷过热和刺激性饮食，避免暴饮暴食、进食过快，注意饮食卫生，进食后适量运动。

此患者行 POEM 治疗，术后无出血，无穿孔（图 2-2-8～图 2-2-13）。

出院医嘱：口服 PPI 治疗，定期复查胃镜。

出院后 3 个月随访，或者进食顺利，无哽噎感。

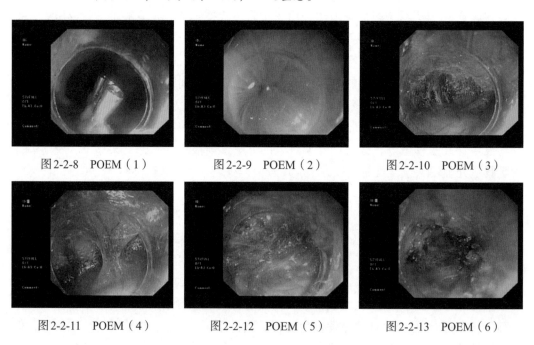

图 2-2-8　POEM（1）　　　图 2-2-9　POEM（2）　　　图 2-2-10　POEM（3）

图 2-2-11　POEM（4）　　　图 2-2-12　POEM（5）　　　图 2-2-13　POEM（6）

（魏云浩）

第三节　Barrett 食管

病例介绍： 患者张某，男，60 岁，反酸，烧灼感 3 个月，2020 年 10 月 16 日至门诊就诊。

现病史： 患者诉 3 个月前无明显诱因出现反酸、烧灼感，夜间平卧时加重，伴食道异物感，口服"奥美拉唑"后症状可缓解，无腹痛、腹胀、恶心呕吐。病程中饮食睡眠正常，体重无明显变化。

既往史：无饮酒史，长期吸烟史30年，无手术外伤史，无输血史，无食物、药物过敏史，BMI 32kg/m^2。

查体：皮肤、巩膜无黄染。腹部饱满，触诊腹软，全腹无压痛及反跳痛，未触及异常包块，腹腔脏器未触及肿大，移动性浊音阴性，肠鸣音6次/分。双下肢无水肿。

门诊检查：胃镜显示，食管胃黏膜异位（图2-2-14），慢性非萎缩性胃炎，正常十二指肠黏膜像，于齿状线上方1cm食管胃黏膜异位处取材，病理结果待回报。肝胆脾胰腺彩超：胆囊壁略毛躁，肝多发低密度，考虑囊肿，脾脏、胰腺未见异常。

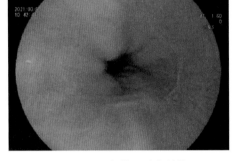

图2-2-14 食管胃黏膜异位

初步诊断：1. 胃食管反流病。

2. Barrett食管？

病例特点：

1. 中年男性，长期吸烟史，中度肥胖。

2. 反酸烧灼感症状，平卧时加重，伴食道异物感，口服PPI后症状缓解。

3. 胃镜提示食管胃黏膜异位，病理待回报。

病例分析：患者存在反流、烧灼感的症状，PPI治疗有效，胃镜检查未发现食管炎表现，可诊断为胃食管反流病中的非糜烂性反流病。其胃镜所见食管齿状线上方的异常黏膜，考虑为胃黏膜或肠黏膜的异位，疑诊为Barrett食管，有待于病理结果回报，进一步做出诊断。嘱患者继续口服PPI治疗，待病理结果回报后再诊。

一、巴雷特食管（Barrett esophagus，BE）的诊断标准

（一）内镜诊断

内镜下可见食管鳞状上皮与胃柱状上皮的交界线相对于胃食管结合部上移≥1cm。

（二）病理诊断

病理诊断是BE确诊的金标准，病理证实食管下段的正常复层鳞状上皮被化生的柱状上皮所取代，是目前已知的食管腺癌（EAC）发生的前体。免疫组化的广泛使用提高了BE的病理诊断准确性，常见生物学标志物见表2-2-2。

表2-2-2　BE病理免疫组化常见生物学标志物表

生物学标志物	BE进展
TFF3	NDBE-HGD/EAC
p53/p16	NDBE/LGD-HGD/EAC
MYC	NDBE-EAC
CEP7/17	NDBE-EAC
Cyclin D/A	NDBE-EAC
MYOD1	NDBE-HGD/EAC
RUNX3	NDBE-HGD/EAC
MCM2	NDBE/LGD-HGD/EAC
CEACAM6	NDBE-LGD/HGD
FABP1	NDBE-LGD/HGD
CDX2	NDBE-EAC
COX2	NDBE-HGD
EGFR	NDBE-HGD
AurKa	NDBE-EAC
CDKN2A	NDBE-EAC
ERBB2	NDBE-EAC

注：NDBE：无异型增生；IGD：未定级异型增生；LGD：低级别异型增生；HGD：高级别异型增生；EAC：食管腺癌。

二、巴雷特食管的分型

（一）组织学类型

1. 食管下段胃底腺黏膜化生　与胃底腺黏膜上皮相似，可见主细胞和壁细胞。

2. 食管下段贲门腺黏膜化生　与贲门腺黏膜上皮相似，有胃小凹和黏液腺，无主细胞和壁细胞。

3. 食管下段肠黏膜上皮化生　与肠型黏膜上皮相似，表面有微绒毛和隐窝，杯状细胞是特征性细胞。

（二）内镜下分型

1. 按化生的柱状上皮长度分型

长段Barrett食管：化生的柱状上皮累及食管全周且长度≥3cm。

短段Barrett食管：化生的柱状上皮未累及食管全周或虽累及全周但长度为1～3cm。

2. 按内镜下形态分型　全周型、舌型、岛型（图2-2-15）。

3. Prague CM分型　"C"代表全周型化生黏膜的长度，"M"代表非全周化生黏膜的最大长度。

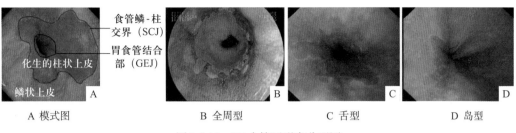

食管鳞-柱
交界（SCJ）
胃食管结合
部（GEJ）
化生的柱状上皮
鳞状上皮 A

A 模式图　　　　　　　　　　B 全周型　　　　　　　　C 舌型　　　　　　　D 岛型

图2-2-15　BE内镜下形态分型图

本例患者病理回报再诊：（齿状线上方1cm）可见鳞状上皮及柱状上皮，少量贲门腺黏膜上皮，未见异型增生。

　　确定诊断：1. 胃食管反流病。

　　　　　　　　2. Barrett食管。

　　患者的Barrett食管分型：

　　组织学分型：食管下段贲门腺黏膜化生。

　　内镜下分型：短段Barrett食管；舌型；Prague C0-M1。

三、临床表现

　　Barrett食管为胃食管反流病的并发症，故其临床表现与GERD相同。包括典型症状、不典型症状及食管外症状。烧灼感和反流是典型症状，烧灼感指胸骨后烧灼感，反流指胃内容物向咽部或口腔方向流动的感觉。烧灼感和反流是最常见的症状，比例超过50%，要注意其不典型症状，包括胸痛、上腹痛、上腹烧灼感、上腹胀及嗳气等。因此，其症状具有多样化的特点，临床上需仔细询问病史，注意鉴别。

四、发病机制

（一）基因突变

　　从复层鳞状上皮到腺柱状上皮的超塑性转变，在一定程度上受到细胞起源不确定性的影响。有研究使用了p63基因敲除小鼠，在鳞柱连接处发现了化生的前体细胞，在食管远端损伤时，这些连接细胞会迅速扩张并取代鳞状上皮，这可能是由于缺乏额外突变所致。BE和EAC共有的独特突变谱，包括CDKN2A（p16的基因）的纯合缺失，以及TP53和其他已建立的癌基因的罕见缺失。异常激活的Hh（Hedgehog）通路可引起正常食管鳞状上皮逐步转化为柱状上皮和肠上皮，并最终BE形成。

（二）细胞因子介导和酸性物质反流

　　BE是胃食管反流病的并发症，其癌变的病理过程为肠上皮化生—低级别上皮内瘤变—高级别上皮内瘤变—原位癌。已有研究证实肠上皮化生是在酸性物质的不断刺激下，导致细胞分化异常。BE黏膜上皮中存在着胃及肠内分泌细胞分化表达的胰多肽、促胃液素、生长抑素等，提示BE的发生与胃十二指肠内容物的反流相关。

五、检查方法

常用检测方法包括普通内镜、高分辨内镜、染色内镜。高分辨内镜是评估BE的最低标准，通过染色剂与高分辨内镜联合使用可提高异型增生的内镜检出率。此外，联合应用窄带成像（NBI）、放大内镜（ME）、光学相干断层扫描（OCT）、超声内镜（EUS）等技术可进一步提高诊断敏感性，对于耐受差的可疑BE患者，也可选用胶囊内镜，以及激光内镜检查。

六、治疗

（一）改变生活方式

咖啡、浓茶、肥胖等因素可使食管下括约肌松弛，增加患者的反流症状，所以生活中应尽量避免此类因素。控制体重。

（二）药物治疗

PPI主要用于缓解BE患者的GERD症状，针对伴有GERD症状的BE患者推荐服用标准剂量PPI（每天1次），但对于治疗后GERD症状仍不能消除的BE患者，PPI服用量应增至每天2次。胃黏膜保护剂、促动力药等对控制症状也具备一定疗效。

（三）化学预防

PPI、非甾体抗炎药、他汀类物质、茶多酚、姜黄素、二甲双胍等可作为BE的化学预防药物，但并未作为指南推荐常规预防方法。

（四）内镜治疗

1. 射频消融术　是通过电极导管释放射频电流，使BE黏膜凝固坏死的介入治疗技术。是治疗LGD、HGD的首选方式。

2. 冷冻疗法　是通过喷洒液氮或液态二氧化碳，致使BE细胞凋亡、缺血坏死的一种消融术。对HGD和早期EAC患者是一种安全的内镜治疗方法。

3. 光动力疗法　是向食管黏膜注射光敏剂卟吩姆钠或5-氨基酮戊酸，经光化学反应生产氧自由基，从而破坏BE细胞。对治疗HGD有较好疗效。

4. 氩离子凝固术　是利用高频探头将氩气电离成氩等离子体，通过热凝作用高效切除BE黏膜的治疗技术，常用于内镜下黏膜切除术后残留BE组织的根治。

5. 内镜下黏膜切除（EMR） 利用食管黏膜下层与肌层松散、易分离的特点，完整切除BE黏膜，保留肌层。常用切除方式包括注射切除法、透明帽法、套扎器法、分片切除法。EMR适用于切除病变直径<2cm的BE、结节性异型增生和EAC（T1a）。

6. 内镜黏膜下剥离术（ESD） 一般步骤：标记、黏膜下注射、黏膜预切开、黏膜下剥离、创面处理。ESD适用于切除病变直径≥2cm的BE、边缘病变型BE、广泛异型增生和黏膜内癌。

7. 外科治疗 常用外科手术方式：Nissen胃底反折术、Toupet胃底折叠术、Hill胃后方固定术、Belsey食管胃成形术。外科手术持久抗反流的优点，疗效优于服用PPI等药物，能有效治疗GERD症状，从而达到治疗BE的效果。

七、随访

应用高分辨率内镜监测：BE小于3cm且不伴有肠上皮化生或异型增生者，经重复4个象限内镜下黏膜活检证实无肠上皮化生，建议退出监测；BE小于3cm且伴有肠上皮化生者，每3~5年行1次内镜检查；BE≥3cm者，每2~3年行1次内镜检查。

此患者的治疗及随访：

1. 生活中需注意：进食后不宜立即卧床，睡前2h不宜进食，睡时可将床头略抬高。避免高脂肪、巧克力、咖啡、浓茶等引起食管下段括约肌压力降低的食物。

2. 继续口服PPI治疗，如奥美拉唑、艾司奥美拉唑等，40mg/d，加服促动力药，如莫沙必利，依托必利等。

3. 定期复查胃镜，并行病理取材监测有无异型增生或早期癌变的出现，如发现应早期干预。

（魏云浩）

第四节 食管裂孔疝、横膈疝

病例介绍： 患者刘某，男，45岁，胸骨后烧灼痛6个月，2021年2月23日至门诊就诊。

现病史： 患者诉6个月前出现胸骨后烧灼痛，饮水后烧灼感略减轻，伴吞咽咽部异物感，无腹痛、腹胀、恶心呕吐，病程中大小便和睡眠正常，体重无明显减轻。

既往史： 饮酒史20年，无吸烟史，无手术外伤史，无输血史，否认传染病史，无食物、药物过敏史。

查体： 结膜无苍白，皮肤、巩膜无黄染。无胸骨压痛，腹部平坦，触诊腹软，全腹无压痛及反跳痛，未触及腹部异常包块，腹腔脏器未及肿大，移动性浊音阴性，肠鸣音5次/分。双下肢无水肿。

门诊检查：胃镜：食管裂孔疝，慢性非萎缩性，正常十二指肠黏膜像（图2-2-16，图2-2-17）。

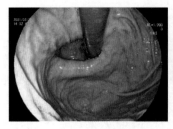 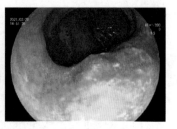

图2-2-16　食管裂孔疝　　　图2-2-17　食管裂孔疝

病例特点：

1．中年男性，长期饮酒史。

2．存在胃食管反流症状，伴吞咽咽部异物感。

3．胃镜提示食管裂孔疝。

病情分析：患者存在胸骨后烧灼痛的临床表现，胃镜检查提示食管裂孔疝。食管裂孔疝可并发胃食管反流病的特征性症状，若需确诊其分型、分度，需进一步完善上消化道造影等辅助检查。

初步诊断：食管裂孔疝。

食管裂孔疝（hiatal hernia of esophagus，HH）是指腹腔内容物经膈肌食管裂孔处进入胸腔所引起相应症状的疾病。食管裂孔疝为横膈疝的一种类型，约占横膈疝的78%。

横膈疝：横膈的先天性缺陷或外伤，可在其裂隙或薄弱处发生内脏膨出，由于胸腹腔压力的差别，使腹腔脏器进入胸腔形成疝。疝入的脏器常为胃、横结肠、大网膜、小肠、脾等。

一、食管裂孔疝的诊断

消化内镜检查可见齿状线上移，贲门口扩大松弛，上消化道造影可见疝囊，必要时可腹部加压，辅助疝出现。合并有反流性食管炎可见食管下段炎症改变，食管黏膜充血水肿，甚至出现糜烂、溃疡、瘢痕，必要时应病理活检除外早期肿瘤。

二、检查方法

（一）胃镜检查

是评估黏膜病变最直观的检查。滑动型食管裂孔疝在内镜下主表现为齿状线上移，贲门口扩大松弛，His角变钝，膈上可见疝囊；并发反流性食管炎者可见黏膜充血糜烂，严重者出现黏膜溃疡。亦可通过对局部行活组织检查评估黏膜病变。在鳞柱状上皮交界处和膈肌压迹处之间距离＞2cm，提示存在滑动性裂孔疝。食管旁疝可以通过翻转内镜观察，清晰可见疝囊底部经横隔进入胸腔，食管胃连接部位置正常。

（二）上消化道造影

是评价疝大小，确定疝缺损解剖结构、胃的方向，以及胃食管连接处位置信息的重要诊断方法。根据患者体位及呼吸变化，通过造影剂餐的流动，对裂孔疝及胃黏膜进行较为全面的观察。滑动型裂孔疝主要表现为膈上疝囊与粗大胃黏膜的出现，His角变钝，典型者可见A环（食管下段括约肌收缩环）、B环（食管胃连接环）、C环（胃通过食管裂孔疝狭窄环）的三环征。若造影剂从胃腔而流入食管旁膈上的疝囊则提示食管旁疝。

（三）计算机断层扫描

可以通过观察食道管壁厚薄及轮廓的变化，隔膜上方增粗的胃黏膜，软组织与管状食的分离及突出于肠腔的肠襻来诊断或提示食管裂孔疝。横膈疝CT检查可见膈肌有裂孔。

（四）食道高分辨率测压

可以直接反映食管功能及确定食管裂孔疝的存在和大小。通过测定食管上端和下端括约肌的压力，观察食管推进功能的效果和收缩情况，发现异常收缩等。食管裂孔疝的压力变化在于食管下括约肌和膈肌两部分组成成分的空间分离。相比于以上3种诊断方法，食道高分辨率测压使食管裂孔诊断具体化，大大降低了直径小于2cm的裂孔的漏诊率。

三、分类分型

（一）食管裂孔疝分型

1．Ⅰ型　滑动性裂孔疝：为最常见的类型，以膈肌裂孔扩大和膈食管膜松弛为特征，破坏正常的食管抗反流机制，大多伴有不同程度的胃食管反流病。

2．Ⅱ型　食管旁疝：胃食管的连接处保持在正常的解剖位置，部分胃通过膈肌裂孔、食管旁疝入胸腔内。

3．Ⅲ型　是前两种的混合型。胃食管连接处和胃底一起通过食管裂孔疝入胸腔，胃食管连接处并不是固定的，而是在横膈膜上移动。

4．Ⅳ型　是指除胃以外，腹腔内的其他脏器进入胸腔。

各型示意图如图2-2-18。

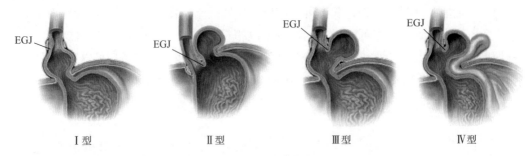

Ⅰ型　　　　　　Ⅱ型　　　　　　Ⅲ型　　　　　　Ⅳ型

图2-2-18　裂孔疝

注：EGJ.食管胃连接部（esophagogastric junction）

（二）滑动型食管裂孔疝严重程度分度

1. 轻度　Z线上移2~3cm，大多不形成疝囊，贲门处翻转内镜可见贲门与内镜之间的狭小裂隙。

2. 中度　Z线上移约4cm，疝囊形成，翻转内镜见贲门口松弛扩大，贲门与内镜之间呈圆形裂隙。

3. 重度　Z线上移约6cm，翻转内镜见胃黏膜嵌入贲门口。

（三）横膈疝的分类

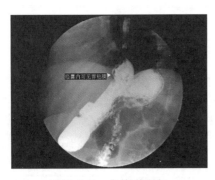

图2-2-19　食管裂孔疝

1. 先天性横膈疝　包括胸腹膜裂孔疝，先天性胸骨后疝，食管裂孔疝，先天性膈肌阙如，食管旁疝。

2. 创伤性横膈疝。

3. 医源性横膈疝。

患者刘某上消化道造影结果回报：可见食管裂孔疝，疝囊内可见部分胃黏膜（图2-2-19）。

确定诊断：食管裂孔疝。

此患者分类分型：Ⅰ型，轻度。

四、临床表现

食管裂孔疝早期可无症状或症状轻微，但会随着时间的延长而逐渐出现胸骨后或剑突下烧灼感、胃内容物上反感、上腹饱胀、嗳气等，严重者可累及心、肺，影响循环、呼吸等功能，可并发不同程度的出血、贫血、食管狭窄、疝囊嵌顿等，严重影响患者生活质量。

横膈疝由于疝入胸腔内的脏器压迫心、肺、纵隔所致的心悸、气短、呼吸困难、肺不张、支气管扩张等。由于胃肠道疝入胸腔出现上腹部疼痛，甚至呕吐、呕血、肠梗阻。

五、发病机制

（一）腹内压升高

妊娠、肥胖、腹腔积液、呕吐或负重劳动等导致腹内压增高，使LES结构受损，从而引起LES功能障碍或一过性LES松弛，迫使腹腔内组织结构进入胸腔。食管胃连接部的解剖分离程度随BMI的增高而增高，进而导致食管裂孔疝的形成。

（二）食管短缩

食管纤维化或瘢痕形成及过度迷走神经刺激会导致食管短缩，使得LES与膈肌脚（crural diaphragm，CD）分离程度增大，从而导致食管裂孔疝形成。若个体因食管肿瘤手术导致瘢痕形成或食管炎引起食管纤维化也是食管裂孔疝形成的原因之一。

（三）膈食管裂孔扩大

随着患者年龄增大，弹性蛋白逐渐流失，使得食管周围韧带、膈肌松弛，导致食管裂孔增大，从而导致食管裂孔疝的形成。另一方面，先天遗传导致食管周围韧带及膈肌肌肉或结缔组织成分改变也是食管裂孔疝形成的主要原因。

六、治疗

（一）药物治疗

目前临床上最常用、最主要的治疗药物为质子泵抑制剂（proton pump inhibitors PPIs），其能阻断促胃液素和胆碱介导的酸的生成，通过抑制H^+/K^+ATPase的最后通路来抑制胃酸分泌。用于食管裂孔疝合并GERD的短期治疗和预防抗及流术后的复发。

（二）内镜下治疗

1. 经口无切口胃底折叠术（transoral incisionless fundoplication，TIF） 是在内镜可视条件下，将胃壁折叠并缝合至食管末端来完成抗反流操作的一项新兴技术。内镜治疗并不能解决食管裂孔疝的存在，并且在较大的食管裂孔缺损中禁止使用，治疗上仅限于无生理意义食管裂孔疝的患者。

2. 内镜下贲门缝合术 内镜下贲门缝合术是利用美国BARD内镜缝合系统，内镜直视下在胃食管连接处缝合贲门黏膜，通过缩窄贲门口起到抗反流的作用。可环形缝合，亦可纵行缝合，具有创伤小、操作简单、安全等优点。

3. 内镜下药物注射法及内镜下黏膜切除术 内镜下药物注射法是在内镜直视下将药物注射于食管下括约肌周围，使局部产生炎症反应，组织纤维化，形成瘢痕，调节食管下括约肌张力，从而起到抗反流作用。

（三）外科治疗

1. 传统外科手术 传统的外科手术最早应用于食管裂孔疝的非保守治疗，主要包括疝修补术和抗反流手术两大术式。在传统外科手术中，Nissen手术被广泛应用，又叫瓣膜成形术。通过将胃底完全包绕食管下段，并缝到食管右侧小弯侧，形成"单向活瓣"防止胃内食物反流。根据手术路径不同，分为经胸路径和经腹路径手术。传统的外科手术由于手术创伤较大、术中术后并发症较多、住院时间较长等缺点逐渐被经腹腔镜手术取代。

2. 腹腔镜手术

（1）腹腔镜疝囊修补术：主要步骤包括疝内容物还纳复位、多余疝囊的切除、闭合食管裂孔。目前常用的修补方法包括：缝合修补、补片修补、网片修补等（图2-2-20，图2-2-21）。

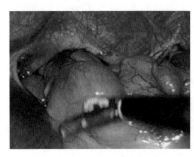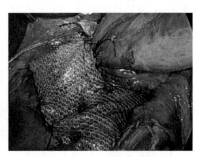

图2-2-20　腹腔镜疝修术　　　　图2-4-21　腹腔镜疝修术

（2）腹腔镜胃底折叠术：Nissen胃底折叠术是目前应用最为广泛的腹腔镜手术方法，Nissen胃底折叠术由胃底360°包绕食管下端形成，是最常进行的抗反流手术，在食管裂孔疝治疗中具有重要作用，且具有良好的临床疗效。

（四）磁括约肌增强术

是通过磁性原理辅助食管下括约肌闭合，从而提高其抵御胃内容物反流能力的一种新兴技术。该技术大多在腹腔镜下完成，机制在于磁珠与钛金属丝组成环形结构，珠子之间的磁力增强了食管下括约肌压力，以防止GERD，保留原有胃食管解剖结构，增强天然抗反流屏障。

（五）达芬奇机器人手术治疗

指利用达芬奇手术系统进行食管裂孔疝修补术及胃底折叠术。相对于传统手术或腹腔镜下手术，具有操作灵活、创伤小，且三维可视化等优点。

此患者的治疗： 口服PPI药物治疗，定期复查，必要时择期内镜下或腹腔镜手术治疗。

（魏云浩　张　霞）

第三章 食　管　肿　瘤

第一节 食管良性肿瘤

病例介绍：患者张某，女，54岁，2021年3月9日于门诊收入院。

主诉：发现食管隆起性病变1周。

现病史：患者于1周前于当地医院行电子胃镜检查，发现食道隆起性病变。无烧灼感，无恶心呕吐，无进食困难，无腹胀，无乏力，无体重减轻，无腹痛、腹泻。饮食睡眠可，大小便正常。

既往史：既往身体健康，无烟酒史。

查体：神志清楚，血压134/100mmHg，脉搏101次/分，结膜无苍白。腹型平坦，腹软，全腹无压痛，无反跳痛，肌紧张（－），肝脾未触及，未触及腹部肿块；腹部叩诊为鼓音，移动性浊音阴性，肠鸣音4次/分，双下肢无水肿。

辅助检查：电子胃镜报告：食管黏膜下隆起；浅表性胃炎（图2-3-1，图2-3-2）。

初步诊断：食管良性肿瘤

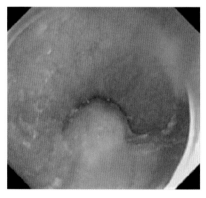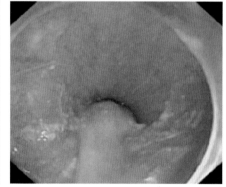

图2-3-1 食管下段黏膜见隆起性病变　　图2-3-2 食管下段黏膜见隆起性病变

一、食管良性肿瘤分类

（一）按组织起源分类

1. 上皮源性　由鳞状上皮发生的乳头状瘤和囊肿；由腺上皮发生的腺瘤和息肉。

2. 非上皮源性 肌瘤，包括平滑肌瘤、纤维肌瘤、脂肪肌瘤等；血管起源的毛细血管和淋巴管瘤；中胚叶及其他肿瘤，包括脂肪瘤、网织内皮瘤、神经纤维瘤及骨软骨瘤等。

3. 异位组织 有异位的胃黏膜、胰腺、皮脂腺、甲状腺、色素母细胞发生的肿瘤，如颗粒细胞瘤等。

（二）按解剖部位分类

分为壁间型和腔内型。壁间型多见，以平滑肌最常见，其余为纤维瘤、脂肪瘤、神经纤维瘤、血管瘤、囊肿等。腔内型分为：有蒂的息肉及无蒂的乳头状瘤和腺瘤。

二、食管良性肿瘤的临床表现

1. 无症状，半数以上患者无明显症状，多在体检中发现。

2. 肿瘤逐渐增大向食管腔内生长或环绕管腔生长时可造成阻塞症状，如食管异物感、间断性进食哽噎、胸骨后不适或吞咽困难，但少有完全梗阻。

3. 肿瘤向管壁外生长，压迫邻近组织，诱发胸闷、胸骨后或上腹部隐痛不适、咳嗽、呼吸困难等。

4. 肿瘤发生溃疡引起疼痛或出血。

三、食管良性肿瘤的辅助检查

（一）影像学检查

X线食管钡餐造影检查主要表现为腔内规则或不规则的充盈缺损，钡剂通过病变处多无明显梗阻，邻近及对侧管壁柔软，蠕动正常，黏膜无中断破坏。X线胸片中巨大腔内肿瘤可显示纵隔增宽，实为极度扩张食管阴影。胸部CT扫描或MRI检查常作为肿物浸润转移及发现食管外浸润病变的重要辅助检查方法。

（二）内镜检查

内镜检查可以明确肿瘤的部位、大小、形状和数目，是诊断食管良性肿瘤必要的检查。腔内肿瘤：常突入食管腔内，呈圆形或椭圆形，直径多小于4cm，黏膜光滑，色泽正常，亦可伴糜烂及溃疡；壁间肿物呈半球状或球形隆起，基底部宽大，相对较固定，表面光滑，色泽与周围黏膜相似，当桥形皱襞形成，由肿块向正常黏膜延伸。镜头触压肿物时可有滑动感。食管良性肿瘤多为黏膜下肿瘤，一般未侵及黏膜，所以不宜活检。

（三）超声内镜检查

食管内超声（EUS）可清晰显示食管壁的5层结构，并可提供组织起源的线索，准确测量瘤体大小和生长方式，并结合回声水平的高低判断肿瘤的性质，且能观察到食管周围、后纵隔淋巴结，故对黏膜下肿物的诊断及鉴别诊断具有重要的意义，目前已成为诊断食管良性肿物最可靠手段之一。良性肿瘤多表现为边界清楚、均匀一致的低回声、无回声或高回声占位病变，常位于黏膜下层或固有肌层。若超声图表现为肿块边界不清、管壁破坏，则提示为恶性病变的可能，其中黏膜下恶性病变以恶性间质瘤多见。

该患者入院后超声胃镜结果：食管隆起性病变，起源于固有肌层可能性大（图2-3-3，图2-3-4）。

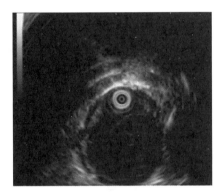 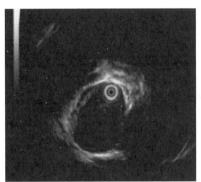

图2-3-3 超声胃镜　　　　　　　　图2-3-4 超声胃镜

（四）组织活检

食管腔内肿瘤，组织病理学检查对诊断意义重大，但考虑黏膜下肿物的活检应慎重，因病变表面覆盖正常黏膜，即使深凿活检也不易发现病变。因此目前多主张行内镜下剥离切除后活检以确定病变性质。

四、几种常见的食管良性肿瘤的诊断

（一）食管平滑肌瘤

食管平滑肌瘤是最常见的食管良性肿瘤，发生在食管下段多见。临床上多无特异性症状，常在胃镜检查时偶尔发现，表现为黏膜下肿物。一般不会发生恶变，但少数属于胃肠道间质瘤，具有恶变潜能，需要通过免疫组化染色确诊。食管平滑肌瘤典型的X线征象是食管壁内平滑的半月形充盈缺损，黏膜光滑，边缘锐利。内镜下观察通常黏膜完整，肿物呈圆形，偶见中心有脐窝或溃疡形成，活检钳触之质实。EUS诊断平滑肌瘤最准确，显示肿瘤起源于食管壁的第4层（固有肌层），偶见起源于第2层（黏膜肌层），呈低回声，内部回声均匀。

（二）食管息肉

食管息肉起源于食管黏膜层，向腔内生长，可有长蒂，多发生在食管上段，大多数无症状，部分患者可有进食哽噎感及吞咽困难，内镜检查可明确诊断（图2-3-5）。

（三）食管乳头状瘤

食管乳头状瘤临床上并不多见，诊断需内镜及病理证实。目前考虑该病变是发生于复层鳞状上皮的癌前病变。内镜下观察呈白色乳头或息肉样隆起，表面颗粒样，色不红，质软稍脆，有时可见明显的灰白色乳头样或珊瑚状结构，用水冲洗时可随之漂移，略具特征性（图2-3-6）。

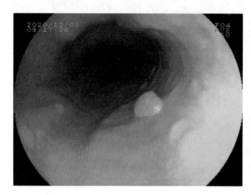
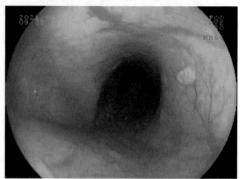

图2-3-5　食管上段可见息肉　　　　　　　图2-3-6　食管乳头状瘤

（四）食管囊肿

食管囊肿是由于食管慢性炎症黏膜下腺体管狭窄，分泌物潴留形成。多单发，以中、下段多见。临床上多无症状，较大者，可有吞咽梗阻症状。因囊肿内层黏膜多为胃黏膜，且具有分泌胃酸功能，部分可引起囊壁溃疡、穿孔、呕血，如侵蚀支气管可引起咯血、肺部感染和呼吸困难等症状。X线检查可显示后纵隔肿块将食管、气管压迫移位。EUS显示为圆形或椭圆形无回声病变，多位于黏膜下层，多数形态规则，囊壁光滑，边界清晰，内透声清，其后方回声增强，不侵及管壁结构。

（五）血管瘤

食管血管瘤罕见，常发生于食管中段。临床上多无症状，偶有消化道出血表现。内镜下观察，局部黏膜隆起呈结节或分叶状，黏膜下见紫蓝色包块，有时如蚯蚓样屈曲，与静脉曲张不易鉴别；禁忌活检，以免引起大出血。EUS显示为起源于黏膜下层的无回声结构，边界清晰。

（六）脂肪瘤

食管脂肪瘤罕见。内镜下呈黄色，表面光滑，被覆正常黏膜，活检钳触之有弹性感。EUS显示均匀的高回声病灶，边缘光滑。

五、治疗

食管良性肿瘤应根据病变的类型与大小选择手术切除或内镜下直视摘除术。若肿瘤体积较小，无明显临床症状，或患者一般情况较差，可以考虑暂不治疗。

（一）外科手术治疗

外科切除术主要适用于固有层起源的肿物，或黏膜下肿瘤可疑恶性者。血管瘤因有恶变可能，一旦发现以手术切除或放射治疗为宜。手术和径路应根据肿瘤的大小及部位、是否累及与周围组织的关系而定。

（二）内镜摘除术

对于有蒂的食管良性肿瘤可在内镜下通过高频电凝圈套摘除，若病变较大可通过分段切割将其摘除。因食管乳头状瘤普遍认为是癌前病变，对病变较小者也应活检摘除或氩气凝固灼除。对于黏膜肌层起源的平滑肌瘤或其他良性肿瘤，多数情况采用黏膜剥离切除（ESD）。对起源于固有肌层者，亦可行ESD切除，但极易造成穿孔，多需外科配合，必要时手术治疗。

该患者入院后行胃镜下治疗：距门齿37cm处见一光滑隆起，于距门齿32cm肿物上方黏膜下注射后用Dual刀纵行切开，内镜进入黏膜下层，逐层剥离，显露肿物，沿肿物周边剥离，完整剥离肿物。术中电凝处理血管，无出血及穿孔。取出肿物，钛夹封闭创面。肿物大小3.0cm×1.8cm，形态不规则（图2-3-7～图2-3-10）。

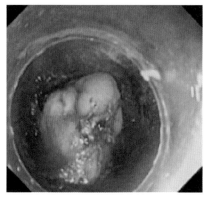 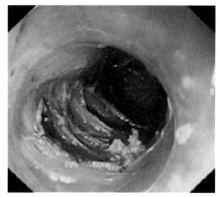

图2-3-7 食管肿物　　　　　　　　图2-3-8 完整剥离肿物

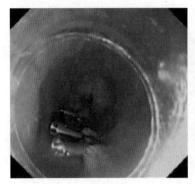
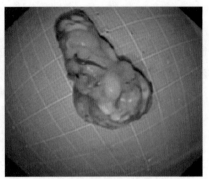

图2-3-9　钛夹封闭创面　　　　图2-3-10　剥离后肿物大小、形态

诊断意见：食管固有肌层肿物。

内镜下经隧道切除肿物（STER）。

病理回报：食管，镜下所见：梭形细胞束状排列。

病理诊断：（食道肿物）平滑肌瘤。

免疫组化：SMA（＋），Desmin（＋），h-caldeson（＋），CD117（－），CD34散在（＋），Dog-1（－），S-100（－），Ki-67（2%＋）。

确定诊断：食管平滑肌瘤。

此患者于术后3天出院，随访1个月后复查胃镜无复发，恢复良好。

（刘宇新）

第二节　食　管　癌

病例1介绍：患者李某，男，51岁，于2021年1月5日入院。

主诉：反酸、烧灼感、胸骨后不适半年。

现病史：患者半年前开始无明显诱因出现反酸、烧灼感，伴胸骨后不适，无腹痛、恶心、呕吐，无明显吞咽困难。患病期间症状反复发作，自诉偶服用"西咪替丁"，症状无明显缓解。后于门诊行胃镜检查，提示"食管肿物"，未进行治疗。无发热，无胸闷气短，无呼吸困难，无头晕头痛。病程中睡眠尚可，体重无明显下降。

既往史：既往痛风病史，服用降尿酸药物（具体不详）。吸烟十余年，已戒，有饮酒史，每日2～3两，已戒酒。

查体：神志清楚。血压120/75mmHg，脉搏101次/分。结膜无苍白，浅表淋巴结未触及肿大。腹型平坦，触诊腹软，全腹无压痛，无反跳痛，肝脾未触及，未触及腹部肿块；腹部叩诊为鼓音，移动性浊音阴性；肠鸣音4次/分。双下肢无水肿。

辅助检查：

胃镜：食管距门齿38cm可见1个息肉样隆起，大小1.5cm×2.0cm，表面呈结节样增生，充血，取材3块，质脆，易出血（图2-3-11）。

病理：（距门齿38cm）鳞状上皮及大片炎性渗出及坏死组织，周边见少许异型细胞团，不除外恶性，请结合食管镜，必要时再送检。

初步诊断：早期食管癌。

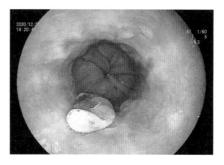

图2-3-11　食管齿状线上隆起性病变

一、食管癌的演变过程

食管鳞状细胞癌是由轻度不典型增生—中、重度不典型增生—原位癌—早期癌—中晚期癌的缓慢、多阶段、多步骤、渐进演变的疾病。

二、早期食管癌的诊断技术

（一）内镜色素染色技术

为诊断消化道早期肿瘤的辅助方法。原理为应用不同的色素剂使正常与病变的胃肠黏膜染色后在内镜下更易辨别。Lugol碘液中的碘可和正常鳞状上皮中的淀粉颗粒发生反应，呈深蓝色，病变部位的鳞状上皮由于淀粉颗粒缺失而不着色或着色较浅。色素内镜结合放大内镜观察具有重要的临床意义。

（二）窄带成像技术（narrow band imaging，NBI）

不同波长的光线在组织中的穿透深度不同，波长越长穿透能力越强。早期癌症多为表层结构和血管发生变化，在NBI下，浅表血管呈棕色，而部位较深的血管呈绿色。

（三）放大内镜

是在普通内镜的前端配置了一个焦距可调的放大系统，可将图像放大至约150倍，有利于观察组织表面血管和表层结构，对早期食管肿瘤的诊断和浸润深度判断具有重要价值。

（四）内镜下表现

可分为表浅凹陷型、表浅平坦型和表浅隆起型，以凹陷型居多。轻度的凹凸不平、色调变白或发红、表面糜烂、小溃疡，边缘形态不整，是早期食管癌的共同特点。

普通内镜下主要征象为黏膜增厚及颜色、透明度和血管结构改变，亦可出现黏膜糜烂、斑块、粗糙和结节等形态改变。Lugol碘液染色可见病变部位不着色；放大内镜下可看到正常毛细血管结构被破坏，多出现血管环扩张、蛇行迂曲、形态不均、直径不一、消失等。当食管癌浸润到黏膜层时除上述变化外还可出现毛细血管环的延长。当癌组织浸润到黏膜下层时毛细血管环几乎完全破坏、消失，出现异常的肿瘤血管。异常血管的出现是癌浸润到黏膜下层的特征。

（五）超声胃镜

有助于判断食管癌的壁内浸润深度、肿瘤对周围器官的侵犯情况以及异常肿大的淋巴结，对肿瘤分期、治疗方案选择及预后判断有重要意义。

该患者入院后行小探头超声内镜检查，超声所见（图2-3-12～图2-3-15）：病灶处可见稍高回声团块，不规则形状，向腔内突出，内部回声欠均匀，局限低回声，起源于黏膜，与黏膜肌层分界不清，黏膜下层显示完整。诊断意见：食管肿物（性质待定）。

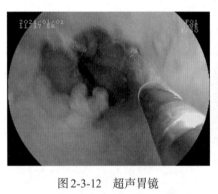

图2-3-12　超声胃镜

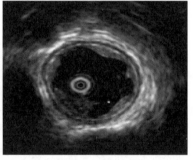

图2-3-13　超声胃镜

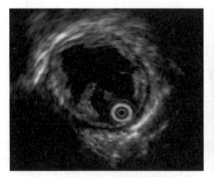

图2-3-14　超声胃镜

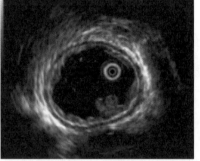

图2-3-15　超声胃镜

三、早期食管癌的治疗

对于仅累及黏膜层和黏膜下浅层的早期食管癌，经内镜下微创治疗即可根治，患者5年生存率可超过95%。根据日本食管癌治疗指南，无淋巴结转移的黏膜内癌应行

EMR。结合病灶全切除的要求，对于直径小于2cm的病灶行EMR，直径大于2cm的病灶行ESD；浸润深度达黏膜下层200μm以上者因淋巴结转移风险加大，应行食管切除或食管重建术。

（一）内镜下黏膜切除术（endoscopic musocal resection，EMR）

是目前应用最广的内镜下切除技术，主要用于切除直径小于2cm的病灶或对更大病灶进行分片切除。EMR技术安全有效，且并发症少见。但EMR对直径大于2cm的巨大平坦病变，分片切除的组织标本体外拼接困难，难以评估根治效果，易导致病变局部残留或复发。

（二）多环套扎黏膜切除术（multi-ring ligation musocad resection，MBM）

多环黏膜套扎切除器运用了经改装的曲张静脉结扎器，在其顶端有个橡皮套，不需要内镜下注射，使内镜下多块黏膜切除变得相对简单而快捷。不仅可缩短手术时间，还可以降低手术费用，减轻患者痛苦。

（三）内镜黏膜下剥离术（endoscopic submucosal dissection，ESD）

ESD技术是对不同部位、大小和浸润深度的食管病变在进行黏膜下注射后，使用特殊电刀（如IT刀、Dual刀、Hook刀等）逐渐分离黏膜层与固有肌层之间的组织，将病变黏膜及黏膜下层完整剥离的方法。ESD能使病灶得到整块切除，其用于治疗早期食管癌已被证实是一种有效且相对安全的技术。在早期食管癌的内镜治疗上，ESD的有效性明显优于EMR，安全性则与EMR相似。

（四）其他内镜下的治疗方法

包括射频消融术、光动力疗法、冷冻疗法、氩离子凝固术、激光疗法和热探头治疗等。

此患者完善检查后考虑早期食管癌，故行胃镜下ESD治疗。胃镜ESD手术记录：食管距门齿38cm处见1.0cm×1.0cm×1.8cm肿物，表面窥破，出血、质软。行ESD，热凝钳止血，止血夹封闭创面，留置胃管，结束操作（图2-3-16～图2-3-19）。

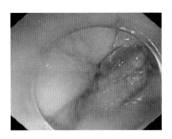 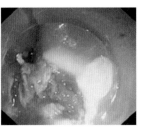

图2-3-16　食管肿物　　　　　图2-3-17　ESD

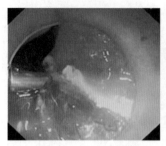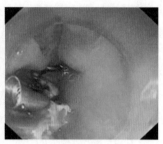

图 2-3-18　热凝钳止血　　　　　图 2-3-19　钛夹封闭

病理结果回报： 镜下见鳞状上皮增生伴点灶轻-中度异型，部分区域上皮脱失，坏死，血管增生，间质见核大异形细胞。病理诊断：（食管）鳞状上皮增生伴点灶轻-中度不典型增生，部分区域上皮脱失，坏死，血管增生，间质见核大异形细胞，结合免疫组化支持奇异型间质细胞/成纤维细胞或肌成纤维细胞；局部组织退变，请结合临床及内镜改变。随诊。

免疫组化结果回报： CK（－），EMA（－），VIM（＋），CK5/6（－），P63（－），SMA（－），Desmin（－），ALK（－），CD34（－），ERG（－），S100（－），CD30（个别细胞+/－），CD68（＋）。

确定诊断： 早期食管癌

四、早期食管癌内镜下治疗的并发症

（一）食管术中及术后出血

小渗血可使用肾上腺素盐水冲洗或电凝处理；喷射性出血首选电凝处理。若存在血流动力学不稳定，则需急诊内镜下电凝或止血夹有效而确切地进行止血。术后应用止血药和抗酸剂也可达到预防出血的效果。

（二）穿孔

术后患者出现前胸和颈部皮下气肿，胸部平片或CT发现纵隔气体，或查体见穿孔征象者，应考虑为术后穿孔。术后予禁食水、胃肠减压、静脉使用广谱抗生素及支持治疗等保守治疗多可恢复。内镜夹闭失败或穿孔较大而内镜无法夹闭时，可能需要外科手术。

（三）食管狭窄

常伴有不同程度的吞咽困难，多在术后1个月出现。内镜下食管扩张术治疗食管术后狭窄是最常规的治疗方法，多数狭窄经数次内镜下扩张可缓解。

患者术后无胸痛等不适，进食无哽噎。患者于术后4天出院，患者术后3个月复查胃镜食管黏膜正常，恢复良好。

病例2介绍：患者于某，男，66岁，于2021年1月21日入院治疗。

主诉：进行性吞咽困难5个月。

现病史：患者5个月前无明显诱因出现吞咽困难，无恶心呕吐，无反酸烧灼感，无腹痛。于当地医院就诊，行上消化道造影提示：食管中段狭窄。未进行进一步检查和治疗。进食困难逐渐加重，进食后需液体冲服。6天前出现饮水困难，进食后有恶心，呕吐进食食物，无血；偶有呛咳，咳白痰。伴乏力，无发热。现为求进一步明确诊治来我院，门诊以"食管狭窄"收入我科。病程中体重减轻约15kg。

既往史：高血压5年，糖尿病1年，冠心病病史。饮酒10年，每天2两，戒酒1年；吸烟40年，每天20支。

辅助检查：血常规：血红蛋白116g/L，血细胞比容33.4%，平均红细胞体积79.7%。CEA：正常值。上消化道造影：食管中段狭窄，建议胃镜进一步检查；胃黏膜增厚，考虑胃炎（图2-3-20）。

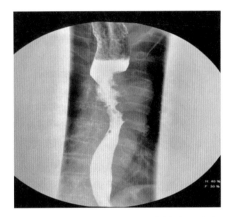

图2-3-20　上消化道造影示食管中段狭窄

初步诊断：食管占位。

一、食管癌的定义

食管癌是原发于食管黏膜上皮的恶性肿瘤，主要为鳞状细胞癌和腺癌。临床上以进行性吞咽困难为进展期典型症状。

二、病因

（一）考虑与亚硝胺类化合物和真菌毒素有关

（二）慢性理化刺激及炎症

主要是由于长期吸烟和饮酒、喜食粗糙食物和过烫食物等对食管黏膜的慢性理化刺激，胃食管反流病、腐蚀性食管灼伤和狭窄、贲门失弛缓、食管憩室等慢性食管疾病引起的炎症。

（三）营养因素

维生素（A、B、C、E、叶酸等）、锌、硒、钼等微量营养元素缺乏。

（四）遗传因素

食管癌的发病常表现家族性聚焦现象，家族成员中有食管癌病史的，那么食管癌的发生率就高。食管癌高发家族的外周血淋巴细胞染色体畸变率较高，可能是决定高发区食管癌易感性的遗体因素。

三、病理

食管癌的病变以中段居多，下段次之，上段最少。胃贲门癌延伸至食管下段时，与食管下段癌不易区分，又称食管贲门癌。

（一）大体病理

1. 早期食管癌　病灶局限于黏膜层和黏膜下浅层，不伴淋巴结转移。胃镜下呈充血、斑块、糜烂和乳头状。充血型多为原位癌，是食管癌的早期表现；斑块型最多见，癌细胞分化较好；糜烂型次之，癌细胞分化较差。乳头型主要为早期浸润癌，癌细胞分化一般较好。

2. 中晚期食管癌　癌组织逐渐累及食管全周、突入腔内或穿透管壁侵犯邻近器官。根据形态特点可分为：

（1）髓质型（巨块型）：最多见，病变明显增厚，多累及食管周径的大部分或全部，癌组织的上下方呈坡状隆起，表面常有深浅不一的溃疡。

（2）蕈伞型：肿瘤常呈卵圆或蘑菇状，癌的边缘分界清楚，隆起并外翻，癌表面多有浅溃疡，多数仅侵犯食管周径或大部。切面见多数癌组织已浸透食管壁，但较少累及周围脏器。

（3）溃疡型：癌组织较薄，仅累及食管周径的一部分，呈一较深的溃疡，边缘稍隆起，基底部多见瘤组织已深入食管肌层或周围纤维组织中，甚至引起食管穿孔，溃疡表面可覆有较多的炎性渗出物。

（4）缩窄型：病变处食管呈明显环形狭窄或梗阻、局部食管壁常缩短。病变几乎累及食管全周，向食管壁内及两端浸润，癌表面多无溃疡或有糜烂，缩窄以上食管常呈向心性明显扩张。癌组织多浸润食管肌层，有时已穿透食管壁全层。

（二）组织病理

多数为鳞状细胞癌，少数为腺癌，后者多与Barrett食管恶变有关。

（三）食管癌的扩散和转移方式

1. 直接蔓延　癌组织首先向黏膜下层和肌层浸润，穿透食管壁后向周围组织及器官蔓延。

2. 淋巴转移　是食管癌的主要转移方式。

3. 血行转移　晚期常转移至肝、肺、骨等处。

四、临床表现

（一）早期症状

早期食管癌的症状多不明显，主要表现为胸骨后不适、烧灼感及针刺或牵拉样痛，可有食物通过缓慢、滞留或轻度哽噎感。早期症状时轻时重，持续时间长短不一，甚至可无症状。

（二）中晚期症状

1. 进行性吞咽困难　是中晚期食管癌的典型症状，也是大多数患者就诊的主要病因，常由固体食物咽下困难发展至液体食物也不能下咽。

2. 食管反流　因食管梗阻的近段有扩张与潴留，可发生食管反流，反流物含黏液、宿食，可呈血性或见溃烂组织。

3. 咽下疼痛　由食管糜烂、溃疡或近段食管炎所致，以进热食或酸性食物后明显，可涉及颈、肩胛、前胸及后背等部位。

4. 其他症状　肿瘤压迫喉返神经可出现声嘶、呛咳；侵犯膈神经可导致呃逆；出现肝转移可引起黄疸；发生骨转移可引起疼痛；侵入气管、支气管可引起食管-支气管瘘、纵隔脓肿、肺炎、肺脓肿等；侵犯主动脉可造成致死性大出血。晚期患者呈恶病质状态。

（三）体征

早期体征可阙如，晚期可出现消瘦、贫血、营养不良、脱水或恶病质等。出现肿瘤转移后，可触及肿大的质硬的浅表淋巴结或肿大而有结节的肝脏，少数患者可出现腹腔或胸腔积液。

五、辅助检查

（一）胃镜

胃镜是首选检查方法，可直接观察病灶形态，并取活检以确诊。色素内镜、电子染色内镜、放大内镜及共聚焦激光显微内镜等可提高早期食管癌的检出率。

患者胃镜检查示：距门齿30cm可见溃疡样肿物沿食管壁生长，占食管全周，胃镜不能通过，溃疡基底高低不平，苔污秽，边缘呈结节状、围堤状隆起，取材6块，质韧易出血（图2-3-21～图2-3-24）。

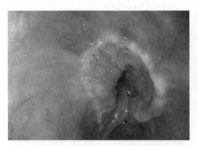
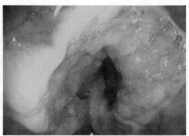

图 2-3-21　胃镜示食管溃疡样肿物　　　图 2-3-22　胃镜示食管溃疡样肿物

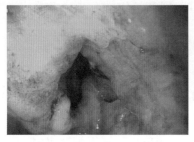
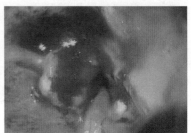

图 2-3-23　胃镜示食管溃疡样肿物　　　图 2-3-24　胃镜示食管溃疡样肿物

病理：（镜下所见）鳞状上皮增生，排列紊乱；病理诊断：鳞状细胞癌。

确定诊断：进展期食管癌。

（二）食管钡剂造影

主要表现：①黏膜皱襞破坏，代之以杂乱不规则影像；②管腔局限性狭窄，病变处食管僵硬，近段食管扩张（图 2-3-20）；③不规则充盈缺损或龛影。食管钡剂造影可明确狭窄部位、长度和程度，不仅对食管癌分期有用，又可为介入治疗留置金属自膨式支架提供重要的依据，此外，又可为放疗指导照射部位。

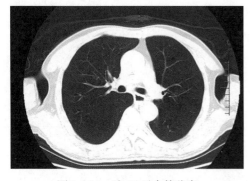

图 2-3-25　肺CT示食管狭窄

（三）胸部CT

可清晰显示食管与邻近纵隔器官的解剖关系、肿瘤外侵程度，如是否侵及其他器官、支气管、心包、纵隔等，以及转移病灶。但一般不能发现直径小于1cm的转移淋巴结。

此患者行胸CT示：胸中下段食管管壁增厚，管腔变窄，无纵隔淋巴结肿大（图 2-3-25）。

（四）EUS

有助于判断食管癌的壁内浸润深度、肿瘤对周围器官的侵犯情况以及异常肿大的淋巴结，对肿瘤分期、治疗方案选择及预后判断有重要意义。

（五）其他检查

部分患者PET-CT可发现病灶，有助于判断远处转移。有研究显示增强CT和PET-CT对N分期的准确性还不高，在食管癌领域，更多用于鉴别远处转移。新版指南建议"有条件的可以行全身PET-CT检查"。

六、鉴别诊断

（一）贲门失弛缓症

主要表现为间歇性咽下困难、食物反流和胸骨后不适或疼痛，病程较长，一般无进行性消瘦。食管钡剂造影可见贲门梗阻呈漏斗或鸟嘴状，边缘光滑，食管下段扩张明显。

（二）胃食管反流病

主要表现为烧灼感、胸痛或吞咽困难，胃镜检查可见黏膜炎症、糜烂或溃疡，黏膜活检未见肿瘤细胞。

（三）食管裂孔疝并发反流性食管炎

有长期吞咽疼痛、胃灼热、反酸、烧灼感等症状。由于炎症反复，局部发生瘢痕而出现吞咽困难。

（四）食管良性狭窄

一般有吞酸碱史，早期X线见食管痉挛、黏膜增粗或扭曲，后期管腔狭窄呈锯齿状，正常黏膜消失，管壁因瘢痕组织形成而僵硬，狭窄段于正常黏膜逐渐过渡，略可舒张或收缩。食管钡剂造影见食管狭窄、黏膜消失、管壁僵硬，无钡影残缺征。而食管癌的狭窄段与正常食管界限明显，并有不规则充盈缺损。

（五）食管结核

极少见，X线见病变管腔稍窄，管壁僵直，并有溃疡，其周围充盈缺损及黏膜破坏等不如癌明显。多见于合并肺结核患者，需进一步完善结核感染T细胞检测及内镜活检进一步确诊。

（六）癔球症

女性多见，主要症状为咽部异物感，进食时消失，常由精神因素诱发，多无器质性食管病变。

（七）其他

需与食管平滑肌瘤、食管裂孔疝、食管静脉曲张、纵隔肿瘤、食管周围淋巴结肿大、左心房增大、主动脉瘤等引起吞咽困难的疾病鉴别。食管平滑肌瘤在内镜下可见隆起于正常黏膜的圆形肿物，在食管蠕动时，可见黏膜下有滑动现象，但食管癌则不见蠕动。

七、治疗

早期食管癌在内镜下切除常可达到根治效果。中晚期食管癌可采取手术、放疗、化疗及内镜治疗或多种方式联合应用。

（一）内镜治疗

中晚期食管癌的姑息治疗：
1. **单纯扩张** 缓解症状持续时间短且需反复扩张，不适合病变范围广泛者。
2. **食管内支架置放术** 可较长时间缓解梗阻。
3. **内镜下癌肿消融术** 可用于中晚期食管癌的姑息治疗。

（二）手术

食管癌手术切除率为58%～92%，早期切除可达到根治效果。但大部分患者诊断时已处于中晚期，即使提高手术切除率，远期疗效亦不理想。

（三）放疗

主要适用于上段食管癌及有手术禁忌者，也可用于术前或术后辅助治疗。

（四）化疗

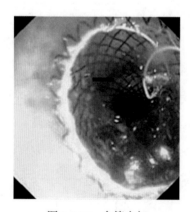

图2-3-26 食管支架

常用于不能手术或放疗的晚期患者，也可用于术前或术后辅助治疗，多采用联合化疗方案。研究证实，对于可手术食管癌，术前放化疗联合手术的治疗模式较单纯手术可获得明显生存效益。

此患者因拒绝手术，仅同意内镜下治疗缓解进食问题，患者于4天后行食管支架置入术（图2-3-26）。食管：距门齿27～36cm可见溃疡样肿物沿管壁生长，占食管全周，溃疡基底高低不平，边缘呈结节状，围堤状隆起。置放导丝于胃内，镜身沿导丝可通过食管狭窄管腔，于食道狭窄处置入长10cm、直径2cm金属支架

（COOKEVO-20-25-10-E），再次进镜观察，镜身通过顺利，未见活动性出血。检查意见：食管癌食道支架置入术。

患者术后可进流食，无哽噎感，于术后2日出院。

八、预后

肿瘤浸润深度、肿瘤的生长方式及淋巴结转移情况对判断食管癌的预后颇为重要。早期食管癌及时根治预后良好，内镜或手术切除5年生存率大于90%。已出现症状且未经治疗的食管癌患者一般在1年内死亡。病灶位于食管上段、病变长度超过5cm、已侵犯食管肌层、癌细胞分化差或伴有转移者，预后不良。

（刘宇新）

第三篇
胃十二指肠疾病

第一章 胃 炎

第一节 急性胃炎

病例介绍： 患者杨某，女，23岁，于2021年1月5日入院。

主诉： 上腹痛伴恶心呕吐10h。

现病史： 患者10h前进食稍腐败米饭后出现上腹痛，呈间断性绞痛，无放射痛，进食后加重。伴恶心呕吐，呕吐胃内容物，伴少量咖啡色液体，略感反酸烧灼感，嗳气。无发热。排便1次，成形黄便。自行口服"兰索拉唑"和"吗丁啉"后症状无明显缓解。

既往史： 青霉素过敏史、饮酒史；无高血压病、冠心病及糖尿病病史；无肝炎、结核病史。

查体： 神志清楚，急性病容。腹平软，上腹部压痛，无肌紧张及反跳痛，肝脾肋下未触及，墨菲征阴性，麦氏点压痛阴性。移动性浊音阴性。肠鸣音3次/分。

自带门诊检查： 血常规示白细胞$12×10^{12}$/L，红细胞$3.5×10^9$/L，血红蛋白118g/L。肝胆脾彩超检查未见异常。便常规：黄色，隐血阴性，无红，白细胞及脓细胞。

病情分析：

青年女性，急性发作的上腹痛，无放射通，伴恶心呕吐。血常规提示白细胞升高，便常规未见异常。肝胆脾彩超排除胆囊炎和胰腺炎。

印象诊断： 急性胃炎。

急性胃炎（acute gastritis）是指各种原因导致的急性胃黏膜炎症改变和损伤，常引起胃黏膜充血、发红、水肿、糜烂和出血，可累及胃角、胃体、胃窦及全胃。主要病因包括：酒精、药物、应激、创伤、感染、十二指肠反流、进食腐败食物、吞服腐蚀性化学物质或被放射线损伤等。

一、分型

（一）急性单纯性胃炎

该病是临床常见病及多发病，是在各种内外因素作用下引起的急性广泛性或局限性的胃黏膜急性炎症。主要症状是上腹不适、疼痛、恶心呕吐等。通过对症治疗，大多数预后良好，部分患者可再次受刺激后复发。

（二）急性腐蚀性胃炎

该病是由于误服或主动服入具有腐蚀性的强酸、强碱或其他有害物质后引起的急性胃黏膜糜烂、出血、坏死等炎症反应。可出现口腔、咽喉、胸骨后及上腹部的剧烈疼痛，常伴恶心呕吐，甚至出现呕血，黑便。严重者可出现食管或胃穿孔，甚至伴随休克、感染等危及生命的症状。恢复期常会出现食管及胃黏膜瘢痕样改变，瘢痕狭窄致吞咽困难。

（三）急性糜烂出血性胃炎

该病指各种原因导致的以胃黏膜多发性糜烂为特征的急性胃黏膜炎症，也称急性胃黏膜病变、急性出血性胃炎。常因口服非甾体抗炎药、过量饮酒、应激和创伤等因素引起。一般出血量不大，可自愈，对抑酸剂治疗较敏感，预后良好。

（四）急性化脓性胃炎

该病又称为急性蜂窝组织性胃炎，是一种罕见的、进展迅速的急性胃黏膜炎症，其主要是由化脓菌引起，以胃壁黏膜下层和肌层病变为主的急性感染性胃部疾病。发病年龄为30~70岁，病死率较高，可达26%~64%。临床表现为急性上腹部疼痛，腹痛较重，伴畏寒、发热，坐位时疼痛减轻或缓解，常伴恶心、呕吐，呕吐物常混有胆汁。常发病于有胃黏膜损伤、酒精中毒、免疫功能低下或恶性肿瘤患者。

二、病因和发病机制

（一）病原菌感染

细菌或病毒感染能够引起急性胃黏膜炎症改变。幽门螺杆菌被认为是急性胃黏膜感染所致急性胃炎的最常见致病菌。人类胃黏膜的急性幽门螺杆菌感染能够下调壁细胞 H^+-K^+-ATP 酶的表达。其他常见致病菌为沙门菌、嗜盐菌、致病性大肠埃希菌等，常见致病毒素为金黄色葡萄球菌毒素或肉毒杆菌毒素。其中，葡萄球菌感染及毒素释放入血后可同时出现肠道炎症，且发病更快。患者在进食被细菌或毒素污染的食物后，数小时即可发生胃炎，严重者可同时合并肠炎，此即急性胃肠炎。

（二）药物

非甾体抗炎药阿司匹林、吲哚美辛等药物干扰胃黏膜上皮细胞合成硫糖蛋白，使胃黏液减少，脂蛋白膜的保护作用减弱，致使胃黏膜产生充血、水肿、糜烂和出血等病理过程，前列腺素合成受到抑制，胃黏膜的修复亦受到影响。

（三）酒精及其他因素

酒精可直接损伤胃黏膜上皮细胞，破坏胃黏膜屏障，引起H^+反弥散，加重胃黏膜损伤。酒精也能损伤黏膜下血管内皮，使血管扩张，小血管破裂，黏膜下出血，进一步损伤黏膜屏障，同时促进炎症介质释放和胃酸分泌。另外，过冷、过热的食物、刺激性调味品、过于粗糙的食物和饮料、浓茶、咖啡等均可刺激胃黏膜，破坏黏膜屏障。

（四）应激和创伤

各种急重症的危急状态，应激、创伤以及机体的变态反应均可引起胃黏膜的急性炎症损害。

三、临床表现

（一）腹部症状

多数表现为急性发病，以上腹部疼痛、不适、胀满，恶心呕吐或食欲下降等为主要表现。非甾体抗炎药物或创伤应激所致的急性胃炎患者可表现为呕血、黑便。

（二）全身症状

进食腐败食物所致急性胃炎患者如合并急性肠炎，可出现腹泻，病情严重患者，因剧烈恶心、呕吐、腹泻可致电解质紊乱、酸碱平衡失调，甚至低容量性休克等危及生命的情况出现。

（三）无症状

少数患者也可无明显不适症状，仅在胃镜检查时发现急性胃炎的内镜表现，但如不及时治疗可转为慢性胃炎，表现为腹痛腹胀，食欲下降等。

（四）体征

患者多表现为腹平软，上腹部压痛，无肌紧张及反跳痛。合并消化道穿孔者可出现腹膜刺激征，腹壁质韧或硬，腹肌紧张，甚至板状腹。

四、辅助检查

本例患者入院后急诊完善相关检查：

1. 实验室检查 血清K^+ 3.3mmol/L，二氧化碳结合力18.85mmol/L、肌酐110μmol/L、尿素氮7.5mmol/L。复查便常规示：黄色稀便，无隐血、无脓细胞。

2. 胃镜检查 胃窦黏膜散在充血、发红、水肿、糜烂，覆陈旧条片样血痂。镜下

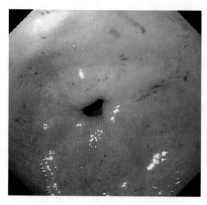

图 3-1-1　患者胃镜检查结果

诊断：急性糜烂性胃炎（图 3-1-1）。

根据患者症状和检验结果及胃镜结果，确诊为：急性糜烂出血性胃炎。

五、鉴别诊断

（一）急性胰腺炎

急性胰腺炎多以大量饮酒或暴饮暴食为诱因，表现为持续性上腹部剧烈疼痛以及背痛，疼痛阵发性加剧，伴恶心呕吐。血淀粉酶和尿淀粉酶明显升高，但淀粉酶升高水平与疾病严重程度并非平行关系。胰腺CT检查可发现胰腺体积增大，周围渗出样改变，双侧肾前筋膜增厚等表现。腹部CT特征性表现及血、尿淀粉酶升高可用于鉴别诊断。

（二）急性胆囊炎

急性胆囊炎以饱食、进食高脂餐为诱因，主要症状以上腹部疼痛及肩背部放射痛为主，可伴恶心、呕吐、发热等表现。血常规示白细胞明显升高，胆囊彩超检查可见胆囊增大、胆囊壁增厚、双边征，重症患者有渗出样改变。

（三）胆总管结石

胆总管结石患者多表现为上腹痛、发热、黄疸，可伴恶心呕吐，食欲下降，严重患者可出现化脓性胆管炎、感染性休克等。行腹部彩超或CT检查可明确诊断。

六、急性胃炎的诊断标准

1. 具有相关临床表现及可能诱因，应定为疑似诊断。
2. 通过及时胃镜检查可发现胃黏膜存在充血、发红、水肿、糜烂或出血等表现。必要时可行病理检查明确病变性质及严重程度。
3. 本病有自愈倾向，应及时行胃镜检查。

七、急性胃炎的治疗

（一）注意事项

注意休息，避免过度劳累。

（二）饮食控制

严重者禁食水，适当补液对症治疗，根据患者病情逐渐恢复饮食（如流食、半流食、软食）。

（三）病因治疗

去除可能病因，治疗原发病。

（四）对症和支持治疗

1. 轻者给予抑酸剂口服和胃黏膜保护剂口服治疗，如兰索拉唑、雷贝拉唑、埃索美拉唑、施琳、替普瑞酮等。

2. 重者给予抑酸药物静脉滴注、补液、纠正电解质紊乱及酸碱失衡。

3. 腹痛较重者可给解痉药物治疗，如山莨菪碱、阿托品等。

4. 合并消化道出血的患者可给予抑酸药物静脉滴注治疗；合并感染者可酌情给予抗生素治疗。

该患者经抑酸、补液、纠正电解质紊乱、解痉等对症治疗后症状好转。

八、预后

大部分预后良好，80%的患者可自愈，少部分在治疗不及时的情况下可转为慢性胃炎。

第二节　慢 性 胃 炎

病例介绍：患者赵某，男，53岁。

主诉：上腹不适伴嗳气、食欲下降半年。

现病史：患者半年前无诱因出现上腹不适，进食后加重，伴胃胀、呃逆、嗳气、食欲下降，进食量减少。无明显腹痛，无恶心、呕吐、反酸、烧灼感。排便尚规律、大便成形，无血便。病程中，无胸闷、气短、咳嗽、咳痰，无发热。患者睡眠差，无体重减轻。

既往史：有高血压病史，血压最高时160/95mmHg，平时口服硝苯地平降压治疗，血压控制在正常范围。有胃癌家族史。无冠心病及糖尿病病史。无食物及药物过敏史，无肝炎和结核病史。

查体：一般状态可，神志清楚。周身浅表淋巴结未触及。双肺呼吸音清，未闻及干湿啰音，心律齐，未闻及病理性杂音。腹饱满，腹软，上腹部压迫不适，肝脾肋下未触及；墨菲征阴性，麦氏点压痛阴性；移动性浊音阴性；肠鸣音3～4次/分。

自带门诊检查： 腹平片示肠管少量积气。肝胆脾彩超检查示肝囊肿，大小约1.0cm×1.0cm，胆囊、胰腺、脾未见异常。

入院初步诊断： 慢性胃炎、胃溃疡？胃癌？高血压病

病情分析：

大家会想到哪些疾病？

1. 良性：胃炎、胃溃疡、胃肠功能紊乱。

2. 恶性：胃癌、胰腺癌。

病例特点：

1. 中年男性、持续的上腹不适，伴胃胀、嗳气、食欲下降。

2. 查体：上腹部触之不适。

3. 肝胆脾彩超检查示肝脏小囊肿；患者上腹不适与肝囊肿关系不大；腹平片检查示肠管少量积气，可排除肠梗阻。

患者现病因不明确，下一步如何诊断及治疗？

印象诊断： 慢性胃炎。

慢性胃炎（chronic gastritis，CG）是指不同病因引起的胃黏膜慢性炎症或萎缩性病理变化。胃黏膜上皮细胞被反复损伤后黏膜再生导致黏膜修复时性状发生变化，最终导致不可逆的黏膜下腺体萎缩发生。

一、分型

（一）慢性非萎缩性胃炎（chronic non-atrophic gastritis，CNG）

慢性非萎缩性胃炎也称慢性浅表性胃炎，是指胃黏膜浅层出现的以淋巴细胞和浆细胞浸润为主的慢性炎症，是慢性胃炎的一种常见类型。主要是由幽门螺旋杆菌感染所引起的胃黏膜慢性炎症，常好发于胃窦部，晚期可出现胃黏膜腺体萎缩和化生。常见临床表现为上腹部隐痛、餐后饱胀、食欲不振及嗳气等，经过药物治疗可改善症状。

（二）慢性萎缩性胃炎（chronic atrophic gastritis，CAG）

慢性萎缩性胃炎是指以胃黏膜上皮和腺体萎缩、数目减少、胃黏膜变薄、黏膜基层增厚，或伴幽门腺化生和肠腺化生，或有不典型增生为特征的慢性消化系统疾病。常表现为上腹部隐痛、胀满、嗳气、食欲不振、消瘦、贫血等，临床症状无特异性，是一种多致病因素性疾病及癌前病变。

（三）多灶萎缩性胃炎（multifocal atrophic gastritis，MAG）

存在胃的腺体破坏，数量减少，固有层纤维化黏膜变薄，同时如果出现了以胃角

为中心波及胃窦、胃体的病灶，就可以表现为多灶萎缩性胃炎。通常是由慢性幽门螺杆菌感染引起的（超过3/4的病例）；病变常累及胃窦，并有不同程度地向近端胃延伸。延伸的胃窦炎症导致胃酸的产生减少，并允许细菌近端迁移到胃体，从而导致胃炎和多灶性萎缩性胃炎，是最常见的萎缩性胃炎。

（三）自身免疫性胃炎（autoimmune gastritis，AIG）

也称A型胃炎，是一种由于自身免疫功能异常所致的慢性萎缩性胃炎。患者体内产生针对胃组织不同组分的自身抗体。血液或胃液中抗内因子抗体（致维生素B_{12}吸收障碍）、抗胃壁细胞抗体（破坏分泌胃酸的胃壁细胞）、抗促胃液素分泌细胞抗体（致促胃液素分泌障碍）等阳性，造成胃黏膜组织破坏或功能障碍，严重者因维生素B_{12}缺乏而有恶性贫血表现。

二、流行病学

慢性胃炎是消化系统疾病中的常见病、多发病，资料显示，成年人慢性胃炎患病率为50%～80%，以慢性非萎缩性胃炎（慢性浅表性胃炎）居多。随着年龄的增加，慢性胃炎的发病率也会增加，并且患慢性萎缩性胃炎可能性增大。一般情况下，由于男性的不良生活习惯，如吸烟、饮酒等，导致男性慢性胃炎发病率高于女性。因AIG在发病初期常无症状，很多情况下无法通过内镜检查和病理检查确定，主要依靠血清标志物检查，因此AIG的确切发病率尚不清楚。早期报道AIG好发于北欧老年女性。美国研究资料显示，恶性贫血在60岁以上老年人中患病率约为2%，在老年女性中可达4%～5%，且在非白人女性中发病率更高，发病更早。亚洲AIG发病率低于欧美。国内在20世纪20～30年代逐渐出现了恶性贫血病例报道，自1962年Irvine和Markson发现恶性贫血患者血清中存在壁细胞抗体后，国内报道的数量有所增加，但尚缺乏大规模的流行病学调查研究。

三、发病机制

不同类型的胃炎的发病机制不同。

（一）感染因素

1983年Warren Marshall首先从胃炎的患者胃内分离出幽门螺杆菌（Hp）。现有研究证实，Hp感染是慢性胃炎的主要病因，特别是在慢性萎缩性胃炎的发生发展中发挥重要作用。Hp本身具有黏附作用，可以分解尿素产生具有毒性的氨，Hp分泌的酶和自由基可以损伤胃黏膜，同时能降低宿主的免疫功能。具有CagA基因的Hp菌株较其他基因型的Hp菌株在CAG的致病性方面起着更为重要的作用。

（二）胆汁及十二指肠液反流

正常情况下胃及十二指肠协调运动，很少出现胆汁及十二指肠液反流。各种原因导致胃十二指肠功能紊乱后可出现十二指肠逆蠕动，在幽门开放的情况下，胆汁随十二指肠液反流入胃，十二指肠反流液的主要成分是胆汁酸，频繁、长时间及大量的反流可损伤胃黏膜，出现胃黏膜炎症、糜烂，甚至溃疡。

（三）药物

长期使用非甾体抗炎药的患者发生胃黏膜缺损（糜烂或淤点）的风险约为50%。长期口服非甾体抗炎药（如阿司匹林、吲哚美辛等）可破坏胃黏膜表面的黏液层或抑制胃黏膜分泌前列腺素，使胃黏膜保护作用受损导致炎症发生，出现炎细胞浸润，并影响胃黏膜血液灌注等。有研究表明，大剂量糖皮质激素的应用也可对胃黏膜产生损伤作用，可能与糖皮质激素使胃酸和胃蛋白酶分泌增加、减少胃黏液分泌、促使各种细胞因子和炎症因子异常表达、破坏胃黏膜屏障等有关。

（四）酒精

过量饮酒可损伤胃黏膜导致黏膜炎症发生，甚至出现消化道出血。大量饮酒后酒精被胃黏膜快速吸收，可直接损伤胃黏膜的上皮细胞，破坏胃黏膜屏障，增加H^+对黏膜的反弥散，不仅损害黏膜，而且可以损伤黏膜下血管。造成血管内皮损伤，血流减慢，血液外渗到血管外。同时酒精也可导致大量的炎性细胞浸润进一步损伤黏膜。

（五）精神心理因素

精神心理因素在胃炎的发生发展中也发挥一定的作用，经常性的紧张、焦虑、暴躁、抑郁也可导致自主神经功能紊乱，出现胃炎或类似胃炎的症状。

（六）免疫因素

AIG的发病机制及临床过程仍不十分清楚，目前认为是CD_4^+T细胞针对胃壁细胞分泌小管膜上的H^+-K^+-ATP酶产生自身免疫反应，导致壁细胞破坏，泌酸黏膜受损，胃酸分泌减少或缺乏，胃黏膜萎缩。

（七）其他慢性疾病

肝硬化的患者由于门静脉高压导致胃黏膜长期处于缺血、缺氧状态可引起胃炎；胃酸分泌减少，大量细菌繁殖可引起胃炎；慢性心力衰竭患者的胃黏膜长期处于淤血、缺氧状态也可引起胃炎。

（八）年龄因素

老年人随着年龄增长胃黏膜腺体萎缩和上皮细胞异型增生，胃酸分泌减少易发展为慢性萎缩性胃炎，需警惕恶变倾向。

四、临床表现

（一）症状

多数患者无明显不适症状。有症状的患者多表现为上腹部不适、腹胀、腹痛、嗳气、反酸、烧灼感、食欲下降等非特异性的消化不良症状。症状的严重程度与胃镜和病理表现可能不一致。AIG患者无特异性的胃区不适，多因贫血就诊，少数患者是以自身免疫疾病症状或神经系统疾病症状就诊。缺铁性贫血是AIG患者最常见的血液系统异常表现，可早于恶性贫血数年出现。药物和酒精导致的慢性胃炎患者可无明显症状，也可表现为呕血、黑便等消化道出血症状。

（二）体征

患者往往无特异性体征，部分患者可有上腹部轻压痛。

五、辅助检查

（一）实验室检查

血常规：白细胞4.0×10^{12}/L，红细胞3.5×10^{9}/L，血红蛋白115g/L。胃蛋白酶原Ⅰ 60ng/mL，胃蛋白酶Ⅱ 35ng/mL，胃蛋白酶原Ⅰ/胃蛋白酶原1.71，血清促胃液素17205ng/L。

（二）胃镜检查

1. 胃镜示胃窦黏膜散在充血发红，黏膜变薄，红白相间，以白为主，局部见白色扁平隆起（图3-1-2）。胃镜诊断：慢性萎缩性胃炎伴肠上皮化生。病理：黏膜慢性炎，腺体减少，局部黏膜肠上皮化生。

目前诊断：慢性萎缩性胃炎伴肠上皮化生。

（三）^{14}C尿素呼气试验

Hp（＋）。

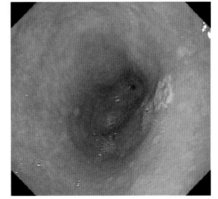

图3-1-2

六、鉴别诊断

（一）胃癌

早期胃癌的患者可表现为上腹部不适、腹痛，一般症状较轻，且无明显规律。晚期胃癌的患者因肿瘤病灶增大、侵犯浆膜层或邻近器官时可致腹痛加重，出现消瘦、乏力、贫血等表现，肿瘤病灶侵犯血管时可出现呕血、黑便等症状。以上症状为非特异性症状，可通过胃镜检查和病理检查与之鉴别。

（二）慢性胆道疾病

慢性胆道疾病如慢性胆囊炎、胆石症，患者常表现为慢性右上腹痛、腹胀、恶心、嗳气等消化不良的症状，易被误诊为慢性胃炎，但该病内镜检查无异常发现，胆囊超声或CT检查可有助诊断。

（三）消化性溃疡

消化性溃疡与慢性胃炎两者均有慢性上腹痛，但消化性溃疡以上腹部节律性，周期性疼痛为主，而慢性胃炎的疼痛以消化不良症状为主，无明显节律性和周期性腹痛，上消化道造影及胃镜检查可鉴别。

七、诊断标准

（一）根据患者临床表现，通过胃镜检查和病理检查可明确诊断

胃镜下浅表性胃炎以胃窦部为主，表现为胃黏膜的弥漫性充血、发红、水肿、糜烂，呈花斑状或红白相间改变，可伴有灰白色或黄白色分泌物附着。萎缩性胃炎的胃黏膜表现为黏膜不光滑、颗粒样改变，红白相间，以白为主，局部可见血管显露。

（二）病因诊断

幽门螺杆菌感染是慢性胃炎的主要病因，幽门螺杆菌检测对诊断慢性胃炎有一定帮助。自身免疫性胃炎患者可通过检测壁细胞抗体、内因子抗体及维生素B_{12}等方法辅助诊断。

八、治疗原则

（一）饮食控制

慢性胃炎患者应以软食、半流食、流食为主要食物，应避免进食生、冷、硬、辣

等食物，不宜饱食，饮食应规律，不要暴饮暴食。

（二）对因治疗

幽门螺杆菌感染的患者应给予抗幽门螺杆菌治疗，目前多采取四联疗法，如PPI（质子泵抑制剂）＋枸橼酸铋钾＋克拉霉素＋阿莫西林，疗程14天（见第三篇第二章）。针对胆汁及十二指肠液反流的患者可给予口服胃肠动力药物，如莫沙必利和黏膜保护剂，如替普瑞酮等治疗，改善反流症状以达到治疗胃炎的目的。患有缺铁性贫血和巨幼细胞性贫血的患者给予相应的补充铁剂和维生素B_{12}治疗。

（三）癌前病变

慢性胃炎的患者可伴有高级别上皮内瘤变或异型增生，药物治疗很难治愈，早期可通EMR或ESD切除病变达到根治的目的。

（四）中医药治疗

辨证论治，本病辨证应分清缓急、虚实、寒热、气血及所涉及的脏腑。慢性胃炎多因肝郁气滞和脾胃虚弱所致。

患者入院后经完善胃镜、血液、Hp等相关检查后，明确诊断为慢性萎缩性胃炎伴肠上皮化生及Hp感染。嘱患者进食软食，给予改善症状药物治疗，同时给予抗幽门螺杆菌（见第三篇第二章）治疗。患者症状逐渐缓解。

九、预后和随访

慢性非萎缩性胃炎（慢性浅表性胃炎）的患者预后良好。轻度萎缩性胃炎通过对因对症治疗可逆转，伴有肠化生、异型增生的患者部分可癌变。因此患有慢性萎缩性胃炎的患者，特别是有胃病家族史同时伴有肠化生或异型增生的患者，应积极做好对因、对症治疗，延缓病情发展，避免癌变，必要时早期行内镜下切除治疗。

患者症状好转出院。3个月后复查胃镜示较前无明显变化，Hp复查结果阴性。建议定期复查胃镜。

（邱文亮）

第三节　特殊类型胃炎

病例介绍：患者刘某，女，55岁，于2020年12月3日入院。

主诉：上腹胀痛伴恶心呕吐2个月。

现病史：患者2个月前无诱因出现上腹部胀痛，呈持续性隐痛，进食后加重，无放射通，伴恶心、呕吐，呕吐物为胃内容物，无呕血。食欲差，体重略有下降。无胸闷、气短、咳嗽、咳痰。于当地医院就诊，行肝胆脾彩超检查未见异常。腹平片检查见肠管少量积气。上消化道造影检查示胃炎。经口服抑酸剂"奥美拉唑"及黏膜保护剂"硫糖铝"治疗症状无缓解。

既往史：青霉素过敏史。对鸡蛋牛奶等食物过敏。无高血压病、冠心病及糖尿病病史；无吸烟及饮酒史；无肝炎结核病史。

查体：神志清楚，慢性病容。腹平软，上腹部压痛，无肌紧张及反跳痛，肝脾肋下未触及；墨菲征阴性，麦氏点压痛阴性；移动性浊音阴性；肠鸣音3次/分。

自带门诊检查：

1. 物理检查　肝胆脾彩超检查未见异常。腹平片示肠管少量积气。上消化道造影示胃炎。

2. 检验　血常规示：嗜酸细胞计数$3.5×10^9$/L，嗜酸粒细胞百分比20%，白细胞$14.6×10^{12}$/L，血红蛋白99g/L。

入院初步诊断：慢性胃炎、嗜酸粒细胞性胃炎？

病情分析：

大家会想到哪些疾病？

1. 良性：胃炎？胃溃疡？嗜酸粒细胞性胃肠炎？

2. 恶性：胃癌？结肠癌？

病例特点：

中年女性，上腹部胀痛2个月，进食后加重，伴恶心呕吐。上消化道造影示胃炎。肝胆脾彩超检查未见异常。血常规检查示嗜酸粒细胞明显增多。给予抑酸剂、黏膜保护剂治疗后症状无缓解。

印象诊断：嗜酸粒细胞性胃炎。

特殊类型胃炎（special type gastritis）是指一些特定原因导致的胃黏膜炎症改变。主要类型包括：化学性胃炎、感染性胃炎、放射性胃炎、嗜酸粒细胞性胃炎、Menetrier病等。

一、类型

（一）感染性胃炎（infectious gastritis）

感染性胃炎是指除幽门螺杆菌之外的病原体感染引起的胃炎，如艾滋病患者、长期大量使用免疫抑制剂的患者以及重症患者在机体免疫力下降时，可被细菌（特异性细菌或非特异性细菌，如结核、梅毒）、真菌或病毒（巨细胞病毒）感染引起的胃炎。

（二）化学性胃炎（chemical gastritis）

胆汁反流、长期口服NSAID药物以及其他导致胃黏膜损伤的物质，可引起以胃小凹增生为主且炎症细胞浸润很少的反应性胃黏膜病变。胃大部切术后丧失幽门功能，含胆汁、胰酶的十二指肠液长期大量反流入胃内，所引起的残胃吻合口炎是典型的化学性胃炎。腐蚀性胃炎是指吞服强酸、强碱、砷、磷、氯化汞等物质导致的胃黏膜损伤，患者常出现腹痛、腹胀、呕血、黑便等症状。

（三）慢性肥厚性胃炎（menetrier）

慢性肥厚性胃炎可表现为上腹痛，伴恶心、呕吐、食欲下降、体重下降以及水肿等。胃镜下见胃体皱襞粗大、肥厚、扭曲呈脑回状。因胃黏液分泌增多，导致大量蛋白质从胃液中丢失，常引起低蛋白血症。组织学上可见胃小凹的增生、囊性扩张以及壁细胞和主细胞的数量减少。

（四）嗜酸粒细胞性胃炎（eosinophilic gastritis）

嗜酸粒细胞性胃炎因胃黏膜层或胃壁全层嗜酸粒细胞浸润而出现胃肠道症状，同时伴有外周血嗜酸粒细胞增多。因嗜酸粒细胞的浸润常以胃、十二指肠和小肠最为常见，本病常称为嗜酸粒细胞性胃肠炎。

（五）淋巴滤泡性胃炎（lymphatic follicular gastritis）

淋巴滤泡性胃炎特点是胃黏膜表面及胃小凹内淋巴细胞密集浸润。其与疣状胃炎相似，后者以结节、皱襞增厚和糜烂为特征。内镜下淋巴滤泡性胃炎表现为胃黏膜皱襞增大，结节样和口疮样糜烂（疣状胃炎）；活检显示固有层扩大，伴浆细胞、淋巴细胞浸润，偶见中性粒细胞浸润。

（六）放射性胃炎（radioactive gastritis）

放射性胃炎特点是放射治疗后胃出现急性早期损伤并随治疗剂量加大而加重，包括胃黏膜主细胞和壁细胞的凝固性坏死，严重时出现腺体结构消失、黏膜变薄、水肿和炎性细胞浸润；胃酸分泌也受到严重的抑制；可发生溃疡，并继发出血、穿孔。临床症状主要有厌食、恶心、呕吐和体重下降等。

二、发病机制

1. 研究已证实非甾体抗炎药的长期使用者可发生化学性胃炎。据报道，口服非甾体抗炎药物1周后即可产生胃炎性改变。

2. 误服腐蚀性物质导致的腐蚀性胃炎的临床病程分为3个阶段。急性期（损伤后1周内）有组织变性、坏死、脱落。在一些病例中，可能发生穿孔和（或）腹膜炎。2～5周（中期）后，胃黏膜组织开始修复，出现局部成纤维细胞增生，胶原纤维沉积，肉芽组织形成，导致狭窄。6周后修复基本完成，组织处于愈合和形成瘢痕的过程中。

3. 食物过敏引起嗜酸粒细胞性胃肠炎的机制可能为：①由于病灶中存在大量嗜酸粒细胞浸润，食物过敏原与胃肠道敏感组织接触后，在胃肠壁发生抗原抗体反应，吸引嗜酸粒细胞进入抗原-抗体复合物沉积的部位，这是由于嗜酸粒细胞表面有C3受体；②有研究认为系由于淋巴细胞衍生的嗜酸性趋化因子（ECF）吸引嗜酸粒细胞所致；③胃肠组织中肥大细胞通过Fc受体与食物抗原引起的IgE抗体相结合后，再遇相应的抗原，促使肥大细胞脱颗粒，释放组胺、ECF和缓激肽等物质。ECF可吸引嗜酸粒细胞，组胺进一步加强其趋化性。

三、临床表现

特殊类型胃炎根据病因不同症状不同。

（一）症状

1. 感染性胃炎 急性化脓性胃炎可表现为持续性上腹痛，伴恶心、呕吐，呕吐脓性胃内容物，伴发热，严重病例可出现胃黏膜坏死脱落、消化道穿孔致弥漫性腹膜炎，甚至出现菌血症、感染性休克等情况，危及生命。结核性胃炎通常表现为结节或溃疡，有时呈恶性外观，最常累及胃窦、幽门。消化道出血是常见症状。由于其好发于胃远端，临床表现与消化性溃疡类似，可伴有或不伴有胃流出道梗阻。胃穿孔是一种罕见而致命的并发症。

2. 化学性胃炎 因口服非甾体抗炎药物导致的胃炎表现为上腹痛，腹胀，伴恶心、呕吐，甚至呕血、黑便。吞服强酸、强碱等腐蚀性物质后导致的消化道烧灼伤可表现腹痛、腹胀、反酸、烧灼感，呕血、黑便等。黏膜损伤后形成的瘢痕改变可致消化道狭窄。食管、胃黏膜穿孔可出现腹膜炎表现，合并重症感染可出现感染性休克，严重危及患者生命。

3. 嗜酸粒细胞性胃炎 临床上表现为上腹痛，伴恶心呕吐，累及肠道时可伴腹泻，应用常规抑酸药物无效果，给予糖皮质激素治疗可缓解。

4. 肥厚性胃炎 临床上表现为上腹痛、腹胀、反酸、嗳气、食欲下降等。

（二）体征

多数表现为上腹部压痛，无肌紧张及反跳痛。如合并穿孔、腹膜炎，可出现腹肌紧张、压痛、反跳痛等阳性体征。

四、辅助检查

患者入院后完善相关检查：

（一）实验室检查

复查血常规示嗜酸细胞计数$4.8×10^9/L$、嗜酸粒细胞百分比15%、血细胞$12.6×10^{12}/L$、血红蛋白97g/L；肝功示白蛋白31g/L；粪便常规：褐色成形便，隐血（＋），无白细胞、红细胞及脓细胞。

（二）物理检查

1. 胃镜检查　胃窦黏膜散在充血、发红及片状深糜烂（图3-1-3）。

2. 病理

（1）由成纤维细胞与胶原纤维所构成的黏膜下基质水肿。

（2）基质有大量嗜酸粒细胞和淋巴细胞浸润，可同时伴有巨噬细胞、浆细胞或组织细胞浸润。

（3）黏膜下血管、淋巴管、肌层、均可受累。

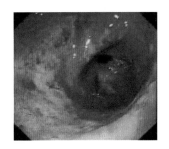

图3-1-3

五、诊断标准

（一）根据临床症状表现及体征，结合患者相关病史

（二）胃镜检查

1. 胃梅毒　胃镜下可见黏膜结节、糜烂，病理活检主要表现为胃黏膜固有层明显扩张，浆细胞密集浸润，可见血管周围的皱褶，偶尔上皮内见中性粒细胞，肉芽肿和继发性血管炎。

2. 结核性胃炎　胃镜下表现为结节或溃疡，炎症由坏死性上皮样肉芽肿组成，尽管抗酸组织化学染色显示抗酸杆菌具有诊断性，但这种微生物是罕见的或仅在显微镜能够发现。因此，对胃液或其他体液进行培养或PCR有助于诊断。

3. 巨细胞病毒感染性胃炎　胃镜下可见黏膜水肿、红斑、充血、糜烂或溃疡。病理检查表现为巨细胞病毒累及的胃黏膜趋向于溃烂，固有层因混合或富含浆细胞的炎症浸润而扩张。上皮细胞凋亡在黏膜中间区可见，并可见病毒包涵体。与管状胃肠道的其他部分（如结肠）不同，大多数巨细胞病毒感染性胃炎病例并不显示巨噬细胞聚集在病毒包涵体周围或血管周围分布。

4. EBV感染性胃炎 胃镜可表现为黏膜萎缩伴肠化生。可通过EBV血清学检测和嗜异细胞抗体的提取来实现。血清中EBV特异性抗体为病毒衣壳抗原IgM、IgG、EBV早期抗原IgG、IgM、Epstein-Barr核抗原IgG。EBV DNA的聚合酶链反应也是可行的。

5. 肥厚性胃病 胃镜下表现是胃体黏膜增粗、肥大，呈脑回状，黏液分泌增多。病理检查见明显的凹状增生，黏膜内囊肿形成，泌氧腺体萎缩，上皮内T淋巴细胞增加。

6. 化学性胃炎 化学性胃炎中腐蚀性胃炎的胃镜检查见整个胃壁硬化，腐蚀性物质的刺激会引起胃痉挛，特别是幽门附近的胃痉挛，这就防止了腐蚀性物质渗入十二指肠。组织学变化在胃中尤为明显，黏膜及黏膜下层变性坏死，黏膜下层脂肪变性，黏膜下层血管剥离样改变，黏膜下层血凝（或血栓形成）。

7. 嗜酸粒细胞性胃炎 胃镜表现为黏膜充血、发红、水肿或糜烂。病理检查显示慢性胃炎伴黏膜萎缩、黏膜下层淋巴细胞浸润、成纤维细胞增生超出肌层，部分到达浆膜层。

六、治疗原则

（一）病因治疗

去除病因，治疗原发病。
1. 感染性胃类患者获取相关病原菌证据后给予抗细菌、抗真菌或抗病毒治疗。
2. 口服损伤胃黏膜药物或误服腐蚀性物质的患者需停止口服以上药物。
3. 嗜酸粒细胞性胃肠炎应给予激素抗炎治疗。

（二）饮食控制

重症患者禁食水，好转后开始进食流食、半流食等。

（三）对症治疗

抑酸、补液、纠正电解质紊乱、纠正酸碱失衡、使用黏膜保护剂等治疗。

（四）外科手术治疗

合并有严重消化道出血、药物止血效果差或合并有穿孔、腹膜炎的患者应给予急诊外科手术治疗。

患者入院后完善胃镜检查及病理检查后明确诊断为嗜酸粒细胞性胃炎。给予泼尼松口服10mg，推荐剂量20mg/d，治疗1周后症状明显好转，外周血嗜酸粒细胞明显下降。

七、预后和随访

轻症患者经对症治疗均可好转或治愈，严重病例可出现消化道瘢痕性狭窄、感染性休克、脓毒症等严重并发症。对一些特殊类型的胃炎给予及时干预治疗是解决问题的关键。

患者症状持续缓解，3个月后复查血常规示嗜酸粒细胞显示正常。6个月后复查胃镜示黏膜充血、发红、水肿、糜烂均明显缓解。

（邱文亮）

第二章 消化性溃疡

病例介绍：患者杨某，男，45岁，2019年10月30日至门诊就诊。

主诉：间断性上腹痛4年余，加重6h。

现病史：4年前因进食不规律出现间断性上腹痛，呈隐痛或灼痛，空腹时明显，进食后可缓解，伴反酸、烧灼感、嗳气，上腹饱胀，服用"西咪替丁"可缓解，每秋冬、冬春交替时发作。未系统治疗，6h前因饮酒腹痛加重，性质同前，无黑便、头晕、心悸等不适。

既往史：无手术史，近期无服用药物史。有磺胺过敏史。

生活史：吸烟每天20支。少量饮酒。喜饮甜食。

查体：体温：36.5℃，脉搏：98次/分，呼吸：18次/分，血压：110/70mmHg。腹部平坦、柔软，上腹部轻压痛，肝脾未触及肿大。移动性浊音阴性。

入院初步诊断：消化性溃疡。

病情分析：

大家会想到哪些疾病？

1. 恶性疾病：胃癌？
2. 良性疾病：消化性溃疡？
   慢性胃炎？
   慢性胆囊炎？

病例特点：

患者中年男性，上腹痛4年，周期发作，有季节性，疼痛有节律性，初步印象诊断？进一步检查？如何治疗？

印象诊断：消化性溃疡。

消化性溃疡（peptic ulcer，PU）是胃酸及胃蛋白酶对消化道黏膜自身消化所导致的炎性溃疡，可发生于食管、胃、十二指肠、胃-空肠吻合口附近，以及含有胃黏膜的Meckel憩室，其中以胃、十二指肠溃疡最常见。

一、病因和发病机制

PU病因和发病机制是多因素的，发病机制包括损伤与防御修复不足两个方面。

（一）胃酸与胃蛋白酶

正常人胃黏膜约有10亿壁细胞，每小时泌酸约22mmoL。而十二指肠溃疡（duodenal ulcer，DU）患者壁细胞总数平均为19亿，每小时泌酸约42mmoL，约是正常人2倍。但个体之间壁细胞数量存在很大差异。胃蛋白酶是PU发病的另一个重要因素，其活性依赖于胃液的pH，pH值为2～3时，胃蛋白酶原易被激活；pH＞4时，胃蛋白酶则失活。因此抑制胃酸可同时抑制胃蛋白酶的活性。

PU发生的机制是致病因素引起胃酸、胃蛋白酶对胃黏膜的损伤与黏膜屏障的防御能力间失去平衡。损伤作用增强或（和）防御能力减弱均可导致PU的发生。胃溃疡（gastric ulcer，GU）和十二指肠溃疡同属于PU，但GU在发病机制上以黏膜屏障防御功能降低为主要机制，DU则以高胃酸分泌损伤黏膜起主导作用。

（二）幽门螺杆菌

幽门螺杆菌（Helicobacter pylori，H. pylori或Hp）是PU的另外一个重要致病因素。DU患者的Hp感染率可高达90%以上，GU的Hp阳性率为60%～90%。而且Hp阳性率高的人群，PU的患病率也较高。根除Hp有助于PU的愈合及显著降低溃疡复发。

（三）药物

长期服用非甾体抗炎药（non-steroid anti-inflamatory drug，NSAID）、氯比格雷、糖皮质激素、双膦酸盐、西罗莫司等药物的患者易于发生PU。其中NSAID是导致PU的最常用药物，包括阿司匹林、布洛芬、吲哚美辛等。NSAID通过抑制COX-1酶来阻断前列腺素的合成，而前列腺素通常保护胃黏膜。所以NSAID会减少胃黏液和碳酸氢盐的产生，减少黏膜血流。有5%～30%的患者可发生内镜下溃疡。

（四）黏膜防御与修复异常

胃黏膜的防御和修复功能对维持黏膜的完整性、促进溃疡愈合非常重要。胃黏膜活检是常见的临床操作，造成的医源性局灶溃疡不经药物治疗，可迅速修复自愈，反映了胃黏膜强大的自我防御与修复能力。当防御功能受损，修复能力下降，都会对溃疡的发生和转归产生影响。

（五）遗传易感性

部分PU患者有明显的家族史，存在遗传易感性。

（六）其他

大量饮酒、长期吸烟、应激等是PU的常见诱因。胃石症患者因胃石的长期机械摩擦刺激而产生GU；放疗可引起胃或十二指肠溃疡。与其他疾病合并发生，如促胃液素瘤、肝硬化、克罗恩病、急性心肌梗死、脑卒中、休克、全身严重感染、慢性阻塞性肺疾病等。少见的感染性疾病，如单纯疱疹病毒感染、结核、巨细胞病毒感染等累及胃或十二指肠可产生溃疡。

二、流行病学

PU 是一个全球性问题，个人一生的发展风险为 5%～10%。总的来说，由于卫生条件的改善，加上有效的治疗和明智地使用非甾体抗炎药，全世界 PU 的发病率有所下降。十二指肠溃疡的发病率是胃溃疡的 4 倍。此外，十二指肠溃疡男性比女性更常见。

三、临床表现

（一）症状

典型症状为上腹痛，性质可以是钝痛、灼痛、胀痛、剧痛、饥饿样不适。
临床特点：
1. 慢性过程，可达数月或数年。
2. 周期或反复性发作，发作期可为数周或数个月，发作有季节性，典型者多在季节变化时发生，如秋冬和冬春交界时发病。
3. 部分患者有与进餐相关的节律性上腹痛，餐后痛多见于 GU，夜间痛或饥饿痛、进餐缓解多见于 DU。
4. 腹痛可被抑酸剂或抗酸剂缓解。部分病例仅表现上腹胀、上腹部不适、厌食、反酸、嗳气等消化不良症状。

还有一类无症状性溃疡，这些患者无腹痛或消化不良的症状，而是以消化道出血、穿孔等并发症为首发症状，可见于任何年龄，以长期服用 NSAID 患者及老年人多见。

（二）体征

发作时剑突下、上腹部或右上腹部可有局限性压痛，缓解后无明显体征。

（三）特殊溃疡

1. **复合性溃疡**　指胃和十二指肠均有活动性溃疡，多见于男性，幽门狭窄、梗阻发生率较高（图 3-2-1，图 3-2-2）。
2. **幽门管溃疡**　餐后迅速发生疼痛，易出现幽门梗阻、出血和穿孔等并发症。胃镜检查时应注意活检排除癌变（图 3-2-3）。
3. **球后溃疡**　指位于十二指肠降段、水平段的溃疡。多发生在十二指肠降段的起始部及乳头附近，溃疡多位于后内侧壁。可出现右上腹及背部放射痛。严重的炎症反应可致胆总管引流障碍，出现梗阻性黄疸等。

4. 巨大溃疡　指直径大于2cm的溃疡，常见于服用NSAID的患者及老年患者。巨大十二指肠球部溃疡常在后壁，易发展为穿透性，周围有大的炎性团块，疼痛可剧烈而顽固、放射至背部，而老年人也可没有症状。巨大溃疡并不一定都是恶性（图3-2-4）。

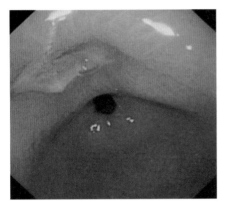

图3-2-1　胃溃疡

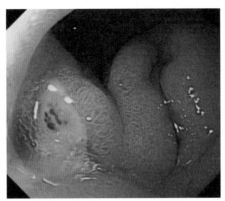

图3-2-2　十二指肠溃疡

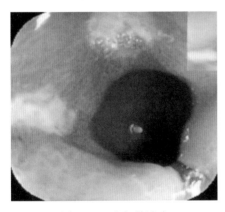

图3-2-3　幽门管溃疡

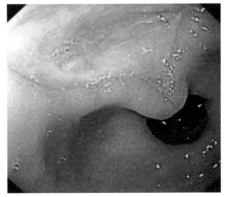

图3-2-4　巨大溃疡

5. 老年人溃疡及儿童期溃疡　老年人溃疡（图3-2-5）临床表现多不典型，可无症状或症状不明显，疼痛多无规律，易出现体重减轻和贫血。GU多位于胃体上部，溃疡常较大，易被误认为胃癌。由于老年人广泛使用NSAID，导致老年人溃疡有增加的趋势。儿童期溃疡主要发生于学龄儿童，其发生率低于成人。患儿腹痛可在脐周，常出现恶心或呕吐，可能与幽门、十二指肠水肿和痉挛有关。随着年龄的增长，溃疡的表现与成年人相近（图3-2-6）。

6. 难治性溃疡　经正规治疗而溃疡未愈合。可能的因素有：①病因尚未去除，如未根除Hp，继续服用致溃疡药物等；②特殊病因，如克罗恩病、促胃液素瘤、放疗术后等；③穿透性溃疡；④某些药物或疾病影响抗溃疡药物吸收或效价降低；⑤误诊，如胃或十二指肠恶性肿瘤；⑥不良诱因持续存在，包括酗酒、吸烟及精神应激等。

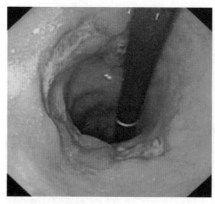
图 3-2-5　老年人溃疡

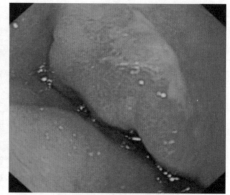
图 3-2-6　儿童期溃疡

患者杨某诊断过程

建议行胃镜检查，患者认为胃镜痛苦，拒绝进一步检查，要求对症治疗，仅同意血液检验、^{14}C尿素呼气试验、上消化道造影，肝胆脾彩超。结果如下。

一、实验室检查

1. AFP、CEA、CA199、血常规、生化系列、血、尿淀粉酶均正常。

2. 幽门螺杆菌阳性。

二、影像检查

上消化道造影显示：胃窦部可见腔外龛影，黏膜皱襞均匀性纠集呈车轮状向龛影口部集中。肝胆胰脾彩超：脂肪肝；胆囊壁略毛糙；肝多发低密度，考虑囊肿；脾脏、胰腺未见异常。

目前诊断： 胃溃疡　幽门螺杆菌感染。

嘱患者口服质子泵抑制剂（4周）、铋剂及2种抗生素（2周）。患者离院2天后，未规律服药，2h前出现呕吐咖啡色液体，量约250mL，伴头晕，心悸，出汗，急来院求治。遂行胃镜检查所见（图3-2-7）：胃窦前壁可见圆形溃疡，直径0.5cm，活动性渗血，给予止血夹封闭创面（图3-2-8）。内镜诊断：胃溃疡 Forrest Ib/ 止血夹治疗。

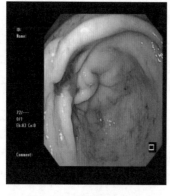
图 3-2-7　胃溃疡 Forrest

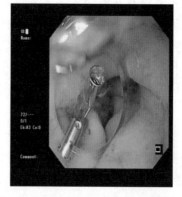
图 3-2-8　胃溃疡 Forrest Ib 止血夹治疗

最后确定诊断：胃溃疡伴出血（Forrest Ib）、幽门螺杆菌感染。

给予泮托拉唑40mg，8滴/分，8mg/h，持续静脉滴注治疗，肠外营养支持治疗，一周后复查胃镜并取病理，病理为：胃窦中度慢性炎，活动（＋＋），肠化（＋＋），萎缩（＋），表浅糜烂、渗出，部分腺体轻度不典型增生。给予口服泮托拉唑40mg（每日1次）、青霉素1000mg（每日2次）、左氧氟沙星0.2g（每日2次）、果胶铋220mg（每日2次）治疗，患者出院。出院后随访，1个月后患者再次于门诊复查胃镜，溃疡为瘢痕期。停药1月后复查^{14}C尿素呼气试验，阴性，6个月、12个月后随访，患者病情无反复。

四、并发症

（一）出血

PU 是上消化道出血中最常见的病因。在我国，PU占非静脉曲张破裂出血病因的50%～70%，DU较GU多见。当PU侵蚀周围或深处的血管，可产生不同程度的出血。轻者表现为大便隐血阳性、黑粪，重者出现大出血、表现为呕血或暗红色血便。PU患者的慢性腹痛在出血后常减轻。

（二）穿孔

当溃疡穿透胃、十二指肠壁时，发生穿孔。33%～50%的穿孔与服用NSAID有关，多数是老年患者，穿孔前可以没有症状。

穿孔常有3种后果：

1. 溃破入腹腔引起弥漫性腹膜炎 患者突发剧烈腹痛，持续加剧，先出现于上腹，继之延及全腹。体征有压痛、反跳痛、痛肌紧张、肝浊音界消失，部分患者可出现休克。

2. 穿透性溃疡（图3-2-9） 穿透周围实质性脏器，如肝、脾、胰等，可表现为慢性病史，出现顽固或持续腹痛。如穿透至胰腺，腹痛放射至背部，则血淀粉酶可升高。

3. 穿破入空腔器官可形成瘘管（图3-2-10） GU可穿破入十二指肠或横结肠、形成肠瘘，DU可以穿破胆总管、形成胆瘘。通过内镜、钡剂或CT等检查可发现病变。

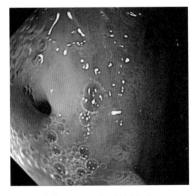

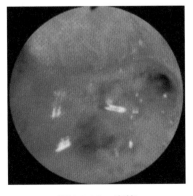

图3-2-9 穿透性溃疡　　　　　　　　图3-2-10 瘘管

（三）幽门梗阻（图3-2-11）

临床症状有上腹胀痛，餐后加重，呕吐后腹痛可稍缓解，呕吐宿食；严重呕吐可致脱水，低钾性碱中毒、低氯。体重下降、营养不良。查体可发现胃蠕动波并闻及振水声等。多由DU或幽门管溃疡反复发作所致，炎性水肿和幽门括约肌痉挛所致暂时梗阻可因药物治疗、溃疡愈合而缓解；而严重瘢痕或与周围组织粘连、恶变引起胃流出道狭窄或变形，表现为持续性梗阻。

（四）癌变（图3-2-12）

反复发作、病程持续时间长的GU癌变风险高。DU一般不发生癌变。胃镜结合活检有助于明确良恶性溃疡以及是否发生癌变。

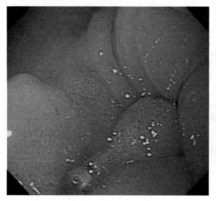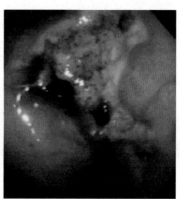

图3-2-11　幽门梗阻　　　　　图3-2-12　胃溃疡癌变

五、诊断

PU的诊断需要病史检查、体格检查和侵入性/非侵入性医学检查。

（一）病史

应仔细了解病史，注意有无并发症。患者报告的上腹部疼痛，早期饱腹感和饭后饱腹感提示其存在PU。胃溃疡的疼痛在饭后2～3h增加，可能导致体重减轻，而十二指肠溃疡的疼痛随着进餐而减轻，可能导致体重增加。任何出现贫血、黑便、呕血或体重减轻的患者，都应进一步调查PU的并发症，主要是出血、穿孔或癌变。

（二）体格检查

体格检查可发现上腹压痛和贫血症状。

（三）检查

1. 胃镜（EGD）　是诊断胃、十二指肠溃疡的金标准方法，灵敏度和特异度高达90%。美国胃肠内镜学会已经发表了关于内镜在出现上腹痛或提示PU的消化不良症状患者中的作用的指南。50岁以上和新出现消化不良症状的患者应进行EGD评估。任何有报警症状的人，无论年龄大小，都应接受胃镜检查。报警症状包括消瘦、进行性吞咽困难、明显的消化道出血、缺铁性贫血、反复呕吐、上消化道恶性肿瘤家族史。

2. 上消化道造影　如有EGD禁忌证，可考虑。患者胃部或十二指肠可见腔外龛影，黏膜皱襞均匀性纠集呈车轮状向龛影口部集中（图3-2-13，图3-2-14）。

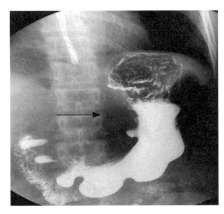
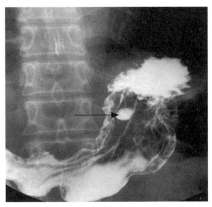

图3-2-13　胃溃疡上消化道造影表现　　图3-2-14　胃溃疡上消化道造影表现

3. 血液检查，肝功能，淀粉酶和脂肪酶水平。

4. 如果怀疑卓艾综合征，则需要检测血清促胃液素水平。

5. 幽门螺杆菌测试。

（1）尿素呼气试验：敏感度和特异度高。在停止治疗4～6周后，它可用于确认根除。

（2）幽门螺杆菌抗体检测。

（3）粪便抗原检测。

（4）尿基酶联免疫吸附试验。

（5）内镜活检：通常不推荐培养，因其昂贵、耗时且有侵袭性。如果根除治疗失败或怀疑有抗生素耐药性，则应注明。至少4个部位的活组织检查是必要的，以增加敏感性。胃溃疡通常位于胃窦和胃底之间的小弯处。大多数十二指肠溃疡位于十二指肠的球部。

6. 腹部CT对PU本身的诊断价值有限，但对其并发症如穿孔、梗阻的诊断有一定的帮助。

六、鉴别诊断

以下情况可能出现类似消化性溃疡的症状，为了做出正确的诊断，熟悉其临床表现是很重要的。

（一）胃炎

胃黏膜的炎症过程由免疫介导或感染所致，表现为上腹部疼痛和恶心。临床表现与消化性溃疡非常相似。

（二）胃食管反流病（GERD）

患者通常描述在上腹部和胸骨后下部有烧灼感，有间歇性的食物反流，反酸。

（三）胃癌

除了腹痛外，患者通常会表现出严重的症状，如体重减轻、黑便、反复呕吐。肿瘤转移时其他部位有恶性肿瘤的迹象。

（四）胰腺炎

上腹或左上腹疼痛，更持久和严重，仰卧位时更严重，患者通常有酒精中毒史或胆结石。血清淀粉酶和脂肪酶升高。

（五）胆绞痛

间歇性，右上腹或上腹部剧烈的疼痛，伴后背痛，因高脂饮食所致。

（六）胆囊炎

右上腹或上腹部疼痛，通常持续数小时，因高脂饮食而加重，并伴有恶心和呕吐。发热、心动过速、墨菲征阳性、白细胞增多和肝功能异常有助于进一步将其与胆绞痛区分。

（七）心肌梗死

尤其累及下壁和右心室，有时患者可表现为上腹痛伴恶心和呕吐。高危患者出现头晕、气短、生命体征异常等症状时，应提醒临床医生密切注意。

（八）肠系膜缺血

急性肠系膜缺血表现为严重的急性起病性腹痛；慢性变异通常表现为持续的餐后腹痛，可被误诊为消化性溃疡。

七、治疗

PU治疗目标为：去除病因，控制症状，促进溃疡愈合，预防复发和避免并发症。

（一）药物治疗

PU药物治疗经历了H_2受体拮抗剂、PPI和根除Hp 3次里程碑式的进步，使溃疡愈合率显著提高，并发症发生率显著降低，相应的外科手术明显减少。

1. 抑制胃酸分泌

（1）H_2受体拮抗剂：曾经是治疗PU的主要药物，疗效好，用药方便，价格适中，长期使用易出现不良反应。常用药物有法莫替丁、雷尼替丁、尼扎替丁，治疗GU 和DU的6周愈合率分别为80%～95%和90%～95%。

（2）PPI：是目前治疗消化性溃疡的首选药物。PPI入血，进入到胃黏膜壁细胞酸分泌小管中，酸性环境下转化为活性结构，与质子泵即H^+-K^+-ATP酶结合，抑制该酶的活性，从而抑制胃酸的分泌。PPI可在2～3天内就控制腹痛症状，对难治性溃疡的疗效优于H_2受体拮抗剂，治疗典型的胃和十二指肠溃疡4周的愈合率分别为80%～96%和90%～100%。值得注意的是，治疗GU时，应首先排除恶性溃疡的可能，因PPI治疗可减轻其症状，掩盖病情。PPI是酸依赖性的，在酸性胃液中不稳定，口服时不宜破坏药物外裹的保护膜。PPI的肠衣保护膜在小肠pH≥6的情况下被溶解释放，吸收入血。

2. 根除Hp PU不论活动与否，Hp阳性患者均需根除Hp。根除Hp可显著降低溃疡的复发率。根除Hp有2种方案：三联疗法，PPI＋2种抗生素；四联疗法，PPI＋铋剂＋2种抗生素，目前临床多采用四联疗法，更易根除Hp。其中用药剂量为：铋剂（枸橼酸铋钾）220mg 口服，每天2次；阿莫西林1.0 口服，每天2次；四环素0.5口服，每天3次；呋喃唑酮0.1口服，每天2次；甲硝唑0.4口服，每天3次；替硝唑0.5口服，每天2次；克拉霉素 0.5口服，每天2次；左氧氟沙星0.2口服，每天2次。经典抗Hp疗法为PPI＋铋剂＋阿莫西林（或左氧氟沙星）＋克林霉素。

由于抗菌药物的不良反应、耐药菌株的增多、患者依从性差等因素，导致部分患者胃内的Hp难以根除，此时应因人而异制定多种根除Hp方案。对有并发症和经常复发的PU患者，应追踪抗Hp的疗效，一般应在停药至少4周后复检Hp，避免在应用PPI或抗生素期间复检Hp而出现假阴性结果。

3. 保护胃黏膜

（1）铋剂：这类药物覆于溃疡表面，阻挡胃酸、胃蛋白酶对黏膜的侵袭损害。由于PPI的性价比高并广泛使用，铋剂已不作为PU的单独治疗药物。铋剂可通过包裹Hp菌体，干扰Hp代谢，发挥杀菌作用，因此被推荐为根除Hp 的四联药物治疗方案的主要成分之一。服药后常见舌苔变黑及黑粪。由于肾脏为铋的主要排泄器官，故肾功能不良者应忌用铋剂。

（2）弱碱性抗酸剂：常用铝碳酸镁、硫糖铝、磷酸铝、氢氧化铝凝胶等。这些药物可中和胃酸，起效较快，可短暂缓解疼痛，但难以治愈溃疡，且易引起便秘，已不作为治疗PU的主要或单独药物。这类药物能促进前列腺素合成，增加黏膜血流量、刺激胃黏膜分泌HCO_3^-和黏液。碱性抗酸剂目前更多被视为黏膜保护剂。

4. PU的治疗方案及疗程　为了达到溃疡愈合，抑酸药物的疗程通常为4～6周，一般推荐治疗DU的PPI疗程为4周，治疗GU疗程为6～8周。根除Hp所需的1～2周疗程可重叠在4～8周的抑酸疗程内，也可在抑酸疗程结束后进行。

5. 维持治疗　GU愈合后，大多数患者可以停药。但对溃疡多次复发，在去除常见诱因的同时，要进一步查找是否存在其他病因，并给予维持治疗，即较长时间服用维持剂量的H_2受体拮抗剂或PPI。疗程因人而异，短者3～6个月，长者1～2年，或视具体病情延长用药时间。

（二）患者教育

适当休息，减轻精神压力；改善进食规律、戒烟、戒酒及少饮浓茶、浓咖啡等。避免长期和不必要地使用非甾体抗炎及其他对胃有刺激或引起恶心、不适的药物，使用最低剂量的有效的NSAID、如确有必要服用NSAID和其他致溃疡药物，建议与食物一起或餐后服用，或遵医嘱加用胃黏膜保护剂。

（三）内镜治疗及外科手术

1. 内镜治疗　根据溃疡出血病灶的内镜下特点选择治疗策略（表3-2-1）。PU出血的内镜下治疗，包括溃疡表面喷洒凝血酶、出血部位注射肾上腺素、出血点钳夹和热凝固术等，有时采取2种以上内镜治疗方法联合应用。结合PPI持续静脉滴注对PU活动性出血止血成功率达95%以上。PU合并幽门变形或狭窄引起梗阻，可首先选择内镜下治疗，常用方法是内镜下气囊扩张术，有的需要反复多次扩张，解除梗阻，但形成瘢痕后可再次造成梗阻。

表3-2-1　消化性溃疡出血的forrest分型

Forrest	溃疡病变	再出血概率（%）
Ⅰa	喷射样出血	90
Ⅰb	活动性渗血	50
Ⅱa	血管显露	25～30
Ⅱb	附着血凝块	10～20
Ⅱc	黑色基底	7～10
Ⅲ	基底洁净	3～5

注：Ⅰa、Ⅰb、Ⅱa、Ⅱb为高危患者，需内镜止血；Ⅱc、Ⅲ为低危患，无须内镜止血。

2. 外科治疗　PPI的广泛应用及内镜治疗技术的不断发展，大多数PU及其并发症的治疗已不需要外科手术治疗。但在下列情况时，要考虑手术治疗：①并消化道大出血经药物、胃镜及血管介入治疗无效时；②急性穿孔、慢性穿透性溃疡；③瘢痕性幽门梗阻，内镜治疗无效；④PU 疑有癌变。外科手术不只是单纯切除溃疡病灶，而是通过手术永久地减少胃酸和胃蛋白酶分泌的能力。手术方式包括胃部分切除术和迷走神经切断术。

手术治疗并发症可有：十二指肠残端破裂、胃肠吻合口破裂、术后梗阻、倾倒综合征、胆汁反流性胃炎、吻合口溃疡、缺铁性贫血等。

八、预后

病因治疗成功后，PU 预后良好。溃疡的复发可以通过保持良好的卫生和避免饮酒、吸烟以及停止不必要的非甾体类抗炎药来预防。复发更常见，复发率超过 60%。非甾体抗炎药引起的胃溃疡穿孔发生率为 0.3%。然而与过去不同的是，消化性溃疡的病死率已经显著下降。

（周一楠　程晓英）

第三章 胃 肿 瘤

第一节 胃 癌

病例介绍：患者李某，男，60岁。

主诉：上腹胀痛伴黑便、消瘦1个月余。

现病史：患者1个月前无诱因出现上腹部胀痛，呈持续性，进食后症状明显。伴黑便，每日排黑色成形便1次，无鲜血便。伴烧灼感、反酸。食欲减退，消瘦，体重减轻5kg。病程中无恶心、呕吐，无呕血，无发热。睡眠欠佳。

既往史：无高血压、冠心病及糖尿病病史。无肝炎、结核病史。偶尔饮酒，无吸烟史。

查体：神志清楚。轻度贫血貌。颈部淋巴结无肿大。心肺听诊未见异常。腹部饱满，腹软，上腹部轻压痛，无肌紧张及反跳痛，肝脾肋下均未触及，肠鸣音4次/分。双下肢无水肿。

自带门诊检查：血常规检查，血红蛋白90g/L。便常规：黑色成形便，隐血（＋）。

入院初步诊断：上消化道出血。

病情分析：

大家会想到哪些疾病？

1．良性：胃十二指肠溃疡？糜烂性胃炎？胃毛细血管扩张症？食管胃底静脉曲张？

2．恶性：胃癌？食管癌？

病例特点：

老年男性，上腹痛、黑便、消瘦，贫血，便隐血阳性，提示上消化道出血、肿瘤可能大。如何进一步检查明确诊断？如何进一步治疗？

印象诊断：上消化道出血；胃癌。

胃癌（gastric cancer）是指源于胃黏膜上皮细胞的恶性肿瘤，90%以上是腺癌，是全球第五大恶性肿瘤和第三大癌症死亡原因。

一、分型

（一）早期胃癌（early gastric cancer，EGC）

指癌组织浸润深度仅限于黏膜层及黏膜下层，无论病灶的大小或有无淋巴结转移都属于早期胃癌。早期胃癌症状可以不明显，仅仅感到上腹部不适感。

（二）进展期胃癌（advanced gastric cancer，AGC）

指癌组织浸润到黏膜下层，进入肌层或已穿过肌层达浆膜层，不论病灶大小和有无淋巴结都称之为进展期胃癌。

二、流行病学

胃癌是我国发病率最高的消化道恶性肿瘤。每年发病率约为25/10万。本病可覆盖任何年龄段，有文献报道，发病年龄范围为18～90岁，以中老年人发病率最高，男性发病率明显高于女性。胃癌的病因包括幽门螺杆菌感染、环境和饮食因素、宿主易感性、癌前病变等。早期胃癌治愈率达到90%以上，中晚期胃癌的5年生存率低于30%。早发现、早诊断、早治疗可明显提高胃癌的5年生存率。越来越多的早期胃癌的患者选择内镜下黏膜切除术和黏膜下剥离术治疗。早期胃癌筛查体系的建立使越来越多的早期胃癌患者得到及时的诊断和治疗。

三、病因和发病机制

（一）感染因素

幽门螺杆菌是胃癌最重要的感染危险因素，被世界卫生组织认定为一类致癌物。虽然全球有超过50%的人感染幽门螺杆菌，但只有1%～2%的感染者会在他们的一生中发展为胃癌。幽门螺杆菌主要的毒力因子是细胞毒素相关基因A（CagA），CagA的全身表达已被证明可诱导胃上皮增生、胃息肉、胃腺癌和肠腺癌。CagA的基因变异，特别存在于亚洲毒株中，也与人类患慢性胃炎、胃溃疡和胃腺癌的增加有关。EBV感染被认为是5%～10%的胃癌的致病因素。

（二）环境和饮食因素

环境因素在胃癌发病中起关键作用，主要危险因素为饮食和吸烟以及高盐摄入等，高盐饮食容易导致萎缩性胃炎。最近的数据也表明铁缺乏可能是胃癌的危险因素，因为铁缺乏可以通过增强幽门螺杆菌的毒性加速癌变的进程。研究表明，吸烟可以使胃癌的风险增加1.5~2.5倍，而且这种风险随着吸烟的频率和持续时间的增长而增加。烟草烟雾中的致癌物质，特别是亚硝胺和其他亚硝基化合物，可能发挥诱变作用，增大患癌风险。吸烟还会增加患癌前病变的风险，如肠上皮化生和异型增生。

（三）遗传因素

胃癌发病机制还涉及宿主遗传因素。宿主遗传因素中确定与GC发生相关的促炎基因多态性包括白介素1b（IL-1b）、白介素1受体拮抗剂（IL-1RN）、肿瘤坏死因子α（TNF-α）和白介素10（IL-10）等，它们都能增加幽门螺杆菌感染的患者罹患胃癌的风险。

（四）癌前病变

慢性萎缩性胃炎和累及胃黏膜的肠上皮化生（IM）被认为是胃癌发病的重要阶段。黏膜萎缩的特点是腺体成分丢失，被化生细胞或纤维化替代。IM是一种癌前病变，其特征是胃黏膜转化为肠样表型，充满杯状细胞和肠黏蛋白。胃黏膜的损伤也可以通过解痉肽的表达引起化生改变。这种现象被称为解痉多肽表达化生（spasmolytic peptide，SPEM）或表达化生的三叶因子家族2（trefoil factor family 2，TFF2），是由幽门螺杆菌感染和慢性胃炎引起的。表达化生的解痉多肽也被认为是胃癌进展的前体事件。

四、临床表现

（一）症状

早期胃癌可无明显消化道症状或仅仅表现为轻度的消化不良。进展期胃癌多表现为上腹痛、腹胀、食欲下降、恶心呕吐、消瘦、乏力等，当肿瘤侵犯到血管时可出现呕血、黑便等消化道出血症状。当出现远处转移，如肝转移时会出现右上腹痛、黄疸或发热等症状；出现腹膜转移时可产生腹腔积液；出现肺转移时可伴有咳嗽、胸闷等症状。

（二）体征

早期胃癌查体时腹部多无明显压痛或仅表现为上腹部的轻压痛。进展期胃癌查体时可在上腹部扪及肿块并有触痛。当出现肝转移时可同时触及肝区包块、有压痛。出现腹膜转移时，可伴随大量腹腔积液，移动性浊音阳性。

五、辅助检查

（一）实验室检查

血常规检查及粪便常规检查可判断患者是否存在出血及出血的严重程度。CEA、

CA199、CA724等检查可起到辅助诊断作用。胃蛋白酶原Ⅰ、Ⅱ及比值、血清促胃液素的检查均对胃癌的诊断起到辅助作用，比值下降、促胃液素增多均提示胃癌的风险增大。

（二）胃镜

1. 早期胃癌 胃镜检查时可见局部黏膜颗粒状粗糙不平，或轻度隆起、凹陷及僵直感，或一片变色的黏膜表现，应调整胃镜使之贴近黏膜表面，仔细观察微小病变。必要时可行亚甲蓝染色或色素内镜、放大内镜检查提高早期胃癌的检出率。

2. 进展期胃癌 进展期胃癌内镜检查时肉眼观察就可以给予初步诊断。Borrmann分型中，Ⅰ型的胃镜表现是可见隆起性病变，表现充血、发红、糜烂、溃疡形成，触之质脆易出血；Ⅱ型表现为溃疡形成，表面覆污秽苔，周围黏膜隆起，呈堤样，与周边黏膜界限清晰，如果癌灶浸润较深，并向胃壁四周扩散则是Ⅲ型。Ⅳ型表现为胃黏膜弥漫性的充血、发红、糜烂、僵硬感，可伴胃壁挛缩，胃腔减小等表现。胃镜下活检时应根据病灶大小，选择活检数量，溃疡型病灶应在溃疡周边取病理组织，能明显提高活检准确率。超声胃镜检查在胃癌中的应用，能够区分早期胃癌和进展期胃癌，同时能观察胃区淋巴结情况，对胃癌的TNM分期有辅助诊断作用。

（三）其他物理检查

对有胃镜检查禁忌症和拒绝胃镜检查的患者，可行上消化道造影检查或腹部CT检查。上消化道造影可以发现胃内隆起性病变和溃疡型病变，表现为充盈缺损和龛影。也能够观察到胃内是否存在狭窄或梗阻等。但不能进行活组织检查。平扫CT检查能够观察胃壁的厚度，对隆起性病变和溃疡型病变有也一定的诊断价值，增强CT检查时是否存在强化则进一步提示是否为恶性病变。另外，PET-CT检查对病灶的定性和有无转移也有非常重要的参考价值。

该患者入院后进一步完善相关检查。

（一）实验室检查

完善相关血液检测：肿瘤标志物CEA 7.5ng/mL，CA242 282IU/mL。血常规：白细胞$10.2×10^9$/L、血红蛋白87g/L、红细胞$3.4×10^{12}$/L、血小板$144×10^9$/L。便常规：黑色稀便，隐血（＋），无脓细胞。

（二）影像学检查

1. 肝胆脾彩超检查 示未见异常。

2. 上消化道造影 胃体上段见黏膜中断，管腔狭窄，小弯侧见巨大龛影和钡斑（图3-3-1）。诊断：胃溃疡浸润性病变（考虑胃癌）。

3. 胃镜检查结果 胃底胃体小弯侧可见一处巨

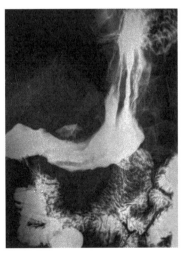

图3-3-1 上消化道造影

大溃疡浸润性病变，底凹凸不平，表面覆污秽苔，有出血，周围黏膜结节样隆起，触之质脆易出血（图3-3-2）。病理示腺癌，局部伴印戒细胞癌。

根据以上检查及检验结果该患确定诊断为：胃癌。

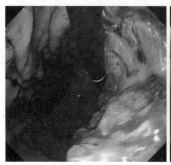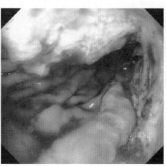

图3-3-2　胃镜检查

六、鉴别诊断

（一）胃溃疡

由于早期胃癌无特异性症状，常容易和胃溃疡相混淆，应加以鉴别，特别是青年人易被误诊。一般通过X线钡餐可区分，进一步做胃镜活检可明确诊断。

（二）胆石症

胆石症的疼痛位于右上腹并向背部放射，可伴发热，疼痛多与过饱、高脂餐有关。伴随黄疸的典型病例与胃癌不难鉴别，对不典型病例应进行B超或MRCP检查。

患者已明确诊断，下一步如何治疗？

七、治疗原则

（一）内镜治疗

早期胃癌通过内镜下治疗5年生存率可以达到90%以上，甚至能够达到治愈的效果。是否适合EMR（内镜下黏膜切除术）或ESD（内镜黏膜下剥离术）是由淋巴结转移风险、病灶的位置和大小决定的。

日本癌症协会推荐的EMR绝对适应证：直径＜2cm的分化型黏膜内癌（cT1a），内镜形态并不重要，但应该不伴溃疡。扩大适应证包括：①不伴溃疡，直径≥2cm的分化型黏膜内癌；②伴有溃疡，直径＜3cm的分化型黏膜内癌；③不伴溃疡，直径＜2cm的未分化型黏膜内癌。对于符合扩大适应证的病变，EMR不能完整切除的风险极高，选择ESD更为合适。出现脉管（血管、淋巴管）浸润的病例均不属于以上适应证。符合适应证且已经接受ESD的病变，若在原位复发黏膜内癌，可按扩大适应证处理。

（二）手术治疗

早期胃癌的可行胃部分切除术及区域淋巴结清扫。进展期胃癌根据病灶的大小及淋巴结转移情况选择根治性切除术、姑息性切除术或转流手术。根治性切除术包括根治性切除和扩大根治性切除。扩大根治性手术虽然能提高一定的疗效，但手术死亡率、术后并发症仍较根治术高。此术式不能取代根治术。如果胃癌已有腹膜或淋巴结广泛转移，而原发肿瘤可以切除，患者一般情况能耐受手术者，可以行姑息性胃切除术。转流手术适用于晚期胃癌不能手术切除，同时伴有消化道梗阻的患者。如幽门窦部癌合并幽门梗阻者可作结肠前或结肠后胃空肠吻合术。

（三）化疗

早期胃癌不伴有区域淋巴结转移的患者，术后无须化疗。术前化疗能够缩小病灶，有利于手术切除，提高治愈率。术后化疗主要是为了提高手术治疗的彻底性，消除隐匿癌灶，防止残存癌细胞复发转移，提高胃癌的治疗效果。但是术后化疗并非适用于所有的胃癌患者，对于体质差，免疫功能低下或者合并有严重疾病的患者，特别是老年患者应谨慎应用。常用的化疗药物包括氟尿嘧啶、奥沙利铂、紫杉醇和多西他赛等。

该患者选择手术治疗，行根治性切除手术，术后恢复良好，化疗6个月时间，化疗药物为顺铂联合氟尿嘧啶。

八、预后和随访

早期胃癌通过早诊断早治疗5年生存率达到90%以上。中晚期胃癌，无淋巴结转移和邻近脏器转移的患者，及时手术5年生存率能达到30%。总之，胃癌的预后与TNM分期关系较大，越早发现治疗效果越好。

该患者术后半年随访，无不适主诉，饮食正常，体重增长4kg。复查CEA，CA199，全腹部CT及胃镜均正常。

（邱文亮）

第二节　胃 淋 巴 瘤

病例介绍： 患者常某 男，40岁，2020年11月23日于住院处就诊。

主诉： 间断性上腹痛半年余。

现病史： 该患者半年前无明显诱因出现间断性上腹痛，呈隐痛，与进食无关，不伴有反酸、烧灼感，伴嗳气，上腹饱胀，服用奥美拉唑可缓解。6周前于我院查 ^{14}C 尿素呼气试验、胃镜及取病理，诊断为淋巴瘤，幽门螺旋杆菌感染，给予四联疗法后停药4周复查 ^{14}C 尿素呼气试验，幽门螺杆菌已转阴。今为求系统诊治来我院，门诊以"弥漫性非霍奇金淋巴瘤"收入院，病程中无发热，无皮肤出血点及淤斑，无鼻出血及牙龈出血，无骨关节疼痛，无咳嗽、咳痰，无呼吸困难，无腹痛腹泻，无尿频、尿急、尿痛。饮食大小便正常，体重无明显减轻，睡眠尚可。

既往史： 有头孢类药物过敏史。否认高血压、糖尿病、心脏病病史，否认肝炎、结核病史，否认外伤、手术史。

查体： 一般状态尚可，神志清楚。血压121/72mmHg，脉搏66次/分，呼吸20次/分，体温36.6℃，结膜无苍白，全身皮肤无出血点，皮肤、巩膜无黄染。颈部对称，气管居中；浅表淋巴结未触及肿大。胸廓对称无畸形，双肺呼吸音清，未闻及干湿啰音。心律齐，无病理性杂音及额外心音。无腹壁静脉曲张，腹式呼吸运动正常；触诊腹软，全腹无压痛及反跳痛，肌紧张（一），肝脾未触及，亦未触及腹部异常肿块，移动性浊音阴性。双下肢无水肿。

门诊检查： 胃镜：胃底体交界大弯可见一肿物突入胃腔，呈结节状，广基，直径1.8cm，与周围正常黏膜分界清楚，肿物表面不平，白苔。胃体大弯可见一个大小1.5cm×2.0cm的溃疡，基底平坦，溃疡边缘不整，有出血，溃疡周边隆起呈结节状环堤，周边黏膜皱襞中断（图3-3-3，图3-3-4）。

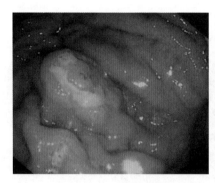 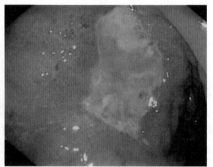

图3-3-3　胃淋巴瘤　　　　　　　　　图3-3-4　胃淋巴瘤

胃镜诊断意见： 胃淋巴瘤？

病理意见：（胃窦、胃体）非霍奇金弥漫大B细胞淋巴瘤，生发中心外活化B细胞表型；

免疫组化： CD20（＋），PAX5（＋），CD3（－），CD5（－），CD21（＋），CD10（－），Bcl6（－），mum1（＋），Bcl2（部分＋），cyclind1（－），c-myc＜10%，CK（－），CD56（－），Ki67约90%；ISH：EBER（－）。

入院初步诊断：弥漫性大 B 细胞淋巴瘤。

病例特点：

患者中年男性，间断性上腹不适半年余，初步诊断？进一步检查？如何治疗？

一、胃淋巴瘤的分型

胃淋巴瘤的分型见表3-3-1。

表 3-3-1　胃淋巴瘤分型

B细胞	T细胞和NK细胞
结外边缘带B细胞淋巴瘤（黏膜相关淋巴组织淋巴瘤）	成人T细胞淋巴瘤
套细胞淋巴瘤	肠病型T细胞淋巴瘤
伯基特淋巴瘤	鼻型NK/T细胞淋巴瘤
弥漫大B细胞淋巴瘤	血管免疫母T细胞淋巴瘤
滤泡性淋巴瘤	间变大细胞淋巴瘤
小淋巴细胞淋巴瘤	霍奇金淋巴瘤
淋巴浆细胞淋巴瘤	
浆细胞瘤	

二、胃淋巴瘤的病因

幽门螺杆菌是最常见的慢性感染之一，据估计，全球50%的人口曾经或正在感染这种细菌。高达90%的胃黏膜相关淋巴组织淋巴瘤患者存在幽门螺杆菌感染。未治疗的幽门螺旋杆菌会导致胃黏膜的慢性炎症和T细胞、B细胞的增殖。胃黏膜通常无淋巴组织，但在长期炎症反应中可发展为黏膜相关淋巴组织。这种异常组织可导致恶性转化，俗称胃黏膜相关淋巴组织淋巴瘤。在大多数情况下，淋巴组织随着幽门螺杆菌的根除而消失。对根除幽门螺杆菌无效的患者更有可能包含基因突变。最常见的为T细胞淋巴瘤。

三、流行病学

胃淋巴瘤是一种罕见的疾病，但发病率正在上升。它占结外淋巴瘤的40%，但仅占胃肿瘤的3%~5%。胃淋巴瘤的风险随着年龄的增长而增加。40岁以后发病率显著增加，60岁时发病率最高。男性发生原发性胃淋巴瘤的可能性是女性的2~3倍。

四、临床表现

胃淋巴瘤的表现症状差异很大。患者通常表现为腹痛、早期饱腹、恶心、呕吐和消化不良。患者可能会出现B细胞淋巴瘤的症状（发热、盗汗和体重减轻），但这些症状并不常见。患者可表现为消化道出血，包括隐匿性出血导致缺铁性贫血或以呕血、便血或黑便为表现的急性失血。胃淋巴瘤的梗阻及穿孔是罕见的表现。体格检查通常无阳性体征，但也可能包括上腹压痛、可触及的腹部肿块和肿大的淋巴结。

患者常某诊断过程

入院后的辅助检查：

一、实验室检查

Hp阳性，CEA、CA199、CA125、AFP均正常。

二、PET-CT诊断意见

1. 胃窦幽门处伴有局限性糖代谢摄取增高。

2. 下腔静脉周围淋巴结伴有糖代谢摄取增高。

3. 右心房近上腔静脉起始处局限性糖代谢摄取增高。

综合1～3所述及患者自带病理资料，考虑淋巴瘤可能。

4. 部分肠道弥漫性糖代谢摄取增高，考虑生理性摄取。

5. 双侧腭扁桃体对称性糖代谢摄取增高，考虑生理性摄取或炎性改变。

6. 左肺上叶条索及右肺下叶钙化灶，均未伴有糖代谢摄取增高，考虑陈旧性病变。

7. 副脾。

8. 前列腺钙化灶。

9. 脊柱退行性改变。

影像结果见图3-3-5和图3-3-6。

三、骨穿结果

（一）骨髓片

1. 取材、涂片、染色良好，小粒（＋），油滴（＋）。

2. 骨髓增生明显活跃，G＝53.5%、E＝32.5%、G/E＝1.65/1。

3. 粒系统：细胞比例大致正常，部分中性粒细胞胞浆颗粒多、粗大。

4. 红系统：细胞比例增高，可见少量巨幼红细胞。

5. 淋巴细胞比例降低。

6. 全片共见58个巨核细胞，可见成堆的血小板。

7. 未见瘤细胞及寄生虫。

（二）血片

1. 白细胞数正常。

2. 中性粒细胞比例增高。

3. 淋巴细胞比例大致正常。

4. 可见成堆的血小板。

检验诊断： 骨髓红系增生，部分粒细胞感染性改变。

确定诊断： 淋巴瘤（初治，化疗）弥漫大B细胞淋巴瘤Ⅲ期A组。

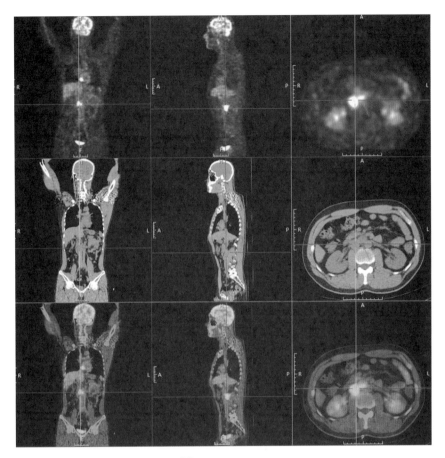

图 3-3-5 PET-CT

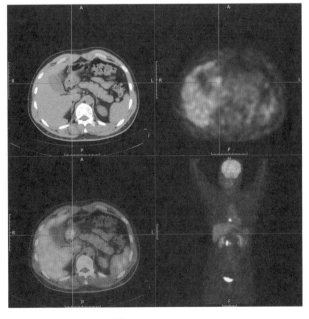

图 3-3-6 PET-CT

治疗：R-CHOP方案，包括靶向药物利妥昔单抗，阿霉素、环磷酰胺，长春新碱、泼尼松。患者目前已经历4次化疗，仍在随访，计划在接受治疗6个月后复查胃镜及病理检查。

五、诊断

胃淋巴瘤最常见于胃窦，诊断的金标准是内镜活检，由训练有素的病理学家进行组织分析和免疫组化检测。胃镜下，胃淋巴瘤可表现为溃疡、肿物，也可表现为溃疡和肿物的组合，分布于不同阶段的多个部位。一旦确诊，胸部、腹部和骨盆的对比CT扫描将有助于分期。超声内镜常用于评估病变侵犯的深度、受累胃周淋巴结和疾病分期，但诊断时并不需要。诊断幽门螺旋杆菌感染是诊断胃淋巴瘤的重要组成部分，因为它存在于高达90%的病例中，根除是治疗的重要部分。对幽门螺杆菌检测有非侵入性和侵入性检测，患者在确定未感染之前应该有2次阴性检测结果。PET-CT扫描已被用于在某些情况下定位活检区域，但不是诊断所必需的。原发性胃非霍奇金淋巴瘤不需要骨髓活检。流式细胞术全血计数、肾功能、肝功能、蛋白电泳、血清乳酸脱氢酶、β-2微球蛋白、肝炎病毒血清学、HIV血清学是诊断为胃淋巴瘤初期必要的实验室检查。

六、鉴别诊断

（一）消化性溃疡

典型症状为规律性上腹痛，性质可有钝痛、灼痛、胀痛、剧痛、饥饿样不适，有周期性和季节性，抑酸药可缓解。胃镜及病理可鉴别。

（二）胆囊炎

右上腹或上腹部疼痛，通常持续数小时，因高脂饮食而加重，并伴有后背放射痛，恶心和呕吐。胆囊炎引起发热、心动过速、墨菲征阳性、白细胞增多和肝功能异常。超声及CT改变有助于进一步鉴别。

（三）胰腺炎

上腹或左上腹疼痛，更持久和严重，仰卧位时更严重，患者通常有酒精中毒史或胆结石。血清淀粉酶和脂肪酶升高。CT可见胰腺增粗，周边毛糙，有渗出。

（四）胃炎

胃黏膜的炎症过程由免疫介导或感染原因，表现为上腹部疼痛和恶心。

（五）胃食管反流病

患者通常描述在上腹部和胸骨后下部有烧灼感，有间歇性的食物反流、反酸。

七、并发症

随着疾病的进展，与胃MALT淋巴瘤相关的不良事件增加。仅该病的并发症包括胃肠道出血、穿孔和幽门梗阻。侵犯周围器官如肝胆系统和胰腺可导致多种并发症，包括胆道梗阻、感染和胰腺炎。放疗总是有出现并发症的风险，随剂量的增加而增加，包括粘连、瘢痕、胰腺炎和其他各种由炎症和瘢痕引起的并发症。利妥昔单抗的免疫治疗有乙型肝炎再活动的风险，导致急性肝衰竭，在极端情况下甚至死亡。在使用利妥昔单抗前应检查HBV血清学指标或病毒载量、肝脏功能。手术并发症包括出血、幽门梗阻、吻合口瘘、粘连、瘘管和感染。

八、治疗

一旦确诊胃MALT淋巴瘤，患者应根据目前的指南、患者之前的抗生素暴露和当地的抗生素图谱进行幽门螺杆菌根除治疗。治疗结束后6周，应进行无创幽门螺杆菌检测，以确认根除，可采用尿素呼气试验或粪便抗原试验。尤为重要的是即使患者在根除治疗前通过2种不同形式的测试确诊为幽门螺杆菌阴性，仍应根据幽门螺杆菌治疗指南使用2周的抗生素、质子泵抑制剂和铋剂治疗。无论在诊断时是否有细菌存在，75%的胃MALT淋巴瘤已被证明对根除幽门螺杆菌治疗有反应。

对于低级别胃MALT淋巴瘤（Laguna期Ⅰ-ⅡE）患者（表3-3-2），应在幽门螺杆菌根除后3～6个月进行胃镜检查。在内镜检查中，应对每个标本进行组织学评估。如果连续2次内镜检查的活检标本中弥漫性淋巴浸润和淋巴上皮病变完全消失，则可确定完全缓解或完全组织学缓解。值得注意的是，在幽门螺杆菌根除后，组织学缓解的证据可能需要1～14个月才能显现。如果一位有经验的病理学家确定患者完全缓解，完全的组织学缓解，或仅剩微小残留的病灶，患者应在前2年内每6个月接受1次胃镜检查和活检。2年后，患者可以每12～18个月进行一次胃镜检查和活检。

表3-3-2　Laguna消化道淋巴瘤分期

分期	肿瘤侵犯范围
Ⅰ	肿瘤局限于消化管，浆膜浸润（－）单发、多发
Ⅱ	从原发灶向腹腔进展淋巴结受侵
Ⅱ1	局灶性（胃周和肠周淋巴结）
Ⅱ2	远隔性（腹主动脉、下腔静脉周围、盆腔内或肠系膜淋巴结）

续表

分期	肿瘤侵犯范围
ⅡE	穿透性；淋巴结与周围脏器均受侵，则记载ⅡlE；穿孔和合并腹膜炎浆膜侵及周围脏器或组织，将受侵脏器记载为ⅡE（胰、大肠、腹后壁）
Ⅳ	淋巴结以外的浸润、扩散消化管病变同时有超越膈肌淋巴结浸润

如果低级别淋巴瘤的患者在根除幽门螺杆菌治疗后病灶部分缓解或有残留病灶，应随访，每3~6个月对患者进行胃镜检查和活检。如果低级别MALT淋巴瘤的患者在根除幽门螺杆菌后，没有改变，可以选择每3~6个月进行1次胃镜检查并活检，或者可以选择进行局部放疗或化疗和（或）利妥昔单抗治疗。

无症状的高级别胃MALT淋巴瘤（Laguna Ⅳ期）患者可根据患者的偏好选择观察或更积极的策略。在幽门螺杆菌根除后，每6个月进行1次上消化道内窥镜检查和腹部影像学检查（超声或CT）。幽门螺杆菌单独治疗可使少数高级别胃MALT淋巴瘤的患者病情得到缓解。

有症状的高级别胃MALT淋巴瘤患者，如果病情进展明显，病变体积庞大，应选择更积极的治疗方法，可以开始放射、化疗和（或）使用利妥昔单抗进行免疫治疗，但必须在根除幽门螺杆菌治疗后进行。

对于不能耐受内镜治疗的急性出血患者，以及穿孔或梗阻的患者，应采取手术治疗。医生应该告知患者，在胃MALT淋巴瘤中，放疗缓解率高于化疗和（或）免疫治疗，一些研究报告显示放疗的组织学完全缓解率为95%。在选择治疗方案之前应告知患者：利妥昔单抗的免疫治疗增加了乙型肝炎再活化的风险。在使用利妥昔单抗之前，应完成HIV感染、乙型肝炎和丙型肝炎的筛查。

九、预后

胃淋巴瘤的治疗已经取得了很大进步，成为可治愈的肿瘤之一。Ⅰ/Ⅱ期患者5年生存率在90%以上。高龄、Ⅳ期、需要卧床或生活需要别人照顾是胃淋巴瘤预后不良的指数。

（周一楠）

第四章 其 他

第一节 胃 扭 转

病例介绍：患者杜某，女，42岁，于2020年10月12入院。

主诉：上腹胀痛3天。

现病史：患者诉于3天前暴饮暴食及运动后突发上腹胀痛，阵发性加重，无后背放射通，进食后疼痛加重。伴有恶心、呕吐，反酸烧灼感，偶有呃逆。病程中进食差，无发热，无消瘦，排便正常。

既往史：健康。

查体：上腹部饱满，无压痛、反跳痛及肌紧张，肝脾未及，肠鸣音4次/分。

自带检查：血常规：白细胞6.2×10^9/L，中性粒细胞百分比76%，血红蛋白120g/L。肝胆胰脾彩超：未见异常。

初步诊断：急性胃炎？幽门梗阻？胃扭转？

胃扭转（gastric volvulus，GV）是因为胃正常的固定机制障碍或邻近器官病变导致胃移位，使胃本身沿不同轴向发生全胃或部分胃异常扭转致形态发生变换。胃扭转分为急性和慢性，急性病情严重，进展迅速，可出现严重并发症，如胃溃疡、坏死、穿孔；慢性症状不典型，不易发现，常延误治疗。

一、分类

（一）按旋转方位分

1. 沿长轴扭转，又称器官轴型，即以贲门与幽门之连线为轴，向上翻转。此型发病急骤，呈闭襻型梗阻，胃膨胀迅速。

2. 左右扭转，又称肠系膜轴型，以胃之大小弯的中点连线为轴，向左或向右扭转，呈慢性或间歇性，梗阻症状不明显。

3. 混合轴型，兼有上述两型不同程度的扭转。

3种类型中以器官轴型扭转常见，网膜轴型次之，混合型少见。

（二）按扭转范围分

1. 完全扭转，除附于横膈部分外，整个胃向前向上扭转，大弯在上，位于肝与横膈之间，胃之后壁向前。
2. 部分扭转，多属胃之远端，部分向前或向后扭转。

（三）按扭转过程分

1. 急性扭转，发作急剧，症状严重。
2. 慢性扭转，表现为持续性或复发性，易误认为胃溃疡或食管裂孔疝。

二、病因和发病机制

（一）先天性畸形

新生儿胃扭转是一种先天性畸形，可能与小肠旋转不良有关，使脾胃韧带或胃结肠韧带松弛而致胃固定不良。多数可随婴儿生长发育而自行矫正。

（二）解剖学因素

胃的正常位置主要依靠食管下端和幽门部的固定，肝胃韧带和胃结肠韧带、脾胃韧带也对胃大、小弯起了一定的固定作用。较大的食管裂孔疝、膈疝、膈膨出以及十二指肠降段外侧腹膜过度松弛，使食管裂孔处的食管下端和幽门部不易固定。此外，胃下垂和胃大、小弯侧的韧带松弛或过长等，均是胃扭转发病的解剖学因素。

（三）其他

急性胃扩张、急性结肠胀气、暴饮暴食、剧烈呕吐和胃的逆蠕动等可以成为胃的位置突然改变的动力，故常是促发急性型胃扭转的诱因。胃周围的炎症和粘连可牵扯胃壁而使其固定于不正常位置而出现扭转，这些病变常是促发慢性型胃扭转的诱因。

三、流行病学

胃扭转由 Berti 于 1866 年最早在尸检中发现。Berg 于 1897 年首先为此病施行外科手术。胃扭转可见于任何年龄，男女比例相近，发病高峰在 40~60 岁。先天性胃扭转发病年龄 0~5 岁，其中 15% 病例在出生后即可被诊断。胃扭转常与食管裂孔疝同时存在，膈疝被认为是胃扭转的病因。

四、临床表现

本病可发生于任何年龄，但多见于40～60岁之间，性别无显著差异。临床表现可分为急性与慢性两类。

（一）急性胃扭转

起病突然，发展迅速，临床表现为剧烈腹痛。膈下型胃扭转患者上腹部显著膨胀而下腹部保持平坦和柔软；膈上型胃扭转患者出现胸部症状而上腹部可以是正常的。很少出现呕血，若有呕血往往提示黏膜缺血或食管损伤。

1904年Brochardt描述了急性胃扭转特征性的Brochardt三联征：

1. 早期呕吐，随后为难以消除的干呕，很少或无呕吐物。

2. 突然发生的严重而短暂的胸部或上腹部疼痛。

3. 胃内难以插入胃管。

（二）慢性胃扭转

慢性胃扭转比较常见，往往表现为非特异性症状。出现轻微持续性或间歇性腹痛，症状轻重不一，伴有上腹胀、恶心、呕吐、呃逆、腹部灼热感，易误诊为消化性溃疡。患者多诉进餐时或食后不久出现症状。病程短者数周，长者数年。

（三）并发症

胃扭转可引起胃血管绞窄，胃溃疡、穿孔、出血、胰腺坏死，网膜撕裂等并发症，病情严重，进展迅速，如不及时有效处理，病死率较高。

患者做消化道造影结果：胃大弯翻转向上，胃小弯翻转向下，诊断考虑胃扭转（图3-4-1）。

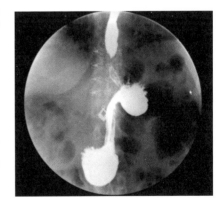

图3-4-1 消化道造影

五、辅助检查

（一）X线检查

立位胸腹平片常可见两个气液平面，一个位于左半膈之下的近端胃，另一个位于心后纵隔的远端胃内，如出现膈下游离气体则提示并发胃穿孔。

钡剂造影检查时据其类型不同表现各异：

1. 器官轴型扭转 贲门部下降，食管腹段延长，胃远端位置升高，甚至两者在同一水平，胃大弯向右上翻转成突起的弧形，并向右下方延伸与十二指肠球部及降段相连，胃小弯向下，因而凹面向下，黏膜相可见黏膜皱襞呈螺旋状。

2. 网膜轴型扭转　若扭转角度较大时，胃可绕成环形、胃底移向右下，胃窦移至左上，胃窦和十二指肠近端与胃体部交叉，甚至越过胃体居于左侧。若顺时针扭转，胃窦位于胃体之后，若逆时针扭转则胃窦位于胃体之前。

（二）内镜检查

内镜检查在胃扭转的诊断中有难度，镜身难以进入幽门，失败率较高。胃镜达贲门口时可见到齿状线有扭曲现象，贲门处有点状出血、水肿，进镜可有阻力，经过贲门后镜身盘旋滞留于胃底或胃体腔，并见远端黏膜皱襞呈螺旋或折叠状，镜头端难以通过胃窦。部分患者可发现食管炎、肿瘤或溃疡等继发性病变。

（三）CT检查

CT有助于判断胃扭转的性质、位置、涉及的腹腔器官。其最敏感的直接征象是胃窦幽门移行点在移行区无任何异常，而胃窦位置过高或与胃底同一水平，这两个征象的特异度和灵敏度都很高。

六、诊断

当患者出现上述临床症状怀疑发生胃扭转时，结合X线上消化道造影检查等影像学检查结果往往能做出明确诊断。慢性胃扭转症状较轻，间歇发作且无特异性，临床诊断较困难。

病例特点：中年女性，平素体健，腹胀1周，结合消化道造影检查后确诊。

确定诊断：胃扭转。

七、鉴别诊断

（一）急性胃扭转

与消化性溃疡急性穿孔、急性胰腺炎、急性肠梗阻等急腹症症状相似，通过实验室、影像学检查结合相关病史，不难鉴别。此外还需和下列疾病相鉴别：

1. 急性胃扩张　本病腹痛不严重，而以上腹胀为主，有恶心及频繁无力的呕吐，呕吐物含有胆汁，呕吐量大；可插入胃管并抽出大量的气体及液体。患者常有脱水及碱中毒征象。

2. 心肌梗死　多发生于老年患者。患者有冠心病病史，发作前有胸闷、心悸、心绞痛等先兆症状，结合特征性的心电图表现、心肌酶升高可与胃扭转相鉴别。

（二）慢性胃扭转

主要表现为非特异性上消化道症状，需与消化道常见疾病如胃食管反流病、消化性溃疡、食管癌等疾病相鉴别。

1. 食管裂孔疝 此病多发生于饭后1h内，主要症状为胸骨后灼痛或烧灼感，伴有嗳气或呃逆。可产生压迫症状如气急、心悸、咳嗽等。但有时可合并有疝胃扭转，X线钡剂造影检查有助于鉴别。

2. 胃癌 上腹部疼痛较轻，腹部肿块多在上腹偏右近幽门处，呈结节状。通过X线征象或内镜检查可与胃扭转鉴别。

（三）幽门梗阻

多有消化性溃疡病史，可呕吐宿食，呕吐物量较多，X线检查发现幽门梗阻，内镜检查可见溃疡及幽门梗阻。

（四）慢性胆囊炎

非急性发作时，患者表现为上腹部隐痛及消化不良症状，疼痛向右肩部放射，多为油腻食物诱发，多无恶心及干呕。可顺利插入胃管。胆囊造影及腹部B超可有阳性发现。

八、治疗

（一）急性胃扭转

属于外科急腹症，虽发病率低，但危及生命。对于老年患者先采取保守治疗，放置鼻胃管行胃肠减压，进行充分的液体复苏，密切监测病情。病情允许应及时行外科手术治疗。

手术治疗的目的是复位、固定、消除诱因和预防复发，防止急性并发症引起的生命危险。根据患者病情的严重程度和手术条件，选择不同的手术方式，有膈疝存在当予修补，幽门梗阻应予解除，间位结肠可将胃结肠韧带完全离断，然后将胃固定。

（二）慢性胃扭转

慢性胃扭转常间断性发作，症状不明显，多选用内科保守治疗和内镜下复位治疗，必要时也可采用外科手术治疗。

内镜复位治疗：缓慢置入胃镜，向胃腔内注入大量气体，根据胃皱襞寻找胃腔走向，通过镜身牵拉或旋转帮助复位，在体外对患者腹部进行按摩，如患者胃部扩大或胃镜出现振动感，将胃镜撤出至贲门处，观察其胃腔形态，如胃腔形态恢复正常，即复位成功。如复位失败，则将胃腔内气体吸出，再行二次进镜。

患者胃镜下复位后症状缓解出院，2周后复查消化道造影未见异常。

九、预后

先天性胃扭转通过保守治疗以及伴随着新生儿的生长，胃扭转情况会愈渐缓解，预后也较好。急性胃扭转患者如果合并其他并发症等则预后较差，但由于快速准确诊断和治疗方法的改进，急性胃扭转的病死率已降至16%以下。慢性胃扭转患者经过及时得当的治疗一般预后较好，病死率0～13%。

（侯佳滨）

第二节 急性胃扩张

病例介绍：患者刘某，男，60岁，于2020年10月12入院。

主诉：腹胀伴恶心呕吐2天。

现病史：患者诉于2天前暴饮暴食后出现腹胀，上腹部及脐周隐痛，伴有恶心、呕吐，呕吐物为胃内容物，呕吐后腹痛减轻不明显。病程中排气排便减少，尿量减少，24h约400mL。

既往史：糖尿病病史3年，胰岛素治疗，平时血糖控制在8～11mmol/L。

查体：结膜略苍白。腹部饱满，可见胃型；上腹部压痛（＋），无反跳痛及肌紧张，肝脾未触及；胃区振水音（＋）；肠鸣音减弱，2次/分。

自带门诊检查：血常规：白细胞$14×10^9$/L，中性粒细胞百分比96%，血红蛋白136g/L；K^+ 2.8mmol/L，Na^+ 122mmol/L；指尖血糖9.8mmol/L。

印象诊断：急性胃扩张？肠梗阻？糖尿病酮症酸中毒？

病情分析：患者有基础糖尿病病史，出现持续呕吐，首先考虑是否存在糖尿病酮症酸中毒，完善血糖，CO_2结合力及尿常规检测，排除糖尿病酮症酸中毒；完善腹部立位平片后见胃内宽大气液平面，结合患者发病前有暴饮暴食经历，考虑初步诊断：急性胃扩张。

急性胃扩张（acute gastric dilatation，AGD）是指由于胃壁的肌肉张力降低或者麻痹，短时间内胃及十二指肠内有大量内容物不能排出，而发生胃及十二指肠极度扩张的一种临床综合征。因内容物在胃及十二指肠潴留，导致反复呕吐，而出现水电解质紊乱，甚至导致胃壁缺血坏死、穿孔、休克和死亡。

一、病因及发病机制

急性胃扩张的发病原因可分为两大类：

（一）机械性梗阻

解剖学角度上，十二指肠横行部被夹在腹主动脉及肠系膜上动脉之间。腹主动脉与肠系膜上动脉形成一个锐角。夹在其中的十二指肠又因十二指肠韧带（Treitz 韧带）将十二指肠空肠曲固定，使其不易活动。因此当有某些因素，如石膏背心使脊柱前凸、腹部肿物，可促使对十二指肠横行部的压迫加剧，以致发生机械梗阻。当十二指肠、幽门附近存在炎症、肿瘤、狭窄，亦可引起梗阻，而发生急性胃扩张。

（二）胃及肠壁神经肌肉的麻痹

神经功能紊乱，胃及肠壁的肌肉麻痹为起病的主要因素。麻痹的原因可由于内脏神经受损、腹部手术牵扯、腹膜后引流物的刺激、中枢神经的损伤、细菌毒素、尿毒症、麻醉等因素所致。大量进食可使胃壁肌肉突然受到过度的牵引而发生反射性麻痹，当胃过度扩张后，将小肠向下推移，使肠系膜上动脉对十二指肠产生机械性压迫。当胃及十二指肠麻痹后，上消化道分泌的液体如胃液、胆汁、胰液及十二指肠液，积存在胃及十二指肠内，再加上吞咽及发酵所产生的气体，可使胃及十二指肠进一步扩张而形成恶性循环。

二、病理

各种原因导致胃腔明显扩张后，与食管的角度发生改变，使胃内容物包括气体难以经食管排出。胃及十二指肠呈高度扩张状态，胃壁菲薄，黏膜炎性水肿，胃表面血管扩张、充血，胃壁各层可有出血，部分血管可有血栓形成。胃壁受压引起血液循环障碍，缺血可发生胃壁坏死，进一步导致胃壁穿孔、急性腹膜炎。此外多数患者可出现十二指肠横行部受压现象。

三、流行病学

本病最早于1833年由 Duplay 首次报道，以后报道逐渐增加。本病多于手术后发生，自从术后广泛应用胃肠减压以来，此并发症明显减少，亦可因暴饮暴食所致。儿童及成年人均可发病，男性多见。

四、临床表现

（一）症状

常见的早期表现为上腹饱胀、上腹或脐部疼痛，一般为持续性胀痛，大多不剧烈，可有阵发性加重，蔓延至全腹，如胃壁穿孔则出现剧烈腹痛。继之则出现呃逆、恶心、呕吐，并且逐渐加重。呕吐开始时，每次仅吐1～2口，吐物为胃内容物，量不多。后发作频繁，表现为不自主及物理的非喷射性呕吐，胃高度扩张，胃内容物自口中溢出。吐物常为棕褐色酸性液体，隐血试验阳性。虽多次呕吐但腹胀不减。发病早期可有少量的排气及排便，但后期大部分患者排便停止，因失水及电解质丢失，患者自觉口渴、精神萎靡，呼吸急促，严重者出现嗜睡、半昏迷状态甚至休克。

（二）体征

患者呈脱水貌，腹部检查可见上腹部高度膨胀，左上腹和中腹较明显。部分患者可出现急性胃扩张特有的"巨胃窦症"，即在患者脐右偏上处出现局限性包块，外观隆起，处之光滑而有弹性，轻压痛，其右下界边缘较清楚。因胃失去蠕动功能，很少看见蠕动波。上腹部可引出振水音，肠鸣音多减弱甚至消失。腹壁一般较柔软，仅有轻度肌紧张及压痛，反跳痛不明显。胃底上移，胃泡鼓音区扩大，左下胸部及上腹部叩诊呈鼓音。

如在病程中出现剧烈腹痛，全身情况迅速恶化，全腹压痛及反跳痛明显，移动性浊音阳性，则表明已发生胃穿孔。

患者腹部CT、腹部立位平片可见宽大气液平面，考虑诊断胃扩张（图3-4-2，图3-4-3）。

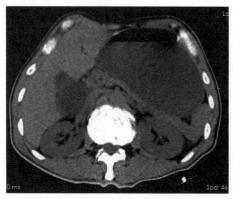 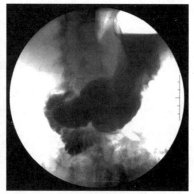

图3-4-2　胃扩张CT　　　　　　　　图3-4-3　胃扩张造影

五、辅助检查

（一）实验室检查

血常规检测示白细胞总数常不高，胃穿孔后白细胞总数和中性粒细胞可明显增多并核左移，在明显失水后因血液浓缩血红蛋白升高，红细胞亦升高。因失水、休克使肾脏缺血，而出现尿少、蛋白尿、管型。血尿素氮增加。尿常规示尿比重增高，可出现蛋白和管型。大量液体积在胃及十二指肠内，以及频繁的呕吐，致使大量钾、钠及氯离子丢失，而发生低钾、低钠及低氯血症和碱中毒，二氧化碳结合力升高。

（二）X线检查

腹部立位平片，可见一个大的胃泡，并有一宽大的气液平面，胃阴影明显扩大，服小量钡剂后，可迅速降到胃的最低处，发现扩大的胃轮廓充满腹腔，胃排空迟缓甚至完全潴留。因胃扩大而使左横膈上升。部分患者同时有小肠麻痹和十二指肠梗阻。如果合并胃壁坏死或穿孔，则膈下有积气征。

（三）腹部B检查

B超检查可见胃高度扩张，胃壁变薄，胃内若有大量液体潴留或食物残渣，B超检查很容易测出其量的多少和体表的投影。若胃内为大量气体，其界限不易与肠胀气区分。

六、诊断

手术或饱餐后突然出现急性胃扩张的症状和体征，上腹胀痛，呕吐物为棕褐色液体，并发现上腹部胀满、振水音，应考虑本病的可能性。如下胃管吸出大量咖啡样液体，结合腹部X线检查看到巨大胃泡和液平面即可提示此诊断。

病例特点：

中年男性，发病前暴饮暴食。

腹胀伴恶心、呕吐2天。

查体： 腹部饱满，上腹部压痛（＋），无反跳痛及肌紧张，肝脾未及，胃区振水音（＋），肠鸣音减弱，2次/分。

CT及X线检查结果支持胃扩张。

确定诊断： 急性胃扩张。

七、鉴别诊断

（一）弥漫性腹膜炎

腹部可膨隆，但胃肠减压后并不消失，有压痛、反跳痛、板状腹的腹膜炎体征及移动性浊音，发热，血白细胞明显升高。但在急性胃扩张的患者亦可发生胃穿孔引起急性腹膜炎，应注意鉴别。

（二）机械性肠梗阻

常急性发作腹部绞痛，肠鸣音高亢呈金属撞击音，腹胀早期不显著，呕吐物为肠内容。X线立位腹平片可见扩张的呈梯形的液气平面。胃管吸出胃内容后症状不缓解，可与急性胃扩张鉴别。

（三）急性胃炎

急性胃扩张如发生于饱餐之后，因有频繁的呕吐及上腹痛，而与急性胃炎有相似之处。但急性胃炎腹胀不显著，呕吐后腹痛减轻而与急性胃扩张不同。

（四）幽门梗阻

患者常有慢性消化性溃疡病史，症状多呈渐进性加重，呕吐物常为隔日酸酵食物，可见胃蠕动波。X线检查可发现溃疡征象，并见钡剂通过幽门受阻。胃镜检查可发现溃疡，且内镜不能通过梗阻部位。

（五）胃扭转

急性胃扭转患者上腹部呈球状膨胀，而脐下平坦，腹痛较剧烈，背部及下胸部有牵拉感，剧烈干呕而无呕吐物。X线透视或腹部B超可见胃显著扩张，胃镜不能顺利插入胃窦，可见胃大弯、胃小弯的位置颠倒。

八、治疗

（一）内科治疗

在急性胃扩张的患者，如无严重的并发症，首先采用内科治疗，方法有：

1. 禁食水，胃肠减压术为重要的治疗措施，因为只有将胃内容清除干净，才能纠正由于急性胃扩张引起的一系列病理生理变化。因胃内有大量的食物存留，需先用胃管将胃内容彻底清洗干净，然后改换胃肠减压管持续减压。症状缓解后，需经过3～5天可试进流质饮食。

2. 纠正失水、电解质及酸碱平衡失调。

3. 如有休克时，亦应及时进行抗休克治疗。

（二）外科治疗

有下列情况时，常需外科手术治疗：

1. 在饱餐后发生极度胃扩张，胃内容无法吸出时。

2. 用内科治疗8～12h效果不显著时。

3. 有十二指肠机械性梗阻因素存在者。

4. 合并有胃穿孔、大量胃出血者。

5. 胃功能长期不能恢复，稍进食胃即扩张贮留，静脉长期输液营养难以维持者。

手术方法一般先作胃切开术，彻底清除胃内容，然后缝合胃壁，术后继续减压及其他内科治疗。如胃壁已有坏死或穿孔，在清除胃内容物后，可将坏死部分的胃壁作内翻缝合。胃壁坏死广泛不能作内翻缝合时，可考虑作胃部分切除术。虽然减压但胃功能仍长期不恢复，而无法进食时，可做空肠造瘘术以维持营养。

患者入院后给予禁食水，胃肠减压治疗，胃管内24h内引流出约3000mL潴留液，患者腹部症状和体征明显缓解，同时给予患者补液，纠正离子紊乱，调整血糖等对症治疗。3天后患者生命体征平稳，临床症状缓解，逐渐进食后出院。

九、预后

急性胃扩张是内科急症，若治疗不及时，伴有休克、胃穿孔等严重并发症者，预后较差，病死率可高达60%。在腹部大手术后，采用胃肠减压以防止其发生，为一重要的措施。在长期疲劳及饥饿之后，应少量多次进餐，逐渐适应，避免暴饮暴食对预防急性胃扩张亦很重要。

（侯佳滨）

第三节 胃石症

病例介绍：患者方某，女，55岁，2021年2月12入院。

主诉：上腹痛3天，黑便1天。

现病史：患者诉于3天前进食山楂后出现上腹痛，持续胀痛，进食后加重。1天前排黑便3次，共约200g。伴头晕出汗，病程中无反酸烧灼感，无恶心呕吐，无发热。平素饮食、睡眠可，体重无明显变化。

既往史：健康。

查体：结膜略苍白。腹部平软，上腹部压痛（＋），无反跳痛，肝脾未及，肠鸣音3次/分。

辅助检查：血常规：白细胞$9.7 \times 10^9/L$，血红蛋白96g/L。

初步诊断：上消化道出血；胃石症？消化性溃疡？胃癌？

病例特点：

1. 中年女性，发病前进食生山楂。

2. 持续上腹胀痛伴黑便。

3. 结膜略苍白，上腹部压痛（＋）。

4. 血红蛋白96g/L。

印象诊断：胃石症并胃溃疡出血。

胃石症（gastric bezoar）形成原因多种多样，主要是由于进食不能消化的物质在胃内聚集存留形成团块状凝固物或硬块，不能从胃内排出。根据其成分不同又可分为植物性胃石，毛发性胃石，因长期服用钙剂、碳酸镁及中药丸等所发生的药物性胃石和混合性胃石。多数患者表现为腹痛、腹胀、上腹部不适等非特异性症状。胃镜检查即可确诊。通过药物和胃镜取石的方法大多可以治愈，少数需要外科手术治疗。发病率逐年增加。

一、分类

胃石形成是多种因素相互作用的结果，根据摄入物质不同主要分为植物性、毛发性、药物性和混合性。

（一）植物性胃石

是最常见的一种胃石，通常因为摄入不能消化的食物引起，如山楂、柿子、黑枣、芹菜、葡萄等。其内的植物纤维、木质素和鞣酸等物质与胃酸相互作用聚集形成胃石。空腹、大量进食，或进食上述食物后饮酒均可促进胃石形成。

（二）毛发性胃石

也称毛胃石，多呈J字形或U字形，也可呈肾形或腊肠状，是由于进食大量毛发、毛制品、线绳等物质在胃内缠绕、沉积而形成，同时附着不能被消化的脂肪、食物残渣、脱落的上皮组织等。大者可占满全胃，其表面粗糙不平附有黏液并有腐败恶臭。多发生于儿童、青少年和精神疾病、异食癖患者。

（三）药物性胃石

药物性胃石是由于长期服用钙、铋等无机化学药物、中药丸、钡剂等在胃内沉淀而形成。与患者自身情况、服药方式、药物因素（如药物剂型）等有关。

（四）混合性胃石

多为水果、植物纤维、毛发、药物等多种物质混合作用形成。胃石在胃内网罗食物残渣、胃黏膜等成分，长期在胃内潴留可伴细菌滋生及发酵，产生腐臭味，诱发感染。

二、病因

胃石的形成与饮食习惯、摄入食物、易患人群、服用药物、疾病、精神心理因素等多方面因素相关。如进食过程中咀嚼障碍，食物未被充分研磨而大块吞下，增加胃的消化难度；空腹、大量进食山楂、柿子，进食后饮酒、饮热茶或食用高蛋白物质均易增加胃石症发生风险。胃石的形成和易患人群的机体状态有关，如长期水分摄入不足、脱水、电解质紊乱、肾脏疾病是胃石发生的高危因素。此外，胃石症与解剖结构异常（幽门狭窄或梗阻、胃憩室等）、胃动力不足及排空延迟（如各种原因所致胃轻瘫）、胃酸分泌减少或缺乏等疾病相关。患有精神疾病、异食癖的患者经常吞食一些异物导致胃石形成，如金属、塑料、毛发、手纸等。

三、发病机制

柿子中含有强收敛性的鞣质，未成熟或发涩的柿子中其含量可高达25%。此外还含有树胶、果胶、红靴质等物质。鞣质在胃酸的作用下，能与食物中的蛋白质结合成分子量较大但又不易溶于水的鞣酸蛋白，再结合形成不能被消化的植物纤维和黏稠的凝聚物，沉淀在胃内。而鞣酸蛋白、树胶及果胶，把柿皮、柿核、植物纤维粘合在一起，在胃内可迅速形成胃石，若胃酸较高则更易促使胃石形成。和其他胃石相比，柿石更坚硬，药物不易将其溶解，多需内镜或手术方式将其取出。

四、流行病学

胃石症发病率较低，在柿子和黑枣的盛产地区如东北、华北、山东一带发病率较高，好发于秋冬季节。胃柿石于1854年首先由Quin报告，男性多见，发病年龄多在20～40岁。毛发石于1779年被Bandament首先报告，1913年Hoolland描述了毛石的X线特征。

五、临床表现

胃石症缺乏特异性的临床表现，部分患者可以无症状，仅在胃镜检查中发现。多数患者表现为腹胀、腹痛、恶心、呕吐、上腹部不适等非特异性胃肠道症状。部分患者也可出现吞咽困难、口臭、腹泻、便秘等症状。1/3患者可在上腹部触及肿块。少数严重者可因胃石压迫、摩擦胃壁，形成溃疡、出血、坏死及穿孔。胃石可排入肠道内而发生机械性肠梗阻，亦可并发肠套叠、腹膜炎、胰腺炎、梗阻性黄疸、蛋白丢失性肠病等，出现相应的症状与体征，甚至死亡。

其中胃柿石的临床表现可分为急性及慢性2型。病程在6个月以内者为急性，超过6个月者为慢性。

急性型在大量进食柿子后0.5～1.0h即可出现症状，亦有在1～2个月后出现症状者。开始觉上腹部不适或疼痛，上腹部有沉坠感、胀满、恶心、呕吐，呕吐物中可有碎柿块，而呕吐量不多，呈水样或黏性液体。呕吐量少的原因，可能与柿石在呕吐时阻塞贲门有关。吐物可为咖啡样或血性，而大量呕血少见。

慢性型其症状似溃疡病或慢性胃炎，如食欲不振、消化不良、上腹部胀、钝痛、反酸、烧灼感、厌食、体重下降等。

患者做胃镜结果：胃内见一大小5.0cm×6.0cm的胃石，表面光滑。胃角可见一深大溃疡，大小约4.0cm×5.0cm，底光滑，血苔，周边光整。

胃镜诊断：胃石症；胃溃疡（图3-4-4）。

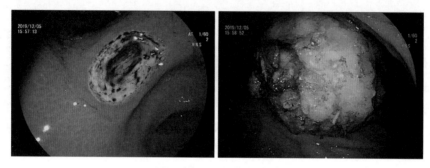

图3-4-4　大溃疡和胃石

六、辅助检查

（一）实验室检查

部分患者大便隐血试验阳性，亦可有轻度贫血。胃液分析，胃游离酸常较正常人偏高。

（二）X线钡餐检查

胃石不能透过X线，因此在腹部透视或腹部平片，可发现密度增高的阴影。X线钡餐可发现胃腔内圆形或椭圆形不规则充盈缺损影，直径1～14cm，数量和形态不定，可随体位变换而移动。当钡剂自胃排出后，其表面凹凸不平仍附有钡剂。钡剂可深入胃石内部，或与絮状不规则影混杂，形成"鸟巢征"，中间可有透明区。有的患者同时可发现胃或十二指肠溃疡。

（三）胃镜检查

胃镜是胃石症最常用且准确率最高的检查方式。内镜下可于胃底和胃体部见黑褐色、深棕色、绿色或黄褐色的形状不定的团块样物质，表面光滑或有黏液附着，可自由移动。可由活检钳取出胃石碎块而明确诊断。同时可清晰观察胃腔内的情况，有无黏膜损伤和溃疡形成。但对于儿童、老年人等机体状态不能耐受胃镜检查或有禁忌证者，有一定局限性。

（四）超声检查

检查前口服200～500mL饮用水或造影剂，超声下典型表现为胃腔内一个或数个形态不规则的团块样物质，因超声波不能透过胃石内部则表现为强回声光团，后方伴声影，体位变动或探头加压后可移动。但因易受胃肠道气体干扰和超声医师水平影响，临床上很少将其作为首选。

（五）CT检查

胃石症的CT影像表现为胃腔内混杂密度影，位置可随体位变化而改变。当胃石累及小肠或合并穿孔和腹膜炎及存在胃镜检查禁忌证时，CT有不可取代的优势。

七、诊断

有摄入鞣酸含量高的水果、蔬菜（如山楂、柿子等）、毛发（如异物等），特殊药物（如钙剂、中药丸等）的病史。吃后不久出现胃部症状。上腹部可摸到可移动的肿物，X线检查发现可移动阴影，胃镜检查同时用活检钳取出胃石碎块即可明确诊断。

病情分析：

本病例患者发病前3天有进食生山楂史。持续上腹胀痛伴黑便，结膜略苍白，上腹部压痛（＋）。血红蛋白96g/L。胃镜：胃石症，胃溃疡。

确定诊断：胃石症；胃溃疡并出血。

八、鉴别诊断

胃石症患者多数表现为非特异性消化道症状，易与其他胃肠道疾病混淆。

胃癌：患者有食欲不振、胃部不适、体重下降，上腹部又可触及肿块易误诊为胃癌。结合实验室检查、影像学、组织细胞学等检查排除。肿瘤标志物（carcinoembryonic antigen，CEA）、糖类抗原199（carbohydrate antigen 199，CA199）升高，彩色多普勒检查中肿瘤内部有血流信号，而胃石中没有。X线检查肿瘤无移动性，钡剂造影可见胃壁中断及偏侧的充盈缺损，胃蠕动在充盈缺损区消失。胃镜检查及活检以资确诊。

九、治疗

目前胃石症的治疗原则是消除胃石、防止复发。主要治疗方法有药物、内镜和外科手术3类。多数患者可以通过药物和内镜治疗而治愈。

（一）药物治疗

药物治疗是胃石症的首选治疗方法，主要包括抑酸及抗酸剂、促胃动力药、中药及其他药物（如发泡剂、消化酶、可乐）。

1. 抑酸及抗酸剂　胃酸在胃石的形成、发展过程中起着重要作用。质子泵抑制剂、H_2 受体阻断剂等可使胃内低酸，利于胃石裂解，此外对于胃石引起的胃黏膜糜烂、溃疡均有治疗作用。碳酸氢钠遇水产生二氧化碳（CO_2），形成一定压力，更易使胃石逐渐溶解变小，易于通过幽门从肠道排出。治疗方案：碳酸氢钠，50～100mL，口服，每天3～4次，2～5天见效。

2. 促胃动力药　莫沙必利、多潘立酮等可促进已碎裂变小的胃石尽快排出。治疗方案：莫沙必利5mg，口服，每天3次，或多潘立酮10mg，口服，每天3次，1周见效。

3. 中药　中医按消食导滞、消痞化积、祛瘀散结等治则，可选用中药组方治疗。常用药有陈皮、木香、枳实、青皮、厚朴、莪术、桃仁、苍术、砂仁等理气、活血化瘀及芳香化湿药物。

4. 其他　发泡剂的主要成分为枸橼酸和碳酸氢钠，可碱化、中和胃酸，松软胃石，产生大量 CO_2 增加胃内压，促进胃石粉碎和排出，但对并发溃疡的患者需警惕穿孔的可能性。

植物性胃石可试用番木瓜蛋白酶、果胶酶治疗。

可乐可酸化胃内容物，释放 CO_2 气泡使胃石碎裂。

对有异食癖等精神、心理疾病患者应及时给予药物治疗和干预。

（二）内镜治疗

内镜治疗使药物不能溶解和大量胃石症患者免于外科手术。主要治疗方法有：内镜下机械碎石、激光碎石、微波碎石、高频电流碎石、电力液压碎石及热探头碎石法等方式。

（三）手术治疗

手术治疗主要应用于药物和内镜治疗失败、胃石伴大出血、穿孔、肠梗阻的患者。手术方法包括腹腔镜手术和开腹手术。手术创伤性大、风险性高，但仍然是内科治疗无效患者的最终选择。

患者入院后给予抑酸治疗，口服碳酸氢钠治疗，向胃石内注入碳酸氢钠，同时给予内镜下碎石取石治疗。结石完全取出后，继续抑酸治疗，排黄便后出院。

十、预后

胃石症的预后总体较好，经过积极的药物和内镜治疗大多可治愈。有效的预防可以避免胃石形成，如告知患者避免空腹进食大量高纤维食物或未成熟的柿子、山楂及黑枣等易形成胃石的食物。如再次出现胃部不适症状，应及时复查胃镜。

（侯佳滨）

第四节 十二指肠淤积症

病例介绍： 患者薛某，男，26岁，于2020年10月12入院。

主诉： 间断腹胀、腹痛伴恶心呕吐半年。

现病史： 患者诉于半前出现腹部胀痛，多位于上腹，偶有背部放射痛，发作时间为半小时至数小时不等，伴有恶心呕吐，为胃内食物或者黄色胆汁样液体，饭后俯卧位时呕吐及腹痛可缓解。于我院门诊查胃镜提示胆汁反流性胃炎，给予口服抑制胃酸，促进胃肠动力治疗后症状有缓解，后症状再次出现。病程中进食差，体重下降约2.5kg，睡眠一般，大小便正常。

既往史： 健康。

查体： 体型瘦高，腹部低平。剑突下压痛（＋），无反跳痛及肌紧张，肝脾未触及，肠鸣音4次/分。

自带门诊检查： 血常规：白细胞$6.2×10^9$/L，中性粒细胞百分比76%，血红蛋白120g/L。胃镜：胆汁反流性胃炎。

初步诊断： 十二指肠淤积症？胆汁反流性胃炎？

十二指肠淤积症（duodenal stasis）是指由于十二指肠本身或邻近器官的病变引起的十二指肠阻塞，以致近端十二指肠食糜滞留及肠管代偿性扩张而产生的临床综合征。临床表现较多但无明显典型症状，常被误诊。

一、病因和发病机制

引起本症原因很多，以肠系膜上动脉压迫十二指肠形成淤积者居多（约占50%以上），称为肠系膜上动脉综合征（superior mesenteric artery syndrome，SMAS）。肠系膜上动脉、腹主动脉和十二指肠三者解剖关系的异常是SMAS的发病基础。十二指肠水平部从右至左横跨第三腰椎和腹主动脉，肠系膜上动脉恰在胰腺颈下缘从腹主动脉发出，自十二指肠水平部前面从上而下越过，该动脉与腹主动脉形成夹角，呈30°～42°，若肠系膜上动脉与主动脉之间的角度过小，肠系膜上动脉将十二指肠压向椎体或腹主动脉造成肠腔狭窄和梗阻。

其他原因有：

（一）先天性十二指肠畸形

如先天性腹膜束带压迫牵拉阻断十二指肠；十二指肠远端先天性狭窄或闭塞；环状胰腺压迫十二指肠降段；十二指肠发育不良产生的巨十二指肠以及十二指肠先天性变异而严重下垂，可折拗十二指肠空肠角而产生淤积症。

（二）十二指肠腔内外占位压迫

十二指肠良、恶性肿瘤；腹膜后肿瘤如肾脏肿瘤、胰腺癌、淋巴瘤；十二指肠的转移癌，邻近肿大的淋巴结（癌转移）；肠系膜囊肿或腹主动脉瘤压迫十二指肠。

（三）十二指肠远端或近端空肠浸润性疾病和炎症

进行性系统性硬化症、克罗恩病、憩室炎性粘连或压迫引起缩窄等。

（四）粘连缩窄

胆囊和胃手术后发生粘连牵拉十二指肠；胃空肠吻合术后粘连、溃疡、狭窄或输入襻综合征。

二、流行病学

发病率较低，发病年龄平均在30岁左右，男女比例大致相等，多见于体重偏轻，体形瘦长，内脏下垂，脊柱前凸或存在高分解状态者。病史常在数年以上，先天因素所致者，可追溯至青少年时期，儿童也可见报道。

三、临床表现

（一）症状

1. 腹痛 典型的表现为餐后1～4h，上腹部疼痛，腹痛的部位变异较大，可在剑突下、脐周或右上腹，腹痛性质可表现为胀痛、隐痛，或类似胆绞痛并向后背放射。仰卧时更剧烈，而取左侧卧位、俯卧位、胸膝位、前倾坐位或将双膝放在颌下等体位可以减轻疼痛，以致疼痛完全消失。

2. 呕吐 呕吐物为混有胃酸及胆汁的隔夜宿食。呕吐后腹痛常可减轻。一些患者由于十二指肠扩张伴幽门松弛及胃张力降低，故可有呕吐，而无明显腹痛；另一则主要在腹痛加剧时发生呕吐。

3. 血管及神经功能障碍 十二指肠的过度淤滞和扩张，可出现血管运动性障碍及迷走神经张力的改变，表现为头痛或偏头痛、全身无力、不适、精神不安、焦虑等。

神经肌肉的不平衡常致肠易激综合征，表现为腹泻或腹泻便秘交替。

4. 全身症状 长期反复发作者可出现表现为乏力、营养不良、消瘦，甚至出现脱水、电解质和酸碱平衡紊乱及肾前性氮质血症等，尤其是腹痛、呕吐严重的患者。每次发病引起的消瘦和体重下降更加重十二指肠淤滞的程度，形成恶性循环。

（二）体征

体检见上腹饱满，可有胃肠型、蠕动波和振水音，肠鸣音正常，局部可有压痛。胃肠减压可引出大量胃液。压迫下腹部使肠系膜向上移位，或使患者取胸膝位或俯卧位则均常可使体征明显改善。

四、辅助检查

（一）腹部X线及钡餐检查

部分病例腹部X线见胃和十二指肠扩大、积液、积气，呈典型的双泡征，而小肠内只有少量气体，若为完全梗阻，则小肠内无气体。

X线钡剂造影为首选诊断方法，特征性表现有：①近端十二指肠及胃扩张，有明显的十二指肠逆蠕动；②钡剂在十二指肠水平部脊柱中线处中断，有整齐的类似笔杆压迫的斜行切迹（笔杆征），钡剂通过受阻；③钡剂在2～4h内不能从十二指肠排空；④侧卧或俯卧时钡剂可迅速通过十二指肠水平部进入空肠。

（二）超声检查

测量肠系膜上动脉与腹主动脉之间夹角的度数，正常为30°～50°，有淤滞症者小于13°；夹角内肠系膜上动脉压迫处十二指水平部前后径小于1.0cm，而近端十二指肠降部前后径大于3.0cm；改变体位后以上测量发生变化。

（三）CT检查

螺旋CT血管造影并三维重建技术能清晰显示扩张的胃及十二指肠肠腔，在增强CT后进行三维重建，可观察肠系膜上动脉与腹主动脉之间的角度；并能明确SMA对于十二指的压迫，同时排除其他病变。必要时作选择性肠系膜上动脉造影，侧位像结合X线钡餐检查可显示血管与十二指肠在解剖角度上的关系。

（四）实验室检查

较严重的病例可有贫血、电解质紊乱、脱水、肾前性氮质血症、低蛋白血症等实验室检查指标的异常。

患者做消化道造影结果：胃及十二指肠扩张，可见十二指肠逆蠕动；钡剂在十二

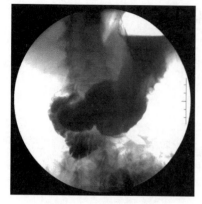

图 3-4-5　消化道造影

指肠水平部脊柱中线处中断，钡剂通过受阻；侧卧或俯卧时钡剂可迅速通过十二指肠水平部进入空肠（图 3-4-5）。

腹部 CT：胃及十二指肠扩张，胃内可见大量内容物（图 3-4-6）。

血管造影：肠系膜上动脉与腹主动脉之间夹角的度数为 30°（图 3-4-7）。

考虑诊断：十二指肠淤积症。

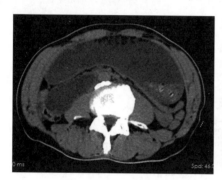

图 3-4-6　腹部 CT

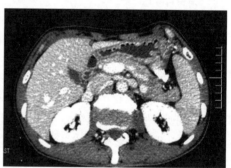

图 3-4-7　血管造影

五、诊断

有反复发作呕吐胆汁与胃内容物的患者，特别是体位改变症状减轻的患者，应考虑本病的可能。结合 X 线、超声检查等结果综合诊断。

病例特点：

1. 青年男性，既往身体健康，体型瘦高。
2. 不明原因腹痛、腹胀伴恶心、呕吐半年，俯卧位可缓解。
3. 胃镜提示胆汁反流性胃炎，给予药物治疗后症状仅能短时缓解。
4. 造影提示十二指肠淤积症。

确定诊断：十二指肠淤积症。

六、鉴别诊断

幽门梗阻主要临床症状为呕吐，呕吐物常为 12h 以上未消化的食物残渣，呈酸臭味但不含胆汁。消化不良症状需与消化性溃疡鉴别，有时两者也可并存，胃镜可明确诊断。超声、CT等影像学检查有助于诊断十二指肠肠外病变，如胰头癌或巨大胰腺囊肿压迫而引起十二指肠淤积。必要时小肠镜排除高位小肠肿瘤引起的梗阻。本病也需与克罗恩病、肠结核、十二指肠内的结石、蛔虫团、异物所致十二指肠梗阻相区别。

七、治疗

（一）内科治疗

无明显症状者可不必处理。急性发作期给予禁食、胃肠减压、静脉营养、维持水电解质和酸碱平衡及营养支持治疗。可酌情使用抗痉挛药物缓解消化道症状。可使用鼻空肠营养管进行早期肠内营养以改善全身状况。十二指肠接近完全梗阻者需禁食，给予静脉高能营养或做空肠造瘘术，使淤滞扩张的肠段得到休息；症状缓解后，再逐渐增加少量饮食。宜少量多餐，餐后使用体位疗法，取侧卧位、俯卧位或膝胸位，加强腹肌锻炼，矫正脊柱前凸。体重增加可减轻内脏下垂所致的肠系膜上动脉压迫。

（二）手术治疗

如内科保守治疗无效，可采用手术治疗。手术方式可选用：十二指肠空肠吻合术，将梗阻近端的十二指肠水平部与空肠第一部行侧侧吻合，或行Roux-en-Y吻合；如压迫系十二指肠悬韧带过短造成时，可行十二指肠悬韧带切断松解术。

患者禁食、胃肠减压后症状缓解，要求出院。建议其少食多餐，适当锻炼。

八、预后

内科治疗无效患者采用外科手术治疗。目前常采用十二指肠空肠吻合术Treiz韧带切断术，十二指肠分流术或固定术均得到良好效果，愈合率达90%以上。

（侯佳滨）

第四篇
小 肠 疾 病

第一章　病毒性胃肠炎

病例介绍：患者李某，女，26岁，于2018年12月5日入院。

主诉：腹泻2天，发热1天。

现病史：患者诉于2天前无明显诱因出现腹泻，伴腹痛、腹胀。腹泻为水样便，无腥臭味，每天10余次，无黏液及脓血。伴恶心呕吐，呕吐物为胃内容物，伴厌食。未予特殊治疗。今天出现发热，体温最高达37.6℃，无畏寒、寒战。无咳嗽、咳痰。无尿频尿急。今为明确诊治来我院。平日饮食、睡眠可，体重无明显改变。

既往史：否认发病前1个月内旅行史。否认食物药物过敏史。

查体：体温36.5℃，脉搏89次/分，呼吸18次/分，血压103/61mmHg。神志清楚，皮肤弹性好。心肺听诊无异常。腹部平坦；全腹轻度压痛，无反跳痛及肌紧张，未触及异常包块，肝脾、胆囊均未触及肿大；移动性浊音阴性；肠鸣音活跃。双下肢无水肿。

辅助检查：（2018-12-5）血常规，白细胞5.1×10^9/L，中性粒细胞百分比64%。便常规：外观黄色水样便，红细胞（－），白细胞（－），隐血（－），未见虫卵及寄生虫。腹部彩超未见明显异常。

分析：腹泻的常见疾病有哪些?

1. 常见感染性腹泻：病毒、细菌、真菌、原虫、寄生虫感染。

2. 特殊类型的感染性腹泻：抗生素相关性腹泻、医院获得性腹泻、免疫缺陷相关腹泻。

3. 非感染性腹泻：炎症性肠病、嗜酸粒细胞性胃肠炎、其他肠道疾病腹泻如药物胃肠道反应、憩室炎、缺血性结肠炎、消化不良、肠道肿瘤等均可有急性发作的腹泻；滥用导泻药物、神经内分泌瘤也可导致腹泻。

本病例特点：

1. 患者急性起病，病程短。

2. 青年女性，冬季发病。

3. 以腹泻，水样便为主要症状，伴发热，无黏液及脓血，无抗生素应用史，无明显脱水表现。

4. 血常规白细胞及中性粒细胞百分比正常，便常规提示白细胞、红细胞均阴性，未见虫卵及寄生虫。

初步诊断：急性病毒性胃肠炎。

病毒性胃肠炎（viral gastroenteritis）是一种由多种病毒引起的，以呕吐、腹泻、水样便为主要临床表现的急性肠道传染病，又称为病毒感染性腹泻。病毒感染导致急性腹泻病的比例远超过其他病原体，在急性感染性腹泻病中，自限性的病毒感染超过50%。病毒性胃肠炎可发生在各个年龄段，婴幼儿多见；主要临床表现是急性发作的呕吐和（或）腹泻，可伴有发热、恶心、腹部绞痛、食欲减退和乏力。

病毒性胃肠炎最常见的病原体是轮状病毒（rotavirus）、诺如病毒（Norovirus）和肠腺病毒（enteric adenovirus，EAV）。导致成人急性腹泻的病毒主要是诺如病毒和B组轮状病毒。

一、流行病学

病毒性胃肠炎的传染源有人和动物，传播途径以粪-口传播和人-人接触感染为主，人群普遍易感。

（一）轮状病毒

患者和无症状感染者是主要传染源。粪-口途径是主要传播途径，也有通过污染水源或呼吸道传播的可能。A组轮状病毒主要感染6～24月龄婴幼儿，新生儿和成人也可感染。感染呈世界性分布，全年均可发病。B组轮状病毒成人普遍易感，20～40岁人群最多。主要发生在我国，以暴发流行为主，有明显的季节性，多发生于4～7月份。C组轮状病毒主要感染儿童，成人偶有发病。多为散发病例，偶有小范围流行。

（二）诺如病毒

传染源为患者、隐性感染者和病毒携带者。病后3～4天内从粪便排出病毒，其传染性持续到症状消失后两天。免疫功能低下的感染者排毒时间可长达8个月。病毒通过粪-口途径传播，常散发，也可通过污染的水、食物引起暴发流行，人与人接触也可传播。人群普遍易感，发病者以成人和大龄儿童多见。是成人病毒性腹泻最常见病原体，也是医院感染腹泻病的重要病原体，可引起院内暴发流行。抗体无明显保护性作用，可反复感染。

（三）肠腺病毒

患者和隐性感染者为主要传染源。消化道传播和人-人接触为主要途径，亦可通过呼吸道感染。人群普遍易感。该病呈世界性分布，全年均可发病，夏秋季发病率高，多散发或地方流行。

二、发病机制

（一）轮状病毒

轮状病毒感染部位主要为十二指肠及空肠，目前认为轮状病毒感染人体后，通过肠上皮刷状缘的乳糖酶脱衣壳进入上皮细胞，致使上皮细胞变性、坏死，肠黏膜微绒毛变短，固有层单核细胞浸润。轮状病毒在上皮细胞内复制，致肠绒毛上皮细胞受损，乳糖酶等二糖酶减少，乳糖转化为单糖减少，在肠腔内积聚导致肠腔内渗透压增高，水分进入肠腔，引起腹泻和呕吐。轮状病毒的非结构蛋白NSP4类似于肠毒素，可引起肠道上皮细胞分泌增加，也是导致腹泻的重要机制之一。动物研究发现，胃肠道神经系统在轮状病毒性胃肠炎的发病中也起一定作用。

（二）诺如病毒

致病机制不详。病毒主要在肠道黏膜细胞质中复制，可能因病毒感染致上皮细胞刷状缘上多种酶的活力下降而引起空肠对脂肪、D-木糖和乳糖等双糖的一过性吸收障碍，引起肠腔内渗透压上升，液体进入肠道，引起腹泻和呕吐症状。肠黏膜上皮细胞内酶活性异常致使胃的排空时间延长，加重恶心和呕吐等临床症状。

（三）肠腺病毒

肠腺病毒主要感染空肠和回肠。病毒感染致肠黏膜绒毛变短变小，细胞变性、溶解，小肠吸收功能障碍而引起渗透性腹泻。肠固有层有单核细胞浸润，隐窝肥大。

三、临床表现

（一）轮状病毒性胃肠炎

潜伏期1～3天，病情轻重不等，轻者无症状感染，重者出现严重脱水甚至死亡。常突然起病，呕吐为首发症状，多伴发热，继之出现水样泻。呕吐和发热可持续2～3天，腹泻每日可达10～20次，重者伴脱水及电解质紊乱。病程一般为5～7天。成人轮状病毒肠炎症状轻，老年人可发生重型腹泻。

（二）诺如病毒及诺如样病毒性胃肠炎

潜伏期一般1～2天，约30%的感染者可无症状。急性起病，以恶心、呕吐、腹泻、腹痛为主要症状，粪便多为黄色稀水便或水样便，无黏液脓血，每日数次至十数次，有时腹痛呈绞痛。部分患者可伴有轻度发热、头痛、寒战或肌肉痛等症状，严重者出现脱水。死亡罕见。病程一般为1～3天。成人以腹泻为主，儿童患者先出现呕吐，而后出现腹泻。体弱、老年人及免疫功能低下者症状多较重。

（三）肠腺病毒性胃肠炎

潜伏期3～10天，平均7天。大多数感染者无症状，发病者多为5岁以下儿童，腹泻为主要临床表现，多为稀水样便，每日十余次，伴低热及呕吐。部分患者因腹泻、呕吐导致脱水，个别严重者可因水电解质紊乱而死亡。少数患者还伴有咽痛、咳嗽等呼吸道感染的症状。肠腺病毒感染可引起肠系膜淋巴结炎，亦可引起婴幼儿肠套叠。研究显示22%～61%婴幼儿肠套叠病例有肠腺病毒感染的证据。发热通常持续2～3天后体温恢复正常。少数患者腹泻迁延至8～12天，极少数患儿发展为慢性腹泻，以致引起营养不良，影响正常发育。

四、辅助检查

（一）血常规

外周血白细胞总数多为正常，少数可稍升高。

（二）粪便常规

粪便外观多为黄色水样。便常规检查无脓细胞及红细胞，有时可有少量白细胞。

（三）病原学检查

1. 电镜或免疫电镜　根据病毒的生物学特征及排毒时间可从粪便提取液中检出致病的病毒颗粒。但诺如病毒常因病毒量少而难以发现。

2. 补体结合实验（complement fixation，CF）、免疫荧光实验（immunofluorescence，IF）、放射免疫试验（radio immunoassay，RIA）、酶联免疫吸附试验（enzyme linked imnunosrbent assay，ELISA）法检测粪便中的特异性病毒抗原，如轮状病毒、肠腺病毒、诺如病毒、嵌杯病毒和星状病毒。

3. 分子生物学检测　聚合酶链反应（polymerase chain reaction，PCR）或反转录PCR（RT-PCR）可特异性地检测出粪便中病毒DNA或RNA，具有很高的敏感性。

4. 凝胶电泳分析　从粪便提取液中提取的病毒RNA进行聚丙烯酰胺凝胶电泳（polyacrylamide gelelectrophoresis，PAGE），可根据A、B、C 3组轮状病毒11个基因判断特殊分布图进行分析和判断，进行轮状病毒感染诊断。应用PCR技术检测粪便标本中的肠腺病毒核酸，可进行肠腺病毒测序、定量及分型。

5. 粪便培养无致病菌生长。

（四）血清抗体的检测

通过ELISA法检测发病初期和恢复期双份血清特异性抗体，若抗体效价呈4倍以上增高则有诊断意义。血清特异性抗体通常在感染后第3周达峰值，延续至第6周，随后抗体水平下降。其中轮状病毒IgA抗体检测的临床价值大。

患者入院后辅助检查：

1. 血常规，便常规均正常。

2. 病原学检查

（1）诺如病毒抗原检测阳性。

（2）诺如病毒RNA定性检测（＋）。

（3）便培养阴性。

3. 腹腔彩超未见明显异常。

确定诊断： 诺如病毒性胃肠炎。

五、诊断及鉴别诊断

（一）诊断

根据不同病原体感染发病的流行季节、发病年龄、粪便检查可做出初步诊断。在我国秋冬季节，该类疾病往往有集体发病的特点，患者突然出现呕吐、腹泻、腹痛等临床症状，或在住院期间突发原因不明的腹泻，病程短暂。外周血白细胞一般无明显变化，便常规仅检测到少量白细胞时应怀疑本病。确诊需电镜下找到病毒颗粒，或粪便中检查特异性抗原，或血清中检查特异性抗体，抗体效价呈4倍以上升高有诊断意义。

（二）鉴别诊断

1. 患者有腹痛腹泻，应首先判断是否有危重疾病，如急腹症或全身性疾病的腹泻症状，如急性阑尾炎、急性附件炎、急性憩室炎、肠穿孔继发性腹膜炎、全身性感染（疟疾、麻疹、伤寒、钩端螺旋体病）、炎症性肠病、缺血性肠炎、肠系膜动脉/静脉闭塞等。

2. 其他感染性腹泻

（1）细菌感染：主要包括霍乱弧菌、志贺菌、沙门菌和致泻大肠埃希菌感染等。某些急性细菌性腹泻病可有特征性的腹泻症状，如副溶血弧菌感染表现为洗肉水样便，霍乱可以先出现米泔水样便，后为水样便。细菌毒素所致腹泻病多为水样便，一般无脓血，次数较多。极少数肠出血性大肠埃希菌感染能引起出血性腹泻，部分患者并发溶血性尿毒综合征和血栓性血小板紫癜。这些细菌感染导致的腹泻病程较短或抗生素治疗有效，但福氏志贺菌感染易转为慢性迁延性腹泻。粪便细菌培养或毒力检测是甄别这些病原菌感染的确切方法。

（2）寄生虫感染：包括贾第虫、溶组织阿米巴、隐孢子虫、环孢子虫、血吸虫等寄生虫感染。典型的阿米巴痢疾粪便果酱色，伴奇臭并带血和黏液。贾第虫和隐孢子虫主要感染免疫功能低下人群，环孢子虫是导致旅行者腹泻的常见致病原，易发展为迁延性腹泻。粪便光学显微镜检查可发现虫卵、滋养体、包囊和卵囊，是确诊肠阿米巴病、贾第虫感染和隐孢子虫病的重要方法。本例粪便镜检未见虫卵及寄生虫，无寄生虫感染的证据。

（3）特殊的感染性腹泻：①抗生素相关性腹泻。多见于长期、大量和使用广谱抗菌药物者。通常在开始使用抗菌药物后5～10天发病。在应用抗生素治疗过程中，突然发生腹泻，或原有腹泻加重，即有可能发生本病。②医院获得性腹泻。主要来自于住院过程中发生交叉感染或肠道内源性感染所致的腹泻，病原菌主要为多重耐药菌。主要来自于交叉感染或肠道内源性感染。③免疫缺陷相关腹泻。先天性和获得性免疫缺陷人群容易发生感染性腹泻，且不易治愈，易发展为慢性腹泻，如HIV感染相关腹泻和老年人群的腹泻等。

3. 其他非感染性腹泻

（1）功能性胃肠病（IBS）：各项检查无异常，肠镜检查亦缺少可以解释患者症状的异常发现。临床表现为稀便、水样便或黏液便，无血性便或脓血便。腹泻在白天多见，夜间缓解，与精神紧张和情绪变化有关，也可能与摄入某种特定食物有关，语言暗示可以诱发或缓解。部分IBS患者近期有志贺菌、沙门菌和空肠弯曲菌感染史，称之为感染IBS。

（2）炎症性肠病（IBD）：病因未明，表现为慢性病程，但可以急性发作，发作可能与饮食成分或情绪有关。腹泻表现为黏液血便或脓血便，脱水不明显。可有胃肠道外表现，也可有发热等全身症状。肠镜检查有特征性的表浅溃疡。

（3）嗜酸粒细胞性胃肠炎：患者胃肠道有不同程度的嗜酸粒细胞浸润。常见的症状有恶心、呕吐、腹痛、腹泻、体重下降和腰背痛，进食特殊过敏食物可使症状加重。

（4）其他肠道疾病：如药物胃肠道反应、消化不良等，通过询问病史、用药史、病程、腹泻特征、肠道检查等可加以鉴别。

该患者发病在秋冬季，结合发病年龄及临床表现、实验室检查，应考虑本病，同时注意与其他疾病鉴别。

六、治疗

（一）患者病情评估与分析

1. 评价脱水状态，查看是否有脱水表现。脱水的体征包括收缩压低、皮肤弹性差、眼窝下陷和尿量减少。对儿童尤其要检查是否存在前囟塌陷。

2. 注意有无急腹症征象，同时注意水、电解质和酸碱平衡的评估。

3. 询问既往史，有无重症基础疾病。体质衰弱、营养不良、免疫缺陷或合并其他重症患者发生重度腹泻并发症的危险性升高。

（二）治疗

病毒性胃肠炎无特效治疗药物，主要针对腹泻及脱水对症支持治疗。清淡饮食，吐泻频繁者应禁食8～12h，逐步恢复饮食。

1. 轻度脱水及电解质紊乱可口服加盐的米汤、糖盐水或口服补液盐（oral rehydration salts，ORS）。

2. 在处理伴有严重脱水或低血容量性休克患者时，必须迅速积极静脉输液和支持监护。

3. 对于剧烈呕吐或不能耐受口服ORS的轻中度脱水患者，以及意识模糊患者，为避免发生误吸入呼吸道时，都需要静脉补液，注意电解质及酸碱平衡，情况改善后改为口服。

4. 推荐蒙脱石散剂用于腹泻的辅助治疗。吐泻较重者可用止吐及镇静剂。

本例患者给予的治疗：清淡饮食；口服蒙脱石散，益生菌对症支持治疗。

七、预防

病毒性胃肠炎的预防应加强饮食、饮水及个人卫生。母乳喂养可减轻婴幼儿轮状病毒性腹泻症状和发病率。诺如病毒、肠腺病毒目前无理想疫苗；6～24月龄婴幼儿口服减毒轮状病毒疫苗是预防轮状病毒腹泻尤其是重型腹泻的最主要措施。

（赵　越）

第二章 肠 梗 阻

病例介绍：患者韩某，女，83岁，于2021年3月2日入院。

主诉：腹泻1个月余，腹痛、腹胀1周加重2天。

现病史：该患1个月前无明显诱因出现间断腹泻，每天10～20次，糊状，1周前开始出现腹部隐痛，下腹为著，近2天疼痛加重，伴腹胀，伴排气排便减少。现为求进一步诊治来我院，门诊收入。病程中，饮食睡眠差，体重减轻4kg。

既往史：糖尿病30年，高血压20年，胃癌胃大部切除术后10年，肠粘连松解术后3年，腹腔引流术后2年。

查体：腹部膨隆，可见肠型，腹正中可见15cm纵行手术瘢痕；下腹部压痛，无反跳痛，无肌紧张，未触及明显包块；叩诊鼓音明显，移动性浊音阴性；肠鸣音亢进。

病例特点：老年女性。腹泻1个月余，腹痛腹胀1周，排气排便减少。既往胃癌根治术及粘连松解术。腹部膨隆，可见肠型，下腹压痛，肠鸣音亢进，体重减轻明显。

初步诊断：肠梗阻；结肠肿瘤可能性大。

肠梗阻（intestinal obstruction）是由于病理因素发生肠内容物在肠道中通过受阻，为临床常见急腹症之一。

一、分类及病因

（一）按梗阻的原因分类

1．机械性肠梗阻　常见病因如下：

（1）粘连与粘连带压迫：腹盆腔手术是成人最常见的原因。

（2）疝。

（3）肠扭转。

（4）肠外肿瘤压迫。

（5）粪石。

（6）炎症、肿瘤、吻合手术所致的狭窄：术后早期炎性肠梗阻是指腹部术后早期由于手术操作、腹腔积血、腹腔感染等导致的以腹腔炎症反应为主，同时存在肠壁水肿或渗出、肠腔积气积液、肠壁蠕动功能减弱的一种动力性、机械性肠梗阻，主要发生于腹部手术后，在恢复排便、排气一段时间后，因进食或进食结构改变引起；也有术后即发生的以腹胀为主，伴轻度腹痛、肛门停止排便排气、恶心呕吐等肠梗阻表现，常伴有肠鸣音减弱或消失。

（7）肠套叠。

2. 动力性肠梗阻 分为麻痹性肠梗阻和痉挛性肠梗阻。常见病因为：腹部大手术后、腹膜炎、感染中毒性休克、电解质紊乱、腹膜后血肿及肾周围脓肿。

3. 缺血性肠梗阻 病因为肠系膜动脉栓塞或血栓形成和肠系膜静脉血栓形成。

（二）按肠壁血供情况分类

1. 单纯性肠梗阻 无肠管血运障碍，只是肠内容物通过受阻。

2. 绞窄性肠梗阻 可由肠系膜血管受压、血栓形成或栓塞引起肠壁血液循环障碍及梗阻。

（三）按梗阻发生的部位分类

1. 小肠梗阻（高位）。
2. 结肠梗阻（低位）。

（四）按梗阻的程度分类

1. 完全性梗阻。
2. 不完全性梗阻。

（五）按起病的缓急分类

1. 急性肠梗阻。
2. 慢性肠梗阻。

各种分类之间是相互关联的，也可随病理过程的演变而转化。

二、临床表现

（一）症状

1. 腹痛 常为首发症状，多为阵发性绞痛。若腹痛的间歇期不断缩短，或疼痛呈持续性伴阵发性加剧，则肠梗阻可能是单纯性梗阻发展至绞窄性肠梗阻。

2. 呕吐 高位梗阻呕吐多为胃及十二指肠内容物，低位梗阻呕吐物可呈粪样，肠管血液循环障碍时呕吐物可为褐色或血性。

3. 腹胀。

4. 便秘和停止排气。

5. 全身症状 单纯性肠梗阻患者一般无明显全身症状；绞窄性肠梗阻患者全身症

状最显著，早期即有虚脱，很快进入休克状态；伴有腹腔感染者，腹痛持续并扩散至全腹，同时有畏寒、发热、白细胞增多等感染和毒血症表现。

（二）体征

患者腹部膨隆，可见肠型和蠕动波，腹部有压痛，压痛伴肌紧张和反跳痛主要见于绞窄性肠梗阻。绞窄性肠梗阻时可有移动性浊音阳性。机械性肠梗阻肠鸣音亢进，麻痹性肠梗阻肠鸣音减弱或消失。

三、辅助检查

患者入院后完善检查如下。

（一）实验室检查

AFP及CA125正常，CEA 17.2ng/mL（0～3.4ng/mL）；CA199 265U/mL（0～37U/mL）；生化系列、血常规：血红蛋白92.0g/L、K^+ 3.0mmol/L。

（二）全腹部CT

检查所见：部分肠管扩张，内可见积气、积液（图4-2-1，图4-2-2）。

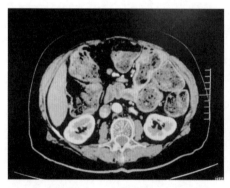
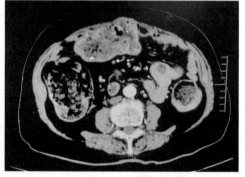

图4-2-1 全腹部CT　　　　　　　图4-2-2 全腹部CT

诊断意见：考虑肠梗阻，建议进一步检查。

（三）立体腹部平片

检查所见：腹部肠管积气扩张，可见多个气液平面（图4-2-3）。

诊断意见：肠梗阻。

（四）肠镜

检查所见：距肛门5cm处可见2cm肿物，病变区肠管变硬，管腔狭窄，内镜不能进入，肿物表面结节、糜烂、溃疡。取材2块，质硬，易出血（图4-2-4）。诊断意见：进展期大肠癌。

内科给予保守治疗，胃肠减压、灌肠、口服液状石蜡。治疗3天病情未好转，外科

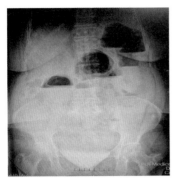

图4-2-3 立体腹部平片

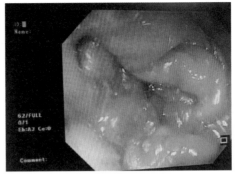

图4-2-4 肠镜

会诊，建议手术治疗。

（五）直肠癌根治术手术记录

小肠及结肠肠管广泛扩张，肠管颜色呈青紫，手法辅助减压。探查见乙状结肠扭曲，直肠肿瘤位于腹膜反折处，直径约8cm，肿瘤外侵至盆壁，肠系膜根部淋巴结肿大。分离盆腔粘连、分离切除受侵部分盆底腹膜，完整切除直肠系膜直至肿瘤远端5cm处，近端肠管提出腹壁造瘘。

（六）术后病理回报

1.（直肠肿物）溃疡型低分化腺癌，浸透肌层达周边纤维结缔组织。

2. 镜下脉管见瘤栓，肠周淋巴结见转移癌。

确定诊断：肠梗阻；直肠腺癌$T_{4a}N_3M_0$；乙状结肠扭曲、狭窄。

四、诊断

诊断要点：①有腹痛、腹胀、呕吐、肛门停止排气排便；②查体可见肠型，腹部压痛，肠鸣音亢进或消失；③立体腹部平片可见液平面。

提示绞窄性肠梗阻：①急性持续性腹痛；②腹膜炎体征；③腹胀不对称，腹部触及有压痛的肿块；④呕血或便血；⑤全身情况恶化。临床不能除外绞窄性肠梗阻者，应剖腹探查。

五、治疗

（一）补液，纠正电解质紊乱和酸碱平衡失调

（二）胃肠减压

（三）控制感染

单纯性肠梗阻无须应用，绞窄性肠梗阻则需使用。

（四）手术治疗

①粘连松解术、复位术；②肠襻间短路吻合术；③肠造瘘术；④肠切除、肠吻合术。

近年来国内外的临床研究及动物试验研究均证明，针刺对术后肠梗阻有确切的疗效，且无不良反应。随着肠梗阻导管材质的进步，其被越来越多地应用于临床，例如治疗单纯性肠梗阻、绞窄性肠梗阻、小肠瘘、术后早期粘连性肠梗阻以及恶性肠梗阻的术前辅助治疗，其肠腔减压效果明显优于常规胃管减压。生长抑素可以抑制促胃液素、胃酸、胰岛素以及胃蛋白酶的分泌，降低胰腺的内外分泌，减少胃、小肠以及胆囊等消化液的分泌，降低肠腔压力，减轻肠管扩张，从而改善肠壁血液循环，促进肠功能恢复。肠梗阻导管联合生长抑素在各类型肠梗阻的治疗中具有良好疗效。

该患者恢复良好，术后10天出院。嘱肿瘤科化疗或靶向药物治疗，定期复查肠镜。

（李小雪）

第三章 肠 套 叠

病例介绍： 闫某，女，54岁，于2021年3月9日入院。

主诉： 腹泻1个月，腹痛10天。

现病史： 患者1个月前无明显诱因出现腹泻，每天4～5次，少量黑便。10日前出现腹部胀痛，位于右上腹部，间断发作，无放散，排便后略减轻。偶有恶心、呕吐食物，无发热。间断于右上腹部可触及包块，经完善结肠镜后门诊以"盲肠肿物"收入院，病后体重减轻约3kg。

既往史： 既往身体健康，否认病史。

查体： 右上腹可触及管型包块，大小10cm×5cm，质软，压痛阳性，无反跳痛。

自带门诊检查： 腹腔超声：近结肠肝曲处肠腔变窄，肠管壁增厚，呈同心圆样改变，近段肠管略扩张。提示：大肠肿物？肠套叠？

肠镜： 进镜70cm可见菜花样肿物，触碰易出血，镜身无法通过。提示：盲肠肿物。

入院初步诊断： 盲肠肿物。

病例特点： 中年患者，无诱因腹泻、黑便，腹痛，腹部可触及管型包块，体重减轻。肠管壁增厚，呈同心圆样改变，肠镜下可见肿物堵塞肠腔。

印象诊断： 盲肠肿物；肠套叠？

肠套叠是指肠道的一段套入相连的肠管腔内。原发性肠套叠大多数发生于婴幼儿。继发性肠套叠多见于成年人，发生原因常与肠息肉、肿瘤、憩室等病相关，多呈不完全性肠梗阻，症状较轻，由于套叠常可复位，所以发作后检查可呈阴性。

一、病因

原发性肠套叠，多发生于婴幼儿，主要是因为肠管蠕动的正常节律发生紊乱，肠壁环状肌持续性痉挛引起，节律失常有可能是因为食物性质的改变所致。

继发性肠套叠多发生于成年人，肠腔内或者肠管壁器质性病变，使肠管蠕动节律失调，近段肠管的强力蠕动，将病变的肠管推送入远段肠管中。

二、分型

根据套入肠与被套肠部位可以分为：小肠-小肠型、小肠-结肠型、结肠-结肠型、

回肠 - 结肠型。

三、肠套叠的临床表现

肠套叠的典型临床表现是腹痛、血便和腹部肿块。

（一）腹痛

呈突然发作、剧烈、阵发性特点。

（二）血便

可有果酱样便。

（三）腹部肿块

常位于右上腹部，可触及肠管样肿块，光滑，压痛阳性。而右下腹部触诊有空虚感。

四、辅助检查

患者入院后的主要辅助检查：

（一）腹部平扫16层螺旋CT

肝、胆、脾、肾、膀胱均未见异常。回盲部管壁增厚，可见同心圆状改变。所见腹部未见明确肿大淋巴结。检查意见：考虑回盲部占位伴肠套叠（图4-3-1，图4-3-2）。

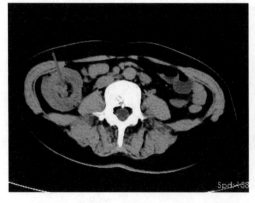

图4-3-1　腹部平扫CT

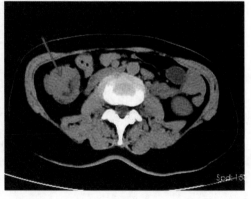

图4-3-2　腹部平扫CT

（二）钡剂灌肠大肠造影

插管顺利，直肠、乙状结肠、降结肠、横结肠、升结肠、盲肠依次显影，造影剂到达升结肠肝曲时，通过受阻。局部呈杯口状。继续注入造影剂，升结肠显影。近回盲部可见较大类圆形充盈缺损，形态规整，边缘光滑。回盲部未显影。检查意见：升结肠占位，不除外暂时性肠套叠（图4-3-3）。

完善术前检查后行腹腔镜手术治疗，术中可见回盲部肿瘤、肠管套叠。

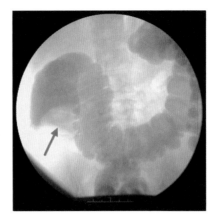

图4-3-3 钡剂灌肠大肠造影

五、肠套叠的诊断

病例特点

1. 突然发病，腹部间断可触及肠管样包块，压痛阳性。
2. 腹痛、便血。
3. 继发性肠套叠多在器质性疾病的基础上出现，患者在盲肠肿瘤的基础上出现肠套叠，可间断出现和好转。
4. 腹部CT：回盲部管壁增厚，可见同心圆状改变。
5. 钡剂灌肠大肠造影：造影剂到达升结肠肝曲时，通过受阻。局部呈杯口状。继续注入造影剂，升结肠显影。近回盲部可见较大类圆形充盈缺损，形态规整，边缘光滑。回盲部未显影。

六、鉴别诊断

（一）缺血性肠病

可表现为腹痛、便血、肠管壁增厚，常常表现为腹痛的症状重于体征。

（二）肠道肿瘤

可有便血，肠腔变窄继发肠梗阻。结合内镜检查和病理送检可进一步明确诊断。成人肠套叠多继发于肠道肿瘤性疾病。

七、治疗

成人发生的肠套叠多继发于器质性疾病，首选手术治疗。

该患者在手术中可见肿瘤位于回盲部，直径约10cm，小肠套叠进入结肠，肠系膜根部淋巴结见肿大淋巴结。行腹腔镜右半结肠癌根治切除术＋肠粘连松解术＋腹腔粘连松解术。术后10天恢复良好，无并发症，出院。

（丛家洁）

第四章　急性出血性肠炎

病例介绍：李某，男，20岁。

主诉：腹痛腹泻、发热、便血2天。

现病史：患者2天前进食不洁饮食后出现持续性脐周及上腹痛，阵发性加剧，伴有恶心呕吐食物残渣；腹泻，初为黄色稀便，后逐渐转变为暗红色糊状便，有腥臭味儿。伴有发热，体温最高可达38.3℃，无寒战。排尿减少，体重无明显改变。

既往史：健康。

查体：结膜无苍白，皮肤、巩膜无黄染，全身无皮疹。腹肌紧张；脐周及上腹部压痛阳性，无反跳痛，肝脾未触及，腹部未触及异常包块；肠鸣音2次/分。

自带门诊检查：便常规：红细胞大于100个/HPF，白细胞大于50个/HPF。血常规：白细胞总数 $19.0×10^9$/L，中性粒细胞百分比85%，血红蛋白115g/L，血小板 $310×10^9$/L。

初步诊断：1. 急性胃肠炎。

　　　　　　2. 急性出血性肠炎？

病例特点：

1. 年轻男性，无既往病史，进食不洁饮食后发病。

2. 腹痛腹泻，恶心，呕吐，发热，便血，有腥臭味。

3. 查体：脐周及上腹部压痛，无反跳痛。

4. 便常规：红白细胞升高，血常规：白细胞总数，中性粒细胞比例均升高。

病情分析：

年轻男性，无基础疾病。进食不洁饮食之后出现腹痛、腹泻、恶心、呕吐、发热，首先想到的是急性胃肠炎，口服抗生素，补液，数天即可好转。然而患者出现血便，有腥臭味，需要提高警惕是否出现急性出血性肠炎，两者愈后有很大的差异。

急性出血性肠炎是一种病因不明的肠管局限性急性出血坏死性炎症，好发于小肠，多以局限性病变多见，偶尔可以见到全小肠受累，甚至波及胃、结肠。起病急、进展快，以腹泻、腹痛、发热及中毒症状为主要临床表现。

一、病因及流行病学

急性出血性肠炎的病因至今尚不明确，可能感染以及过敏发挥了一定的作用，具有地域性和季节性倾向，夏、秋季多发，部分患者发病有呼吸道或者肠道感染史，部分患者粪便细菌培养结果阳性（大肠埃希菌或产气荚膜杆菌等）。本病多见于儿童青少年，男女比例为2～3∶1。

二、病理

病理改变主要在空肠、回肠，其次为十二指肠，结肠和胃。受累肠襻充血水肿，肠管扩张，肠壁增厚，僵硬，柔韧性消失，黏膜增厚粗糙，呈鲜红色和暗红色，黏膜皱襞不清，伴有片样坏死和散在溃疡，病变与正常肠段可交替出现。镜下可见肠绒毛水肿充血变粗，多核细胞浸润，黏膜下充血水肿，淋巴细胞、嗜酸粒细胞及单核细胞浸润。

三、临床表现

缺乏特异性症状，主要临床表现包括腹痛，腹泻，发热等，根据患者的临床特点和病程演进不同，可归纳为急性胃肠炎或痢疾型、急性消化道出血型、中毒休克型、腹膜炎型、肠梗阻型。

急性出血性肠炎起病急，上中腹或脐周出现急性腹痛，为持续性疼痛阵发加剧或阵发性绞痛，严重者可以蔓延到全腹部；常常伴有恶心呕吐，腹胀，随之出现腹泻，由稀水样便转为血样便或果酱样便，伴有腥臭味；多数患者有发热，可以达到38～39℃，可有寒战；严重者可以出现中毒症状，甚至发生中毒性休克。

腹部查体可以有腹部压痛及肌紧张，肠鸣音减弱或消失，严重者可出现肠管坏死、穿孔引起的腹膜炎体征。

四、辅助检查

可有不同程度的贫血，白细胞增高，核左移，少数可出现类白细胞反应，红细胞沉降率增快，便隐血阳性。腹部平片可见左上腹或中腹充气、膨胀、肠腔扩大，肠间隙变宽，肠壁薄厚不一，黏膜皱襞变粗，肠壁张力和肠蠕动减弱。

该患者入院后的检查结果：

1. 便培养：未见异常。

2. ESR：25mm/h。

3. 肿瘤标志物：CEA、CA199 正常。

4. 腹部CT：小肠充气扩张，肠间隙变窄，肠壁厚薄不一，黏膜皱褶变粗，盆腔少量积液。

5. 肠系膜血管CTA：未见明显异常。

目前诊断：急性出血性肠炎。

五、诊断依据

1. 年轻男性，进食不洁饮食后发病。

2. 持续性脐周及上腹痛，伴有恶心呕吐食物残渣；腹泻，初为黄色稀便，后逐渐转变为暗红色糊状便，有腥臭味儿；伴有发热，体温最高可达38.3℃，无寒战。

3. 辅助检查

（1）便常规：红细胞大于100个/HPF，白细胞大于50个/HPF。

（2）血常规：白细胞总数 $19×10^9$/L，中性粒细胞百分比 85%，血红蛋白 115g/L，血小板 $310×10^9$/L。

（3）便培养：未见异常。

（4）ESR：25mm/h。

（5）肿瘤标志物：CEA、CA199 正常。

（6）腹部CT：小肠充气扩张，肠间隙变窄，肠壁厚薄不一，黏膜皱褶变粗，盆腔少量积液。

（7）肠系膜血管CTA：未见明显异常。

六、鉴别诊断

急性出血性肠炎应该与细菌性痢疾、急性阑尾炎、克罗恩病、溃疡性结肠炎、肠套叠、绞窄性肠梗阻等相鉴别。

七、治疗

该患者治疗方案：

1. 禁食水，充分补液支持治疗。

2. 给予广谱抗生素抗感染治疗。

转归：3天后恶心呕吐、便血改善，腹痛减轻，逐渐过渡为流食。

（一）治疗原则

1. 内科治疗为主　50%的患者经非手术治疗后可以治愈。

（1）禁食、胃肠减压、肠外营养，加强营养支持，维持酸碱平衡，纠正电解质紊乱。对症输血。

（2）预防和抗休克治疗。

（3）抗感染治疗，应用广谱抗生素和甲硝唑等，抑制肠道细菌尤其是厌氧菌的生长。

2. 手术治疗　如无肠段坏死、穿孔或大量出血，可行肠系膜根部封闭，如已有肠段坏死、穿孔或大量出血，行病变肠段切除，肠造瘘等。

（二）手术适应证

（1）内科治疗不能缓解的消化道大出血、肠梗阻。

（2）内科治疗全身中毒症状仍继续恶化，出现休克倾向者。

（3）肠穿孔、肠坏死、腹膜炎（血性渗液）或者诊断不明，又无法排除需要手术处理的其他急腹症。

该患者经保守治疗后逐渐进食，于住院第10天症状均消失，化验恢复正常，出院。

（丛家洁）

第五章 小 肠 肿 瘤

病例介绍： 患者徐某，女，62岁，2021年1月5日入院。

主诉： 发现左腹部包块1个月余。

现病史： 患者1个月前无明显诱因自行扪及左腹部包块，无腹痛、腹胀及发热，无皮肤、巩膜黄染，无恶心、呕吐，无腹泻便秘。近期有颈部和锁骨下淋巴结肿大，曾于当地医院CT检查显示：腹部肿块。今为求进一步诊治来我院就诊，门诊以"腹腔占位"收入院。平时睡眠可，进食正常，大小便正常，体重有明显减轻。

既往史： 有高血压和冠心病病史，有糖尿病病史，否认药物和食物过敏史及输血史。

查体： 患者神清语明，全身皮肤、巩膜无黄染。可触及左侧颈部和左侧锁骨下浅表淋巴结明显肿大，质硬，压痛阳性，活动度差。腹部平软，左腹部可触及明显包块，无压痛、反跳痛，无肌紧张，Murphy征（－），未见胃肠型和蠕动波，肝脾未触及；叩诊鼓音，移动性浊音阴性；肠鸣音4次/分。

自带门诊检查： 腹部CT示腹腔肿块，腹腔多发淋巴结肿大；彩超示脐下偏左侧至左下腹包块，考虑肠管来源。

入院初步诊断： 腹腔肿块。

病情分析：

通过以上描述大家会想到哪些疾病？

1．恶性疾病：肠道肿瘤？肾肿瘤？妇科肿瘤？

2．良性疾病：肠梗阻？血管瘤？

病例特点：

患者中年女性。可触及左侧颈部和左侧锁骨下浅表淋巴结明显肿大。左腹部可触及明显包块，无压痛、反跳痛，无肌紧张；肠鸣音4次/分；排便正常。CT见腹腔肿块，腹腔多发淋巴结肿大，未见泌尿系异常，未见子宫附件异常。彩超：脐下偏左侧至左下腹包块，考虑肠管来源。

初步诊断： 小肠肿瘤。

小肠肿瘤是从十二指肠到回盲部的小肠管道中的肿瘤，不包括从其他部位转移至小肠的肿瘤。小肠分为十二指肠、空肠、回肠3部分，总长度4～6m，盘曲于腹腔中。由于小肠的解剖结构、位置及生理功能的特性，小肠疾病的发病部位较深且具隐匿性，通常缺乏特异性表现，可有腹痛、腹胀、腹泻、恶心、呕吐等多种表现。小肠肿瘤发生率较低，且肿瘤早期病灶较小时，大部分患者无自觉症状，往往错过最佳的治疗时期，现有的肿瘤检查手段存在一定的局限性，因此确诊率一直相对较低，极易误诊。

一、分型及类型

（一）分型

1. 按分化程度 分为良性肿瘤和恶性肿瘤两类。

2. 按组织来源 可分为上皮性肿瘤及非上皮性肿瘤。

（二）类型

目前已经证实的小肠恶性肿瘤类型约有40种，占比最高、最常见的为腺癌，第二为类癌，第三为恶性淋巴瘤，第四为恶性间质瘤。腺癌主要发生在十二指肠，空肠、回肠比较常见。类癌主要发生于回肠，与其他类型相比，恶性程度相对较低，预后相对较好。淋巴瘤主要发生于末端回肠，而间质瘤多发生于回肠，起源于间叶组织。

二、流行病学

临床统计学资料显示，原发性小肠肿瘤发生率约占全身各部位肿瘤的0.2%，其中小肠恶性肿瘤约占3/4，良性肿瘤约占1/4。小肠肿瘤发病年龄多在30～60岁，平均42.8岁，男性通常比女性多发，小肠肿瘤的主要发病部位是十二指肠，其次为空肠和回肠，小肠恶性肿瘤的病理类型多样，腺癌是最常见的病理类型。

三、临床表现

小肠肿瘤无特有的临床症状，早期确诊较难。按其症状出现频率依次为：腹痛、腹部肿块、出血、梗阻和穿孔等。

（一）腹痛

是最常见的症状，70%的患者均表现有不同程度的腹痛。一般为脐周隐痛、胀痛、进食后加重，若并发梗阻、感染或穿孔时，腹痛加重，患者常因此就诊。

（二）腹部肿块

大多数患者腹部可触及肿块，空肠肿瘤常在左上腹部可触及肿块，回肠肿瘤的肿块则多在下部腹或右下腹部可触及。肠外生性肿瘤多数体积大，良性肿瘤表面平滑、边界清楚、活动度较大。恶性肿瘤多数边界不清、表面不平滑、硬、活动度较小。

（三）消化道出血

小肠肿瘤的一个早期症状，常见于黏膜下肿瘤，多为长期便隐血阳性导致贫血，偶有便鲜血或大量新鲜血便，甚至发生休克。因肿瘤所在位置及出血量不同，大便可呈咖啡色、棕红色、酱红色至鲜红色。

（四）肠梗阻

急性完全性或慢性进行性小肠梗阻是原发性小肠肿瘤常见症状之一，因肠腔狭窄、堵塞引起，亦可因肠套叠、肠腔受压或肠管扭转所致。其发生与肿瘤生长方式有关，其生长方式有：向肠腔内生长、沿肠壁浸润生长、向肠壁外生长。临床表现随梗阻部位不同而异。高位小肠梗阻可表现为上腹不适或疼痛、嗳气、恶心、呕吐等；低位小肠梗阻可表现为脐周疼痛、痉挛性绞痛、腹胀、呕吐等。腺癌、淋巴肉瘤较早出现肠梗阻。

（五）肠穿孔

发生于晚期病例，以平滑肌肉瘤和恶性淋巴瘤居多，急性穿孔可引起腹膜炎，慢性穿孔可形成腹腔内炎性肿块或肠瘘。

（六）其他症状

有贫血、食欲不振、体重下降、腹泻、发热等，多见于小肠恶性肿瘤。

四、实验室检查

（一）血常规

在肿瘤出血的情况下可出现贫血表现，如红细胞和血红蛋白的降低；并发腹腔感染时，白细胞计数升高，中性粒细胞比例增加。

（二）粪便隐血试验

可为持续阳性。

（三）尿5-羟胺吲哚乙酸和血液5-羟色胺测定

如果临床表现为类癌综合征，定量测定尿液5-羟胺吲哚乙酸和血液的5-羟色胺水平可确定诊断。

五、其他辅助检查

（一）小肠钡剂造影

由于钡剂在小肠充盈不连续，影像迂回重叠和小肠蠕动快等原因，诊断率低，容易漏诊，小的肿瘤漏诊率更高。

小肠肿瘤X线影像表现有：①充盈缺损；②肠襻推移；③龛影；④软组织阴影、黏膜形态改变、肠壁僵硬和蠕动迟缓；⑤肠管狭窄、套叠或梗阻。

（二）小肠镜检查

应用小肠镜检查小肠病变，由于操作困难，成功率较低；同时因受内镜视野所限，诊断率亦不高。

（三）选择性肠系膜上动脉造影（DSA）

适用于消化道出血的病例，通过血管异常分布的影像推断肿瘤的性质和出血部位，但造影对出血速度有要求，当活动性出血＞0.5mL/h时能看到造影剂外溢。

（四）B型超声检查

为使检查时不受肠内容物干扰，超声检查应在钡剂检查前进行，必要时可在B型超声引导下穿刺活检，但操作中应注意避免损伤肠管或血管。

（五）腹部CT和磁共振（MRI）检查

某些小肠肿瘤如脂肪瘤、平滑肌肿瘤、恶性淋巴瘤有特定的CT和MRI影像学所见，是有价值的诊断方法。同时尚能判定有无腹腔内淋巴结、肝、脾等器官转移。但小的肿瘤不能显示其特有的CT、MRI影像。CT检查可了解肿瘤大小、位置及肿瘤和周围组织的关系，根据肿瘤组织密度推断其性质。口服造影剂作CT扫描，可显示肠腔不规则、破坏、龛影和窦道等异常，并可清楚显示向腔外扩展的软组织肿块和局部淋巴转移。

CT检查还可用于恶性肿瘤分期。Ⅰ期：腔内肿块，管腔壁不厚（正常小肠壁＜5mm）。Ⅱ期：管壁增厚（＞10mm），不侵犯邻近脏器，无淋巴结转移。Ⅲ期：壁增厚并直接侵犯周围组织，可有局部淋巴结转移，但无远处转移。Ⅳ期：有远处转移。

患者入院后完善检查如下。

1. 实验室检查

（1）CEA、CA199、CA125均升高。

（2）复查肝功：ALT 13U/L，AST 16U/L，γ-GT 15U/L，AKP 55U/L，TBIL 8.8μmol/L，

DBIL 3.1μmol/L。

2. 腹部彩超显示 左下腹可见大小 83.9mm×23.8mm×32.8mm 肿块，界欠清，以无回声为主的混合回声，内见散在强回声区（图4-5-1）。诊断提示：腹腔包块（建议进一步检查）。

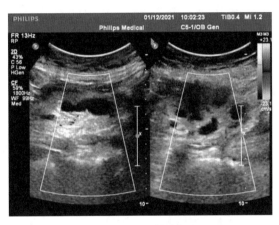

图4-5-1 腹部彩超

3. 胃镜检查显示 十二指肠：球前壁可见一隆起性病变，大小 1.0cm×1.0cm，表面黏膜光滑，诊断意见：十二指肠球隆起性病变（图4-5-2）。

4. 下腹部CT 下腹部局部肠管扩张，肠壁明显增厚，临近结肠与之分界不清，病变上方见多发类圆形等面积影，较大者直径4.5cm。诊断意见：下腹部局部肠管明显增厚，腹腔肿物，下腹部多发淋巴结肿大（图4-5-3）。

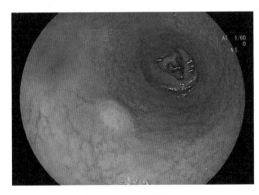

图4-5-2 胃镜检查

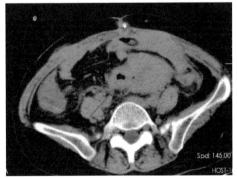

图4-5-3 下腹部CT

5. 术前PET-CT 左下腹小肠肠壁增厚，肠管扩张，涉及长度约为73.7mm，伴有 ^{18}F-FDG摄取增高。腹腔见多枚大小不等淋巴结影，伴 ^{18}F-FDG摄取增高。诊断意见：左下腹小肠壁增厚伴有糖代谢增高，符合恶性病变影像特征；腹腔多枚大小不等淋巴结伴有糖代谢增高，符合恶性病变影像特征。考虑淋巴瘤累及小肠，左下腹小肠恶性原发病变伴淋巴结转移（图4-5-4）。

目前诊断：小肠肿瘤。

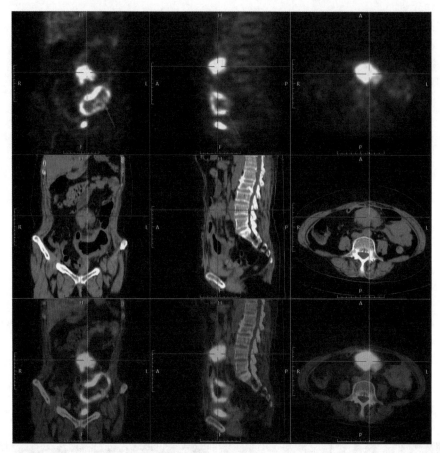

图4-5-4　腹部PET-CT

六、鉴别诊断

（一）肠结核

常继发于肺结核，病变多累及回盲部，一般表现为腹痛、腹泻、便秘、低热、盗汗，通过药物或手术治疗等可以治愈。该病情预后一般较好，不会影响寿命。病情好发于中青年女性、免疫力低下的人群。肠镜和活检可鉴别。

（二）克罗恩病

克罗恩病是一种慢性、复发性胃肠道炎性肉芽性疾病，常表现为腹痛、腹泻和体重下降。该病主要累及小肠和结肠，常反复发作，药物治疗是首选，必要时可以进行外科手术治疗。钡剂、肠镜和病理检查可鉴别。

（三）肠梗阻

各原因所引起的肠腔内容物通过障碍，主要表现为：痛、吐、胀、闭，如能及时诊断和积极治疗，大多可终止病情的发展，最终治愈。临床表现、X线检查、CT可进行鉴别。

（四）肠套叠

指一段肠管套入与其相连的肠腔内，并导致肠内容物通过障碍。有原发性和继发性两类。原发性肠套叠多发生于婴幼儿，继发性肠套叠则多见于成人。小儿肠套叠常表现为阵发性腹痛、呕吐、血便和腹内肿块等，成人肠套叠常表现为慢性、间歇性、不完全性肠梗阻的症状。术中和病理检查可鉴别。

（五）肠系膜动脉栓塞

是肠系膜上动脉突然被栓子完全阻塞所致的疾病，本病男性较女性多见。大多数患者有风湿性心脏病、冠心病、心房颤动或动脉硬化史。多数患者发病急骤，突然发生腹部持续性剧烈绞痛，伴有频繁呕吐，甚至出现血便。此病发病急进展快，若诊治不及时后果严重，甚至导致死亡。病史和肠系膜CTA可确诊。

七、小肠肿瘤诊断

小肠肿瘤的诊断主要依靠临床表现和辅助检查，由于小肠肿瘤的临床症状不典型，又缺乏有效的诊断方法，因此诊断容易被延误。小肠肿瘤术前诊断率低的原因可能与以下因素有关：

（一）缺少特征性症状

近段空肠、十二指肠肿瘤引起的腹痛、出血与溃疡病、慢性胃炎等的症状相似，回肠末端肿瘤引起的腹痛常被误诊为阑尾炎、肠结核或妇科疾病。

（二）常被急腹症的症状、体征所掩盖

多数患者在发生并发症时才开始就诊，所以术前不能全面收集患者资料和进行详细检查。

（三）医师对本病认识程度不够

早期未给予足够重视，导致延误诊断。

（四）无理想的检查方法

因此，有下述症状和体征时应提高警惕：

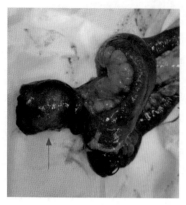

图4-5-5　术中所见

1. 不明原因腹部包块、脐周或右下腹痛，进食后加重，恶心呕吐、便血，排便后上述症状缓解等；2. 成人肠套叠；3. 间歇柏油便、便血或腹泻，胃镜或结肠镜未见异常；4. 不明原因的肠梗阻。行辅助检查可帮助明确诊断。

该患者完善相关检查后，高度考虑小肠恶性肿瘤。患者及家属积极要求手术治疗，完善术前准备，给予手术治疗。术中见小肠壁巨大肿瘤，与周围组织粘连，边界不清（图4-5-5），给予肿瘤扩大根治术及淋巴结清扫。

八、小肠肿瘤的治疗

小肠肿瘤无论良、恶性治疗以手术为首选。根治性切除的5年生存率明显高于未行根治性切除者，因此诊断一旦确立，应早期手术切除。

（一）术中探查

小的肿瘤或出血已停止的肠管病变，在开腹后有时仍难以发现，且小肠肿瘤偶为多发性，病灶大小不一，容易遗漏较小的病灶，故术中必须全面细致探查。

（二）小肠良性肿瘤的治疗

手术切除病灶是唯一有效的治疗方法，可预防因肿瘤引起的肠套叠、肠梗阻等并发症。如套叠肠段粘连严重，不宜勉强复位，应将套叠肠段连同肿瘤一并切除。如肿瘤较大，有坏死或合并溃疡，难与恶性肿瘤鉴别者，按恶性肿瘤处理。

（三）小肠恶性肿瘤的治疗

以手术切除为主，切除范围应包括肿瘤两侧各20cm的肠管，清扫区域淋巴结。位于距回盲瓣20cm以内的回肠恶性肿瘤，行右半侧结肠切除，以利于清除该区域引流淋巴结。对腹腔内转移的病例，只要病灶可切除，患者全身情况允许，仍应切除原发灶。

（四）其他

放疗、化疗对小肠恶性淋巴瘤有较好疗效，对其他恶性肿瘤则疗效不肯定。

患者徐某术后病理回报：（小肠）非霍奇金T细胞淋巴瘤，倾向肠病相关T细胞淋巴瘤，2型；断端未见肿瘤；肠周淋巴结（0/1）未见肿瘤累及。术后1周患者自觉症状好转，要求出院治疗。嘱术后化疗治疗。

确定诊断：小肠非霍奇金T细胞淋巴瘤。

九、小肠肿瘤预后

小肠良性肿瘤除少数死于肿瘤并发症外，绝大多数手术效果好。小肠恶性肿瘤预后较差。腺癌预后最差，肉瘤、恶性淋巴瘤次之。有研究显示是否行根治性手术是决定恶性肿瘤预后的关键因素之一，而肿瘤分期、患者年龄、肿瘤部位、组织分化、放化疗的应用与否并不明显影响生存率。也有研究表明不完整手术切除极易刺激残留肿瘤组织和肿瘤包膜，导致肿瘤的过度增长和广泛侵犯、转移。因此，手术时要充分估计手术困难，尽可能完整切除肿瘤组织及清扫周围淋巴结。如果侵犯邻近脏器，应行联合脏器切除。

（蒋　敏　王　杨）

第五篇
大肠疾病

第一章　肠易激综合征

病例介绍：患者李某，女，36岁，2018年6月9日入院。

主诉：间断腹痛伴腹泻3年，加重3个月。

现病史：患者3年前间断出现腹痛，以下腹部为著，疼痛每月发作3～4次，每次持续1～2天，常于排便后缓解；疼痛发作时排便次数增多，每天最高可达4～5次，为稀松粪便，无脓血便。腹痛缓解时排便次数正常，每天1次。近3个月患者劳累后腹痛症状加重，发作频繁，伴排便次数增多，口服"益生菌"未见明显好转（具体方案不详），为求进一步诊治来我院门诊就诊，病程中，无发热，无恶心、呕吐，饮食、睡眠可，小便正常，体重无明显变化。

既往史：身体健康，无高血压、糖尿病、冠心病病史。无吸烟、饮酒等不良嗜好。否认胃肠道疾病家族史。

查体：营养状态良好，结膜无苍白，巩膜无黄染。腹软，下腹部压痛阳性，无反跳痛，肌紧张阴性，肝脾未触及；肠鸣音5次/分；移动性浊音阴性，双下肢无水肿。

化验及检查：血常规正常；生化指标正常；便常规正常，便培养阴性；腹部超声检查及结肠镜检查未发现异常。

初步诊断：肠易激综合征。

病情分析：

病例特点：患者为中年女性，反复发作腹痛伴排便习惯改变，近3个月症状加重，腹痛在排便后症状缓解。化验指标及结肠镜检查未发现明显异常；初步印象诊断？诊断依据？如何治疗？

印象诊断：肠易激综合征。

肠易激综合征（irritable bowel syndrome，IBS）是以慢性、反复发作的腹痛或腹部不适、腹泻、排便习惯改变和大便性状异常为特征而无器质性病变或生化异常的一种功能性肠病，是功能性胃肠病（functional gastrointestinal disorders，FGIDs）中较为常见类型。IBS的诊断是基于症状表现的排除性诊断，症状反复发作、病程长，但全身营养状态及健康情况不受影响，预后好。

一、分型

IBS根据粪便的性状及排便特点分为腹泻型、便秘型、混合型及不定型。4种类型的临床表现不同，具体如下。

罗马Ⅳ标准根据粪便的性状进行分类，使用Bristol粪便性状量表（图5-1-1）进行肠易激综合征亚型诊断；其中，1型和2型为便秘，6型和7型为腹泻。值得注意的是，基于患者排便异常时的Bristol粪便性状分类，评价时患者应停用针对排便异常的药物。

布里斯托大便分类法

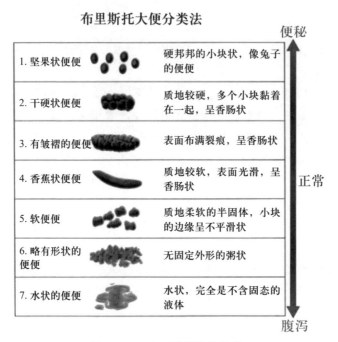

图5-1-1　Bristol粪便性状量表

（一）肠易激综合征便秘型（IBS-C）

大于1/4（25%）的排便为Bristol粪便性状1型或2型，且小于1/4（25%）的排便为Bristol粪便性状6型或7型。

（二）肠易激综合征腹泻型（IBS-D）

大于1/4（25%）的排便为Bristol粪便性状6型或7型，且小于1/4（25%）的排便为Bristol粪便性状1型或2型。

（三）肠易激综合征混合型（IBS-M）

大于1/4（25%）的排便为Bristol粪便性状1型或2型，且大于1/4（25%）的排便为Bristol粪便性状6型或7型。

（四）肠易激综合征不定型（IBS-U）

患者符合肠易激综合征的诊断标准，但其排便习惯无法归入以上3型中的任一型，称之为不定型。

二、发病机制

肠易激综合征的病因和发病机制尚不明确。其病理生理基础是胃肠动力学异常和内脏感觉异常，但发病机制复杂，尚未完全阐明。目前认为肠易激综合征是一种多因素、多发病机制学说的疾病，主要与消化道动力异常、内脏敏感性增高、肠道感染与炎症、脑-肠轴学说、精神心理因素及消化道激素等有关。

三、流行病学

采用罗马Ⅲ诊断标准，IBS的合并患病率约为9.2%；但采用罗马Ⅳ诊断标准，IBS的合并患病率下降至3.8%。罗马Ⅲ和Ⅳ标准下IBS患病率的不同是因为罗马Ⅳ标准规定更为严格，腹痛为每周至少有1天伴排便习惯改变，而罗马Ⅲ标准的腹部疼痛或不适的特征为至少每月3天伴随排便习惯改变。患者以青中年居多，女性患病率高于男性。不同国家差异很大，欧美国家以便秘型多见，我国以腹泻型为主。

四、临床表现

肠易激综合征病程长，症状可反复发作，特定诱因（如精神心理因素、劳累、饮食因素等）可诱发疾病或加重病情；但患者的营养状态较稳定；主要表现为腹痛、腹部不适、排便习惯改变及粪便性状改变。

（一）腹痛与腹部不适

IBS患者多有不同程度腹痛和腹部不适，以下腹部多见，排便或排气后缓解。

（二）排便习惯改变及粪便性状改变

1. **腹泻型IBS**　粪便呈稀水样或糊样，每日3～5次，病情重的患者排便次数更多，便中带黏液，但无脓血。
2. **便秘型IBS**　粪便干硬，量少，羊粪状、坚果状，伴腹胀、排便不尽感，一些患者可同时有其他消化不良症状和抑郁、头痛等精神症状。

五、辅助检查

血常规、便常规及生化采血化验检查均正常，腹部超声检查及肠镜检查无阳性发现。

六、IBS的鉴别诊断及警报症状

（一）鉴别诊断

以症状为主的鉴别诊断，包括腹痛、腹泻、便秘等。其中，以腹泻为主的患者要注意与常见的乳糖不耐受症鉴别；以便秘为主的患者要注意与功能性便秘及药物不良反应引起的便秘进行鉴别。

（二）警报症状

包括体重下降，持续性腹泻，夜间腹泻，便中带血，顽固性腹胀，贫血，低热及年龄大于50岁的患者出现新发症状等。详细询问病史，若有上述症状发生，需警惕其他疾病可能。

七、IBS的诊断标准

采用罗马Ⅳ诊断标准：

反复发作的腹痛，最近3个月内每周至少出现1次，每次至少持续1天，合并以下2条或多条：

1. 与排便相关的症状缓解或加重。
2. 发作时伴有排便频率改变。
3. 发作时伴有大便性状（外观）改变。

上述症状在本次诊断前6个月出现，近3个月满足以上标准。

本例患者有典型的腹痛伴腹泻症状，便后腹痛缓解，病情持续时间符合肠易激综合征腹泻型IBS-D的诊断标准。无报警症状，血清学检查及肠镜检查均正常，无阳性发现。因此，可以诊断为IBS-D。

八、治疗

肠易激综合征的治疗强调个体化治疗和综合治疗；目的是消除患者顾虑、改善症状和提高生活质量。主要包括饮食治疗、心理治疗、药物治疗、微生物疗法等。

（一）饮食治疗

针对便秘型的患者，提倡富含纤维饮食；除便秘型患者外，其他患者个体化调整纤维素的摄入；推荐部分IBS患者采用低FODMAP（可发酵寡糖、双糖、单糖和多元醇）饮食来控制症状；避免进食易引起胃肠不适症状的食物，养成合理饮食习惯。

（二）心理治疗

IBS患者中很大比例存在不同程度心理障碍、焦虑、抑郁等情况，因此建立良好医患关系、充分沟通、理解患者尤为重要。充分的认知疗法，消除患者的心理负担，使患者认识疾病的良性本质，对治疗有信心。

（三）药物治疗

主要是针对症状的治疗。腹痛为主的患者，给予解痉药物，代表药物有匹维溴铵，该药是一种选择性作用于胃肠道平滑肌的钙通道阻滞剂，用法为每次50mg，每天3次，口服。对便秘患者适当给予泻药，常用的有渗透性泻剂如聚乙二醇、乳果糖等，也可应用容积性泻药甲基纤维素，尽量选取作用温和的泻剂，避免药物依赖和不良反应。便秘患者也可考虑应用胃肠动力药物，如莫沙必利、依托必利等。对于腹泻患者，轻症可采用蒙脱石散、药用炭等吸附性止泻药，若症状加重，可考虑应用洛哌丁胺或地芬诺酯，但不宜长期使用。此外，马来酸曲美布汀是消化道双向调节剂，对各种类型的IBS症状有较好效果。

（四）微生物疗法

给予双歧杆菌、乳酸菌等益生菌制剂，调节肠道微生态，对改善腹泻、腹痛等症状有一定疗效。

本例患者治疗方案：休息，避免劳累和情绪紧张。匹维溴铵50mg口服，每天3次；蒙脱石散3g口服，每天3次；双歧杆菌1.5g口服，每天3次。

九、随访及预后

IBS是一种良性疾病，经积极的个体化及综合治疗后，多数患者症状可得到改善，预后好。

本例患者应用药物治疗2周后，门诊随访患者腹痛症状消失，排便次数减少，1～2次/天，停用口服药物。停药1个月后随访，无复发。

（张慧超）

第二章　炎症性肠病

炎症性肠病（inflammatory bowel disease，IBD）是一组病因未明确的特发性、慢性、炎症性肠道疾病，包括2种类型：溃疡性结肠炎（UC）和克罗恩病（CD），两者的临床表现和病理学特征既有重叠又有区别。

病因和发病机制

病因尚未明确，发病机制复杂，受遗传易感性、先天性或适应性免疫系统失调、环境因素以及肠道微生态等因素的影响。2018年2月，一篇在Science杂志发表的研究表明，C1orf106基因的多态性与IBD的风险增加相关。同年5月，有研究证实特定的噁唑类化合物（主要来源于食物、微生物和工业原料）通过激活芳基烃受体信号通路，减少IL-10的生成并激活自然杀伤性T细胞，引起肠道上皮炎症，这一结论部分佐证了肠内食物及微生物抗原诱导肠道炎症理论。近年来，IBD相关研究的热点是各种因素的相互作用，以及肠道菌群在IBD的发病机制中的作用。有研究阐述了城市化过程中的环境暴露，包括西式饮食、抗生素滥用、环境污染和过早微生物暴露等将会影响肠道微生物群，从而可能影响宿主对IBD的易感性。通过分析各种食物成分和肠道微生态对结肠炎实验模型的影响，发现了复杂的营养混合物影响肠道通透性、肠道微生态和肠道炎症的发展，其中蛋白质和纤维分别加重和减轻结肠炎的严重程度，而优化它们的组合可以最好地控制疾病的严重程度。此外，心理障碍对IBD的发病及病情活动也起着一定作用。

第一节　溃疡性结肠炎

病例介绍： 患者段某，男，41岁，2019年1月30日入院。

主诉： 间断出现黏液脓血便、腹痛2年，加重1个月。

现病史： 患者于2年前无明显诱因排黏液脓血便，每天5～6次，每次量约70mL，伴腹痛，以脐周及左下腹疼痛为主，呈绞痛，排便后腹痛缓解。无发热，皮疹、关节痛及口腔溃疡等。曾于当地医院就诊，行肠镜检查提示"结肠炎症性改变"，大便常规提示白细胞50个/HPF，红细胞210个/HPF，大便培养阴性。给予口服"美沙拉嗪1.0g，每天4次口服"，症状好转后减药量至2.0g，每天1次维持治疗。维持治疗时期，患者排便1～2

次/天，无脓血。患者于半年前自行停药，1个月前患者上述症状加重，脓血便大于10次/天，伴腹胀，全腹部阵发性绞痛，里急后重感；发热，体温最高38.5℃。现为求进一步诊治来我院。病程中，饮食、睡眠欠佳，小便正常，体重近1个月下降5kg。

既往史： 患者既往高血压病史5年，规律口服硝苯地平30mg/d，血压控制在约130/80mmHg。有海鲜过敏史，患者有反复发作口腔溃疡病史，否认糖尿病、心脏病病史。无吸烟、饮酒等不良嗜好。否认胃肠道疾病家族史。

查体： 一般状态欠佳，血压126/76mmHg，脉搏101次/分，体温37.9℃，呼吸26次/分。结膜苍白，皮肤、巩膜无黄染。腹部平坦，全腹压痛阳性，无反跳痛，肌紧张阴性，未触及异常包块，肝脾均未触及；移动性浊音阴性；肠鸣音7次/分。双下肢有水肿。

自带门诊检查： 肠镜检查（2016年12月）示，直肠、乙状结肠肠腔血管纹理紊乱，充血、水肿，质地脆，易出血；余大肠黏膜光滑、血管纹理清晰。肠镜诊断意见：结肠炎症性改变。

入院初步诊断： 溃疡性结肠炎？克罗恩病？

病情分析：

患者中年男性，间断性腹泻、黏液脓血便、腹痛2年，加重1个月，伴里急后重，体重减轻。口服5-氨基水杨酸（5-ASA）控制症状有效，自行停药后复发。2年前行肠镜检查提示"结肠炎症性改变"。查体：结膜苍白。腹软，全腹部压痛阳性，双下肢水肿。

患者的初步印象诊断是什么？进一步检查？如何治疗？

印象诊断： 溃疡性结肠炎。

溃疡性结肠炎（ulcerative colitis，UC）是一种发生在直肠、结肠的慢性非特异性炎症性疾病，病因尚不明确，主要限于肠道黏膜层及黏膜下层，病变连续、弥漫性分布，累及直肠、部分或全结肠。临床表现为持续、反复发作的腹痛、腹泻、黏液脓血便，患者可同时有里急后重和不同程度的全身症状，以及皮肤、黏膜、关节、眼、肝胆等肠外表现。

一、病理

病变主要局限于大肠黏膜层及黏膜下层，呈连续弥漫性分布。炎症常常累及直肠及直肠近端不同范围的结肠，可累及全结肠、末端回肠。疾病活动期时可见固有膜内有弥漫性、急性、慢性炎症细胞浸润，包括中性粒细胞、淋巴细胞、浆细胞、嗜酸粒细胞等，尤其是上皮细胞间有中性粒细胞浸润（即隐窝炎），形成隐窝脓肿；隐窝结构改变，隐窝大小、形态不规则，排列紊乱，杯状细胞减少等；有些活检组织可见黏膜表面糜烂、浅溃疡形成和肉芽组织形成。疾病缓解期时可见黏膜糜烂或溃疡愈合；固有膜内中性粒细胞浸润减少或消失，慢性炎症细胞浸润减少；隐窝结构改变可保留，如隐窝分支、减少或萎缩，可见帕内特细胞（Paneth cell）化生（结肠脾曲以远）。

二、流行病学

本病的发病率在各国家差异很大，欧美国家的发病率趋于平稳，高于我国。我国关于UC的流行病学调查最早开始于香港地区，2014年香港地区的UC患病率为21.14/10万。近十年，我国的UC发病率和患病率明显上升，但仍缺乏大规模流行病学调查研究。

三、临床表现

UC最常发生于青壮年，根据我国资料统计，发病高峰年龄为20～49岁，性别差异不明显。临床特征性表现为持续或反复发作的腹痛、腹泻、黏液脓血便，病程多在4～6周以上。多数为亚急性起病，少数急性起病。病程为慢性过程，发作与缓解交替，部分症状可持续存在，进行性加重。病情的严重程度与临床分型、病变范围和病情分期有关。

（一）消化道表现

1. 腹泻和黏液脓血便　腹泻和黏液脓血便是UC最常见的症状。排便次数以及血便的程度与病情的轻重程度有关，轻者排便次数小于4次/天，有轻微脓血便或无血便；重者排便次数大于6次/天，严重时可达数十次，大量脓血便，甚至便新鲜血。

2. 腹痛　大多数患者有腹痛症状，轻-中度腹痛，左下腹部多见，也可累及全腹部。患者常常伴有里急后重，排便后腹痛可缓解。轻者可无腹痛或仅存在腹部不适，严重者可出现腹膜炎，并发中毒性巨结肠，患者可存在持续剧烈的腹痛。

3. 体征　轻、中度患者仅有左下腹部轻压痛；重症患者可有明显压痛，若出现反跳痛，肌紧张阳性，肠鸣音消失等体征，需警惕中毒性巨结肠、穿孔等并发症的发生。

（二）肠外表现

包括关节损伤（如外周关节炎、脊柱关节炎等）、皮肤黏膜表现（如口腔溃疡、结节性红斑和坏疽性脓皮病）、眼部病变（如虹膜炎、巩膜炎、葡萄膜炎等）、肝胆疾病（如脂肪肝、原发性硬化性胆管炎、胆石症等）以及血栓栓塞性疾病。

（三）全身症状

可有发热、乏力、营养不良、低白蛋白血症、水、电解质平衡紊乱等情况出现。

（四）临床分型

根据病程、病变的范围、疾病活动性严重程度进行临床分型。

1. 临床类型 UC临床类型可分为初发型和慢性复发型。初发型指无既往病史而首次发作，该类型应特别注意与其他感染性肠炎的鉴别，同时首次治疗后缓解期如何维持也是需要考虑的重点；慢性复发型指临床缓解期再次出现症状，临床上最常见。暴发性结肠炎（fulminant ulcerative colitis）这一类型因定义不一致易造成模糊概念，2012年我国IBD共识已经建议弃用，并且将这一类型归入重度UC中。

2. 病变范围 分为直肠炎、左半结肠炎及广泛结肠炎。推荐采用蒙特利尔分型，该分型有助于癌变危险性的估计和监测策略的制定，同时有助于治疗方案的选择（表5-2-1）。

表5-2-1　UC的蒙特利尔分型

分型	分布	结肠镜下所见炎症病变累及的最大范围
E1	直肠	局限于直肠，未达乙状结肠
E2	左半结肠	累及左半结肠（脾曲以远）
E3	广泛结肠	广泛病变累及脾曲以近乃至全结肠

3. 疾病活动性的严重程度

UC病情分为活动期和缓解期，活动期的UC按病情严重程度又分为轻度、中度、重度。2018年指南提出将改良Truelove和Witts疾病严重程度分型标准作为常用的评价UC活动期严重程度的分型标准（表5-2-2）。此外，改良Mayo评分在临床研究的疗效评估中较为常见（表5-2-3）。

表5-2-2　改良Truelove和Witts疾病严重程度分型

分型	排便次数（次/天）	便血	脉搏（次/分）	体温（℃）	血红蛋白	ESR（mm/h）
轻度	<4	轻或无	正常	正常	正常	<20
重度	≥6	重	>90	>37.8	<75%正常值	>30

注：中度介于轻、重度之间

表5-2-3　评估UC活动性的改良Mayo评分系统（分）

项目	评分			
	0	1	2	3
排便次数（1）	正常	比正常增加1~2次/天	比正常增加3~4次/天	比正常增加5次/天或以上
便血（2）	未见出血	不到一半时间内出现便中混血	大部分时间内为便中混血	一直存在出血
内镜发现	正常或无活动性病变	轻度病变（红斑、血管纹理减少，轻度易脆）	中度病变（明显红斑、血管纹理缺乏、易脆、糜烂）	重度病变（自发性出血，溃疡形成）
医师总体评价（3）	正常	轻度病情	中度病情	重度病情

注：（1）每位受试者作为自身对照，从而评价排便次数的异常程度；（2）每日出血评分代表1天中最严重的出血情况；（3）医师总体评价包括3项标准，受试者对于腹部不适的回顾、总体幸福感和其他表现，如体格检查发现和受试者表现状态，评分≤2分且无单个分项评分>1分为临床缓解，3~5分为轻度活动，6~10分为中度活动，11~12分为重度活动，有效定义为评分相对于基线值的降幅≥30%以及≥3分，而且便血的分项评分降幅≥1分或该分项评分为0分或1分。

一个完整的溃疡性结肠炎患者的诊断应当包含上述内容以及并发症，例如：溃疡性结肠炎（慢性复发型、直肠、活动期、中度）。

四、辅助检查

患者段某入院常规检查如下。

1. 实验室检查

（1）血常规：白细胞10.18×10^9/L，中性粒细胞百分比83.6%，红细胞2.87×10^9/L，血红蛋白90.0g/L，红细胞比积26.9%；血小板363×10^9/L。

（2）肝功＋电解质：总蛋白52.7g/L，白蛋白29.4g/L；钾离子3.2mmol/L。余化验指标正常。

（3）ESR56mm/h；CRP37.7mg/L。

（4）便常规：红细胞（＋＋＋＋），白细胞（＋＋）；便培养：未见阳性表现。

2. 腹部CT显示 横结肠至乙状结肠管壁增厚，横结肠近肝曲为著（图5-2-1）。

3. 立体腹部平片显示 左半结肠肠管扩张、积气，未见膈下游离气体（图5-2-2）。

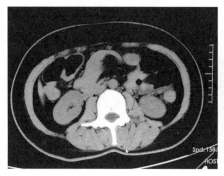 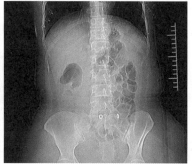

图5-2-1　腹部CT　　　　　　　　图5-2-2　腹部立位平片

4. 肠镜检查所见 循腔进镜至80cm抵达回盲部。所见肠腔黏膜血管纹理模糊、紊乱、充血、水肿，质地变脆，触之易出血。黏膜呈颗粒感，失去光泽，粗糙不平。溃疡表浅，大小不等，呈弥漫、连续性分布，表面有黄白色渗出物形成苔，附着血性黏液。距肛门40cm口侧黏膜见瘢痕及大小不等假息肉，息肉形状多样，于直肠处取材送检。

肠镜诊断意见：溃疡性结肠炎（全结肠型）（图5-2-3）。

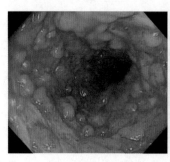 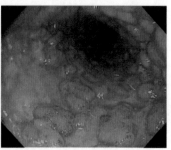

图5-2-3　肠镜图片

UC 的辅助检查包括：

（一）血液检查

包括血常规、血清白蛋白、电解质、ESR、CRP 等。患者可表现为贫血、白细胞增多，中性粒细胞百分比升高，电解质紊乱（低钾、低钠等较常见），红细胞沉降率加快、C反应蛋白升高等。疑诊合并有巨细胞病毒（cytomegalovirus，CMV）感染时，需进行血清CMV-IgM及病毒DNA的检测。

（二）粪便检查

粪便中常见肉眼黏液脓血，便常规可见红细胞、白细胞、脓细胞增多。便培养用于排除感染性肠炎。2018年IBD指南共识提出常规粪便检查和培养应不少于3次。同时应根据流行病学特点，进行阿米巴肠病、血吸虫病等特异性检查（目的是除外上述疾病）。此外，粪便钙卫蛋白检查可作为诊断的辅助指标。

（三）结肠镜检查

结肠镜检查并活检是建立诊断的关键。建议多点、多段取材。结肠镜下可见病变大多从直肠开始，呈连续性、弥漫性分布。轻度炎症的内镜特征为红斑，黏膜充血和血管纹理消失；中度炎症的内镜特征为血管形态消失，黏膜表面糜烂，常伴有粗糙呈颗粒状的外观及黏膜脆性增加（接触性出血）；重度炎症内镜下则表现为黏膜自发性出血及溃疡。缓解期可见正常黏膜表现，部分患者可有假性息肉形成或瘢痕样改变。病程长的患者，黏膜萎缩可导致结肠袋形态消失、肠腔狭窄，以及炎性息肉或假息肉的形成。若UC伴巨细胞病毒感染，结肠在内镜下可见不规则、深凿样或纵行溃疡，部分伴大片状黏膜缺失。

结肠镜检查若发现肠腔狭窄镜端无法通过时，可应用肠道超声检查、CT结肠成像检查显示结肠镜检查未及部位。结肠镜检查若能够到达回盲部，则应尽可能进入回肠末端探查（必要时活检），进一步明确小肠情况。

（四）小肠检查

对于一些难以与CD进行鉴别的特殊情况，小肠检查可以起到鉴别作用。这些特殊情况包括：直肠赦免、症状不典型、倒灌性回肠炎等。小肠的检查包括全消化道钡剂造影、计算机断层扫描小肠成像（computer tomography enterography，CTE）、磁共振小肠成像（magnetic resonance imaging enterography，MRE）、胶囊内镜、肠道超声检查等。小肠检查不推荐常规应用，仅在诊断遇到困难时，在结肠镜检查基础上进行小肠检查。

（五）其他检查

对于重度活动期的UC患者，在行结肠镜检查之前应用立体腹部平片、腹部CT等对肠道进行整体评估，使内镜检查更为安全；注意鉴别诊断相关化验检查，例如，结核菌素试验，T-SPOT，HIV，EB 病毒检测、抗核抗体系列等。

化验检查结果如下：

艰难梭菌检测阴性。CMV-IgM、HIV、T-SPOT、EB 病毒检测均阴性。CMV-DNA、EB-DNA 检测无阳性发现。

肠镜病理结果回报：弥漫性炎性细胞浸润，可见中性粒细胞、嗜酸粒细胞等，有隐窝脓肿。

完整的诊断是什么？鉴别诊断应该考虑什么？与克罗恩鉴别？

五、UC 的诊断

UC 的诊断缺乏明确的标准，结合临床表现（持续、反复发作的腹泻、黏液脓血便、腹痛、里急后重等）、实验室检查、影像学检查、内镜检查和组织病理学表现，排除感染性和其他非感染性结肠炎的基础上可诊断。对于初发病例及临床表现、肠镜检查结果不典型者，可暂不诊断，密切随访 3～6 个月后，可再定诊断。UC 的病理改变缺乏特异性，因此，需排除各种可能存在的、引起肠道炎症性改变的病因才能做出诊断。

六、UC 的鉴别诊断

（一）急性感染性肠炎

见于各种细菌感染，如志贺菌、空肠弯曲杆菌、沙门菌、大肠埃希菌等。常有进食不洁食物史或疫区接触史，急性起病，伴发热和腹痛，有自限性（病程一般为数天至 1 周，不超过 6 周）；抗菌药物治疗有效；粪便检出病原体可确诊。

（二）阿米巴肠病

果酱样粪便，结肠镜下见溃疡较深、边缘潜行，间以外观正常的黏膜，粪便或组织中找到病原体可以确诊，血清阿米巴抗体阳性有助于诊断。高度怀疑病例可试验性应用抗阿米巴治疗药物。

（三）肠道血吸虫病

有疫水接触史，伴肝脾大。粪便检查见血吸虫卵或孵化毛蚴阳性。急性期结肠镜下可见直肠、乙状结肠黏膜有黄褐色颗粒，活检黏膜压片或组织病理学检查见血吸虫卵。血吸虫抗体等检查有助于鉴别。

（四）大肠癌

患者血便、消瘦；直肠癌患者肛门指诊可触及肿块，指套染血等；结肠镜检查及组织活检可鉴别。需警惕UC也有癌变可能，内镜检查时应注意可疑病变。

（五）肠易激综合征

粪便有黏液无脓血，便常规、便培养等实验室检查结果正常，肠镜检查无阳性发现。

（六）CD

根据临床表现、内镜检查和病理组织学特征鉴别（表5-2-4）。对于一时难以区分UC与CD的患者，即有结肠病变，但内镜及活检缺乏UC和CD病理特征改变，临床可诊断为结肠炎分型待定（IBDU）。而未定型结肠炎（indeterminate colitis，IC）是指结肠切除术后病理检查仍然无法区分UC和CD的情况。

表5-2-4 UC与CD的鉴别

项目	溃疡性结肠炎	克罗恩病
症状	脓血便多见	有腹泻但脓血便较少见
病变分布	病变连续	呈节段性
直肠受累	绝大多数受累	少见
肠腔狭窄	少见，中心性	多见，偏心性
内镜表现	溃疡浅，黏膜弥漫性充血水肿、颗粒状，脆性增加	纵行溃疡、卵石样外观，病变间黏膜外观正常（非弥漫性）
活组织检查特征	固有膜全层弥漫性炎症、隐窝脓肿、隐窝结构明显异常、杯状细胞减少	裂隙状溃疡、非干酪性肉芽肿、黏膜下层淋巴细胞聚集

（七）其他

需注意与肠结核、真菌性肠炎、抗菌药物相关性肠炎（包括假膜性肠炎）、缺血性结肠炎、放射性肠炎、嗜酸粒细胞性肠炎、过敏性紫癜、胶原性结肠炎、肠白塞病、结肠息肉病、结肠憩室炎和HIV感染并发的结肠病变等进行鉴别。若发现不符合UC的肠道炎症性病变，考虑为非特异性，需继续寻找病因，密切随访，观察病情变化。

本例患者诊断依据及完整诊断：

目前诊断：溃疡性结肠炎（慢性复发型 全结肠型 活动期 重度）。

诊断依据：

1. 中年男性，腹痛、腹泻、黏液脓血便2年，口服5-ASA有效，停药后复发。

2. 复发后每天排便大于10次，有脓血便，伴腹痛、发热，体温最高38.5℃，伴体重减轻。

3. 查体：脉搏偏快（101次/分），结膜苍白（Hb 90g/L），ESR56mm/h。

4. 肠镜检查提示溃疡性结肠炎；腹部CT提示横结肠至乙状结肠管壁增厚，横结肠近肝曲为著。

5. 除外其他感染性肠炎等。

七、UC的治疗

诱导并维持临床缓解以及黏膜的愈合，防治并发症，改善患者生命质量。加强对患者的长期管理。UC的治疗包括：活动期治疗、缓解期治疗以及外科手术治疗。

（一）活动期治疗

治疗方案是在对病情活动性的严重程度、病变累及的范围、复发频率、既往对治疗药物的反应以及肠外的表现等基础上制定的。治疗过程中根据患者对治疗药物的应答以及对药物的耐受性调整治疗方案。充分告知可能的风险并获得患者的同意方可进行治疗。

1. 轻度UC

（1）氨基水杨酸制剂：是治疗轻度UC的首选药物。用法见表5-2-5。

（2）糖皮质激素：对氨基水杨酸制剂治疗无效者，病变广泛者，可改用口服糖皮质激素治疗。

表5-2-5　氨基水杨酸制剂用药方案

药品名称	释放特点	制剂	推荐剂量
柳氮磺吡啶	结肠释放	口服：片剂	3～4g/d，分次口服
5-氨基水杨酸前体药			
巴柳氮	结肠释放	口服：片剂、胶囊剂、颗粒剂	4～6g/d，分次口服
奥沙拉嗪	结肠释放	口服：片剂、胶囊剂	2～4g/d，分次口服
5-氨基水杨酸			
	pH依赖药物，释放部位为回肠末端和结肠	口服：颗粒剂、片剂	2～4g/d，分次口服或顿服
美沙拉嗪	纤维素膜控释时间依赖药物，释放部位为远段空肠、回肠、结肠	局部：栓剂、灌肠剂、泡沫剂、凝胶剂	美沙拉嗪栓剂0.5～1.0g/次，1～2次/天；美沙拉嗪灌肠剂1～2g/次，1～2次/天

注：以5-氨基水杨酸含量折算，柳氮磺吡啶、巴柳氮、奥沙拉秦1g分别相当于美沙拉秦的0.40g、0.36g和1.0g

2. 中度UC

（1）氨基水杨酸制剂：仍是主要药物，用法同表5-2-5。

（2）糖皮质激素：通常情况下，2～4周的足量氨基水杨酸制剂治疗后症状控制不佳者，尤其是病变较广泛者，应及时改用糖皮质激素。一般给予口服泼尼松，每天0.75～1mg/kg，最大口服给药剂量一般为60mg/d。达到症状缓解后开始逐渐缓慢减量至停药，减药不宜过快，易导致复发。其他类型全身作用激素的剂量按相当于上述泼尼松剂量折算。

（3）硫嘌呤类药物：包括硫唑嘌呤和6-巯基嘌呤。适用于糖皮质激素无效或依赖者。欧美推荐硫唑嘌呤的目标剂量为$1.5\sim2.5$mg/（kg·d），我国有研究证明低剂量的硫唑嘌呤可以维持症状缓解，但现阶段的研究证据等级不高，具体用药剂量参考CD治疗。临床治疗过程中氨基水杨酸制剂与硫嘌呤类药物合用时，需注意氨基水杨酸制剂会增加硫嘌呤类药物的骨髓抑制毒性。

（4）沙利度胺：用于难治性UC的治疗，相关研究样本少，不推荐作为常用药物。具体用药剂量参考CD治疗。

（5）英夫利西单克隆抗体（infliximab，IFX）：当糖皮质激素和上述免疫抑制剂治疗无效或激素依赖或不能耐受上述药物治疗时考虑该药。其8周临床应答率为64%，黏膜愈合率为34%。逐渐成为UC治疗的一线药物。

（6）选择性白细胞吸附疗法：适用于轻中度UC患者，特别是合并机会性感染者。

3. 重度UC

（1）一般治疗：营养补充、补液、纠正电解质紊乱及酸碱平衡失调。适当输血纠正贫血，如排便次数较多，暂时给予肠外营养。除外其他感染性肠炎疾病。避免引起肠管扩张药物，例如抗胆碱能药物、阿片类药物、NSAID等。感染明显患者适当应用抗生素治疗。

（2）糖皮质激素：首选药物，起始给药方式为静脉输注。甲泼尼龙$40\sim60$mg/d，或氢化可的松$300\sim400$mg/d，剂量加大不会增加疗效，但剂量不足会降低疗效。静脉输注时观察疗效，若足量糖皮质激素治疗应用3天仍无效，应转换治疗方案。

糖皮质激素治疗无效的判断标准：根据排便频率和血便量，全身状况、腹部查体、血清炎症指标等，判断的时间节点是"约3天"，但也可视病情严重程度和恶化倾向适当延迟。需注意的是，不合适的拖延会增加手术的风险。

转换治疗方案：有2种：转换药物治疗；立即手术治疗。

（1）转换药物治疗：前提是转换药物治疗$4\sim7$天无效者，需立即手术治疗。目前，常用的转换药物有：①环孢素（cyclosporine）：$2\sim4$mg/（kg·d）静脉滴注，起效快，大部分患者可暂时缓解避免急症手术。但使用该药期间需定期监测血药浓度，严密监测不良反应。症状缓解后改口服使用一段时间（不超过6个月），逐渐过渡到硫嘌呤类药物维持治疗。②他克莫司：作用机制与环孢素类似。③IFX：是一种抗TNF-α的人鼠嵌合体单克隆抗体，是重度UC患者有效的挽救治疗施。

（2）手术治疗：在转换药物治疗前应与患者和外科医生沟通，以权衡先予"转换药物"治疗还是立即手术治疗。对中毒性巨结肠患者一般宜早期实施手术。

4. 合并机会性感染的治疗 重度UC患者出现糖皮质激素治疗无效时需警惕机会性感染可能，例如合并艰难梭菌感染或CMV结肠炎时应给予积极的药物治疗。合并艰难梭菌感染常用药物有甲硝唑和万古霉素；治疗CMV结肠炎的药物有更昔洛韦和膦甲酸钠等。

治疗方案的选择：结合病史及查体、辅助化验检查等指标，考虑患者为重度UC。建议患者应用糖皮质激素诱导缓解治疗，充分与患者及家属沟通后，患者及家属同意应用糖皮质激素治疗。

给予甲泼尼龙60mg静脉滴注每天1次，同时继续美沙拉秦片剂4.0g顿服；暂时肠外营养补液、纠正离子紊乱对症治疗；3天后患者体温正常，血便量减少，排便次数降低至4次/天，考虑糖皮质激素治疗有效，继续应用糖皮质激素治疗，1周后改为口服糖皮质激素治疗；患者出院，指导出院糖皮质激素口服剂量，每周减量4mg，减量至20mg时门诊随访，再次评估患者情况。

（二）缓解期的维持治疗

维持治疗的目标是临床和内镜的无糖皮质激素缓解。除轻度初发病例、很少复发且复发时为轻度易于控制者外，均应接受维持治疗。维持治疗药物的选择视诱导缓解时用药情况而定。

常用药物有：

1. 氨基水杨酸制剂 由氨基水杨酸制剂或激素诱导缓解后以氨基水杨酸制剂维持，用原诱导缓解剂量的全量或半量。

2. 硫嘌呤类药物 用于激素依赖者、氨基水杨酸制剂无效或不耐受者、环孢素或他克莫司有效者。剂量与诱导缓解时相同。

3. IFX 以IFX诱导缓解后继续IFX维持，用法参考CD治疗。

维持治疗的疗程：氨基水杨酸制剂维持治疗的疗程为3～5年或长期维持。对硫嘌呤类药物和IFX维持治疗的疗程未达成共识，视患者具体情况而定。

（三）手术治疗

因手术后复发率高，因此手术主要针对并发症情况，如患者出现大出血、穿孔、癌变以及高度疑为癌变情况可考虑手术治疗；另外，积极内科治疗无效的重度UC或合并中毒性巨结肠内科治疗无效者也应早期考虑外科手术治疗；药物的副反应严重影响生命质量者，也可考虑外科手术。

门诊随访情况：患者糖皮质激素减量至20mg时，排便次数1～2次/天，便中无脓血，无发热，无腹痛，体重增加3kg。复查红细胞沉降率18mm/h，考虑处于缓解期，糖皮质激素继续减量（每周减量4mg）直至停用。门诊随访患者无明显不适，患者继续美沙拉嗪4g口服，每天1次；对患者进行宣讲教育，密切观察病情变化。

八、UC随访与预后

本病是慢性过程，反复发作，轻症和长期处于缓解期的患者预后好。有并发症、药物控制不佳、年龄大于60岁患者预后不良。病程长的患者癌变风险增加，应注意随访，本病患者需定期结肠镜监测；起病8～10年的所有UC患者均应行1次结肠镜检查，以确定当前病变的范围，例如蒙特利尔分型E3型患者应2年行1次肠镜检查；合并原发性硬化性胆管炎者，从该诊断确立开始每年行结肠镜复查。

（张慧超）

第二节 克罗恩病

病例介绍：患者李某，女，36岁，2019年7月5日入院。

主诉：间断低热、盗汗伴腹痛、腹泻两年，加重1个月。

现病史：2年前患者劳累后自觉夜间低热，未测体温，伴畏寒、盗汗、乏力，起初未予重视，后出现黏液便，6～7次/天，每次量约20mL，伴下腹部胀痛，便后疼痛稍缓解，伴里急后重。患者口服"益生菌、中药"等治疗（具体方案不详），未见明显好转。2年来，上述症状间断反复发作。1个月前患者进食辛辣食物后上述症状加重，稀便每天可达十余次，全腹痛，发热，体温最高38.0℃。现患者为求系统诊治来我院。病程中，无咳嗽、咳痰，饮食、睡眠差，小便正常，体重近1个月下降5kg。

既往史：患者既往身体健康。剖宫产术后10年。否认高血压、糖尿病、心脏病病史，否认肝炎、结核病史，否认药物过敏史，否认外伤史。

查体：一般状态欠佳。血压98/60mmHg，脉搏112次/分，体温37.6℃，呼吸24次/分。结膜苍白，皮肤、巩膜无黄染。腹部平坦；全腹压痛阳性，无反跳痛，肌紧张阴性，未触及异常包块，肝脾均未触及；移动性浊音阴性；肠鸣音8次/分。双下肢有水肿。

自带门诊检查：肠镜检查（2019-07-03）示：循腔进镜至70cm达回盲部，回肠末端5cm未见异常，回盲瓣呈唇状，升结肠黏膜呈非连续性炎症性改变，有多发纵行溃疡，肠腔黏膜水肿，表面增厚呈结节状。于病变处取材4块，质软；病理尚未回报。

入院初步诊断：克罗恩病？溃疡性结肠炎？肠结核？

病情分析：

患者中年女性，腹痛、腹泻，有发热，病史长达2年，病程反复迁延不愈，查体：结膜苍白；全腹部压痛，无反跳痛，肌紧张阴性；双下肢水肿。肠镜提示非连续性炎症性改变，有纵行溃疡、表面增厚呈结节状。

患者的初步印象诊断是什么？进一步检查？如何治疗？

印象诊断：克罗恩病？

克罗恩病（Crohn's disease，CD）是一种病因尚不明确的慢性非特异性炎症性疾病。病变可累及口腔至肛门各段消化道，主要累及末端回肠和邻近结肠，呈节段性或跳跃式分布。临床表现以腹痛、腹泻、体重下降、腹部包块、瘘管形成和肠梗阻为特点，同时可伴有发热等全身表现及关节、皮肤、眼和口腔等肠外表现。

一、病理

（一）CD的大体病理特点

CD的大体病理特点：①节段性或者局灶性病变；②融合的纵行线性溃疡；③卵石样外观以及瘘管形成；④肠系膜脂肪包绕病灶；⑤肠壁增厚和肠腔狭窄。

（二）外科手术切除标本诊断CD的光学显微镜下特点

透壁性（transmural）炎；聚集性炎症分布，透壁性淋巴细胞增生；黏膜下层增厚（由于纤维化-纤维肌组织破坏和炎症、水肿造成）；裂沟（裂隙状溃疡，fissures）；非干酪样肉芽肿（包括淋巴结）；肠道神经系统的异常（黏膜下神经纤维增生和神经节炎，肌间神经纤维增生）；相对比较正常的上皮-黏液分泌保存（杯状细胞通常正常）。

（三）内镜下黏膜活检的表现

局灶性的慢性炎症、局灶性隐窝结构异常和非干酪样肉芽肿是内镜活检标本上诊断CD的光学显微镜下特点。

总结CD的病理学诊断要点如下：在无肉芽肿时，通常要求观察到3种以上特征性表现；有非干酪样肉芽肿时，需同时存在另一种特征性光学显微镜下表现，并且需要排除肠结核。手术切除标本比内镜下活检标本的诊断价值更高。

二、临床表现

CD最常发生于青年，发病高峰年龄为18～35岁，男性略多于女性。起病隐匿，从早期症状出现到确诊需要数月甚至数年时间。慢性病程、反复发作、活动期与缓解期交替，患者可有终身复发可能。临床表现包括消化道表现、全身性表现、肠外表现和并发症。腹泻、腹痛、体重减轻是CD的常见症状，有上述症状的青年患者要警惕本病可能，若同时合并肠外表现和（或）肛周病变则高度考虑本病。值得一提的是少部分CD患者的首诊表现是肛周脓肿和肛周瘘管。

（一）消化道表现

1. 腹痛 多为右下腹和脐周疼痛，间断发作，呈痉挛性绞痛伴肠鸣音增加，进食后疼痛加重，排便、排气后缓解。腹部查体时腹痛的范围及严重程度提示病情的变化情况；如患者出现持续性腹痛，有压痛、反跳痛时，应考虑腹膜炎、腹腔内脓肿情况；

若患者出现剧烈腹痛和肌紧张，应考虑是否合并急性穿孔。

2. 腹泻 主要是由于病变肠管的炎症渗出、运动增加以及吸收不良导致的。粪便多为糊状，病情严重时或病变累及下段结肠或肛门直肠者，患者可出现黏液脓血便和里急后重情况。

3. 腹部包块 多位于右下腹和脐周，由于肠粘连、肠壁增厚、肠系膜淋巴结肿大、内瘘或者局部脓肿所致。固定的腹部包块提示有粘连，常常合并内瘘的形成。

4. 瘘管形成 是CD的特征性临床表现，分为内瘘和外瘘；是透壁性的炎性病变穿透肠壁全层至肠外组织或器官而成。

5. 肛门周围病变 包括肛门周围的瘘管、脓肿和肛裂等病变。

（二）肠外表现

肠外表现与UC相似；发生率高，常见口腔黏膜溃疡、皮肤结节性红斑、关节炎以及眼病。

（三）全身症状

主要包括体重减轻、发热、食欲减退、乏力、贫血、低白蛋白血症等，青少年患者可出现生长发育迟滞。

（四）临床分型

1. 临床类型 推荐按蒙特利尔CD表型分类法进行分型（表5-2-6）。

表5-2-6 克罗恩病的蒙特利尔分型

项目	标准	备注
确诊年龄（A）		
A1	≤16岁	－
A2	17～40岁	－
A3	＞40岁	－
病变部位（L）		
L1	回肠末段	L1+L4[b]
L2	结肠	L2+L4[b]
L3	回结肠	L3+L4[b]
L4	上消化道	－
疾病行为（B）		
B1[a]	非狭窄非穿透	B1p[c]
B2	狭窄	B2p[c]
B3	穿透	B3p[c]

注：a.随着时间推移，B1可发展为B2或B3；b.L4可以与L1、L2、L3同时存在；c.p为肛周病变，可以与B1、B2、B3同时存在；"－"代表无此项

2. 疾病活动性严重程度评估 临床上常用克罗恩病活动指数（Crohn's disease activity index，CDAI）评估疾病活动性的严重程度并进行疗效评价。此处介绍两种计算法：Harvey和Bradshaw的简化CDAI计算法和Best的CDAI计算法；前者较为简便，后者被广泛应用于临床和科研（表2-2-7，表5-2-8）。

表5-2-7 简化克罗恩病活动指数计算法

项目	0分	1分	2分	3分	4分
一般情况	良好	稍差	差	不良	极差
腹痛	无	轻	中	重	—
腹部包块	无	可疑	确定	伴触痛	—
腹泻	稀便每日1次记1分				
伴随疾病ᵃ	每种症状记1分				

注："—"为无此项。伴随疾病ᵃ包括关节痛、虹膜炎、结节性红斑、坏疽性脓皮病、阿弗他溃疡、裂沟、新瘘管和脓肿等。≤4分为缓解期；5～7分为轻度活动期；8～16分为中度活动期；>16分为重度活动期

表5-2-8 Best克罗恩病活动指数计算法

变量	权重
稀便次数（1周）	2
腹痛程度（1周总评，0～3分）	5
一般情况（1周总评，0～4分）	7
肠外表现与并发症（1项1分）	20
阿片类止泻药（0、1分）	30
腹部包块（可疑2分，肯定5分）	10
血细胞比容降低值（正常ᵃ：男0.40，女0.37）	6
100×（1-体质量/标准体质量）	1

注：ᵃ血细胞比容正常值按国人标准。总分为各项分值之和，克罗恩病活动指数<150分为缓解期，≥150分为活动期，其中150～220分为轻度，221～450分为中度，>450分为重度

三、CD的并发症

常见的有瘘管、腹腔脓肿、肠腔狭窄和肠梗阻、肛周病变（肛周脓肿、肛周瘘管、皮赘、肛裂等），较少见的有消化道大出血、肠穿孔，病程长者可发生癌变。

四、辅助检查

病理结果回报：结肠慢性肉芽肿性炎症，不能除外结核可能。

入院后完善其他化验及检查结果如下。

（一）实验室检查

1. 血常规：白细胞 $12.0 \times 10^9/L$，中性粒细胞百分比82%，红细胞 $2.67 \times 10^9/L$，

血红蛋白 76.0g/L，红细胞比积 24.9%；血小板 $410×10^9$/L。

2. 肝功＋电解质：总蛋白 47.7g/L；血清白蛋白 27.4g/L；K^+ 3.4mmol/L；余化验指标正常。

3. ESR 69mm/h；CRP 40mg/L。

4. 便常规：黄色稀便；便培养：未见阳性表现。

（二）肺部CT显示：双肺点状钙化灶。

（三）胃镜检查示：正常食管黏膜像；慢性非萎缩性胃炎；正常十二指肠黏膜像。

CD的辅助检查

（一）实验室检查

主要用于评估患者的炎症程度和营养状况，初步的实验室检查应包括血常规、C-反应蛋白（CRP）、红细胞沉降率、血清白蛋白等，条件允许情况下可做粪便钙卫蛋白检测。指南提出，虽然外周血中性粒细胞胞质抗体（p-ANCA）和酿酒酵母抗体（ASCA）可能分别为UC和CD的相对特异性抗体，但两者不作为CD的常规检查项目。

（二）内镜检查

1. **结肠镜检查**　结肠镜检查和黏膜组织活检是CD的常规首选检查项目，结肠镜检查应达末段回肠。早期CD内镜下表现为阿弗他溃疡，随着疾病进展，溃疡可逐渐增大加深，彼此融合形成纵行溃疡。CD内镜下呈跳跃式分布，病变之间黏膜可完全正常。内镜下表现为卵石征、肠壁增厚伴不同程度狭窄、团簇样息肉增生等。需注意的是，结肠镜检查的结果无论疑诊CD还是确诊CD，都需要明确小肠和上消化道的受累情况，为诊断提供相对较全面的证据及评估。

2. **胃镜检查**　我国IBD诊治指南指出，胃镜检查应是CD的常规检查项目，尤其是有上消化道症状、儿童和IBD类型待定（inflammatory bowel disease unclassified，IBDU）的患者。CD病变可累及食管、胃和十二指肠，但一般很少单独累及。

3. **小肠相关的内镜检查**　包括小肠胶囊内镜检查（small bowel capsule endoscopy，SBCE）和气囊辅助式小肠镜（balloon assisted enteroscopy，BAE）的检查。SBCE对小肠黏膜异常敏感性高，但特异性不强，而且有滞留消化道的危险。主要适用于疑诊CD但结肠镜检查及小肠放射影像学检查无阳性发现者。SBCE检查阴性常用于排除CD，若有阳性发现需结合其他结果一同分析。BAE的优势在于可在直视下观察病变、取活检和进行内镜下治疗，但属于侵入性检查，有一定的并发症发生风险。BAE主要应用于其他检查（如SBCE或放射影像学）发现小肠病变或上述检查阴性而临床高度怀疑小肠病变需进行确认及鉴别者，或者已确诊CD需要小肠镜检查指导或进行治疗者。小肠镜下CD的内镜特征与结肠镜下所见相同。

（三）影像学的检查

1. CTE/MRE   CTE 或 MRE 是目前评估小肠炎性病变的标准影像学检查，有条件的单位应将此检查列为 CD 诊断的常规检查项目。该检查可反映肠壁的炎症改变、病变分布的部位和范围、狭窄的存在及其可能的性质（炎症活动性或纤维性狭窄）、肠腔外并发症，瘘管形成、腹腔脓肿或蜂窝织炎等。活动期 CD 典型的 CTE 表现为肠壁明显增厚（＞4mm）；肠黏膜明显强化伴有肠壁分层改变，黏膜内环和浆膜外环明显强化，呈"靶症"或"双晕征"；肠系膜血管增多、扩张、扭曲，呈"木梳征"；相应系膜脂肪密度增高、模糊；肠系膜淋巴结肿大等。MRE 对评估小肠炎性病变的精确性与 CTE 相似，但 MRE 耗时长，对设备和技术要求高，其优点是无辐射，指南推荐用于监测 CD 累及小肠的患者疾病活动度。不仅如此，CTE 或 MRE 能够充分扩张小肠，特别是近段小肠，这可能有利于高位 CD 病变的诊断。对于肛瘘患者，直肠磁共振检查不仅能够帮助明确肛周病变的位置和范围，而且能够帮助了解瘘管类型及其与周围组织的解剖关系。临床可根据患者具体情况，选择适合的影像学检查。

2. 钡剂灌肠及小肠钡剂造影   结肠镜检查的出现代替了大部分的钡剂灌肠检查，但对于肠腔狭窄无法完成结肠镜检查患者仍有诊断价值。对于有条件进行 CTE/MRE 检查的单位，小肠钡剂造影敏感性低，已被替代，但在条件有限的情况下，小肠钡剂造影仍是小肠病变检查的重要技术。X 线下表现为多发性、跳跃性病变，病变处见裂隙状溃疡、卵石样改变、假息肉、肠腔狭窄、僵硬，部分患者有瘘管。当患者因肠腔狭窄出现肠梗阻时，需慎用钡剂相关检查，以免加重肠梗阻。

3. 肠道超声检查   可显示肠壁病变的部位和范围、肠腔狭窄、肠瘘及脓肿等情况，CD 的超声表现为肠壁增厚（≥4mm）；回声减低，正常肠壁层次结构模糊或消失；受累肠管僵硬，结肠袋消失；透壁炎症时可见周围脂肪层回声增强，即脂肪爬行征；肠壁血流信号较正常增多；可有内瘘、窦道、脓肿和肠腔狭窄；其他常见表现有炎性息肉、肠系膜淋巴结肿大等。超声检查无创、易行，对 CD 的初筛及治疗后疾病活动度的评估有一定价值。

五、CD 的诊断

在排除其他疾病的基础上，可按下列要点诊断。

（一）具备上述临床表现者可临床疑诊，并进一步检查。

（二）同时具备结肠镜或小肠镜（病变局限在小肠者）特征以及影像学特征者，可临床拟诊。

（三）如同时具备活检提示 CD 的特征性改变且能排除肠结核，可临床诊断

（四）如有手术切除标本，可做出病理确诊。

（五）无病理确诊的初诊患者应随访 6～12 个月以上，根据对治疗的反应及病情变

化做出判断，符合CD自然病程者可临床确诊。

（六）如果与肠结核无法鉴别，并且临床证据倾向于肠结核时，应按肠结核诊断性治疗8~12周后，根据病情变化情况再行鉴别。

WHO曾提出的6个诊断要点的CD诊断标准（表5-2-9）可供参考。

表5-2-9 世界卫生组织推荐的克罗恩病诊断标准

项目	临床表现	影像学检查	内镜检查	活组织检查	手术标本
1. 非连续性或节段性改变	—	阳性	阳性	—	阳性
2. 卵石样外观或纵行溃疡	—	阳性	阳性	—	阳性
3. 全壁性炎性反应改变	阳性	阳性	—	阳性	阳性
4. 非干酪性肉芽肿	—	—	—	阳性	阳性
5. 裂沟、瘘管	阳性	阳性	—	—	阳性
6. 肛周病变	阳性	—	—	—	—

注：具有1、2、3者为疑诊；再加上4、5、6三者之一可确诊；具备第4项者，只要加上1、2、3三者之二亦可确诊。"—"代表无此项表现

病情分析：

患者入院后，给予补充白蛋白、纠正电解质紊乱、纠正贫血等对症治疗；少渣饮食，口服肠内营养剂；同时给予美沙拉嗪1.0g口服，每天4次。

患者的诊断考虑什么？患者中年女性，低热、盗汗、消瘦、肺部CT可见多发钙化灶，结肠活组织检查回报慢性肉芽肿性炎症。根据现有资料，尚不能除外肠结核，下一步应如何处置？CD的鉴别诊断有哪些？

六、CD的鉴别诊断

（一）肠结核

与CD相鉴别最困难的疾病是肠结核。排除肠结核相关检查有胸部X线片、结核菌素试验，有条件者行干扰素γ释放试验，如T细胞酶联免疫斑点试验。鉴别要点见本篇第三章肠结核。

（二）肠道恶性淋巴瘤

原发性小肠恶性淋巴瘤可较长时间局限在小肠，部分肿瘤呈多灶分布，与CD鉴别有困难，超声或CT检查提示肠壁明显增厚，腹腔淋巴结肿大。小肠镜下活检或必要时手术探查可获得病理诊断。

（三）UC

见本章第一节表5-2-4。

（四）其他

感染性肠炎、缺血性结肠炎、放射性肠炎、药物性肠病、嗜酸粒细胞性肠炎、以肠道病变为突出表现的风湿性疾病等。

完善鉴别诊断相关检查： 行PPD试验呈弱阳性；小肠CTE检查未见著征。

病情分析： 结合上述病例资料，该患者目前无法除外结核诊断，在住院完善相关检查的过程中，患者口服美沙拉嗪1.0g 每天4次，共1周，但患者症状无明显好转。经科内讨论，建议患者肠结核诊断性治疗8周，根据病情变化情况再行鉴别。与患者及家属沟通后，患者同意抗结核治疗。

8周后复诊： 患者经规范化抗结核治疗8周后，腹泻次数减少，4～5次/天，呈黄色糊样稀便，但仍有里急后重，腹痛缓解但仍有下腹部隐痛；夜间低热、盗汗，体温<38℃，体重无明显变化；患者肛门出现赘生物，排便时肛门不适感。复查结肠镜检查：循腔进镜至70cm达回盲部，回盲瓣唇状，升结肠、横结肠及部分乙状结肠可见多处小灶充血糜烂面，可见多发纵行溃疡，肠腔黏膜水肿、增厚，呈结节状增生，其与纵行溃疡交错呈鹅卵石样。多段（包括病变部位与非病变部位）、多点取病理活检，结果回报：黏膜慢性炎症伴急性炎症，肉芽肿性炎症，伴淋巴组织反应性增生；组织病理切片：PAS染色、抗酸染色、结核分枝杆菌蛋白、免疫荧光抗酸染色、结核分枝杆菌PCR均阴性；考虑克罗恩可能。

肠镜检查结果见图5-2-4。

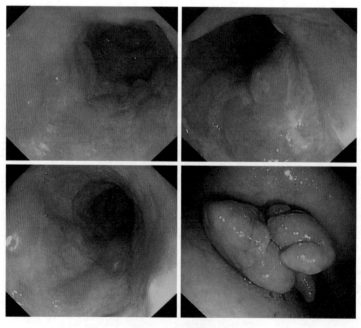

图5-2-4　肠镜结果

　　患者经规范化抗结核治疗8周后症状无明显好转，同时患者出现肛周病变，复查肠镜检查，黏膜未见好转，病变范围变大，多点、多段取材，病理结果倾向于CD，故临床诊断为CD（$A_2L_2B_1$，活动期中度）。

　　患者肛门可见赘生物形成，排便次数增多时有不适感，考虑为皮赘，外科会诊建议择期手术治疗。与患者及家属沟通，患者暂不同意手术治疗。

七、CD的治疗

　　治疗目标与UC相同；治疗方案更为个体化，建立在对病情进行全面评估的基础上。开始治疗前应认真检查有无全身或局部感染，特别是使用糖皮质激素、免疫抑制剂或生物制剂者。治疗过程中应根据患者对治疗的反应和对药物的耐受情况随时调整治疗方案。决定治疗方案前应向患者详细解释方案的获益和风险，在与患者充分交流并取得合作之后实施。

　　CD的一般治疗包括：戒烟和营养支持治疗。

（一）活动期治疗

　　1. 轻度活动期CD　主要原则是控制、减轻症状，减少治疗药物对患者的损伤。其中，5-ASA适用于结肠型、回肠型和回结肠型CD；布地奈德适用于病变局限在回肠末端、回盲部或升结肠者。治疗过程中，应及时评估药物的疗效。对于治疗无效的轻度活动期CD应按中度活动期CD处理。

　　2. 中度活动期CD　最常用的药物是糖皮质激素。糖皮质激素无效或糖皮质激素依赖时可加用免疫抑制剂（硫嘌呤类药物或甲氨蝶呤）。免疫抑制剂对于诱导活动期CD的缓解与糖皮质激素有协同作用，但起效慢（硫唑嘌呤用药3~4个月后才达到药物最大疗效），主要用于糖皮质激素诱导症状缓解后的维持治疗。

　　（1）硫唑嘌呤和6-巯基嘌呤：同为硫嘌呤类药物，两药疗效相似，使用硫唑嘌呤出现不良反应的患者可换用6-巯基嘌呤，硫嘌呤类药物治疗无效或不能耐受者，可考虑换用甲氨蝶呤。

　　（2）生物制剂：抗TNF-α单克隆抗体用于激素和上述免疫抑制剂治疗无效或激素依赖者或不能耐受上述药物治疗者。

　　（3）沙利度胺：可用于无条件使用抗TNF-α单克隆抗体患者。起始剂量建议为75mg/d或以上，该药治疗疗效及不良反应与剂量相关。

　　（4）其他：5-ASA疗效不明确。其他免疫抑制剂、益生菌等需要更多研究证实。

　　3. 重度活动期CD　糖皮质激素口服或静脉给药，每天0.75~1mg/kg泼尼松。抗TNF-α单克隆抗体，视情况可在糖皮质激素无效时应用，也可在一开始就应用。糖皮质激素或传统治疗无效者可考虑手术治疗。手术指征和手术时机的掌握应从治疗开始就与外科医师密切配合，共同商讨。综合治疗：合并感染者予广谱抗生素或环丙沙星和（或）甲硝唑。视病情予输液、输血和输白蛋白。视营养状况和进食情况予肠外或肠内营养支持。

4. 特殊部位CD的治疗 存在广泛性小肠病变（累计长度>100cm）的活动性CD，常导致营养不良、小肠细菌过度生长、因小肠多处狭窄而多次手术造成短肠综合征等严重且复杂的情况，因此早期即应予积极治疗，如早期应用抗TNF-α单克隆抗体和（或）免疫抑制剂。营养治疗应作为重要辅助手段，轻度患者可考虑全肠内营养作为一线治疗。食管、胃、十二指肠CD可独立存在，亦可与其他部位CD同时存在。其治疗原则与其他部位CD相仿，加用PPI对改善症状有效，轻度胃十二指肠CD可仅予PPI治疗；中重度患者宜早期应用免疫抑制剂，对病情严重者早期考虑予生物制剂。

5. 根据对病情预后的估计制订治疗方案 近年研究提示，早期积极治疗有可能提高缓解率以及减少缓解期复发。对患者预后的估计决定了哪些患者需要早期积极治疗。因此，预测"病情难以控制"（disabling disease）的高危因素就成了关键。所谓"病情难以控制"，一般是指患者在短时间内出现复发而需要重复糖皮质激素治疗或发生糖皮质激素依赖，或在较短时间内需行肠切除术等预后不良表现。目前，比较认同的可预测"病情难以控制"高危因素包括合并肛周病变、广泛性病变（病变累及肠段累计>100cm）、食管胃十二指肠病变、发病年龄小、首次发病即需要用激素治疗等。对于有2个或以上高危因素的患者宜在开始治疗时就考虑给予早期积极治疗；接受过糖皮质激素治疗而复发频繁（一般指每年复发≥2次）的患者亦宜考虑给予更积极的治疗。早期积极治疗指不必经过"升阶治疗"阶段，活动期诱导缓解治疗之初就给予更强的药物。主要包括：糖皮质激素联合免疫抑制剂和抗TNF-α单克隆抗体（单独应用或与硫唑嘌呤联用）。

病情分析：本例患者中年女性，CD病变呈全结肠型，伴肛周病变，治疗方案选择有两种：①激素治疗后免疫抑制剂维持治疗。②抗TNF-α单克隆抗体。向患者及家属充分解释上述2种治疗方案，患者及家属充分理解后，选择应用抗TNF-α单克隆抗体。

（二）缓解期的维持治疗

糖皮质激素不应用于维持缓解，用于维持缓解的主要药物如下：

1. 氨基水杨酸制剂 适用氨基水杨酸制剂诱导缓解后仍以氨基水杨酸制剂作为缓解期的维持治疗。氨基水杨酸制剂对糖皮质激素诱导缓解后维持缓解的疗效不确定。

2. 硫嘌呤类药物或甲氨蝶呤 硫唑嘌呤是糖皮质激素诱导缓解后用于维持缓解最常用的药物，能有效维持撤离糖皮质激素的临床缓解或在维持症状缓解下减少糖皮质激素用量。硫唑嘌呤不能耐受者可考虑换用6-巯基嘌呤。硫嘌呤类药物治疗无效或不能耐受者可考虑换用甲氨蝶呤。上述免疫抑制剂维持治疗期间复发者，首先应检查服药依从性和药物剂量或浓度是否足够以及其他影响因素。如排除影响因素，可改用抗TNF-α单克隆抗体诱导缓解并继续以抗TNF-α单克隆抗体维持治疗。

3. 抗TNF-α单克隆抗体 使用抗TNF-α单克隆抗体诱导缓解后应以抗TNF-α单

克隆抗体维持治疗。

（三）手术治疗

CD的手术治疗复发率高，主要以内科治疗为主。但部分患者仍难以避免手术治疗，因此，医生在治疗的全过程慎重评估手术的价值和风险，多学科合作，力求在最合适的时间施行最有效的手术。外科手术的适应证如下：肠梗阻、腹腔脓肿、瘘管形成、急性穿孔、大出血（内科治疗无效，包括内镜止血）、癌变以及内科治疗无效等。接受手术的CD患者往往存在营养不良、合并感染，部分患者长期使用糖皮质激素，因而存在巨大手术风险。内科医师对此应有足够认识，避免盲目的无效治疗而贻误手术时机、增加手术风险。

（四）治疗药物的使用方法

1. 氨基水杨酸制剂　包括SASP、巴柳氮、奥沙拉嗪、美沙拉嗪。使用方法见UC治疗。

2. 糖皮质激素

（1）泼尼松每天0.75～1.0mg/kg，其他类型糖皮质激素的剂量按相当于泼尼松剂量折算，再增加剂量不会提高疗效，反而会增加不良反应。当患者达到症状完全缓解开始逐步减量，每周减5mg，减至20mg/d时每周减2.5mg至停用，快速减量会致早期复发。同时补充钙剂和维生素D。

（2）布地奈德为3mg口服，每天3次，一般在8～12周临床缓解后改为3mg口服，每天3次。延长疗程可提高疗效，但超过6～9个月则再无维持作用。布地奈德是局部作用激素，全身不良反应显著少于全身作用激素（如泼尼松）。

3. 硫嘌呤类药物

（1）硫唑嘌呤：欧洲共识意见推荐的目标剂量为1.5～2.5mg/（kg·d），有研究认为中国患者剂量为1.0～1.5mg/（kg·d）。硫唑嘌呤存在量效关系，剂量不足会影响疗效，增加剂量会增加药物不良反应风险，有条件的医院建议用6-巯基嘌呤核苷酸（6-thioguanine nucleotides，6-TGN）药物浓度测定指导调整剂量。对于使用硫唑嘌呤维持撤离糖皮质激素缓解有效的患者，疗程一般不少于4年。严密监测硫唑嘌呤的不良反应，以服药3个月内常见，其中，又以1个月内最常见，骨髓抑制可迟发。用药期间应全程监测，定期随诊。最初1个月内每周复查1次全血细胞，第2～3个月内每2周复查1次全血细胞，之后每月复查全血细胞，半年后全血细胞检查间隔时间可视情况适当延长，但不能停止；最初3个月内每月复查肝功能，之后视情况复查。

（2）6-巯基嘌呤：欧美共识意见推荐的目标剂量为0.75～1.5mg/（kg·d）。使用方法和注意事项与硫唑嘌呤相同。

4. 甲氨蝶呤　国外文献推荐诱导缓解期的甲氨蝶呤剂量为每周25mg，肌内或皮下注射。12周达到临床缓解后，改为每周25mg，肌内或皮下注射，也可改口服，但疗效可能降低。疗程可持续1年，更长疗程的疗效和安全性目前尚无共识。我国人群的研究较少，关于剂量和疗程尚无共识。注意监测药物不良反应：早期胃肠道反应常见，叶酸可减轻胃肠道反应，推荐常规同时使用。最初4周内每周、之后每月定期检查全血细胞和肝功能。妊娠期禁用甲氨蝶呤。

5. 抗TNF-α单克隆抗体 以英夫利昔单抗（IFX）为例，IFX使用方法5mg/kg，静脉滴注，在第0、2、6周给予作为诱导缓解；之后每隔8周给予相同剂量维持治疗。使用IFX前接受糖皮质激素治疗时应继续原来治疗，在取得临床完全缓解后将糖皮质激素逐步减量直至停用。对于原先使用免疫抑制剂无效者，没有必要继续合用免疫抑制剂；但对于IFX治疗前未接受过免疫抑制剂治疗者，IFX与硫唑嘌呤合用可提高撤离激素缓解率和黏膜愈合率。维持治疗期间复发者，应查找原因，包括药物谷浓度及抗药抗体浓度检测。若浓度不足，可增加剂量或缩短给药间隔时间；如为抗体产生而未合用免疫抑制剂者，可加用免疫抑制剂，或换用其他方案。目前尚无足够资料提出何时可以停用IFX。但有研究表明，对停用IFX后复发者，再次使用IFX可能仍然有效。

患者应用IFX治疗后第6周随访：患者腹痛、腹泻症状明显好转，每天排便1～2次，无脓血，无里急后重，无发热，食欲佳，体重增加4kg；继续应用IFX每8周一次，继续门诊随访患者情况。

八、随访与预后

本病可自行缓解或治疗后好转。部分患者慢性病程，迁延不愈，炎症病变部位易发生癌变，需定期监测。部分患者在病程中出现并发症而手术治疗的，预后差。

（张慧超）

第三章 肠 结 核

病例介绍： 患者杨某，女，16 岁。

主诉： 腹痛伴腹泻两个月，发热两周。

现病史： 患者两个月前无明显诱因出现下腹痛，伴腹泻及血便，每天排便四至五次，无明显发热症状。于当地医院就诊，经肠镜检查考虑溃疡性结肠炎，给予对症治疗，患者症状未见好转。近两周患者出现发热症状，体温 37.5～38.0℃，且腹痛及腹泻次数增多，腹痛较前加重。病程中饮食、睡眠差，体重下降约 5kg。

既往史： 否认食物药物过敏史，否认乙型病毒肝炎、结核等传染病史，否认输血外伤史。

查体： 体温：37.5℃，脉搏：120 次 / 分，呼吸：24 次 / 分，血压：132/75mmHg。意识清，语言流利，轮椅推入病房。消瘦体质，轻度贫血外观，结膜略苍白，浅表淋巴结未触及肿大，咽部充血，双侧扁桃体 I° 肿大，表面无白苔。腹软，右中下腹部压痛阳性，反跳痛阴性。未触及包块。

自带门诊检查： 血常规：白细胞 16.66×10⁹/L，中性粒细胞百分率 80%，血红蛋白 89g/L，血小板 528×10⁹/L。便常规：黄色水样便，红细胞 0～1 个 /Hp，白细胞 10～15 个 /Hp。便隐血（＋）。

入院初步诊断： 溃疡性结肠炎？

入院后检查：

辅助检查：

凝血项：PT 14.7s，PT% 59.3%。

肝功：白蛋白 22g/L，前白蛋白 70mg/L，余各项正常。

降钙素原：PCT 0.31ng/mL

红细胞沉降率：ESR 33mm/h、CRP 78mg/L

巨细胞病毒、EB 病毒定量均阴性；结核感染 T-spot 检测阴性；抗核抗体系列阴性；抗中性粒细胞抗体阴性；便细菌、真菌培养阴性。

肠镜： 自肛门至距肛门 18cm 处直肠、结肠黏膜光滑，未见明显糜烂及溃疡，距肛门 18～55cm 结肠间断可见多处深凿样溃疡，溃疡大小不等，溃疡边界清晰，溃疡表面附白苔，周边略充血，水肿，溃疡间大部分黏膜正常，部分黏膜糜烂，溃疡与溃疡之间非连续性，距肛门 55～70cm 可见多处溃疡（与距肛门 18～55cm 结肠病变处比较，数量明显减少，面积较小），溃疡间黏膜光滑。余所见直肠及结肠黏膜光滑，血管纹理清晰。见图 5-3-1～图 5-3-6。

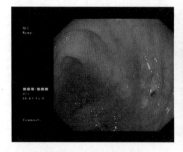

图5-3-1　回盲部溃疡

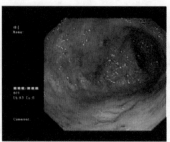

图5-3-2　升结肠溃疡

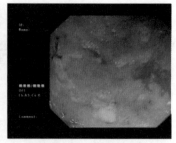

图5-3-3　横结肠溃疡

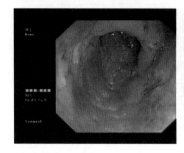

图5-3-4　横结肠溃疡

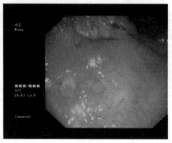

图5-3-5　降结肠溃疡

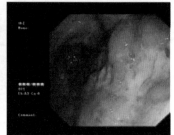

图5-3-6　降结肠溃疡

回肠末端： 5cm未见异常

病理： 结肠4块

病理回报：（镜下所见）淋巴组织增生显著，局灶上皮脱落，浅表坏死，肉芽组织形成。

病理诊断：（结肠）送检组织全层重度炎症，活动（＋＋），局灶上皮脱落，浅表坏死，肉芽组织形成，淋巴组织增生显著，结合临床及内镜改变，随诊。

浅表器官彩超： 双侧锁骨上可见多枚低回声光团，边界清，皮髓分界欠清，淋巴门可见，左侧大者大小约13.4mm×3.7mm，右侧大者大小约8.2mm×3.0mm，未见异常血流信号。

全腹CT： 部分肠管可见气液平，盆腔积液。

腹腔彩超： 升结肠、横结肠、降结肠、乙状结肠多节段肠壁增厚，回声减低，较厚处0.8cm，未见明显同心圆征。肠系膜周围可见多发淋巴结样低回声，较大者1.0cm×0.5cm。诊断意见：结肠区多节段肠壁增厚，回声减低，考虑炎性改变。

肠系膜淋巴结肿大。

肺部CT未见著征。

诊断： 肠结核？

　　　　溃疡性结肠炎？

　　　　克罗恩病？

　　　　肠道淋巴瘤？

　　　　病毒性肠炎？

感染性结肠炎?

阿米巴肠炎?

嗜酸性胃肠炎?

肠道白塞氏病?

结肠癌?

缺血性结肠炎?

倾向诊断：肠结核

一、病因

肠结核主要是结核分枝杆菌感染肠道而引起的特异性的慢性传染性疾病，在肺外结核中比较常见。感染途径主要包括：（1）肠道感染：多数由开放性肺结核患者，吞咽含有结核分枝杆菌的痰液导致感染，也可能是通过与肺结核患者共进饮食，致使结核分枝杆菌直接进入肠道引起感染；（2）血行播散：肠外结核可经血行播散，引起肠结核；（3）直接侵犯：女性的生殖器结核可直接侵犯肠道引起肠结核。

二、病理

（一）溃疡型肠结核

肠壁的集合淋巴组织和孤立淋巴滤泡首先受累后充血、水肿，进一步发展为干酪样坏死，并形成边缘不规则、深浅不一的溃疡（结核杆菌进入淋巴结后形成含有上皮样组织和淋巴组织的结核结节，结核结节增大时常有干酪样坏死，伴发闭塞性动脉内膜炎，影响邻近肠管的血供，造成黏膜的水肿和局灶性坏死。坏死组织脱落形成小溃疡，融合增大后呈深浅不一的潜行溃疡。溃疡的边缘不规则，沿肠壁淋巴管道顺肠周径发展，底部为干酪样物质，其下为结核性肉芽组织）。病灶可累及周围腹膜或邻近肠系膜淋巴结，引起局限性结核性腹膜炎或淋巴结结核。在病变修复过程中，纤维组织增生和瘢痕形成可导致肠管狭窄。

（二）增生型肠结核

病变多位于回盲部，黏膜下层及浆膜层可有大量结核肉芽肿和纤维组织增生，使局部肠壁增厚、僵硬。可引起肠腔狭窄，引起梗阻。镜检可见黏膜下层高度纤维增生和大量结核性肉芽组织。其中可见有上皮样细胞增生、巨细胞形成和中心干酪性坏死。肠系膜淋巴结有网状细胞增生、钙化和假滤泡形成，肠系膜水肿、淋巴淤积。

（三）混合型肠结核

兼有上述两种病变。

光学显微镜下表现为肠壁全层的慢性炎症，溃疡形成且较深，肠壁或肠淋巴结干酪样坏死，黏膜下层闭锁及黏膜肌层破坏，部分可见结核结节及干酪样肉芽肿。抗酸染色可找到阳性杆菌。

三、临床特点

（一）临床表现

1. 肠结核好发于回盲部，青壮年多见，女性略多于男性，常伴有肺结核。起病缓慢，早期缺乏特异性症状，随着疾病的进展逐渐出现明显症状。

2. 腹痛最常见，多为隐痛，疼痛部位多位于右下腹或脐周，可伴有腹胀，并发肠梗阻或穿孔时疼痛可突然加重。

3. 腹部包块，多位于下腹部，以回盲部居多。

4. 腹泻与便秘。多数为单纯腹泻，也可有腹泻与便秘交替发生，单纯便秘者略少。少数患者可有便血。

5. 月经紊乱。

6. 全身症状。即结核中毒症状，表现为低热、盗汗、乏力、纳差、体重下降等全身中毒症状。

（二）体格检查

半数以上患者可触及腹部包块，常位于右下腹，位置较深，质地硬，表面不平，有压痛，相对固定。合并肠梗阻、肠穿孔、局限性腹膜炎时可出现有关体征，如肠鸣音亢进、肠型、腹部压痛及反跳痛等。继发结核性腹膜炎时可有腹腔积液，对于与癌性腹腔积液鉴别困难者，部分患者腹部PET-CT可表现为腹膜、大网膜及部分肠系膜弥漫性增厚伴有糖代谢增高，肠系膜间多枚淋巴结，部分伴有糖代谢增高。

四、实验室及其他检查

（一）实验室检查

1. 红细胞沉降率多明显增快。

2. 粪便中可见少量脓细胞与红细胞。

3. 血常规提示贫血。

4. 结核菌素试验呈强阳性，PPD试验阳性对肠结核有参考价值，但在结核病早期或机体免疫力低下时也为阴性。

5. T-spot作为一种新的结核检测手段对结核杆菌感染具有较高的敏感性和特异性（其诊断肠结核的敏感度67%，特异度达到90%）。

6. CA125是一种高分子量糖蛋白，在结核病的诊断中有较高的价值，肠结核患者多合并肺部活动性结核，CA125主要是胸膜、腹膜间皮细胞或支气管黏膜上皮在结核炎性刺激下产生的（灵敏度78.4%，特异度74.2%），结合T-spot，大大提高检出率。

7. 伴有活动性肺结核患者痰培养呈阳性。

8. 腹腔积液外观呈草绿色，少数呈淡血性，偶见乳糜样。静止后可凝固，腹腔积液性质为渗出液，腹腔积液ADA＞40U/L时可诊断结核性腹腔积液。

（二）影像学检查

1. X线钡餐造影或结肠双对比造影表现为多发大小不等溃疡、黏膜集中、肠腔狭窄、结肠袋变浅消失及肠道痉挛激惹征象，多段肠管破坏，呈"跳跃征"，盲肠、升结肠变形缩短、回盲瓣增厚，回肠末端狭窄、黏膜破坏，并与盲肠排列成一直线，呈"一字征"。

2. CT多表现为肠壁环形增厚，少数见盲肠内侧偏心性增厚，回盲瓣增厚，可呈肠道跳跃性改变，增强后呈均匀强化为主。CT亦可发现合并腹内肠外结核，特别是淋巴结结核，表现为环形或多环状强化的肿大淋巴结，少数见钙化性淋巴结。

3. 结肠镜检查炎症型表现为黏膜充血水肿、血管纹理模糊，可见到点状或片状糜烂灶，表面附黄白色黏稠渗出物或霜样白苔。溃疡型可见大小不等的溃疡，可单发或多发，大者可环肠壁半周，多不规则，呈椭圆形或类圆形，多与肠轴垂直走行，底部覆黄白色苔，部分可见肉芽组织生长，溃疡界限多不分明，周围黏膜呈炎症性改变。增生型特点为增生性结节，呈铺路石样改变，大的可形成不规则肿物样隆起，质地脆、色红、触之易出血。混合型有不同程度的肠腔节段性狭窄。

4. 腹腔镜对于不明原因的腹痛、腹腔积液以及诊断困难的腹部包块可采用腹腔镜探查进行诊断，并且还可以进行治疗。

五、鉴别诊断

（一）溃疡性结肠炎

反复发作的腹泻、黏液脓血便及腹痛等消化系统症状是溃疡性结肠炎的主要临床表现。全身症状表现为发热、营养不良；肠外表现包括外周关节炎、结节性红斑、坏疽性脓皮病、巩膜外层炎、前葡萄膜炎、口腔复发性溃疡、骶髂关节炎、强直性脊柱炎、原发性硬化性胆管炎及少见的淀粉样变性等。

（二）克罗恩病

临床表现在胃肠道以腹痛多见（77.8%）、其次腹泻（48.9%）、消化道出血（37.8%）、腹胀（31.1%）；全身表现包括贫血、体重下降、发热、乏力、纳差；肠外表现包括口腔溃疡、肛周病变、皮疹、关节痛、肝胆病变；其他瘘管形成、营养不良、骨质疏松，并增加结肠癌的风险。结肠镜下表现跳跃式分布的纵形裂隙状溃疡。

（三）肠道淋巴瘤

腹部包块多见，表现明显，更易发生肠梗阻，症状多持续，并呈进行性恶化，多表现为浅表淋巴结、肺门淋巴结肿大、肝脾大，X线、B超可发现肠腔有明确肿物。

（四）病毒性肠炎

如巨细胞病毒感染时，可行血清巨细胞病毒IgM及巨细胞病毒DNA检测。

（五）感染性结肠炎

各种细菌感染如志贺菌、沙门菌等，可引起腹泻、黏液脓血便、里急后重等症状；需反复行便细菌、真菌培养以明确。抗生素可治愈。

（六）阿米巴肠炎

主要侵犯右半结肠，也可累及左半结肠，结肠溃疡较深，边缘潜行，溃疡间的黏膜多正正常。粪便或结肠镜取溃疡渗出物检查可找到溶组织阿米巴滋养体或包囊。血清抗阿米巴抗体阳性。抗阿米巴治疗有效。

（七）嗜酸性胃肠炎

1. 以黏膜病变为主型主要表现为恶心、呕吐、腹痛、腹泻，偶有脂肪泻。
2. 以肌层病变为主型较多见。主要表现为恶心、呕吐、腹痛和腹胀等幽门梗阻和肠梗阻症状。胃窦部肌层浸润可出现肥厚性幽门狭窄；病变广泛时，可出现全胃壁硬化胃腔变小、小肠黏膜皱襞消失、管腔狭窄。
3. 以浆膜下层病变为主型表现为腹痛、腹胀，呈腹膜炎和腹腔积液的症状和体征。如腹腔积液中检出大量嗜酸粒细胞有利于嗜酸性胃肠炎的诊断。本型少见。
4. 混合型表现为上述两组以上的症状和体征。
本病用肾上腺皮质激素治疗有特效。

（八）肠道白塞氏病

多见腹痛症状，以右下腹多见。消化道基本病变是多发性溃疡，可发生在食管至降结肠的任何部位。重者合并溃疡出血、肠麻痹、肠穿孔、腹膜炎、瘘管形成等并发症。

（九）结肠癌

多见于中年以后，多表现为腹痛、便血、肠梗阻症状，伴随纳差、消瘦、乏力等；

其中局部溃疡型在镜下多表现为结肠肿物上有较大溃疡，周边呈结节样环堤，呈火山口样。

（十）缺血性结肠炎

多表现为腹痛，病变多累及左半结肠，疼痛部位多位于左下腹部或脐周。常表现为剧烈腹痛后排鲜血便。常见于房颤、高血压、高血脂、糖尿病、肿瘤等患者。结肠镜下可见黏膜不同程度的充血、水肿、血管纹理混乱或消失，伴有浅溃疡或不规则溃疡，白苔明显，皱襞增厚如肿块，肠腔狭窄。需行腹部血管CTA、CTV明确有无肠道血管栓塞。

六、诊断

此患者于住院期间给予口服抗炎、调节肠道菌群药物及应用美沙拉嗪灌肠液、营养支持治疗、纠正贫血等治疗后症状无好转。因不除外肠结核于结核专科医院继续就诊。

结核专科医院检查如下。

肠镜病理组织再次送往结核专科医院复检：

病理诊断：（结肠）少量黏膜慢性炎伴急性炎，小区有肉芽肿性炎形成趋势，不除外结核可能，请结合临床。

组织病理切片：PAS染色：阴性；抗酸染色：阴性；结核菌蛋白：阳性；免疫荧光抗酸染色：阴性；结核分枝杆菌复合群PCR检测：阴性；便浓缩集菌抗酸菌检测三次均未检出；结核分枝杆菌DNA未检出。

综合患者所有检查、临床表现及之前治疗效果，诊断上更倾向于肠结核。

肠结核诊断要点：（1）有结核病史或肺结核等肠外结核病灶；（2）有腹痛、腹泻与便秘、腹部包块等症状；（3）有结核中毒症状；（4）可有轻度贫血、红细胞沉降率增快、痰培养阳性，PPD试验阳性对诊断有参考价值；（5）X线钡餐造影或结肠双对比造影可显示肠管激惹征、充盈缺损、肠腔狭窄；（6）CT多表现为肠壁环形增厚，少数见盲肠内侧偏心性增厚，回盲瓣增厚；（7）结肠镜下可见肠道炎症、溃疡和增生性病变。溃疡多不规则，呈椭圆形或类圆形，横形走向多见，与肠轴垂直，增生型特点为增生性结节，呈铺路石样改变，大的可形成不规则肿物样隆起；（8）病理组织学检查见结核结节，抗酸染色发现结核杆菌。

对高度怀疑肠结核的病例，如抗结核治疗数周内（2～6周）症状明显改善，2～3个月后结肠镜检查病变明显改善或好转，可做出肠结核的临床诊断。

七、治疗

结合本例患者既往治疗经验和诊断结果，给予经验性抗结核治疗：利福平0.45g，每日晨起空腹口服；帕司烟肼0.3g，每日三次，口服；吡嗪酰胺1.0g，每日两次，口服；乙胺丁醇0.75g，每日两次，口服；硫酸链霉素1.0g，每日三次，口服。辅助以抗炎、营养支持治疗。

患者抗结核治疗两周后症状明显好转，无腹痛，无发热，无便血；食欲好转，无乏力；精神状态好转。考虑抗结核治疗有效。

肠结核一旦诊断，首先采取保守治疗。

（一）支持治疗

给予充分的休息和合理的营养以增强机体的抵抗力，重者亦可行肠内或肠外营养疗法。

（二）对症治疗

腹痛者给予解痉、止痛治疗。对于长期、大量腹泻的患者除给予止泻药物治疗外，还应给予补充液体、维持水电解质平衡和酸碱平衡。

（三）抗结核治疗

抗结核治疗的原则是早期、全程、规律、适量、联合用药。肺外结核与肺结核的治疗采用相同的方案。常用的抗结核药物有：异烟肼（INH、H）、链霉素（SM，S）、利福平（PFP，R）、乙胺丁醇（EMB，E）、吡嗪酰胺（PZA，Z）。目前，已经有抗结核固定复合剂，有利于保证患者联合、足量的化疗，并便于监督指导。任何化疗方案均包括2个不同的治疗阶段，即强化治疗阶段和巩固治疗阶段。世界卫生组织依据Menzies等分析结果推荐治疗方案应包括6个月的利福平治疗：2H R ZE/4H R。

（四）手术治疗

手术适应证：

1. 完全性肠梗阻；
2. 急性肠穿孔或慢性肠穿孔瘘管形成经内科治疗而未能闭合者；
3. 肠道大量出血经积极抢救不能有效止血者；
4. 诊断困难须剖腹探查者；
5. 反复发作的慢性肠梗阻，严重影响患者的工作、生活，伴营养障碍。

术后警惕其他部位的结核病变进入活动期。术后不论病灶切除与否，必须继续联合、足量按疗程规律抗结核治疗至少半年。

八、随访

该患者抗结核治疗三个月后排便正常，无腹痛，无发热，无乏力，食欲佳，体重增长 8kg。

门诊复查肠镜，结果如下。

检查所见：回盲瓣对侧可见黏膜不规则隆起，表面可见溃疡及白苔附着。升结肠见局限黏膜隆起及溃疡，肝曲见环周黏膜增生，横结肠见多发瘢痕。见图5-3-7～图5-3-14。

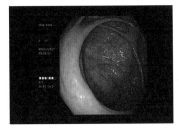

图5-3-7　回盲部溃疡消失

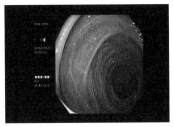

图5-3-8　横结肠瘢痕形成

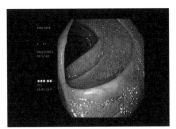

图5-3-9　横结肠黏膜光滑

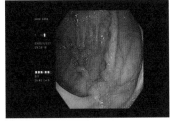

图5-3-10　降结肠黏膜隆起增生

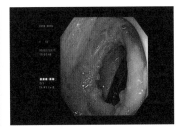

图5-3-11　降结肠黏膜隆起增生

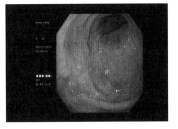

图5-3-12　降结肠黏膜片状充血、黏膜增生

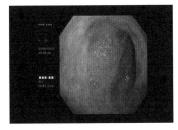

图5-3-13　乙状结肠片状发红

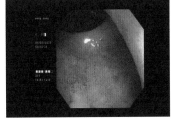

图5-3-14　直肠片状发红

患者临床表现及肠镜均明显改善，抗结核治疗有效。

确定诊断：肠结核

嘱继续抗结核治疗，随访。

（刘宇新）

第四章　缺血性结肠炎

病例介绍： 患者叶某，女，70岁，2021年2月28日入院。

主诉： 腹痛两日、便血一日。

现病史： 患者两日前无明显诱因出现上腹部和左下腹绞痛，持续性发作，无放射性，无特殊体位缓解。伴有恶心、呕吐食物，一日前开始出现便血，呈洗肉水样便，共排便五次，累计便血量约100mL，门诊以"下消化道出血"收入院，平日饮食、睡眠可，二便正常，体重无明显改变。

既往史： 冠心病病史20年，高血压病史20年，最高可达180/100mmHg，口服硝苯地平控制血压，血压控制不佳。

查体： 结膜无苍白，腹部平坦，上腹部和左下腹压痛阳性，无反跳痛与肌紧张，未触及肝脾肿大及异常包块，移动性浊音阴性，肠鸣音6次/分，双下肢无水肿。

自带门诊检查： 血常规：白细胞13×10^9/L，中性粒细胞百分比89%，血红蛋白：125g/L，血小板：340×10^9/L。便常规：红细胞＞100个/HPF，便隐血：（＋＋＋）。

入院初步诊断： 下消化道出血

病情分析：

下消化道出血的常见病因有哪些？

1．痔、肛裂最常见；

2．良恶性肿瘤：结肠癌？结肠息肉出血？

3．炎症性：溃疡性结肠炎？

4．血管因素：血管畸形？

5．血运障碍：缺血性结肠炎？

病例特点：

老年女患，长期冠心病、高血压，血压控制不良，突发腹痛便血，平日进食、排便正常，无消瘦。初步印象诊断？进一步检查？如何治疗？

印象诊断： 缺血性结肠炎

缺血性结肠炎指当结肠血供不足而出现不同程度的肠壁坏死，并继发系列症状的疾病。当机体循环动力异常，肠系膜血管病变及其他某些局部或全身性疾病引起供应肠管的血流量减少，不能满足肠管的需要所致肠壁缺血时均可发生本病。本病常在一些疾病基础上发生，如高血压、冠心病、动脉粥样硬化、糖尿病等。

一、缺血性结肠炎的病因

肠系膜血管的器质性或功能性病变以及体循环变化均可以导致结肠缺血，直接病因多为局部灌注不足和再灌注损伤。危险因素有糖尿病、心血管疾病、肠易激综合征和便秘史，相对少见的病因包括高凝状态、栓塞、血管炎（特别是系统性红斑狼疮）。任何能引起结肠梗阻的病因包括肠道肿瘤、肠扭转，肠套叠等。

二、流行病学

缺血性结肠炎可发生于各个年龄段，但中老年人更易发病，无明显的性别差异。可发生于结肠的任何肠段，多见于左半结肠，尤其以脾曲、降结肠、乙状结肠为主，约占80%。

三、缺血性结肠炎的临床表现

（一）腹痛

缺血性结肠炎的患者多数出现腹痛，因病变多累及左半结肠，腹痛多位于左下腹，绞痛，轻重不一，进食后加重。

（一）便血

部分患者可在24h内排出红色或暗红色血液。

（二）伴随症状

可有厌食、恶心、呕吐、低热、心率加快。

（三）腹膜刺激征

出现肠梗死时可有腹膜刺激征，肠鸣音亢进，后减弱甚至消失。

四、辅助检查

患者叶某入院后的辅助检查：

（一）实验室检查

D-二聚体定量检测、CEA、CA199、CA125、AFP均正常。

（二）全腹部CT

肝胆脾胰腺未见异常，横结肠管壁弥漫性增厚，周围脂肪间隙模糊，盆腔内见液体密度影。结论：肝胆脾胰未见异常，横结肠弥漫性增厚，盆腔积液。见图5-4-1，图5-4-2。

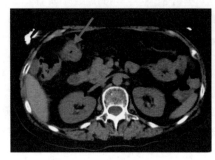 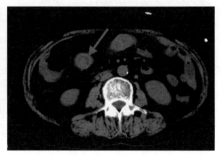

图5-4-1　腹部平扫CT　　　　　　图5-4-2　腹部平扫CT

（四）结肠镜检查

（入院后第一次）循腔进镜80cm，抵达回盲部，阑尾开口光滑，回盲瓣唇形。距离肛门26～35cm，50～80cm处可见黏膜不同程度的充血水肿，表面发红，血管纹理混乱或消失，伴有浅溃疡或不规则溃疡，白苔明显，皱襞增厚，如肿块、肠腔狭窄，余所见直结肠黏膜光滑，血管纹理清晰。回肠末端：5cm未见异常。见图5-4-3，图5-4-4。

肠镜结论：缺血性结肠炎？

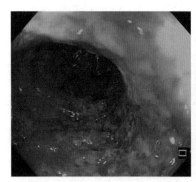 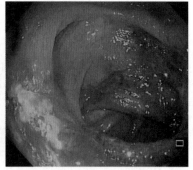

图5-4-3　结肠镜　　　　　　图5-4-4　结肠镜

（五）肠系膜CTA

肠系膜上、下动脉走行正常，管腔规则，管腔充盈良好，其内未见异常密度影。见图5-4-5，图5-4-6。

目前诊断：缺血性结肠炎

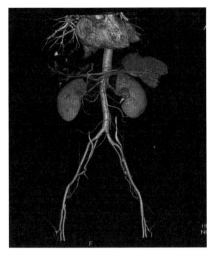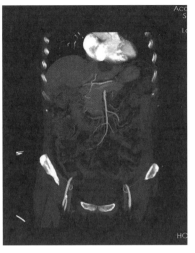

图5-4-5　肠系膜CTA　　　　　　　图5-4-6　肠系膜CTA

五、缺血性结肠炎的诊断

本例患者病例特点

1. 老年女患；2. 有冠心病、高血压病史；3. 上腹部和左下腹压痛，腹痛后便血，洗肉水样；4. 肠镜：距离肛门26～35cm，50～80cm处可见黏膜不同程度的充血水肿，表面发红，血管纹理混乱或消失，伴有浅溃疡或不规则溃疡，白苔明显，皱襞增厚，如肿块，肠腔狭窄；5. 肠系膜CTA未见异常；6. 改善循环治疗一周后复查肠镜肠黏膜基本恢复正常。

缺血性结肠炎的临床表现可以有较大差异，且无特异性，尤其是疾病的早期和轻症患者，早期诊断相对困难，有易患因素的患者，如高血压病、冠心病、动脉硬化症、心衰、房颤等，一旦出现腹痛持续超过2h，尤其是症状与体征不相称，应该考虑本病，腹部CT检查为可疑缺血性结肠炎的首选影像学检查方法，同时可评估病变范围，肠壁增厚、水肿程度，可以提示诊断，对可疑患者完善结肠镜检查，可表现为黏膜充血水肿、淤斑，黏膜下出血，黏膜呈暗红色，血管网消失，可有部分黏膜坏死，继之黏膜脱落，溃疡形成，病变部位与正常肠段之间界限清楚，一旦缺血改善，症状消失快，病变恢复快。同时病情较重患者可有肠系膜的栓塞或血栓形成，可通过肠系膜血管成像或造影检查进一步明确诊断。

六、缺血性结肠炎的鉴别诊断

（一）功能性胃肠病

可表现为腹痛腹胀，腹部烧灼感等，但为非器质性疾病。

（二）炎症性肠病

是一组病因尚未阐明的非特异性肠道炎症性疾病，多见于中青年。溃疡性结肠炎：病变多自直肠开始逆行向近端发展可累及全结肠甚至末端回肠，病变主要限于大肠黏膜与黏膜下层，呈连续性弥漫分布。克罗恩病：是一种慢性炎性肉芽肿性疾病，多见于末端回肠和邻近结肠，但从口腔至肛门各段消化道均可受累，呈节段性分布。而缺血性结肠炎：镜下黏膜和正常黏膜境界清楚，活检后出血少，溃疡多为纵行分布，罕见炎性息肉和肉芽肿形成。

（三）急性细菌性肠炎

各种细菌感染如志贺菌、沙门菌等可引起腹泻，黏液脓血便，里急后重等症状，粪便培养可分离出致病菌，抗生素可治愈。

（四）肠结核

可表现为腹痛，排便习惯改变，多无脓血便，肠结核病变部位通常在回盲部附近，而缺血性结肠炎多发生在左半结肠。

（五）肠型白塞病

可表现为腹痛，多出现于右下腹，消化道的基本病变是多发性溃疡，可见于自食管至降结肠的任何部位，重者可表现为溃疡出血、肠麻痹、肠道穿孔、瘘管形成、腹膜炎等。白塞病的基本症状有口腔、外阴溃疡、结膜炎等临床特征，可进行鉴别。

（六）结肠癌

多发生于中老年患者，起病隐匿，早期常仅见粪便隐血阳性，后期可有腹痛、便血，多伴有体重减轻。结肠镜检查送检病理可提示恶性肿瘤存在。

七、缺血性结肠炎的治疗

大部分的缺血性结肠炎，患者在积极控制原发病去除危险因素的情况下，给予充分的补液扩容，改善循环，缺血的肠道可以恢复正常。对于中重度的缺血性肠病，可以考虑应用抗生素治疗，结合胃肠减压。高度提示肠道出血坏死、甚至出现消化道穿孔等需要积极的外科干预治疗。

该患者住院过程中给于静脉滴注参芎葡萄糖注射液和补液、扩容、支持治疗。一周后复查肠镜如下，肠黏膜基本恢复正常。见图5-4-7，图5-4-8。

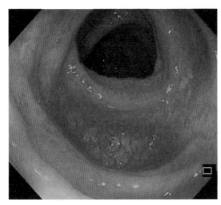 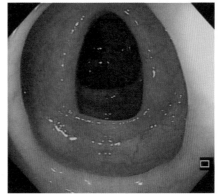

图 5-4-7 结肠镜　　　　　　　　　　　　　图 5-4-8 结肠镜

八、缺血性结肠炎预后

轻症患者多为可逆性、一过性肠管受损，恢复比较快，预后良好。重症患者如治疗及时得当，多数可在一至两日内症状改善，1～2 周左右肠道病变愈合，严重的可能需要 3～7 个月。部分重症患者肠管出现不可逆性损伤，出现腹膜炎甚至穿孔等，需积极外科手术治疗。

（丛家洁）

第五章 结 肠 肿 瘤

第一节 大 肠 息 肉

病例介绍：患者孟某，女，64岁，2021年3月24日入院。

主诉：发现结肠息肉1周。

现病史：1周前因腹胀、便秘症状，于当地医院行结肠镜检查，发现直肠息肉。现为求系统治疗，来我院治疗。病程中无反酸烧灼感，无恶心呕吐，偶有腹胀，无乏力，无体重减轻，无腹泻。饮食睡眠可，小便正常。

既往史：阑尾炎手术史。

查体：腹软，全腹无压痛，无反跳痛，肌紧张（－），肝脾未触及，未触及腹部肿块；腹部叩诊为鼓音，移动性浊音阴性；肠鸣音4次/分。

辅助检查：纤维结肠镜检查，盲肠可见Isp型息肉1枚，大小1.8cm×2.0cm，表面绒毛状（图5-5-1）。

初步诊断：盲肠息肉

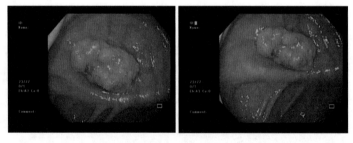

图5-5-1　肠镜

息肉（polyps）指黏膜面突出的一种赘生物。息肉与肠壁的连接方式、部位、范围、单发或多发、大小、形态和颜色等对判断其性质、有无恶变倾向及治疗有重要作用。

一、病理

（一）肿瘤性息肉

1. 管状腺瘤　最常见。镜下为增生的腺体组织，腺上皮排列规则，分化好，主要为管状结构，绒毛成分＜20%。

2. 绒毛状腺瘤 较少见。镜下可见其表面上皮呈绒毛状增生、隆起，绒毛成分＞80%，癌变率甚高。

3. 管状绒毛状腺瘤 兼有上述两者表现，绒毛成分在20%～80%之间，癌变率较高。

4. 遗传性多发性息肉病 家族性息肉病、Gardner综合征、少年性息肉。

腺瘤性息肉最常见，大肠息肉样腺瘤与癌变的关系：腺瘤上皮的绒毛成分越多，恶性潜能越大；腺瘤大小与癌变成正相关；腺瘤癌变与不典型增生程度呈正相关。

（二）非肿瘤性息肉

错构瘤性、炎性息肉、良性淋巴滤泡性息肉。

二、息肉的内镜下分型

有蒂型（Ip）、亚蒂型（Isp）、广基型（Is），见图5-5-2～图5-5-4。

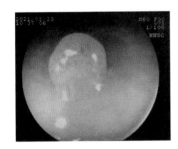 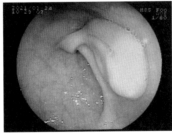 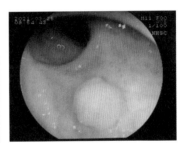

图5-5-2 有蒂型（Ip）　　图5-5-3 亚蒂型（Isp）　　图5-5-4 广基型（Is）

三、临床表现

多无症状，少数有腹部不适、腹胀、排便习惯改变、便血或鲜血便。大的息肉可引起肠套叠、肠梗阻或严重腹泻。

四、辅助检查

纤维结肠镜检查是大肠息肉诊断的最佳方法。内镜检查可观察息肉的位置、大小、形态、颜色、单发还是多发；同时可做黏膜活检做病理，有助于与其他赘生物鉴别和了解息肉的组织学类型以及是否有癌变或癌变倾向；并能同时行镜下息肉切除治疗。

五、治疗

大肠的单个或多个散发息肉，应在内镜下切除并送病理检查。

（一）内镜切除息肉的适应证

1. 各种大小的有蒂息肉和腺瘤；
2. 直径小于2cm的无蒂息肉和腺瘤；
3. 多发性腺瘤和息肉，分布散在，数目较少；
4. 对于早期消化道癌症，尤其是形态上属Ⅰ型隆起型息肉样，也适用于内镜下摘除治疗。

（二）内镜切除息肉的禁忌证

1. 有内镜检查禁忌证者；
2. 直径大于2cm的无蒂息肉和腺瘤；
3. 多发性息肉和腺瘤，局限于某部位密集分布，数目较多者，对于多发性腺瘤和息肉，一次能摘除多少颗，并无规定，有时可分批分期反复摘除；
4. 家族性腺瘤病；
5. 内镜下形态已有明显恶变者，因切除不彻底，残端遗留癌细胞，可导致治疗失败；
6. 有心脏起搏器者。

（三）切除息肉术前准备

行血常规凝血功能检查，如异常应予纠正后再行治疗。对服用抗凝药者，酌情停药5～7天，必要时请相关学科协助处理。术前应充分肠道准备（注意：清肠不能口服甘露醇或山梨醇之类泻药，因其于肠道内经细菌分解会产生氢气及甲烷等易燃气体，遇电会引起爆炸）。

（四）各种形态息肉的切除方法

1. 直径小于0.5cm的无蒂息肉 一般采用电凝灼除或热活检灼除法。

2. 直径小于2cm的无蒂息肉 圈套钢丝套入息肉后圈套管抵达息肉基底然后稍向上，在息肉基底稍上方是切除息肉最佳部位，轻轻关闭襻套，稍收紧轻轻提拉，将息肉提起，基底呈天幕状时即可通电，电凝后电切或采用混合电流，逐渐切下。

3. 有蒂息肉 长蒂息肉圈套位置选择蒂的中央，尽可能保留残蒂约1cm，并提起悬在腔中，与肠壁没有接触，再通电，不要怕残蒂留得过长引起息肉复发。

4. 直径大于2cm的无蒂息肉 如基底较窄仍可按上述方法圈套摘除。宽基底者需采用注射法（EMR），然后用上述方法摘除。如为更大的息肉可用分块分期切除法（EPMR）。

（五）操作相关并发症及处理

1. 术后出血 多发生在术后48h内。大多数术后出血是自限性的，若患者循环情况稳定，无须内镜止血；而支持治疗后患者循环情况仍不稳定，则需急诊结肠镜下进行确切止血，多数使用金属夹止血，此时不推荐对创面出血点行热凝止血，因其可增加透壁损伤和穿孔风险。

2. 术后穿孔 穿孔早期发现后，如肠道准备良好、无肠内容物漏入腹腔应立即内镜下夹闭，如创面可有效夹闭且无弥漫性腹膜炎者，可望保守治疗成功；临床怀疑穿孔者在影像学确证前即可立即开始经验性治疗，怀疑和确诊穿孔的患者须密切监护生命体征，补液、静脉应用广谱抗生素。内镜修补困难或失败，持续肠内容物漏出所致腹膜炎，一般穿孔超过4h而未行内镜下夹闭处理的患者建议外科手术治疗。

3. 电凝综合征 又称息肉切除术后综合征或透壁综合征，表现为结肠镜病变高频电切除后出现的局限性腹痛、发热、外周血白细胞升高、腹膜炎而无明显穿孔征象，发生率为0.003%～0.1%。高血压、病变范围较大、形态平坦是电凝综合征的独立危险因素。处理方法一般采取静脉补液，使用广谱抗生素，禁食直至症状消失，通常能获得良好预后。

该患者无抗凝药服药史，入院后完善检查后无禁忌证，故行肠镜下息肉切除术。

肠镜报告：循腔进镜距肛门75cm至回盲部，盲肠可见Isp型息肉1枚，大小1.8cm×2.0cm，表面绒毛状，于息肉基底注射亚甲蓝生理盐水，浮起征阳性，给予高频电圈套切除。创面无出血，予止血夹5枚封闭创面，息肉送检（图5-5-5）。诊断意见：盲肠息肉；内镜下黏膜切除术（EMR）。

术后第1天禁食；观察生命体征的变化，观察有无便血、腹痛、发热等症状。术后第2天进食流质或软食，术后第3天患者无异常症状及体征，出院。

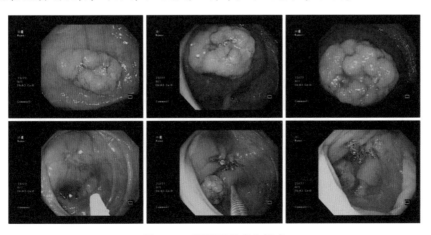

图5-5-5 肠镜下息肉电切术

该患者电切后病理回报：绒毛状管状腺瘤，嘱定期复查肠镜。

腺瘤性息肉内镜治疗后要定期随访及内镜复查。

（李小雪）

第二节　大　肠　癌

病例介绍：患者刘某，男，81岁。

主诉：乏力半年，间断便血1月。

现病史：患者半年前无明显诱因出现乏力，血常规发现贫血，未予重视及处置。1月前间断排鲜血便，具体量不详，伴有里急后重，并伴有心悸、头晕；无一过性意识丧失，无腹痛，无恶心、呕吐、发热。于当地医院住院治疗6天，输红细胞治疗，乏力症状略缓解，仍有血便，为求系统诊治来我院就诊，门诊以"便血"收入院。病程中饮食、睡眠如常，体重减轻10kg。

既往史：前列腺增生手术、肾囊肿术、阑尾切除术后，腔隙性脑梗死病史；有输血史。

查体：消瘦，贫血貌，结膜苍白，皮肤、巩膜无黄染。浅表淋巴结未触及肿大。腹型平坦，右下腹及下腹正中见手术疤痕；触诊腹软，全腹无压痛，无反跳痛、肌紧张，肝脾未触及，左上腹可触及肿块，无压痛；腹部叩诊为鼓音，移动性浊音阴性；肠鸣音4次/分，双下肢无水肿。

入院初步诊断：下消化道出血。

出血原因常见哪些疾病？

结肠癌？痔出血？炎症性肠病？血管畸形？

病例特点：患者为高龄男性，间断便血，乏力，贫血，体重减轻。查体：左上腹可触及肿块，考虑大肠癌并出血可能性大。

大肠癌（colorectal carcinoma，CRC）包括结肠癌和直肠癌，是常见的消化道恶性肿瘤。我国大肠癌发病率升高趋势明显，尤其城市，且发病年龄以40～50岁居多。男性大肠癌的发病率高于女性。大肠癌是世界范围内主要的实体肿瘤之一，在年轻人中的发病率越来越高。

一、病理

大肠癌是大肠黏膜上皮和腺体发生的恶性肿瘤，大肠癌最好发部位是直肠与乙状结肠。

（一）按大肠癌的大体形态分类

1. 早期大肠癌 早期大肠癌是指原发灶肿瘤局限于黏膜及黏膜下层者（pT1）。分为3型：①息肉隆起型（Ⅰ型）；②扁平隆起型（Ⅱ）；③扁平隆起伴溃疡型（Ⅲ型）。

2. 进展期大肠癌 当癌浸润已超越黏膜下层而达肠壁肌层或更深层时归于进展期大肠癌。可分为3型：①肿块型：向腔内生长，好发右侧结肠；②浸润型：沿肠壁生长，好发左侧结肠；③溃疡型：向肠壁深层生长。

（二）按组织学分类

1. 腺癌 最多。

2. 黏液癌 预后差。

3. 未分化癌 易侵入小血管和淋巴管，预后最差。

（三）临床病理分期

Dukes分期（A期：癌局限于肠壁；B期：癌穿透浆膜层；C期：伴局部淋巴结转移；D期：远处转移）及TNM分期（T：肠壁浸润程度；N：淋巴结转移情况；M：远处转移）表5-5-1。

表5-5-1 大肠癌临床病理分期

分期	TNM分期法	Dukes分期法
0	T_{is}	
Ⅰ	$T_1 N_0 M_0$	A
	T_2	
Ⅱ	T_3	B
	T_4	
Ⅲ	任何T N_1	C C_1
	N_2	C_2
Ⅳ	任何T N M	D

二、病因

（一）生活方式

研究认为，吸烟、饮酒、高脂饮食、食用红肉是大肠癌发病的危险因素。大量证据表明，血红素铁是红肉的关键成分，可促进结直肠癌发生。血红素铁对先天性和适应性免疫细胞的影响，可能与CRC有关。

（二）遗传因素

如家族性腺瘤性息肉病，家族遗传性非息肉病性结直肠癌或基因突变包括癌基因激活（K-ras、c-myc、EGFR）、抑癌基因失活（APC、DCC、P53）、错配修复基因突变（HMSHI、HLH1、PMS1、PMS2、GTBP）及基因过度表达（COX-2、CD44v）。

（三）大肠腺瘤

是大肠癌前疾病。高危腺瘤：①息肉或病变≥10mm；②绒毛状腺瘤或混合性腺瘤中绒毛状结构>25%；③伴有高级别上皮内瘤变。

（四）IBD

溃疡型结肠炎、克罗恩病患者的结直肠癌风险升高。

（五）其他因素

亚硝胺类化合物，土壤中缺钼和硒，胆囊切除术后。

三、临床表现

早期大肠癌常无症状。

进展期主要症状有：

1. 排便习惯与粪便性状改变　是最早出现的症状。排便次数增多、腹泻、顽固性便秘、腹泻便秘交替、大便变细、便血。

2. 腹痛　持续性隐痛，出现梗阻时腹痛加重。

3. 腹部肿块　坚硬，呈结节状。

4. 肠梗阻症状　腹胀、便秘、阵发性绞痛。

5. 全身症状　患者可出现贫血、消瘦、乏力等。

患者入院后完善检查如下。

（一）实验室检查

1. 生化全项正常；CEA11.5ng/L，CA199 238ng/L，AFP及CA125正常。

2. 血常规：Hb 82g/L。

（二）全腹部CT

肝门区可见软组织密度节影，直径约12mm，边界清。结肠脾曲局部肠管壁厚，右中腹腔见多发点条形高密度影。诊断意见：肝门区淋巴结；结肠脾曲局部肠管壁厚，建议结合肠镜检查。腹部CT见图5-5-6。

（三）结肠镜检查

距肛门50cm可见环周肿物，向腔内生长，表面凹凸不平，呈菜花样，有糜烂、溃疡及出血，周边结节状增生，取材质地脆，易出血，管腔明显狭窄内镜无法通过。距肛门48cm、28cm处分别见0-Is型息肉2枚，距肛门45cm、30cm、20cm、4cm处见0-Is型息肉各1枚，直径0.3～0.8cm，表面光滑，质软，见图5-5-7。诊断意见：结肠肿物 大肠多发息肉。

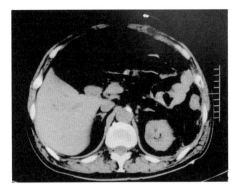

图5-5-6 全腹平扫CT

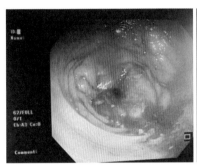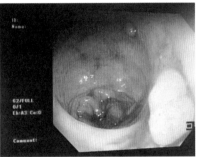

图5-5-7 纤维结肠镜

（四）病理检查

肉眼检查：（距肛门50cm结肠）灰白组织2块，直径0.2～0.3cm，易碎。镜下所见：肿瘤细胞排列呈不规则腺样结构，异型性明显。

病理诊断：（距肛门50cm结肠）腺癌。

附注：建议基因检测K-RAS、N-RAS、BRAF进一步靶向治疗。

目前诊断：1. 进展期结肠腺癌并出血。

　　　　　2. 大肠多发息肉。

四、辅助检查

（一）大便隐血检查

（FOBT）为初筛手段。

（二）直肠指诊

直肠癌可发现肿块。

（三）纤维结肠镜检查

具有确诊价值。通过结肠镜能直接观察全结肠的肠壁、肠腔的改变，并确定肿瘤的部位、大小、初步判断浸润范围，取活检可获确诊。结肠镜下黏膜染色技术可显著提高微小病变尤其是平坦型病变的发现率。

（四）钡灌肠 X 线检查

可发现充盈缺损、肠腔狭窄征象，显示肿瘤部位和范围。

（五）小探头超声内镜、CT、MRI

评估局部肿瘤浸润深度及转移情况。超声内镜技术有助于判断结直肠癌的浸润深度，有助于判定是否适合内镜下治疗。

（六）PET-CT

检查有无远处转移，并非常规推荐。

（七）血清 CEA 及 CA199 测定

对大肠癌的预后估计及监测术后复发有一定意义。

五、诊断和鉴别诊断

诊断主要是通过肠镜及黏膜活检确定。对高危人群如排便习惯与粪便性状发生改变，便隐血阳性，腹痛，贫血等情况应及早行肠镜检查。

右侧结肠癌应与肠结核、克罗恩病相鉴别；左侧结肠癌的鉴别诊断包括慢性细菌性痢疾、溃疡性结肠炎、结肠息肉病等。

六、治疗

治疗原则：临床一般应采取以手术治疗为主的综合治疗。根据患者的全身状况和各个脏器功能状况、肿瘤的位置、肿瘤的临床分期、病理类型及生物学行为等决定治疗措施。结肠癌的治疗主要有手术治疗、放射治疗、化学治疗及靶向治疗。

（一）手术治疗

局部切除、根治手术、姑息手术（改道、造瘘）、肝转移的处理、并发症的处理。

（二）结肠镜治疗

限于黏膜层的早期大肠癌可行高频电切除、EMR 或 ESD 切除。肠腔狭窄和梗阻可行内镜下安放金属支架解除梗阻。

（三）化学药物治疗

化疗药物为氟尿嘧啶/LV、伊立替康、奥沙利铂、卡培他滨和靶向药物。

（四）放射治疗

用于直肠癌或有淋巴结转移者，易并发放射性直肠炎。

（五）新辅助疗法

推荐氟尿嘧啶新辅助化疗，再评估是否能手术。

（六）其他

基因治疗、导向治疗、免疫治疗、中医中药治疗，均作为辅助疗法。

本病例患者经外科及肿瘤科会诊后，转往普外科行手术治疗＋化学药物治疗＋支持治疗。术后随访患者恢复良好。

（李小雪　朱跃坤）

第六章 阑尾疾病

第一节 急性阑尾炎

病例介绍： 患者魏某，女，28岁，2019年2月30日入院。

主诉： 转移性右下腹痛2天余。

现病史： 患者于2天前进食后出现腹痛，位于上腹部、剑突下，进行性加重，伴恶心呕吐，呕吐物为胃内容物，呕吐后疼痛略缓解。1日前晨起后腹痛转移至右下腹，持续剧烈疼痛，口服止痛药无缓解，伴低热，体温37.9℃。门诊检查彩超示：右下腹肠管异常回声改变，阑尾炎可能，以"急性阑尾炎"收入院。患者起病以来恶心纳差，大小便正常，体重无明显减轻。

既往史： 既往健康，否认传染病史，否认心脏病史，否认外伤史，无输血史。

查体： 体温38.2℃，脉搏87次/分，呼吸19次/分，血压113/74mmHg。神清语明，查体合作。心肺无异常。腹部平坦，腹肌略紧张，麦氏点压痛、反跳痛阳性，未触及异常包块，肝脾、胆囊均未触及肿大；移动性浊音阴性；肠鸣音5次/分。双下肢无水肿。

自带门诊检查： 血常规；白细胞计数17.30×10^9/L，中性粒细胞百分比85.4%。腹部彩超：右下腹肠管异常回声改变，阑尾炎可能。

入院初步诊断： 急性阑尾炎。

病情分析：

大家会想到哪些疾病？

表现为上腹痛时： ①急性胃炎；②急性胆囊炎；③急性胰腺炎；④急性胆管炎等。

表现为右下腹痛时： ①右侧输尿管结石；②肠结核；③肠系膜淋巴结炎；④肠梗阻；⑤肠道肿瘤；⑥消化道穿孔等。

病例特点：

患者年轻女性，转移性右下腹痛，伴低热，麦氏点压痛、反跳痛阳性。炎症指标明显升高。腹部彩超：右下腹肠管异常回声改变，阑尾炎可能。初步印象诊断？进一步检查？如何治疗？

印象诊断： 急性单纯性阑尾炎。

急性阑尾炎是普外科常见的急腹症之一，发病急、进展快。常见临床表现为转移性右下腹痛及麦氏点压痛，患者自感恶心呕吐，白细胞计数增高。

一、分型

急性阑尾炎可分为急性单纯性阑尾炎，急性化脓性阑尾炎，坏疽性及穿孔性阑尾炎和阑尾周围脓肿。

（一）急性单纯性阑尾炎

阑尾轻度肿胀，浆膜充血，附有少量纤维蛋白性渗出。阑尾黏膜可能有小溃疡和出血点，腹腔内少量炎性渗出。阑尾壁各层均有水肿和中性粒细胞浸润，以黏膜和黏膜下层最显著。阑尾周围脏器和组织炎症尚不明显。

（二）急性化脓性阑尾炎

阑尾显著肿胀、增粗，浆膜高度充血，表面覆盖有脓性渗出。阑尾黏膜面溃疡增大，腔内积脓，壁内也有小脓肿形成。腹腔内有脓性渗出物，发炎的阑尾被大网膜和邻近的肠管包裹，限制了炎症的发展。

（三）坏疽性及穿孔性阑尾炎

阑尾壁的全部或一部分全层坏死，浆膜呈暗红色或黑紫色，局部可能已穿孔。穿孔的部位大多在血运较差的远端部分，也可在粪石直接压迫的局部，穿孔后或形成阑尾周围脓肿，或并发弥漫性腹膜炎。此时，阑尾黏膜大部已溃烂，腔内脓液呈血性。

（四）阑尾周围脓肿

阑尾发生化脓坏疽或穿孔时，大网膜会包裹阑尾造成炎性肿块或阑尾周围脓肿。

二、发病机制

阑尾炎病因尚未完全明确。主流观点认为阑尾腔内阻塞（常见如阑尾结石，淋巴滤泡增生或粪便残留；少数由阑尾或盲肠肿瘤引起）是主要原因。其次，细菌入侵也与急性阑尾炎的发生有关。阑尾位于结肠盲端，当梗阻时结肠内的细菌容易繁殖，其可以损伤黏膜上皮并形成溃疡，细菌乘虚而入进入阑尾造成压力升高，妨碍血运并导致梗阻和坏死。另一最新的研究提示基因、环境和感染也是重要的诱发因素。有阑尾炎家族史患者的发病风险比无家族史的患者高3倍。

三、流行病学

急性阑尾炎的发病率约为1/1000，患者大多数为青少年，20～30岁发病率最高，几乎占病例总数的40%，男性患者较女性患者多。急性阑尾炎的发病率在美国及欧洲正在下降，而在发展中国家急性阑尾炎发病率正在上升。发达国家急性阑尾炎的发病率为90～100/10万人口，病死率0.09%～0.24%，低中收入国家的病死率为1%～4%，存在地域差异。英美国家人口种族资料表明，白人阑尾炎发病率高；少数民族阑尾炎穿孔率高，可能由于医疗条件相对受限。1970—2004年统计数据表明非穿孔性阑尾炎的发病率降低，尤以女性群体更为明显，但穿孔性阑尾炎发病率保持稳定。此外，妊娠期妇女的发病率降低，尤以妊娠第3个月最明显。

四、临床表现

急性阑尾炎的临床表现复杂多样，与疾病的严重程度有关。很多情况与其他急腹症较难区分，但是其特征性的症状和体征有助于鉴别。

（一）典型症状

1. 转移性右下腹痛　急性阑尾炎最典型的症状之一，腹痛起始于上腹部，随后移向脐部，最后转移并局限于右下腹。转移性右下腹痛的过程长短不一，短则2h，长则24h或更长。转移性右下腹痛发生率约70%，其程度与病情严重程度呈正相关，而且右下腹痛位置也与阑尾炎发生位置有关。需要关注的是阑尾穿孔时可能因阑尾腔压力降低导致腹痛减轻，但随着病情发展腹痛又会反复。

2. 胃肠道症状　急性阑尾炎发病早期可能有恶心，呕吐，腹泻等消化道症状。阑尾位于盆腔时可能会刺激直肠造成里急后重。当炎症扩散造成弥漫性腹膜炎时会导致肠麻痹等症状。

3. 全身症状　主要表现为感染中毒症状，具体表现为心率增快，体温升高，乏力。一旦病情加重发生门静脉炎可能导致寒战、高热和黄疸。

（二）典型体征

1. 右下腹压痛、反跳痛　是急性阑尾炎最重要的体征之一。右下腹压痛发生较早，在疼痛尚未转移至右下腹时即可出现。压痛点取决于阑尾的位置，常见的部位有麦氏点、Lanz点、Morris点等。压痛的程度与疾病严重程度正相关，当阑尾化脓、坏疽或穿孔时，压痛的程度加重，范围扩大，甚至波及全腹，此时会发生腹膜刺激征，引起反跳痛。但值得关注的是，幼儿、老人、孕妇等特殊人群腹膜刺激征可不明显，容易掩盖病情。

2. 右下腹包块 当阑尾周围脓肿发生时局部可能包裹形成炎性包块，此时查体可发现右下腹饱满，触诊有疼痛感的包块。

3. 直肠指诊 当急性阑尾炎病情加重造成穿孔时可至直肠前壁广泛压痛，当炎性包块形成时可触及压痛性肿块。

4. 诊断性试验 主要包括结肠充气试验，腰大肌试验和闭孔内肌试验，其对判断阑尾位置有一定帮助，但是临床应用有限，因此不在此赘述。

五、辅助检查

患者入院后完善检查如下：

1. 血、尿淀粉酶正常，尿常规正常，血β-HCG阴性。血常规；白细胞计数 17.30×10^9/L；中性粒细胞百分比：85.4%。

2. 复查腹部彩超：右下腹见阑尾增大，长约6.5cm，宽1.4cm，其内可见粪石图5-6-1。

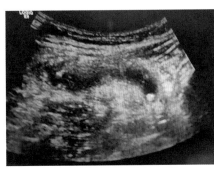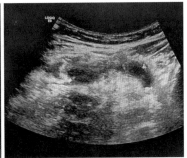

图5-6-1 阑尾彩超

根据患者目前的症状、体征以及辅助检查结果，患者急性阑尾炎诊断明确。那么哪些检查可以帮助诊断急性阑尾炎？

（一）实验室检查

1. 血常规 由于急性阑尾炎常表现为感染中毒症状，因此白细胞计数常升高，中性粒细胞比例升高。对于特殊患者例如老年人或虚弱患者也可表现不明显。

2. 血、尿淀粉酶 由于急性阑尾炎症状体征有时较难与其他急腹症鉴别，血、尿淀粉酶测定可排除胰腺炎可能。

3. 血β-HCG 对于育龄期妇女应检查β-HCG以排除异位妊娠可能。

（二）影像学检查

1. 阑尾超声检查 超声检查具有简单，快速，无创伤，低花费等优点，而且目前广泛运用的分级压缩技术也大幅度提高了急性阑尾炎的诊断率，因此超声检查是目前阑尾炎诊断的一线检查。其主要表现为阑尾增粗，直径＞6mm，管壁增厚，呈不可压缩性，周围炎性脂肪回声增强，阑尾壁血流增加等。但是由于彩超检查受操作者技术影响较大，因此当症状体征明显，而超声检查不支持诊断时可考虑CT辅助检查。

2. 腹部CT 由于CT检查不受阑尾位置，肠胀气以及患者肥胖等因素影响，因此其诊断准确率要高于超声检查，其特征性表现为阑尾直径≥6mm、阑尾壁增厚≥2mm、阑尾周围脂肪条纹征、管腔内没有气体。但是由于CT检查有辐射，因此对于孕妇等特殊患者有局限性。

3. 腹部立位平片 可见盲肠和回肠末端扩张，积气。偶可见膈下游离气体，但量一般较小，若见较多量膈下游离气体，应注意与消化道穿孔相鉴别。

六、急性阑尾炎的鉴别诊断

（一）消化道穿孔

当消化道穿孔发生时，消化液可能留置右下腹，导致右下腹压痛反跳痛阳性。但是消化道穿孔的患者起病急，发展快，常表现为全腹肌紧张，板状腹以及肠鸣音消失等。其次腹部立位平片若见膈下游离气体应高度考虑消化道穿孔可能。

（二）妇科疾病

对于育龄期妇女应注意与宫外孕鉴别，血β-HCG检查可协助诊断。卵巢囊肿扭转可表现为明显腹痛和腹部包块。急性输卵管炎和急性盆腔炎常伴有白带增多和盆腔的对称性压痛，其次妇科彩超检查可见盆腔积液，经阴道穿刺有时可穿刺出脓。

（三）输尿管结石

右侧输尿管结石可出现右下腹绞痛，并向腰部及会阴放射。尿常规检查可见红细胞，泌尿系彩超可见输尿管扩张及结石影。

（四）急性胆囊炎或急性胰腺炎

当急性阑尾炎早期或高位阑尾时易与之混淆。但急性胆囊炎可出现绞痛、高热，严重时还可出现黄疸。急性胰腺炎可用血、尿淀粉酶，胰腺CT进行鉴别。

那么该患者应该如何治疗？

七、急性阑尾炎的治疗

目前急性阑尾炎的治疗主要包括外科手术治疗，保守治疗和内镜治疗3种方式。手术治疗是急性阑尾炎的首选治疗方法。早期手术不仅安全简单，而且术后并发症的发生率较小，当发展为阑尾化脓，穿孔后手术难度极大增加，术后并发症发生概率也增大。保守治疗因其极高的复发率，仅适用于在基层和社区医院因条件所限不能手术，或遇到急性阑尾炎患者处于手术禁忌状态，不同意手术的单纯性阑尾炎患者。下面重点介绍急性阑尾炎的手术治疗与内镜治疗。

（一）手术治疗

1. 腹腔镜阑尾切除术 是目前治疗急性阑尾炎的首选术式。其不仅可以作为治疗手段，也可以作为诊断手段，对于诊断不明确的阑尾炎有特殊优势。腹腔镜阑尾切除术具有创伤小、疼痛轻、术后恢复快、并发症少、平均住院时间短及生活质量得分高等优点。而且由于其视野的放大作用，对于肥胖患者的优势明显，不易造成阑尾炎的误诊和漏诊。但同时其对术者的技术要求更高，治疗费用也更高，一定程度限制了其在基层医院的开展。

2. 开腹阑尾切除术 目前治疗急性阑尾炎最常用的术式。其费用少，技术成熟，但是对于肥胖患者会增大手术难度。常见的并发症有切口感染、出血、腹腔盆腔脓肿、肠梗阻、肠瘘等。

（二）内镜治疗

近年来随着内镜技术的成熟，有学者提出内镜下逆行阑尾治疗术，其理论基础是阑尾炎主要是由于阑尾管腔阻塞，因此应用内镜技术解除阑尾梗阻，达到治疗目的。但是该技术目前运用较局限，且其安全性尚待证实，因此目前并不是急性阑尾炎的主流治疗方法。

该患者检查结果回报后行手术治疗，行腹腔镜阑尾切除术。术后恢复良好，5天后出院。

（刘熙瑞）

第二节 阑尾肿瘤

病例介绍： 患者杨某，女，61岁，于2019年3月30日入院。

主诉： 反复右下腹痛3个月余，加重2天。

现病史： 患者近3个月反复出现右下腹痛，口服消炎药后偶有缓解。2天前疼痛加重，疼痛呈持续性，口服消炎药无缓解。病程中不伴恶心呕吐，无呕血黑便。门诊检查CT提示：右下腹部囊性占位，大小约4.9cm×5.3cm，与邻近小肠关系密切。妇科彩超未见异常。血常规：白细胞计数$11.30×10^9$/L。门诊以"腹腔占位"收入院。患者起病以来轻度发热，大小便正常，体重无明显减轻。

既往史：既往健康。否认传染病史，否认心脏病史。否认外伤史。无输血史。

查体：体温：37.6℃，脉搏76次/分，呼吸18次/分，血压123/84mmHg。神清语明，查体合作。心肺无异常。腹部平软，右下腹压痛，反跳痛阴性，未触及异常包块，肝脾、胆囊均未触及肿大；移动性浊音阴性；肠鸣音4次/分。双下肢无水肿。

自带门诊检查：血常规；白细胞计数 11.30×10^9/L。CT提示右下腹部囊性占位，大小约4.9cm×5.3cm，与邻近小肠关系密切。

病例特点：1．反复右下腹痛。

2．右下腹部囊性占位。

入院初步诊断：腹腔占位。

治疗经过：急诊入院后给予禁食水，胃肠减压，营养支持，抗感染等治疗，完善术前检查后行剖腹探查术。术中见阑尾肿瘤大小约3cm×3cm、质脆、有胶冻状物，肿瘤浸及盲肠内侧壁，行右半结肠切除术。术后病理回报：低度恶性黏液性肿瘤。

确定诊断：阑尾黏液腺癌。

一、阑尾肿瘤分类

（一）阑尾黏液性肿瘤

阑尾黏液性肿瘤分为低级别黏液性肿瘤、高级别黏液性肿瘤和黏液腺癌。阑尾黏液腺癌发病机制为癌肿堵塞阑尾管腔，腺体分泌排除障碍，黏液堆积升高管腔内压力，出现右下腹胀痛，当继发感染时则出现发热及右下腹痛，临床上常与急慢性阑尾炎或阑尾周围脓肿相混淆。随着肿瘤发展，肿瘤可突破阑尾造成腹、盆腔播散，其可分泌大量胶冻样腹腔积液，称为腹腔假黏液瘤。阑尾黏液性肿瘤术前检查很难确诊，多于手术中发现，其治疗除尽可能切除原发灶及转移灶外，腹腔热灌注化疗也被证明可以有效延长患者生存期。

本例患者以右下腹痛为首要症状，术前检查提示盆腔占位，术中探查见阑尾占位。

（二）阑尾腺癌

在临床上十分少见，多见于中老年患者。其起源于阑尾黏膜的腺上皮，分为结肠型和黏液型。由于其临床表现，肉眼以及镜下表现与右半结肠癌相似，常被称为阑尾的结肠型癌。由于阑尾黏膜下层淋巴组织丰富，而管腔狭小，病理因素刺激易导致淋巴组织肿大，引起阑尾腔狭窄，严重时梗阻，因此，阑尾腺癌最常见的临床表现为阑尾炎，少部分患者右下腹可触及包块，极少数患者出现恶心或呕血等。

（三）阑尾类癌

是阑尾肿瘤中较多见的一种，其起源于阑尾的嗜银细胞，由于"类癌"这一名称，不能反映肿瘤的起源、生物学行为及分泌激素的特性，因此世界卫生组织（World Health Organization，WHO）（2010）消化系统肿瘤分类建议胃肠道病理诊断时不再使用"类癌"，改为神经内分泌肿瘤。其临床表现多不明显，除肿瘤堵塞阑尾腔导致急、慢性阑尾炎的表现外，少数阑尾神经内分泌肿瘤患者会出现分泌性腹泻、面部潮红、哮喘样发作、类癌心脏病及右心纤维化等类癌综合征表现，多发生在有远处转移的患者中。

二、阑尾肿瘤典型症状

阑尾肿瘤多无特异性临床表现，大多患者因肿瘤堵塞阑尾腔造成急、慢性阑尾炎的表现，阑尾类癌因有神经内分泌功能而出现类癌综合征的表现。

三、阑尾肿瘤辅助检查

阑尾肿瘤总体术前诊断率低，那么，哪些辅助检查可以帮助诊断？

（一）实验室检查

1. 肿瘤标志物　CEA及CA199为消化系统肿瘤的常用指标，但是其对阑尾肿瘤的诊断价值尚不明确，有学者认为其对晚期肿瘤或者肿瘤复发有一定的临床价值。

2. CgA　为神经内分泌肿瘤的常用指标，其对阑尾类癌的诊断有一定的意义。目前认为其对阑尾类癌的诊断灵敏度较高，但是特异度较低。研究认为其在阑尾类癌的疗效评估及复发预测中有一定的临床价值。

（二）影像检查

1. 阑尾超声检查　超声检查常表现为右下腹的囊实性肿块，腔内透声多较差，当阑尾整体不规则增粗、管壁局限性增厚、层次不清时应考虑到恶性肿瘤的可能，肿瘤处于早期且瘤体较小时，与阑尾炎鉴别非常困难。此外，阑尾黏液性肿瘤可表现为特征性"洋葱皮"样改变。

患者入院后行超声检查显示：阑尾增大，不规则增粗，层次不清，体尾部见囊实性肿块，腔内透声差，呈"洋葱皮"样改变，见图5-6-2。

2. 腹部CT　部分患者仅表现为阑尾增粗，腔内可见粪石影。肿瘤较大时可表现为局灶性软组织肿块或整个阑尾的隐匿性软组织浸润。阑尾黏液性肿瘤可表现为阑尾囊状扩张。囊液密度高且不均匀，病灶境界不清，周围脂肪间隙密度增高，见图5-6-3。

3. 纤维结肠镜　纤维结肠镜通常用来检查并治疗自肛管至回盲部以及一小段末端回肠的病变，能观察阑尾开口是否有肿大隆起，是否有黏液或脓液排出。由于阑尾管腔狭小，结肠镜不能进入阑尾腔内观察，因此其诊断意义有限。

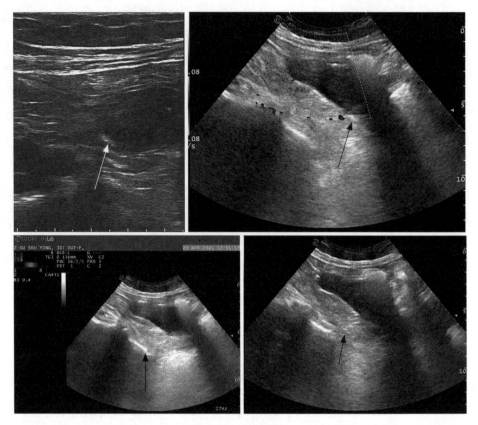

图 5-6-2 阑尾超声

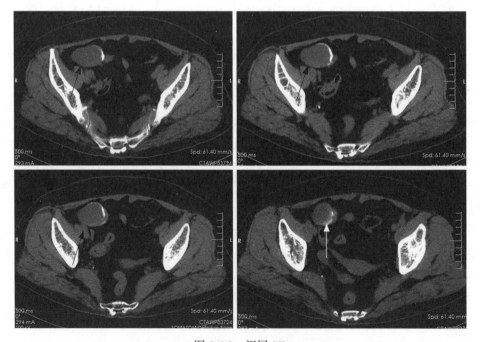

图 5-6-3 阑尾CT

四、阑尾肿瘤治疗

手术切除是阑尾肿瘤首选治疗方法，可以消除腹腔内病灶和清扫淋巴结，但是目前尚无统一的标准。对于大多数类型的阑尾肿瘤患者，右半结肠切除术是最理想的治疗方法，而绝经的妇女，还需要切除卵巢。对于晚期阑尾肿瘤患者，还需辅之以腹腔内化疗、静脉化疗和热灌注等。化疗方案主要有FOLFOX、XELOX等。

（一）阑尾类癌治疗

对于肿瘤直径小于2cm的肿瘤可行阑尾切除术，但当肿瘤位于阑尾近端，距离盲肠距离小于2cm时、肿瘤直径大于2cm或有淋巴结转移时应扩大手术范围行右半结肠切除术。阑尾类癌大多数预后较好，对于早期患者5年生存率接近100%。

（二）阑尾黏液性肿瘤

对于病变局限于阑尾的低级别阑尾黏液性肿瘤可行阑尾切除术。但是当其位于阑尾近端，距离盲肠距离小于2cm时，肿瘤侵出浆膜外或由淋巴结转移时应扩大手术范围。当黏液性肿瘤破裂造成腹盆腔播散时，不仅应扩大手术范围，也应彻底清除黏液。此外腹腔热灌注化疗对于控制腹膜假性黏液瘤有一定疗效，可有效延长患者生存期。

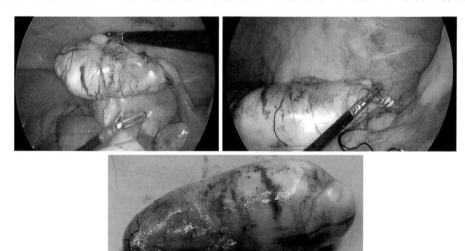

图5-6-4　阑尾切除手术

（三）阑尾腺癌

阑尾腺癌呈浸润性生长，易向回盲部及结肠内浸润，恶性程度高，具有右半结肠癌的特点。因此，一旦确诊应行右半结肠切除术。对于一期手术诊断不明确的患者应补充手术。若肿瘤分期较晚，术后辅以化疗。

本例患者手术后病理回报：

肉眼检查：（阑尾肿瘤）阑尾长9cm，直径2～4cm，其内含大量胶冻样物，见图5-6-4。

镜下所见：上皮细胞有异型，肌壁间见黏液。

病理诊断：（阑尾肿瘤）低级别黏液性肿瘤。

因此，本例患者行右半结肠切除术，因黏液未破溃入腹腔，因此未行腹腔热灌注化疗，术后辅以静脉化疗。出院后随访患者预后良好，未复发。

（刘熙瑞）

第七章 肛门疾病

第一节 直肠肛管周围脓肿

病例介绍：患者张某，男，32岁，2020年4月30日入院。

主诉：肛门部肿痛4天。

现病史：患者于4天前无明显诱因发现肛门部包块，色红，疼痛明显，呈跳动性疼痛，便后加重。病程中不伴黏液脓血便。无畏寒发热，行走坐卧不便，肛门偶见脓性分泌物。门诊以"肛周脓肿"收入院。

既往史：既往健康。否认传染病史，否认心脏病史，否认外伤史。无输血史。

查体：体温：36.4℃，脉搏64次/分，呼吸18次/分，血压126/82mmHg。神清语明，查体合作。心肺无异常。腹部平软，无压痛、反跳痛，未触及异常包块，肝脾、胆囊均未触及肿大；移动性浊音阴性；肠鸣音4次/分。双下肢无水肿。于肛缘6点位置可见2cm×2cm大小肿块，皮肤红肿，触痛明显，质软，有波动感。

入院初步诊断：肛周脓肿。

病例特点：

1. 患者青年男性，发现肛门部包块，色红，疼痛明显，呈跳动性疼痛。

2. 肛门部红肿，可触及明显肿块，触痛明显，质软，有波动感。

初步印象诊断？进一步检查？如何治疗？

印象诊断：肛周脓肿。

直肠肛管周围脓肿是常见的肛管周围急性化脓性感染，并形成脓肿，脓肿破溃或切开引流后常形成肛瘘。感染通常是由肛隐窝腺阻塞引起，导致皮下组织、括约肌间平面或者穿透该平面（坐骨直肠窝或者肛提肌上间隙）等部位形成脓液，从而形成了多种肛门直肠周围脓肿类型。脓肿一经确诊，需要尽快行脓肿切开引流术。如任其发展，脓肿会扩大感染的范围，蔓延至临近的间隙，并可能进展至全身性感染。

一、分型及表现

肛周脓肿常见的临床类型有肛门周围脓肿、坐骨肛管间隙脓肿、骨盆直肠间隙脓肿、肛门括约肌间隙脓肿、直肠后间隙脓肿、高位肌间脓肿、直肠壁内脓肿。由于后3种类型临床较为少见，因此本节重点介绍前4种类型。

（一）肛门周围脓肿

约占肛周脓肿所有临床类型的45%，多由肛腺感染经肛门外括约肌皮下部向外扩散而成。常位于肛管后方或侧方下部。临床表现为臀部的弥漫性疼痛、质硬、伴有波动感的肿块。疼痛为跳动性，排便时加重，行动不便，坐卧不安。病变处可见明显红肿热痛，触之可有波动感，全身感染多不明显。

（二）坐骨肛管间隙脓肿

多由肛腺脓肿或坐骨直肠间隙脓肿穿破肛提肌进入骨盆直肠间隙引起，脓肿较大深，容量60～90mL。此类脓肿临床表现全身症状较局部症状重。往往早期就有全身炎症反应，如头痛、乏力、寒战发热、食欲不振、恶心等。局部表现为持续性胀痛，持续性跳痛，坐立不安，可有排尿困难和里急后重等直肠刺激症状。直肠指诊可在直肠壁上触及肿块，有压痛和波动感。

（三）骨盆直肠间隙脓肿

多由肛腺脓肿或坐骨直肠间隙脓肿穿破肛提肌进入骨盆直肠间隙引起，也可由直肠炎、直肠溃疡、直肠外伤引起，约占肛周脓肿的2.5%。个人社会经济地位、肥胖、糖尿病是其重要发病因素。常见的致病菌有大肠埃希菌、金黄色葡萄球菌、链球菌和铜绿假单胞菌，偶有厌氧性细菌和结核分枝杆菌，常由多种病原菌混合感染引起，全身症状重而局部症状不明显。

（四）肛门括约肌间隙脓肿

占所有肛门直肠周围脓肿的2%～5%。脓肿位于内、外括约肌间间隙，常常没有肛周皮肤的改变，一般通过直肠指诊检查发现一突向肠管的有波动感的肿块。

二、发病机制

绝大部分的肛门直肠周围脓肿由感染的肛隐窝腺引起。肛管齿状线水平一周有肛腺隐窝。肛腺隐窝穿过内括约肌，终止于内外括约肌间隙。当腺管被组织碎片等阻塞时，细菌繁殖并形成脓肿。部分脓肿穿过内外括约肌间沟到达肛周皮下，形成疼痛、伴有波动感的肿块。另外一部分脓肿沿着阻力最小的路径到达直肠周围的间隙形成相应的直肠周围脓肿。

三、流行病学

肛门直肠周围脓肿每年新发病例为（2～10）/10000。该病的平均发病年龄是40岁，无论是成人还是婴幼儿的肛周脓肿，都以男性占绝对多数，婴幼儿患者的性别差异更为明显，男女之比可达9：1。

四、辅助检查

根据症状，体征以及直肠指诊一般就可确诊，脓肿部位穿刺抽出脓液可以确诊。但是当脓肿部位较深时需要影像学检查，多采用超声，CT以及MRI明确诊断。

（一）实验室检查

多表现为感染中毒症状，可见白细胞计数升高，中性粒细胞百分比升高，C反应蛋白升高等。

患者张某入院后查血常规：白细胞计数15.20×10^9/L，中性粒细胞比例86.6%；C反应蛋白102mg/L。行彩超检查结果回报（图5-7-1）：于肛缘6点位置可见一个低回声团，约2.0cm×1.1cm大小肿块，距体表最小深度约9mm，加压内可见液体流动。

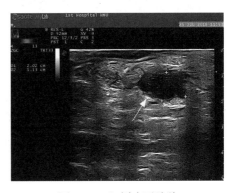

图5-7-1 肛周皮下脓肿

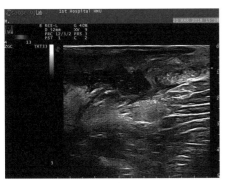

图5-7-2 骨盆直肠间隙脓肿

（二）超声检查

超声检查对于明确脓肿与括约肌之间的关系有一定的意义，能够准确区分周围组织与脓肿部位的关系。近年来随着高频超声以及腔内超声的应用，超声对肛周脓肿的诊断准确率高达90%以上，三维腔内超声能很好地显示肛管及肛门括约肌复合体，尤其是对肛管直肠环周围的病变有很好的分辨能力，但对于肛提肌以上的病变分辨能力有所下降。其他类型脓肿超声结果如图5-7-2～图5-7-5所示。

（三）MRI

MRI由于具有极好的软组织分辨力，因此成为评估肛周脓肿及肛瘘的金标准。其

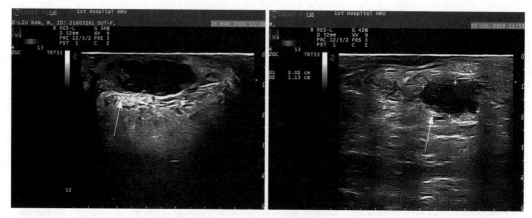

图 5-7-3　括约肌间隙脓肿

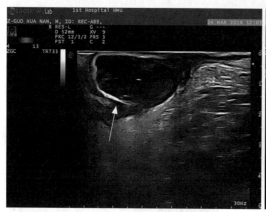

图 5-7-4　直肠黏膜下脓肿

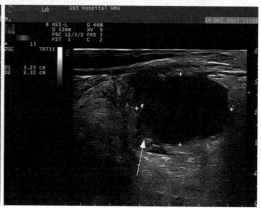

图 5-7-5　坐骨直肠间隙脓肿

能够精确地描述肛管正常解剖结构及肛周的组织形态，准确显示内口位置、脓肿和瘘管位置及其与肛管肌肉的位置关系。特别对于复发性脓肿和肛提肌上脓肿，MRI有助于定位，以帮助选择最佳手术入路。

（四）CT

CT的直接征象就是肛管直肠周围组织及间隙内的大片状密度增高影，与周围脂肪组织的低密度影形成鲜明的对比。由于脓液的原因，边缘一般不很清楚。但是其对复杂性脓肿以及多发脓肿的诊断效率不如MRI。

该患者根据症状，体征已明确诊断，那么肛周脓肿需要与哪些疾病鉴别呢？

五、鉴别诊断

（一）肛裂

肛裂是齿状线远端的皮肤裂伤。大部分肛裂发生在后正中线，而肛周脓肿没有皮肤的撕裂。急性肛裂表现为排便时的撕裂样疼痛，而肛周脓肿的疼痛是持续性的，与排便无关。

（二）肛瘘

肛瘘是脓肿与皮肤或邻近器官之间形成上皮化的瘘管。肛门直肠周围脓肿可合并肛瘘。肛瘘的特点是肛门周围或臀部可见慢性的流脓。肛瘘是周期性的疼痛、流脓和瘙痒，而肛周脓肿是持续性的。

（三）血栓性外痔

表现为急性、突发的肛门周围疼痛和肿块。该肿块由单个或多个外痔形成血栓后形成。虽然与肛门直肠周围脓肿同样有疼痛，但两者的区别是血栓性外痔的肿块紧贴于肛门边缘。

（四）臀部的皮肤脓肿

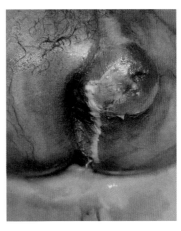

可由疖、痈、感染的表皮样囊肿或皮脂腺囊肿等发展而来。相较于肛门直肠周围脓肿，皮肤脓肿位置较浅，疼痛较轻，全身症状较少。

患者入院后抗感染治疗，拟行脓肿切开引流，发现脓肿表面有破溃，流出白色脓液，见图5-7-6。

图5-7-6　臀部脓肿

六、治疗

（一）非手术治疗

1. 抗生素治疗　选对革兰阴性杆菌有效的抗生素。
2. 温水坐浴。
3. 局部理疗。
4. 口服缓泻剂或液状石蜡以减轻排便时疼痛。

（二）手术治疗

脓肿切开引流为治疗肛管直肠周围脓肿最主要的方法。以前国内的指南多主张肛周脓肿的切开引流要待脓肿成熟（有波动感时）才能进行，目前观点主张肛周脓肿一旦确诊，就要尽早切开引流，无波动感不是延迟手术治疗的理由。如任其发展，脓肿会扩大感染的范围，蔓延至邻近的间隙，并可能进展至全身性感染。脓肿部位不同手术方式也各异，大体原则为引流切口应为放射状切口，且不能离肛缘太近，否则容易切断括约肌，若切断的括约肌组织过多，则会损伤肛门功能。对于脓肿范围广泛的，可做多个放射状切口或弧形切口便于引流。脓肿切开引流的切口大小应适当，切口的走向原则是近肛门的宜做放射状切口，距肛门口较远的较大脓肿宜做沿肛门的弧形切口。对于合并肛瘘的患者，如果是单纯性肛瘘或者复发概率较大的患者，可以谨慎行同期肛瘘切开术（如马蹄形脓肿）。对于其他患者，在炎症和水肿消退后，肛瘘切开术最好作为二期手术。

该患者行肛周脓肿切开引流术，引流干净后24h温水坐浴每日2次。术后恢复良好，出院。

（刘熙瑞）

第二节　肛　瘘

病例介绍：患者李某，男，51岁，2020年4月30日入院。

主诉：肛旁反复流脓半年，加重3天。

现病史：患者于半年前患肛周脓肿，于当地医院手术治疗，之后间断出现肛旁红肿，破溃后流脓，疼痛明显，病情反复迁延至今。3天前上述症状加重，并伴有寒战，高热，体温达38.5℃，门诊以"肛瘘"收入院。

既往史：既往肛周脓肿病史。否认传染病史，否认心脏病史，否认外伤史。无输血史。

查体：体温：37.7℃，脉搏76次/分，呼吸18次/分，血压136/92mmHg。神清语明，查体合作。心肺无异常。腹部平软，无压痛、反跳痛，未触及异常包块，肝脾、胆囊均未触及肿大；移动性浊音阴性；肠鸣音4次/分。双下肢无水肿。肛门旁可见破溃口，挤压有脓性分泌物，截石位6点处肛管齿线上有硬结，有条索状物通向11点方向外口，指套退出无血染。

入院初步诊断：肛瘘。

病例特点：

患者男性，既往肛周脓肿病史，半年前肛旁红肿，破溃后流脓，初步印象诊断？进一步检查？如何治疗？

印象诊断：肛瘘。

肛瘘是指肛门周围的肉芽肿性管道，有内口、瘘管、外口三部分组成。内口常位于直肠下部或肛管，多为一个；外口在肛周皮肤上，可为一个或多个，经久不愈或间歇性反复发作，是常见的直肠肛管疾病之一，任何年龄都可发病，多见于青壮年男性。

一、病因和病理

几乎所有的肛瘘均来自肛管直肠周围脓肿。当脓肿自发破溃或切开后，该局部便成为外口，脓肿于是缩小成为细小狭窄的通道。外口常位于肛门周围皮肤上，一般距肛门约5cm。由于外口皮肤生长较快常可假性愈合，引起脓肿反复发作及再次破溃或切开。若其破溃不在同一部位，便形成由一个内口，多个外口和分支形管道组成的复杂瘘。而内口超过一个的情况很少见。病理学上瘘管的全程由炎性肉芽组织衬里，致密的纤维组织反应所包绕，最后形成上皮化的通道，所以使得病程经久不愈。

二、分类

肛瘘分类方法很多，主要是根据瘘管高低和瘘管与括约肌的关系分类。

（一）根据瘘管位置高低分类

此种分类方法临床较为常用。

1. 低位肛瘘 瘘管位于外括约肌深部以下。

（1）低位单纯性肛瘘：只有一个瘘管。

（2）低位复杂性肛瘘：有多个瘘口和瘘管。

2. 高位肛瘘 瘘管位于外括约肌深部以上。

（1）高位单纯性肛瘘：只有一个瘘管。

（2）高位复杂性肛瘘：有多个瘘口和瘘管。

（二）按瘘管与括约肌关系分类

1. 肛管括约肌间型 约占肛瘘的70%，多因肛管周围脓肿引起，瘘管位于内外括约肌之间，内口在齿状线附近，外口大多在肛缘附近，为低位肛瘘。

2. 经肛管括约肌型 约占25%，多因坐骨肛管间隙脓肿引起，即可为高位肛瘘，也可为低位肛瘘。瘘管穿过外括约肌、坐骨直肠间隙，开口于肛周皮肤上。

3. 肛管括约肌上型 为高位肛瘘，比较少见，约占4%。瘘管在括约肌间向上延伸，越过耻骨直肠肌，向下经坐骨直肠间隙穿透肛周皮肤。

4. 肛管括约肌外型 很少见，仅占1%，是骨盆直肠间隙脓肿合并坐骨肛管间隙脓肿的后果。多因外伤、肠道恶性肿瘤、克罗恩病引起，临床治疗较困难。

二、流行病学

肛瘘是肛肠科常见疾病之一，发病率仅次于痔疮，中国肛瘘发病率占肛肠病的

1.67%~3.6%，国外为8%~25%。

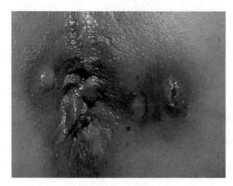

图5-7-7 肛瘘

三、临床表现

肛瘘主要临床表现为瘘口有分泌物流出，周期性发作，时有时无，量一般较少。流出的分泌物刺激皮肤可有瘙痒的症状。部分较大的高位肛瘘瘘外口可有排气排便。肛瘘的全身症状一般不明显，当脓液积聚引流不畅时可有感染中毒症状，如图5-7-7所示。

四、辅助检查

除常规体格检查外，肛瘘的影像学检查主要使用超声和肛周MRI。

（一）超声检查

超声检查对于明确瘘管与括约肌之间的关系有一定的意义，超声检查具有实时性，成像不受内脏蠕动、呼吸等因素的干扰，内外括约肌显示较为清楚，便于Park分型，且能清晰分辨肛瘘主管的走行、支管的分布和数量，以及内口位置。尤其是经肛管超声以及三维超声的应用，使肛瘘的诊断更加准确，但是对于复杂肛瘘其诊断准确率不如MRI。

（二）MRI

MRI能准确显示肛门内外括约肌、肛提肌和耻骨直肠肌的解剖结构，以及肛瘘与肛门周围肌肉的关系，可对术后疗效做出正确评估。MRI检查平面包括轴面、矢状面、冠状面和放射状扫描平面。以轴位扫描为基础，结合冠状面及矢状面扫描，即可全面显示瘘管的走行。在扫描序列方面，也可多个序列扫描结合，平扫SE T1WI、T2WI、脂肪抑制T2WI或STIR及增强扫描T1WI最为常用。DWI对复杂性肛瘘具有较高的诊断价值。

五、鉴别诊断

肛瘘的诊断需与化脓性汗腺炎、骶尾部瘘、结核性肛瘘等一系列疾病相鉴别。

（一）化脓性汗腺炎

容易发展为较为复杂的窦道，好发于肛门皮肤和皮下层。

（二）骶尾部瘘

臀部损伤、毛囊感染是此类疾病好发的主要原因。

（三）骶髂骨结核

此病发展为寒性脓肿的概率极高。瘘管较深是本病的一大特点。

六、治疗

肛瘘难以自愈，内科、中医药治疗大多只能改善症状，难以达到根治的效果，因此手术治疗是首选。

（一）手术治疗

主要分为瘘管切开术，挂线疗法和肛瘘切除术。

1. 肛瘘切开术　适用于低位肛瘘或作为高位肛瘘瘘管位于肛管直肠环以下部分的辅助方法，常与挂线术一起应用。瘘管切开术的基本原则是明确从内口到外口的整个瘘管，确定和清除主管和支管。

2. 挂线疗法　应用较广泛，适用于低位肛瘘、肛管直肠环未纤维化的高位肛瘘。挂线术操作简单、创伤较小、对引流脓液及控制急性炎症效果较好，其作用机制是通过引流脓液、异物刺激、慢性切割达到治疗肛瘘的目的。其最大优点是不会造成肛门失禁。缺点是无法彻底解决复杂肛瘘的治疗，因此需联合其他手术，例如联合肛瘘切开术以达治愈目的。

3. 肛瘘切除术　主要应用于低位肛瘘，将瘘管完全切除后缝合内口黏膜，创面开放或一期缝合。手术要点是要明确内口，完全切除瘘管，尽量保护括约肌功能，肛瘘切除术曾被认为是治疗肛瘘的最基本术式，基本理念为彻底清除病灶。美国结肠和直肠外科医师学会制定的最新版肛瘘临床诊治指南认为，肛瘘切开术是治疗单纯性肛瘘的有效方法，推荐等级为1B，可确切治愈瘘管但可损伤肛门括约肌，故可导致大便失禁。肛瘘切除术同样具有治疗的彻底性，但恢复时间较长，亦有术后大便失禁的风险。这两种术式适用于低位或单纯性肛瘘，在治疗较高位或复杂肛瘘时，需联合其他手术方式。

（二）保守治疗

虽然文献报道部分患者保守治疗也可获得根治，但是绝大多数均需手术，目前在我院仅适用于不能耐受手术的患者。保守治疗方法主要包括抗生素治疗和中药治疗，1%甲硝唑、生理盐水冲洗瘘管，用生物蛋白胶自外口注入。

该患者采用挂线疗法，术后恢复良好，出院。

（刘熙瑞）

第三节 肛　裂

病例介绍：患者李某，男，24岁，2020年3月30日入院。

主诉：便后肛门疼痛2月余，加重1天。

现病史：患者于2月前因便秘用力排便后肛门剧痛，呈刀割样，半小时后略缓解，未给予治疗。近1天疼痛加重，无便血，无腹痛，无发热，来我院就诊，门诊以"肛裂"收入我院。

既往史：便秘3年。否认高血压、糖尿病史；否认传染病史。否认外伤史。无输血史。

查体：体温：36.7℃，脉搏76次/分，呼吸18次/分，血压136/92mmHg。神清语明，查体合作。心肺无异常。腹部平软，无压痛、反跳痛，未触及异常包块，肝脾、胆囊均未触及肿大；移动性浊音阴性；肠鸣音4次/分。双下肢无水肿。截石位6点处可见一肛裂面，表面有出血，附有前哨痔和肛乳头肥大，肛门略萎缩。

入院初步诊断：肛裂。

病例特点：

患者青年男性，长期便秘，用力排便后肛门剧痛，查体可见肛裂，前哨痔和肛乳头肥大，诊断？治疗？

确定诊断：肛裂。

肛裂指齿状线下肛管皮肤由于反复损伤和感染引起的全层纵行裂开和继发的慢性感染形成的小溃疡，多见于青中年人，其发生率无性别差异。多见于肛管后正中位，偶尔见于中线偏左或偏右，甚至前方。若侧方出现肛裂要注意排除炎症性肠病（溃疡性结肠炎或克罗恩病，结核等）和肿瘤。根据形态学判断可能有如下情况：创缘增厚、溃疡较深、创缘底部内括约肌的暴露、肛乳头肥大、赘皮外痔，这些都是由于慢性的感染及纤维结缔组织的增生引起。

一、发病机制

肛裂的病因目前仍不清楚。通常认为长期便秘，粪便干结引起排便时机械性损伤是大多数肛裂的直接原因。其他的危险因素有克罗恩病、肛管手术瘢痕和分娩创伤。结核、梅毒、HIV和疱疹等感染原因少见。此外，肛管后正中线的血运最差，而肛管静息压升高可以通过压迫血管进一步减少肛管黏膜血流，引起缺血性溃疡或肛裂。

二、临床表现

（一）急性肛裂

最典型的临床表现包括疼痛，便秘和出血。疼痛较剧烈，有周期性，排便时加重，便后缓解。

（二）慢性肛裂

是指症状持续8～12周。其特点表现为溃疡肿胀和纤维化。慢性肛裂典型的炎症表现为：裂口远端的哨兵痔和裂口近端的肛乳头肥大。

1. 肛裂、前哨痔、乳头肥大同时存在时称肛裂"三联征"。

2. 肛裂口的基底部常可看见内括约肌纤维。排粪时，尤其是排便后的肛门疼痛是肛裂典型的临床特征。病史中通常有粪便干硬或急性腹泻时肛门撕裂感。直肠出血不多见，通常也只是在便纸上发现少量鲜红色血液。

［分析］患者李某专科查体发现肛裂"三联征"：肛裂、前哨痔、乳头肥大（图5-7-8），可诊断为慢性肛裂。

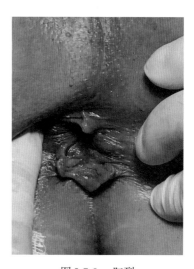

图5-7-8 肛裂

三、诊断

依据患者临床病史，肛门检查时的特征性肛裂三联征一般不难诊断，但应注意与其他能引起肛周溃疡的疾病鉴别，如克罗恩病、结核、梅毒、艾滋病、皮肤病或肛管癌等，必要时可做病理检查。

四、治疗

急性肛裂多可自愈，急性或初发肛裂一般采用坐浴和润便的方法治疗（排便后1∶5000高锰酸钾温水坐浴）。慢性肛裂可用坐浴，润便加扩肛的方法治疗；对于病情反复，保守治疗无效的患者可采用手术治疗。

（一）非手术治疗

非手术疗法安全、不良反应少，仍应是肛裂治疗的首选方法，将近半数的急性肛裂患者能够在非手术疗法的干预下愈合。主要包括：软化大便、粗纤维饮食、坐浴等。不建议使用含蒽醌类泻药通便，易产生依赖性。可选用渗透性通便药物或容积性泻药。

治疗药物主要包括：硝酸甘油软膏，肉毒杆菌毒素和钙离子通道阻滞剂。硝酸甘油可释放一氧化氮，一氧化氮是一种神经传递因子，可以导致内括约肌松弛。当在肛管内局部使用时，硝酸甘油可进入黏膜导致肛管内括约肌压力下降，使肛管血流增加，促进肛裂创面愈合。硝酸甘油可以迅速缓解疼痛，最大的不良反应是引起头痛，且肛裂时间越久，硝酸甘油起的作用越小。肉毒毒素是一种抑制神经传递的毒素，能快速与突触前胆碱能神经末梢结合，阻断神经递质传递，从而增加肛周局部的血流。不良反应主要是全身肌无力、一过性肛门失禁、皮肤变态反应等。钙离子通道阻滞剂可以抑制平滑肌的收缩，故可以用于抑制肛门内括约肌收缩，降低肛管静息压，抑制痉挛，增加血流，促进裂口愈合，局部使用好于口服，不良反应是面部潮红、轻微头痛。目前有硝苯地平、地尔硫䓬用于临床治疗。

（二）手术治疗

括约肌切开术是慢性肛裂所有疗法中治愈率最高的，是目前使用最为广泛的方法，主要包含肛门内括约肌后位切开术、内括约肌侧切术两种，而这两种术式在临床使用过程中还产生了许多不同的技巧。

1. 肛门内括约肌后位切开术　肛裂位于后正中处时，在后正中做一小切口切断部分内括约肌。研究称此种术式会延长术后愈合时间，术后疼痛明显，切口愈合后出现"钥匙孔"畸形，术后大便失禁的风险也比内括约肌侧切术更高，目前已很少使用了。

2. 内括约肌侧切术（LIS）　LIS是目前慢性肛裂治疗中运用最广泛的一种术式，其治愈率达95%，与后位内括约肌切开术相比，其治愈率更高，术后并发症更少，能显著改善患者的生活质量。疗效比较研究认为LIS疗效优于人工扩肛，治愈率更高，大便失禁率更低。一个小规模研究显示LIS与气球囊扩张扩肛相比治愈率也更高。一些非随机实验表明与一氧化氮供体外用或肉毒毒素联合运用可提高该术式的疗效。

3. 肛门推移皮瓣术和皮下切开术　肛门推移皮瓣术和皮下切开术既不切断内括约肌又能使裂口愈合，是非常有吸引力的，特别是对于那些肛门控粪功能已存在问题或括约肌张力不高的患者。

本例患者采用坐浴加润便，硝酸甘油软膏外用获得良好疗效，治疗2周后痊愈。

（刘熙瑞）

第四节　痔

病例介绍：患者魏某，男，39岁，2019年4月30日入院。

主诉：间断性便血五年，加重2个月。

现病史：患者5年前出现鲜血便，排便后有肿物脱出肛门，伴排便肛门痛。脱出物可自行还纳。自用痔疮膏疗效可。近2个月出血加大，排便肛门疼痛明显，自用痔疮膏后无缓解。门诊以"混合痔"收入院。

既往史：既往健康，否认传染病史，否认心脏病史，否认外伤史。无输血史。

查体：神清语明，查体合作。心肺无异常。腹部平软，无压痛、反跳痛，未触及异常包块，肝脾、胆囊均未触及肿大；移动性浊音阴性；肠鸣音4次/分。双下肢无水肿。患者取截石位，肛门位置正常，闭合良好，于1、3、5、8点处可见肛缘皮肤隆起，呈环状脱出肛门，发红，水肿，柔软，局部有分泌物。截石位直肠指检：肛门括约肌功能良好，1、3、5、8点处触及质软包块，直肠内未触及其余肿物，指套可见染血。

入院初步诊断：混合痔。

病例特点：

1. 患者青年男性，排便后有肿物脱出肛门，脱出物可自行还纳，伴排便肛门痛，有便血，为鲜血。

2. 截石位查体：肛门见肛缘皮肤隆起，呈环状脱出肛门，发红，水肿，柔软，局部有分泌物。直肠指检：肛门括约肌功能良好，1、3、5、8点处触及质软包块，直肠内未触及其余肿物，指套可见染血（图5-7-9）。

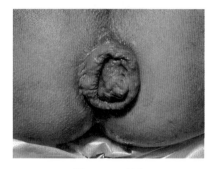

图5-7-9 痔疮

3. 初步印象诊断？进一步检查？如何治疗？

印象诊断：混合痔。

痔是常见的肛门良性疾病。痔分3种类型：肛垫的支撑结构、静脉丛及动静脉吻合支发生病理性改变为内痔；齿状线远侧皮下静脉丛的病理性扩张或血栓形成称为外痔。内痔通过丰富的静脉丛吻合支与相应部位的外痔相互融合称为混合痔。

一、痔的分类

以齿状线为界痔疮分3类：内痔、外痔、混合痔。内痔又按程度不同划分4个等级，也称4度，具体如下。

（一）内痔

内痔（图5-7-10）位于齿状线以上，表面覆盖黏膜。根据内痔的轻重可分为4期。内痔主要症状为出血、脱垂、肿胀、疼痛。Ⅰ度内痔：便时带血、滴血，便后出血可自行停止；无痔脱出。Ⅱ度内痔：常有便血；排便时有痔脱出，便后可自行还纳。Ⅲ度

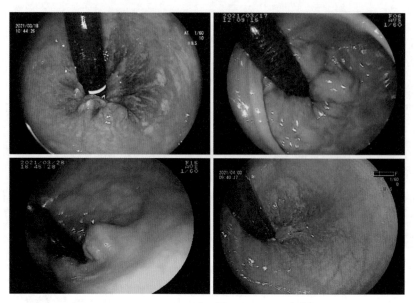

图 5-7-10　各种内痔

内痔：可有便血；排便或久站及咳嗽、劳累、负重时有痔脱出，需用手还纳。Ⅳ度内痔：可有便血；痔持续脱出或还纳后易脱出。

（二）外痔

外痔（图 5-7-11，图 5-7-12）位于齿状线下，表面覆盖皮肤，外痔平时无特殊症状，发生血栓及炎症可有肿胀、疼痛。根据病理特征可分为 4 种。

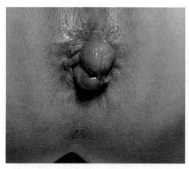

图 5-7-11　外痔

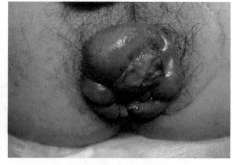

图 5-7-12　外痔

1. **炎性外痔**　由于肛缘皮肤损坏，分泌物刺激导致肛缘皮肤发炎。肛门皮肤隆起、红肿、疼痛、瘙痒，特别是在排便的时候尤为严重。

2. **静脉曲张性外痔**　是痔外静脉丛曲张形成的，无明显的特征，常有轻微的肛门坠落感，肛门潮湿不舒服。

3. 血栓性外痔 主要因用力排便、剧烈运动、用力咳嗽等导致痔静脉血管内膜受损并发生炎症，血液在血管里积聚成块，变为肛缘突起的圆形或椭圆形的肿物，疼痛剧烈，排便时和活动时疼痛特别明显，甚至影响走路。肿物呈暗紫色，触之较硬。

4. 结缔组织性外痔 特点是肛缘皮肤有结缔组织增生，痔体血管较少，呈黄褐色或黑褐色，突出易见，大小不等。患者会有肛门异物感，便后不易清洁。

（三）混合痔

跨越齿状线上下，内痔与外痔在同一部位相互沟通，连成一体，具有内痔、外痔的特征。

二、发病机制

目前较为认可的是肛垫下移学说，肛垫是肛管正常解剖结构，为齿状线上方宽约1.5cm的环状结构，位于左侧，右前侧和右后侧，有扩张的静脉丛、平滑肌、弹力纤维和结缔组织构成，正常肛垫的病理性下移脱出或出血即形成痔。

三、临床表现

1. 便血 无痛性间断便鲜血是内痔最主要的临床表现，多因痔黏膜损伤导致，有时可呈喷溅状，可自行停止。

2. 痔脱出 Ⅱ度、Ⅲ度、Ⅳ度内痔以及混合痔可脱出。

3. 疼痛 多合并血栓、嵌顿、感染等情况才有疼痛。多发生于最初1～3天，患者疼痛剧烈，坐立不安。

4. 瘙痒 当痔脱出时有黏性分泌物流出，可刺激肛门周围皮肤，引起瘙痒。

四、痔的诊断

痔的诊断主要依靠临床症状和体征。痔的初步诊断应包括有针对性地询问病史和体格检查，重点询问病变范围、严重程度及症状持续时间，如：出血、脱垂、卫生问题及疼痛、纤维素和水的摄入情况。此外，大便习惯及排便的难易程度也应问及。直肠出血患者，应仔细询问家族史，重点询问肠道病史。有恶性肿瘤的患者需要进一步评估，以确定是否存在偶发或继发性的结直肠癌，是否需要对结肠进行进一步评估。典型的体格检查包括肛门视诊、指检以及肛门镜或直肠镜，检查是否有血栓形成或其他伴发的肛门、直肠病变，如肛裂、肛瘘、肛周脓肿或克罗恩病。

该患者根据症状、体征已明确诊断，那么痔需要与哪些疾病鉴别呢？

四、鉴别诊断

（一）直肠癌

临床上有时将直肠癌误诊为痔而延误治疗，因此有直肠出血的患者有必要行结肠镜检查。

（二）直肠息肉

低位带蒂息肉脱出肛门外易误诊为痔脱出，但息肉多为圆形、可活动，且多见于儿童。

（三）直肠脱垂

常与环形痔混淆，直肠脱垂黏膜呈环形，表面光滑，括约肌松弛；环形痔黏膜呈梅花瓣状，直肠指诊括约肌不松弛。

五、治疗

痔的治疗有3个基本原则：无症状的痔不需治疗；有症状的痔无须根治；以保守治疗为主。

（一）保守治疗

膳食调整（包括摄入足量的纤维素和水）是治疗痔的首选一线非手术疗法。便秘与大便习惯的改变是痔产生的重要原因。严重的痔（Ⅲ～Ⅳ期内痔伴有明显外痔者）需要行创伤性的门诊器械治疗或手术治疗，增加纤维素和水的摄入可以改善轻至中度的脱垂和出血症状。中医药治疗的疗效在中国要明显好于国外。中医疗法如下：①药物局部湿敷：早在秦汉时期《五十二病方》中就有了治疗痔疾的记载。中药敷洗法是祖国医学治疗疾病的独特方法，能促进病灶局部血液循环，清热解毒、活血化瘀、消肿止痛。适用于血栓痔、炎性外痔、嵌顿痔以及肛门术后开放性切开伤口。疗效确实、方法简便，但是对内痔脱出和出血的疗效不佳。②栓剂：最早见于《备急千金要方》，常选择具有清热解毒、行气活血、消肿止痛、收敛止血等作用的药物。目前常见的栓剂有60余种，国外也有若干化学合成或者植物提取的栓剂。

（二）硬化疗法

方法简单，但是有一定危险，远期疗效不佳，需反复治疗。如果过度追求防止复发，可能导致直肠阴道瘘、直肠周围及腹膜后脓肿、大出血、直肠狭窄等严重并发症。

（三）多普勒超声引导下的血管结扎术

方法简单，对外痔无效，其疗效和费用仍旧无法得到广泛认同。

（四）手术治疗

尽管保守治疗最终能够缓解血栓性外痔的症状，但是手术切除能更快消除症状，且复发率较低，疗效保持时间较长。痔手术治疗适用于门诊器械治疗无效、无法耐受门诊器械治疗、外痔很大或者混合痔有明显脱垂（Ⅲ～Ⅳ期）的患者。手术方式主要包括痔切除术和吻合器痔上黏膜环形切除术。痔切除术是治疗痔非常有效的手段，一般用于门诊器械治疗无效或无法耐受者、Ⅲ～Ⅳ期痔患者或以皮赘为主的患者。吻合器痔上黏膜环形切除术即采用环形吻合器将内痔切除并将残端钉合。该方法尽管对内痔有效，但对外痔不太合适。与传统痔切除术比较，接受吻合器痔切除术的患者长期随访复发率较高。

患者魏某行手术治疗（图5-7-13），术后3天恢复良好，顺利出院。

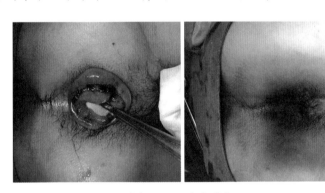

图5-7-13　痔疮手术

（刘熙瑞）

第六篇
肝脏疾病

第一章 脂肪性肝病

脂肪性肝病（fatty liver disease，FLD）是以肝细胞脂肪过度贮积和脂肪变性为特征的临床病理综合征，其组织病理谱可有脂肪肝、脂肪性肝炎、脂肪性肝硬化、肝癌等。肥胖、饮酒、糖尿病、营养不良、部分药物、妊娠以及感染等是FLD发生的危险因素。根据组织学特征，将FLD分为脂肪肝和脂肪性肝炎；根据有无长期过量饮酒的病因，又分为非酒精性脂肪性肝病和酒精性脂肪性肝病。

第一节 非酒精性脂肪性肝病

患者，刘某，女，44岁。

主诉：间断乏力伴腹胀2个月。

现病史：患者2个月前无明显诱因间断出现乏力，伴腹胀，伴厌油腻。无腹痛腹泻，无恶心呕吐，无发热。门诊检查发现肝功轻度异常。病程中，饮食睡眠可，大小便未见明显异常。

既往史：糖尿病史5年，现应用胰岛素治疗；否认病毒性肝炎病史，否认吸烟及饮酒史；否认服用可疑肝损伤药物或保健品等。

查体：肥胖体形，皮肤、巩膜无黄染，未见肝掌及蜘蛛痣。腹部饱满，腹软，全腹无压痛及反跳痛，亦未触及异常包块，肝脾肋下未触及，胆囊区无压痛；移动性浊音阴性；肠鸣音4次/分。双下肢无水肿。

门诊辅助检查：肝功：ALT 206.50U/L，AST 122.40U/L，γ-GT 87.70U/L，AKP 34.90U/L，TBIL 18.30μmol/L，TBA 20.40μmol/L；血常规正常；肝炎系列阴性；肝胆胰脾彩超：重度脂肪肝，胆囊壁欠光滑。

病例特点：

1．中年女性，起病隐匿，否认肝炎病史及饮酒史，否认服用肝损药物史。

2．以乏力、腹胀为主要症状。

3．肝功能异常，肝炎病毒血清标志物阴性，彩超示重度脂肪肝。

门诊初步诊断：非酒精性脂肪肝

非酒精性脂肪性肝病（non-alcoholic fatty liver disease，NAFLD）是指除外酒精和其他明确的肝损害因素所致的，以肝脏脂肪变性为主要特征的临床病理综合征，包括非酒精性脂肪肝（non-alcoholic fatty liver，NAFL）也称单纯脂肪肝，以及由其演变的脂肪性肝炎（non-alcoholic steatohepatitis，NASH）、脂肪性肝纤维化、肝硬化甚至肝癌。

一、流行病学

NAFLD是欧美等西方发达国家肝功能异常和慢性肝病最常见的原因，普通成人NAFLD患病率为20%～33%，其中NASH和肝硬化分别占10%～20%和2%～3%。2型糖尿病和高脂血症患者NAFLD患病率分别为28%～55%和27%～92%。随着肥胖症和代谢综合征在全球的流行，近30年亚洲国家NAFLD增长迅速且呈低龄化发病趋势。

NAFLD的危险因素包括：高脂肪高热量膳食结构、多坐少动的生活方式，胰岛素抵抗、代谢综合征及其组分（肥胖、高血压、血脂紊乱和2型糖尿病）。

二、发病机制

NAFLD主要分为原发性和继发性两大类，通常所指的NAFLD是原发性的，与胰岛素抵抗和遗传易感性相关；而继发性NAFLD包括了由药物（胺碘酮、他莫昔芬等的使用）、广泛小肠切除、内分泌疾病等病因所致的脂肪肝。此外，NAFLD与一些少见的脂质代谢病（如β-脂蛋白血症）和存在严重胰岛素抵抗的罕见综合征（如脂肪萎缩性糖尿病等）有关。

本病病因复杂。发病机制中，"二次打击"或"多重打击"学说已被广泛接受。第一次打击主要是肥胖、2型糖尿病、高脂血症等伴随的胰岛素抵抗，引起肝细胞内脂质过量沉积，引起线粒体形态异常和功能障碍；第二次打击主要为反应性氧化代谢产物增多，形成脂质过氧化产物，导致损伤肝细胞内磷脂膜氧化，溶酶体自噬异常，凋亡信号通路活化；内质网应激，炎症因子通路活化，促进脂肪变性。"多重打击"学说即遗传因素、胰岛素抵抗、肠道菌群紊乱、脂肪细胞因子失调、氧化应激、慢性心理应激、免疫功能紊乱等共同导致NAFLD的发生和发展。

三、临床表现

NAFLD起病隐匿，发病缓慢，患者常无症状，通常因其他原因接受检查时发现肝酶异常或脂肪肝特征性表现时才诊断NAFLD。少数患者可有乏力、肝区隐痛或上腹胀痛等非特异性症状。严重脂肪性肝炎可出现黄疸、食欲减退、恶心、呕吐等症状。部分患者可有肝脏肿大。失代偿期的肝硬化患者临床表现与其他原因所致的肝硬化相似。

查体：30%～100%的患者存在肥胖，50%患者有肝脏肿大，表面光滑，边缘圆钝，质地正常，无明显压痛。进展至肝硬化时，患者可出现黄疸、水肿、肝掌、蜘蛛痣等慢性肝病体征及门静脉高压体征。

四、实验室和其他检查

（一）实验室检查

单纯性脂肪性肝病时，肝功能基本正常，或有γ-谷氨酰转肽酶轻度升高；血清氨基转移酶（ALT/AST）上升2～5倍常见于NASH患者，但并不反映NAFLD严重程度。30% NAFLD患者血清碱性磷酸酶（ALP或AKP）、γ-谷氨酰转肽酶（γ-GT）可升高2～3倍。肝硬化和肝衰竭时，可出现血清白蛋白和凝血酶原时间异常，常早于血清胆红素的升高。部分患者存在血糖、血脂升高或糖耐量异常。

（二）影像学检查

超声诊断脂肪性肝病的准确率高达70%～80%，利用超声在脂肪组织中传播出现显著衰减的特征，也可定量肝脂肪变程度。CT平扫肝脏密度普遍降低，肝/脾CT平扫密度比值≤1可明确脂肪性肝病的诊断，根据肝/脾CT密度还可判断脂肪性肝病程度。质子磁共振波谱是无创定量肝脏脂肪的最优方法。

（三）病理学检查

肝穿刺活组织检查是确诊NAFLD的重要方法，但因其有创及取材的局限，不作为临床常规诊断方法。肝活检的适应证：1. 经常规检查和诊断性治疗仍未能确诊的患者；2. 存在脂肪性肝炎和进展期肝纤维化风险，但临床或影像学缺乏肝硬化证据者；3. 鉴别局灶性脂肪性肝病与肝肿瘤、某些少见疾病如血色病、胆固醇酯贮积病和糖原贮积病；4. 血清铁蛋白和铁饱和度持续增高者。

向患者进一步详细询问病史及完善系列检查：

1. 该患者身高165cm，体重80Kg，BMI 29kg/m^2。否认饮酒史。诊断2型糖尿病5年，其母亲及姐姐均患有2型糖尿病。

2. 抗核抗体全项（－），自身免疫性肝病抗体谱（－），GLU 8.4mmol/L，TG 4.28mmol/L。

3.肝胆脾CT：肝实质密度弥漫性减低，脂肪肝。FibroScan肝弹性诊断：脂肪衰减CAP测量值为312db/m（0～240db/m为正常；240～265db/m为轻度肝脂肪变；265～295db/m为中度肝脂肪变；>295db/m为重度肝脂肪变）。

确定诊断： 非酒精性脂肪肝 2型糖尿病 高脂血症。

五、诊断

临床诊断标准为：凡具备下列第1～5项和第6或第7项中任何一项者即可诊断为NAFLD。1. 有易患因素：肥胖、2型糖尿病、高脂血症等。2. 无饮酒史或饮酒折合乙醇量男性每周＜140g，女性每周＜70g。3. 除外病毒性肝炎、药物性肝损伤、全胃肠营养、肝豆状核变性和自身免疫性肝病等可导致脂肪肝的特定疾病。4. 除原发疾病的临床表现外，可有乏力、肝区隐痛、肝脾大等症状及体征。5. 血清氨基转移酶或γ-GT、转铁蛋白升高。6. 符合脂肪性肝病的影像学诊断标准。7. 肝组织学改变符合脂肪性肝病的病理学诊断标准。

六、鉴别诊断

（一）酒精性肝病

酒精性肝病和NAFLD在组织学特征、临床特点和实验室检查方面存在一定的重叠，故而应重视病史、体检信息的采集。NAFLD常为肥胖或糖尿病，高血脂患者，AST/ALT比值＜1，而酒精性肝病则一般病情较重，血清胆红素水平较高，AST/ALT比值＞2；酒精性肝病一般发生于每天摄入乙醇量超过40g（女性20g）的长期酗酒者，无饮酒史或每周摄入乙醇量小于140g基本可以排除酒精性肝病。

（二）其他原因所致肝病

NASH需与慢性病毒性肝炎、自身免疫性肝炎、早期Wilson病等可导致脂肪肝的肝病相鉴别。病史资料、肝炎标志物、自身抗体和铜蓝蛋白等检测有助于相关疾病的明确诊断。NASH如存在血清铁及铁饱和持续性升高，需与血色病相鉴别。

（三）其他原因导致的脂肪肝

还需除外药物、全胃肠外营养、炎症性肠病、甲状腺功能减退、库欣综合征、β脂蛋白缺乏血症以及一些与胰岛素抵抗有关的综合征导致脂肪肝的特殊情况。

七、治疗

首要目标：改善胰岛素抵抗，防治代谢综合征和终末期靶器官病变；次要目标：减少肝脏脂肪沉积，避免"多重打击"导致NASH和肝功能失代偿。治疗方法包括病因治疗、饮食控制、运动疗法和药物治疗等。

（一）病因治疗

针对病因的治疗，如治疗糖尿病、高脂血症、对多数单纯性脂肪性肝病和NASH有效。生活方式的改变，如健康饮食、体育运动，在NAFLD的治疗中至关重要。对于肥胖的NAFLD患者，减重3%～5%可改善肝脂肪变，减重7%～10%可改善肝脏酶学和组织学的异常。

（二）饮食控制和运动

建议体重<90kg者，每天热量摄入为1000～1200kcal；体重>90kg者，每日热量摄入为1200～1500kcal。对伴有高脂血症的患者进行饮食控制及结构调整。饮食处方主要包括限制总热量，特别减少饱和脂肪酸的摄入，将饮食中总脂肪量控制在总热量的30%以下。NAFLD患者宜适度锻炼，鼓励患者每天行走10000步或其他活动，如游泳、骑车和力量锻炼。

（三）药物治疗

单纯性脂肪性肝病一般无需药物治疗，通过改变生活方式即可。对于NASH特别是合并进展性肝纤维化患者，使用维生素E、甘草酸制剂、多烯磷脂酰胆碱等，可减轻脂质过氧化。胰岛素受体增敏剂如二甲双胍、吡格列酮可用于合并2型糖尿病的NAFLD患者。伴有血脂高的NAFLD可在综合治疗的基础上应用降血脂药物，但需检测肝功能，必要时联合用保肝药。补充益生菌可减少内毒素的产生和能量的过度吸收。

（四）其他治疗

一般不提倡手术治疗，但对改变生活方式和药物治疗无反应者或并发症难以控制者（如难以控制的2型糖尿病），可通过减重手术进行治疗。对NASH伴有严重代谢综合征患者，也可进行粪菌移植。

对患者的教育包括：①控制饮食、增加运动，是治疗肥胖相关NAFLD的最佳措施。减肥过程中应使体重平稳下降，注意监测体重及肝功能。②注意纠正营养失衡，禁酒，不宜乱服药，在服降脂药物期间应遵医嘱定期复查肝功能。

本例患者的治疗包括改变生活方式、控制饮食、加强运动、控制血糖血脂及药物治疗等综合治疗。药物治疗可用甘草酸二铵、他汀类降脂药并继续控制血糖。嘱2周后复查肝功，调整药物；6个月后评估饮食控制和运动的效果。

八、预后

单纯性脂肪性肝病如积极治疗，可完全恢复。脂肪性肝炎如能及早发现、积极治疗，多数能逆转。少数脂肪性肝炎可发展为肝硬化甚至肝癌，其预后与病毒性肝炎后肝硬化、酒精性肝硬化相似。

该患者的随访：

1. 患者2周后复查肝功+血脂：ALT 35.5U/L，AST 46.8U/L，γ-GT 58.9U/L，AKP 33.90U/L，TBIL 17.40μmol/L，TBA 19.40umol/L，TG 3.95mmol/L。嘱患者逐渐减量并停用保肝药物。继续口服他汀类药物。嘱其继续控制饮食，运动，减体重。

2. 半年后复查肝功及血脂均正常，体重70Kg，无不适症状。肝胆脾彩超示：轻度脂肪肝。嘱其停用降脂药物，继续控制血糖，维持目前饮食及生活习惯。每半年随访1次。

第二节 酒精性肝病

患者赵某，男，59岁。

主诉： 间断乏力伴腹胀1年，加重1个月。

现病史： 患者1年前无明显诱因间断出现乏力，伴腹胀，偶有纳差。无恶心呕吐，无腹痛腹泻，无呕血及黑便，无发热，无皮肤及巩膜黄染。近1个月自觉乏力及腹胀加重，于当地医院就诊诊断"肝硬化，腹腔积液"，今为进一步诊治来我院就诊。病程中，精神状态尚可，大小便正常，体重无明显变化。

既往史： 有大量饮酒史30年，每日5两，戒酒1个月。否认高血压、糖尿病病史，否认病毒性肝炎病史，否认服用可疑肝损药物史。

查体： 一般状态尚可，神志清楚。慢性肝病面容，结膜略苍白，皮肤、巩膜无黄染，可见肝掌，未见蜘蛛痣。腹部膨隆，可见腹壁静脉曲张，无脐疝；腹软无压痛及反跳痛，肝脾未触及；移动性浊音（＋）。双下肢轻度水肿。

门诊自带辅助检查： 肝功：ALT 68.50U/L，AST 122.40U/L，γ-GT 450U/L，ALB 26.9g/L，AKP 166.10U/L，TBIL 37.5μmol/L，DBIL 9.9μmol/L，TBA 78.20μmol/L。乙型病毒肝炎五项+抗HCV均阴性。肝胆脾彩超：肝硬化、腹腔积液。

病例特点：

1. 中年男性，有大量饮酒史，否认肝炎病史。

2. 慢性起病，以乏力、腹胀、纳差为主要症状。

3. 肝功能异常，以γ-GT升高为主，彩超提示肝硬化及腹腔积液。

入院初步诊断： 肝硬化失代偿期（酒精性肝病？）腹腔积液。

酒精性肝病（alcoholic liver disease，ALD）是由于大量饮酒所致的肝脏疾病，初期表现为肝细胞脂肪变性，进而发展为酒精性肝炎，最终导致酒精性肝纤维化和肝硬化，可发展至肝癌。短期严重酗酒时也可诱发广泛肝细胞损害甚或肝衰竭。本病在欧美国家多见，近年我国的发病率也在上升，我国部分地区成人的酒精性肝病患病率为4%～6%，目前居我国肝硬化病因的第2位。

一、病因和发病机制

饮酒后乙醇主要在小肠上段吸收，90%以上在肝内代谢。乙醇进入肝细胞后，80%～85%经过乙醇脱氧酶（ADH）代谢为乙醛，再通过乙醛脱氢酶（ALDH）代谢为乙酸，后者在外周组织中降解为水和二氧化碳。乙醇代谢为乙醛、乙酸过程中，氧化型辅酶Ⅰ（NAD）转变为还原型辅酶Ⅰ（NADH）明显增加，肝内氧化还原状态异常。

乙醇损害肝脏可能涉及下列多种机制：①乙醇的中间代谢产物乙醛是高度反应活性分子，能与蛋白质结合形成乙醛-蛋白复合物，后者不仅对肝细胞有直接损伤作用，而且可以作为新抗原诱导细胞及体液免疫反应，导致肝细胞受免疫反应的攻击；②乙醇代谢的耗氧过程导致肝小叶中央区缺氧；③乙醇在肝细胞微粒体的乙醇氧化途径中产生活性氧，导致肝细胞损伤；④大量饮酒可致肠道菌群失调、肠道屏障功能受损，引起肠源性内毒素血症，加重肝脏损伤；⑤长期大量饮酒患者血液中乙醇浓度过高，肝内血管收缩、血流和氧供减少，且乙醇代谢时氧耗增加，导致肝脏微循环障碍和低氧血症，肝功能进一步恶化。

二、临床表现与分型

（一）临床表现

临床症状为非特异性，可无症状，或有右上腹胀痛、食欲不振、乏力、体重减轻、黄疸等。随着病情加重，患者可有肝硬化临床表现，如蜘蛛痣、肝掌。部分嗜酒者停止饮酒后可出现戒断症状，表现为四肢发抖、出汗、失眠、兴奋、躁动、乱语；戒断症状严重者如果不及时抢救，也可能会导致死亡。

（二）临床分型

1. 轻症 ALD　通常无症状，肝脏生化指标、影像学和组织病理学检查基本正常或轻微异常。

2. 酒精性脂肪肝　常无症状或症状轻微，可有乏力、食欲减退、右上腹隐痛或不适，肝脏有不同程度的肿大。长期饮酒者80%患有单纯性脂肪变性，影像学诊断符合标准，血清 ALT、AST 或γ-GT 可轻微异常。

3. 酒精性肝炎　指短期内肝细胞大量坏死引起的一组临床病理综合征，可发生于有或无肝硬化的基础上，主要表现为血清 ALT、AST 和 TBIL 水平明显升高，可伴有发热、外周血中性粒细胞计数升高。重症酒精性肝炎是指酒精性肝炎患者出现肝功能衰竭的表现，如凝血机制障碍、黄疸、肝性脑病、急性肾功能衰竭、上消化道出血等，常伴有内毒素血症。

4. 酒精性肝纤维化　无特异性临床症状和体征。未行病理组织学检查时，应结合饮酒史、纤维化血清标志物、γ-GT、AST/ALT、载脂蛋白 A_1、TBIL、铁蛋白等指标综合判断以明确诊断。

5. 酒精性肝硬化　当有肝硬化的临床表现和影像学改变时，可诊断酒精性肝硬化。患者常有面部毛细血管扩张、肝掌、蜘蛛痣，可以门静脉高压为主要表现，但脾大不如肝炎肝硬化常见。此外还可出现肝外器官酒精中毒损害，如酒精性心肌病、胰腺炎，巨幼红细胞性贫血，骨骼肌萎缩等。可伴有神经系统表现如谵妄、Wernicke脑病、周围神经病等。

三、实验室和其他检查

（一）实验室检查

1. 血常规　多有白细胞升高、营养不良性贫血。脾功能亢进时可有白细胞、血小板减少。平均红细胞容积（MVC）可增高。

2. 生化检查　血清AST、ALT轻中度升高，以AST为著，AST/ALT比值可超过2倍，但AST和ALT水平大于500U/L，需考虑其他病因。血清γ-GT升高2倍以上，禁酒4周后明显下降。

（二）影像学检查

1. B型超声　可见肝脏体积增大，近场回声弥漫性增强，远场回声逐渐衰退；肝内管道结构显示不清，但肝内血管走向正常，对诊断脂肪肝帮助较大。肝硬化为小结节性肝硬化，肝表面波纹状，可有门静脉高压症。

2. CT　可见弥漫性肝脏密度降低，肝/脾CT比值≤1。

3. MRI　有助于鉴别脂肪肝或肝炎后肝硬化及肝癌等。

4. 病理学检查　肝活组织检查是确定酒精性肝病及分期分级的可靠方法，是判断其严重程度和预后的重要依据，但很难与其他原因引起的肝损害鉴别。

患者入院后完善检查如下。

1. 血常规：WBC 9.02×10^9/L，RBC 2.88×10^{12}/L，HGB 88g/L，MCV 99.5fl，PLT 122×10^9/L。肝功：ALT 57.10U/L，AST 92.70U/L，γ-GT 323.1U/L，ALB 27.2g/L，AKP 160.20U/L，TBIL 35.0μmol/L，DBIL 9.9μmol/L，TBA 75.30umol/L。

2. 肝炎系列阴性；抗核抗体全项（-）；自免肝抗体谱（-）；便隐血（-）。

3. 腹腔积液诊断性穿刺：淡黄色透明液体，细胞总数 80×10^6/L，单个核细胞

40%，多核细胞60%，蛋白（－）。

4. 肝脏CT显示：肝脏体积缩小，表面凹凸不平，肝裂稍宽，肝实质密度弥漫性减低；胆囊不厚，壁增厚且毛糙；脾脏不大，门静脉主干及分支充盈良好，腹腔内可见液体密度影。诊断意见：肝硬化、腹腔积液；胆囊炎。见图6-1-1。

临床确定诊断：酒精性肝硬化失代偿期；腹腔积液；低白蛋白血症；贫血。

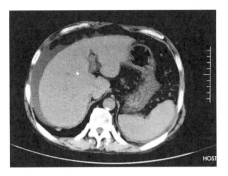

图6-1-1 肝脏CT平扫

四、诊断与鉴别诊断

（一）诊断

饮酒史是诊断酒精性肝病的必备依据，应详细询问患者饮酒的种类、每日摄入量、持续饮酒时间和饮酒方式等。目前酒精摄入的安全阈值尚有争议。我国现有的酒精性肝病诊断标准为：长期饮酒史（＞5年），折合乙醇量男性大于等于40g/d；或2周内有大量饮酒史，折合乙醇量＞80g/d。酒精量换算公式为：乙醇量（g）＝饮酒量（mL）×乙醇含量（%）×0.8。

酒精性肝病的诊断思路：①是否存在肝病；②肝病是否与饮酒有关；③是否合并其他肝病；④如确定为酒精性肝病，则其临床病理属哪一阶段：可根据饮酒史、临床表现及有关实验室及其他检查进行分析，必要时可行肝穿刺活检组织学检查。

（二）鉴别诊断

本病应与非酒精性脂肪性肝病、病毒性肝炎、药物性肝损害、自身免疫性肝病等其他肝病及其他原因引起的肝硬化进行鉴别。酒精性肝病与慢性病毒性肝炎关系密切，慢性乙型、丙型肝炎患者对酒敏感度增高，容易发生酒精性肝病；反之，酒精性肝病患者对HBV、HCV易感性也增加。

五、治疗

酒精性肝病的治疗原则：戒酒、营养支持、清除肝脂肪浸润、治疗酒精性肝炎、防治肝硬化及并发症。

（一）戒酒

戒酒是治疗酒精性肝病的关键。戒酒4周可使酒精性脂肪肝恢复正常，也可使酒精性肝炎在临床症状、肝功能、病理学改变逐渐减轻，在彻底戒酒后甚至可完全恢复。

虽然戒酒难以逆转肝硬化的病理改变，但可以提高肝硬化患者的生存率。可以用心理疗法或药物辅助戒酒，出现酒精戒断症状时可减量应用安定类等药物。

（二）营养支持

长期酗酒者，酒精代替了食物提供身体所需热量，故而蛋白质营养不良和维生素缺乏症常见。在戒酒的基础上，对酒精性肝病患者应给予高热量、高蛋白、低脂饮食，如有肝性脑病的表现或先兆，应限制蛋白质饮食。此外，乙醇代谢过程中对维生素的利用、转化、贮存均发生障碍，尤其是 B 组维生素普遍缺乏，应注意及时补充维生素 A、B、E、叶酸和微量元素。对严重酒精性肝病患者，积极给予肠内营养支持。

（三）药物治疗

1. 抗炎、保护肝细胞。多烯磷脂酰胆碱可稳定肝窦内皮细胞膜和肝细胞膜，降低脂质过氧化，减轻肝细胞脂肪变性及其伴随的炎症和纤维化。N-乙酰半胱氨酸能补充细胞内谷胱甘肽，具有抗氧化作用。其他药物如 S-腺苷蛋氨酸、甘草酸制剂也有一定疗效。但不宜同时应用多种抗炎保肝药物，以免加重肝脏负担及因药物间相互作用而引起不良反应。

2. 美他多辛可加快乙醇代谢，对氧自由基导致的损伤具有保护作用，能增加还原型谷胱甘肽的水平，减少脂质过氧化导致的肝脏损伤，对维持肝脏及全身的氧化还原反应的动态平衡具有重要作用。

3. 糖皮质激素用于治疗酒精性肝病尚有争论，但对重症酒精性肝炎可缓解症状，改善生化指标。

4. 酒精戒断症状严重者，除对症处理外，可考虑应用纳洛酮、安定类镇静剂，医护人员和家人要给予鼓励和关心，帮助患者戒酒。

（四）肝移植

Child-Pugh C 级和 MELD 评分 > 15 的酒精性肝硬化患者在经过仔细的医疗和心理评估后可考虑肝移植，但要求患者肝移植前戒酒 3～6 个月，并且无其他脏器的严重酒精性损害。移植后主要问题是如果患者再次酗酒，则很快进展为包括肝纤维化在内的肝脏损害。

本例患者入院后给予的治疗：

1. 戒酒，营养支持，记出入量，限制钠、水摄入。

2. 药物治疗：静脉滴注还原型谷胱甘肽、多烯磷脂酰胆碱；补充血清白蛋白；呋塞米＋螺内酯利尿治疗；口服叶酸、B 族维生素。

3. 监测肝功、肾功、电解质变化。

4. 待病情稳定后可行电子胃镜检查，看是否存在食管-胃底静脉曲张情况。

2 周后，复查肝功：ALT 42.10U/L，AST 57.70U/L，γ-GT 120.1U/L，ALB 35.8g/L，

AKP 90.20U/L，TBIL 22.3μmol/L，DBIL 8.9μmol/L，TBA 72.30μmol/L。复查腹腔彩超：腹腔内未见液性暗区。患者病情好转后出院，嘱患者戒酒，定期复查。

六、预后

酒精性脂肪肝一般预后良好，戒酒后可完全恢复。酒精性肝炎如能及时戒酒和治疗，大多可恢复。若不戒酒，酒精性脂肪肝可进展为酒精性肝硬化，部分酒精性肝硬化可并发肝癌。主要死亡原因为肝衰竭及肝硬化相关并发症。

（许明妍）

第二章 病毒性肝炎

病例介绍： 患者侯某，男，35岁，2019年11月18日入院。

主诉： 食欲减退，乏力、尿黄1个月余。

现病史： 患者诉于1个多月前无明显诱因出现食欲减退、乏力，餐后腹胀不适，无明显腹痛，偶有恶心，无呕吐。无发热，尿黄呈豆油色，大便颜色正常。今来我院门诊检查发现肝功酶学指标及胆红素均升高，乙型病毒性肝炎血清学检测阳性，以"乙型肝炎"收入院。平时睡眠尚可，体重无明显变化。

既往史： 否认慢性病史。未进行病毒性肝炎相关检查。

个人史： 货车司机，无烟酒嗜好，无长期服药史，无工业毒物、粉尘、放射性物质接触史。

查体： 皮肤及巩膜轻度黄染，肝掌（＋），面颈部可见蜘蛛痣。腹部平坦，柔软，全腹无压痛、反跳痛及肌紧张，未触及异常包块，肝脾肋下未触及；移动性浊音阴性；肠鸣音4次/分。双下肢无水肿。

自带门诊检查： 血常规正常；乙型病毒性肝炎五项HBsAg（＋），抗HBc（＋），HBeAg（＋），余阴性；肝功能检测（仅列异常项目）：ALT 280.60U/L，AST 214.30U/L，γ-GT 88.50U/L，球蛋白39.8g/L，白/球比0.87，TBIL 48.20μmol/L，DBIL 30.50μmol/L。肝胆胰脾彩超：肝脏大小正常，回声增粗，门静脉主干直径10mm。脾大（脾厚4.4cm）。肝内、外胆管未见明显扩张，胆囊壁厚4mm，毛糙，胆汁透声欠佳。

入院初步诊断： 乙型病毒性肝炎？

病情分析： 患者既往肝炎病史不明确，首诊检查发现乙型病毒性肝炎"大三阳"；肝功酶学、胆红素水平升高，球蛋白升高，白/球比倒置；彩超示肝脏弥漫性病变伴脾大。可初步诊断为乙型病毒性肝炎。为明确乙型病毒性肝炎诊断及评估病情程度，还需要进一步做何检查？本次发病是否为乙型病毒性肝炎所致，是否可能有其他病因？针对目前病情需要进行哪些治疗？

病毒性肝炎（viral hepatitis）是由多种肝炎病毒引起的，以肝脏病变为主的一组全身性传染病。目前按病原学明确分类的有甲型、乙型、丙型、丁型、戊型5型病毒性肝炎。各型临床表现类似，以食欲减退、恶心、上腹部不适、肝区痛、乏力为主，多有肝功能异常，部分病例可出现黄疸。甲型和戊型主要表现为急性感染，经粪-口途径传播；乙型、丙型、丁型多呈慢性感染，少数病例可发展为肝硬化或肝细胞癌，主要经血液、体液等胃肠外途径传播。

一、病原学

（一）甲型肝炎病毒（HAV）

HAV属于微小RNA病毒科中的嗜肝RNA病毒属，基因组为单股线状RNA，根据核苷酸序列的同源性，可分为7个基因型，其中Ⅰ、Ⅱ、Ⅲ、Ⅶ型来自人类，Ⅳ、Ⅴ、Ⅵ型来自猿猴。目前我国已分离的HAV均为Ⅰ型。

（二）乙型肝炎病毒（HBV）

HBV为嗜肝DNA病毒科正嗜肝DNA病毒属的一员，基因组由不完全的环状双链DNA组成，长链（负链）约含3200个碱基（bp），短链（正链）的长度可变，相当于长链的50%~80%。根据HBV全基因序列差异可分为8个基因型（A~H型），我国以B型和C型多见。

（三）丙型肝炎病毒（HCV）

HCV为黄病毒科丙型肝炎病毒属的一员，基因组为单股正链RNA，两侧分别为5′和3′非编码区，中间为开放阅读框（ORF），编码区从5′端依次为核心蛋白区（C），包膜蛋白区（E1，E2/NS），非结构蛋白区（NS2，NS3，NS4A，NS4B，NS5A，NS5B）。HCV是慢性化率最高的嗜肝病毒，根据核苷酸序列同源程度，可分为6个（1~6）基因型，各型又由若干亚型（a、b、c）组成，如1a、1b、2a、2b、3a、3b等。基因型分布具有明显地域性，我国以1b型和2a型为主。基因分型在流行病学和直接抗病毒药物（DAA）的选择方面有很大意义。

（四）丁型肝炎病毒（HDV）

HDV是一种缺陷病毒，不能单独感染致病，在血液中由HBsAg包被，其复制、表达抗原及引起肝损害须有HBV或其他嗜肝DNA病毒（如WHV）的辅佐。HDV基因组为单股环状闭合负链RNA。

（五）戊型肝炎病毒（HEV）

HEV是α病毒亚组的成员，基因组为单股正链RNA，根据同源性可将HEV分为至少4个基因型：基因1型和2型只感染人；基因3型和4型既可感染人，也可感染多种动物，可在人和动物之间传播，引起的戊型肝炎已被认为是一种人畜共患病，其中基因4型流行于亚洲，是我国饲养猪及我国人群散发HEV感染的优势基因型，容易感染老年及免疫力低下人群。

患者入院后首次沟通：告知患者本次发病为乙型病毒性肝炎可能性大，需进一步完善检查，评估病情，制订下一步诊疗方案。患者诉因自身工作性质经常在饭店吃饭和与他人聚餐，怀疑是被不洁餐具或共同就餐者传染了 HBV。仔细询问家族史，患者母亲患有"乙型病毒性肝炎、肝硬化"，于 5 年前因"肝癌"去世。告知患者其可能自幼感染 HBV，因从未进行相关检查，所以本次就诊才发现。患者表示除本次发病的 1 个多月感觉不适外，既往自觉身体健康，无肝炎相关的症状，对医生的判断表示怀疑，认为如果自幼感染 HBV，多年来应该会有类似本次发病的不适症状出现。向患者解释 HBV 一般不会通过饮食和日常接触而感染，如自幼感染乙型病毒性肝炎，多数在幼年期不会发病。

二、流行病学

（一）甲型肝炎

1. 传染源　甲型肝炎无病毒携带状态，传染源为急性期患者和隐性感染者，后者数量远较前者多，作为传染源意义更大。

2. 传播途径　主要由粪-口途径传播。粪便污染饮用水源、食物、玩具等可引起流行。日常生活接触多为散发性发病，水源或食物污染可致暴发流行。

3. 人群易感性　抗-HAV 阴性者均为易感人群。儿童和青少年多见。感染后可产生持久免疫。

（二）乙型肝炎

1. 传染源　主要是急、慢性乙型肝炎患者和病毒携带者。慢性患者和病毒携带者作为传染源的意义最大，其传染性与体液中 HBV DNA 含量呈正相关。

2. 传播途径　通过体液或血液传播。

（1）母婴传播：包括宫内感染、围生期传播、分娩后传播。围生期传播或分娩过程感染是母婴传播的主要方式，婴儿因破损的皮肤或黏膜接触母血、羊水或阴道分泌物而感染。

（2）血液传播：输血及血制品、注射、手术、针刺、共用剃刀和牙刷、血液透析、器官移植等均可感染。

（3）性传播：与 HBV 阳性者发生无防护的性接触，特别是有多个性伴侣者，其感染 HBV 的危险性更高。

3. 人群易感性　抗-HBs 阴性者均为易感人群。婴幼儿因免疫力不完善而易感。高危人群包括 HBsAg 阳性母亲的新生儿、HBsAg 阳性者的家属、反复输血及血制品者、血液透析患者、多个性伴侣者、静脉药瘾者、接触血液的医务工作者等。

（三）丙型肝炎

1. 传染源　为急、慢性患者和无症状病毒携带者。慢性患者和病毒携带者为主要传染源。

2. 传播途径　类似乙型肝炎，由于体液中HCV含量较少，且为RNA病毒，对外界抵抗力较弱，其传播较乙型肝炎局限。主要通过肠道外途径传播。

（1）输血及血制品：曾是最主要的传播途径，随着输血前筛查方法的改进，此种传播方式已明显减少。

（2）性传播：多个性伴侣及同性恋者属高危人群。

（3）其他：注射、针刺、器官移植、骨髓移植、血液透析。

3. 人群易感性　人类对HCV普遍易感。抗-HCV不是保护性抗体。

（四）丁型肝炎

传染源和传播途径与乙型肝炎相似。以与HBV重叠感染或同时感染形式存在。

（五）戊型肝炎

1. 传染源　主要是患者及隐性感染者，猪等其它受感染动物亦是重要传染源。

2. 传播途径　粪-口传播，水源或食物污染可引起暴发流行。

3. 人群易感性　人群普遍易感，病后有一定的免疫力。隐性感染多见，显性感染主要发生于成年。

三、发病机制与病理

（一）发病机制

各型肝炎病毒造成的肝细胞的损伤，主要包括病毒的直接作用和继发的免疫损伤。

1. 甲型肝炎　感染早期，HAV大量增殖可使肝细胞轻微破坏。随后HAV激活特异性$CD8^+$T淋巴细胞，通过直接作用和分泌细胞因子（如γ干扰素）使肝细胞变性、坏死。在感染后期抗-HAV产生后可能通过免疫复合物机制使肝细胞破坏。

2. 乙型肝炎　HBV不直接杀伤肝细胞。病毒引起的免疫应答是导致肝细胞损伤及炎症坏死的主要机制。而炎症坏死持续存在或反复出现是慢性HBV感染者进展为肝硬化甚至肝细胞癌（hepatocellular carcinoma，HCC）的重要因素。乙型肝炎的肝外损伤主要由免疫复合物引起，如急性乙型肝炎早期部分患者可出现血清病样表现，慢性乙型肝炎时循环免疫复合物可沉积在血管壁，导致膜性肾小球肾炎伴发肾病综合征。

3. 丙型肝炎　HCV致肝细胞损伤的机制包括：

（1）直接杀伤作用。

（2）宿主免疫因素：肝组织内存在HCV特异性$CD8^+$T细胞，可攻击HCV感染的肝细胞。另外，CD4$^+$T细胞被致敏后分泌的细胞因子，在协助清除HCV的同时，也导致了免疫损伤。

（3）自身免疫：HCV感染者血清中可检出多种自身抗体，提示自身免疫机制的参与。

（4）细胞凋亡：HCV感染肝细胞内有较大量Fas表达，同时，HCV可激活CTL表达FasL，两者结合导致细胞凋亡。

4. 丁型肝炎　发病机制尚未完全阐明，目前认为HDV本身及其表达产物对肝细胞有直接损伤作用，细胞免疫反应亦可造成肝细胞损伤。

5. 戊型肝炎　细胞免疫可能是引起肝细胞损伤的主要原因。

（二）病理解剖

1. 基本病变　肝细胞变性、坏死，同时伴有不同程度的炎症细胞浸润，间质增生和肝细胞再生。

（1）肝细胞变性通常表现为气球样变和嗜酸性变。

（2）肝细胞坏死：根据坏死的形态、范围可分为单细胞坏死、点状坏死（肝小叶内数个肝细胞坏死）、灶状坏死（肝小叶内小群肝细胞坏死）、碎屑状坏死（肝实质与间质之间肝细胞的坏死）、桥接坏死（小叶中央静脉之间或中央静脉与汇管区之间或汇管区之间形成的条索状肝细胞坏死）、融合坏死（多个小叶范围融合的坏死）。

（3）炎症细胞浸润是判断炎症活动度的一个重要指标，浸润细胞主要为淋巴细胞，以CD8$^+$或CD4$^+$T细胞为主，还可见单核细胞、浆细胞和组织细胞。

（4）间质增生包括Kupffer细胞增生，间叶细胞和成纤维细胞增生，细胞外基质增多和纤维化形成。

（5）再生的肝细胞体积较大，沿网状支架生长，当网状支架塌陷时，再生肝细胞可排列成结节状，导致肝小叶结构紊乱。

2. 慢性肝炎按炎症活动度和纤维化程度进行分级和分期对病情的评估及治疗时机的选择有重要意义，见表6-2-1。

表6-2-1　慢性肝炎分级、分期标准

	炎症活动度（G）		纤维化程度（S）	
级	汇管区及周围	小叶内	期	肝纤维化程度
0	无炎症	无炎症	0	无
1	汇管区炎症	变性及少数点、灶状坏死灶	1	汇管区扩大，局限窦周及小叶内纤维化
2	轻度碎屑样坏死	变性，点、灶状坏死或嗜酸性小体	2	汇管区周围纤维化或纤维间隔形成，小叶结构保留
3	中度碎屑样坏死	变性，融合坏死，或见桥接坏死	3	纤维间隔伴小叶结构紊乱，无肝硬化
4	重度碎屑样坏死	桥接坏死范围广，累及多个小叶，小叶结构失常	4	早期肝硬化

四、临床表现

（一）急性肝炎

包括急性黄疸型肝炎和急性无黄疸型肝炎，各型肝炎病毒均可引起。甲、戊型一般不转为慢性肝炎。成年急性乙型肝炎约10%转慢性，丙型肝炎超过50%、丁型肝炎约70%转为慢性。

1. 急性黄疸型肝炎　临床经过的阶段性较为明显，可分为3期。①黄疸前期：甲、戊型肝炎起病较急，约80%患者有发热、伴畏寒。乙、丙、丁型肝炎起病相对较缓，仅少数有发热。此期主要症状有全身乏力、食欲减退、恶心、呕吐、厌油、腹胀、肝区痛、尿色加深等。肝功能检查可见氨基转移酶升高。②黄疸期：尿黄加深，巩膜和皮肤出现黄疸。1～3周内黄疸达高峰。部分患者可出现梗阻性黄疸表现，包括大便颜色变浅、皮肤瘙痒、心动过缓等。查体可有肝脾肿大，肝脏触痛。肝功能检查胆红素逐渐升高，尿胆红素阳性。③恢复期：症状逐渐消失，黄疸消退，肝、脾回缩，肝功能逐渐恢复正常。总病程2～4个月。

2. 急性无黄疸型肝炎　除无黄疸外，其他临床表现与黄疸型相似。但通常起病较缓慢，症状较轻。主要表现为乏力、食欲不振、恶心、腹胀。病程多在3个月内。

急性丙型肝炎的临床表现一般较轻，多无明显症状，少数病例有低热。血清ALT轻中度升高，约2/3病例无黄疸。

急性丁型肝炎可与HBV感染同时发生（同时感染）或继发于HBV感染者中（重叠感染）。其临床表现部分取决于HBV感染状态。同时感染者临床表现与急性乙型肝炎相似，多数预后良好；重叠感染者病情常较重，部分可进展为急性重型肝炎，此种类型大多会向慢性化发展。

戊型肝炎与甲型肝炎相似，但黄疸前期较长，症状较重。妊娠晚期妇女、老年患者、HBV重叠感染者病情较重，病死率升高。一般认为戊型肝炎无慢性化过程，也无病毒慢性携带状态，但近年来研究发现3%～10%的急性戊型肝炎患者可有病程超过6个月的迁延现象。

（二）慢性肝炎

定义：急性肝炎病程超过半年，或原有乙、丙、丁型肝炎急性发作再次出现肝炎症状、体征及肝功能异常者；发病日期不明确或虽无肝炎病史，但根据肝组织病理学或根据症状、体征、化验及影像学检查综合分析符合慢性肝炎表现者。依据病情轻重可分为轻、中、重3度。分型有助于判断预后及指导抗病毒治疗。

1. 轻度　病情较轻。可反复出现乏力、头晕、食欲减退、厌油、尿黄、肝区不适、睡眠欠佳、肝稍大有轻触痛。可有轻度脾大。部分病例症状、体征缺如。肝功能指标仅1或2项轻度异常。

2. 中度 症状、体征、实验室检查居于轻度和重度之间。

3. 重度 有明显或持续的肝炎症状，如乏力、食欲缺乏、腹胀、尿黄、便溏等。伴肝病面容、肝掌、蜘蛛痣、脾大。ALT和（或）AST反复或持续升高，白蛋白降低，免疫球蛋白明显升高。如发生ALT和AST大幅升高，血清总胆红素超出正常值，提示重症倾向，疾病可迅速向肝衰竭发展。

（三）重型肝炎（肝衰竭）

病因及诱因复杂，包括重叠感染（如乙型肝炎重叠其他肝炎病毒感染）、机体免疫状况、妊娠、HBV前C区突变、过度疲劳、精神刺激、饮酒、应用肝损药物、合并细菌感染、有其他合并症（如甲状腺功能亢进、糖尿病）等。表现一系列肝衰竭综合征：极度乏力，严重消化道症状，神经、精神症状（嗜睡、性格改变、烦躁不安、昏迷等），有明显出血倾向，凝血酶原时间显著延长（国际标准化比值INR＞1.5）及凝血酶原活动度（PTA）＜40%。黄疸进行性加深，胆红素上升大于正常值10倍。可出现中毒性鼓肠、肝臭、肝肾综合征等。查体可见扑翼样震颤及病理反射，肝浊音界进行性缩小。可有胆酶分离，血氨升高等。

根据病理组织学特征和病情发展速度，重型肝炎（肝衰竭）可分为4类：

1. 急性重型肝炎（急性肝衰竭，acute liver failure，ALF） 又称暴发型肝炎，特点是起病急，发病2周内出现以Ⅱ度以上肝性脑病为特征的肝衰竭综合征。发病多有诱因。本型病死率高，病程不超过3周。

2. 亚急性重型肝炎（亚急性肝衰竭，subacute liver failure，SALF） 又称亚急性肝坏死。起病较急，发病15天～26周内出现肝衰竭综合征。本型病程较长，常超过3周至数月。容易转化为慢性肝炎或肝硬化。

3. 慢加急性（亚急性）重型肝炎［慢加急性（亚急性）肝衰竭，acute-on-chronic liver failure，ACLF］ 是在慢性肝病基础上出现的急性或亚急性肝功能失代偿。

4. 慢性重型肝炎（慢性肝衰竭，chronic liver failure，CLF） 是在肝硬化基础上，肝功能进行性减退导致的以腹腔积液或门静脉高压、凝血功能障碍和肝性脑病等为主要表现的慢性肝功能失代偿。

（四）淤胆型肝炎

以肝内淤胆为主要表现，又称为毛细胆管炎型肝炎。急性淤胆型肝炎起病类似急性黄疸型肝炎。在慢性肝炎或肝硬化基础上发生上述表现者，为慢性淤胆型肝炎。有梗阻性黄疸临床表现：皮肤瘙痒，粪便颜色变浅，肝脏肿大。肝功能检查血清总胆红素明显升高，以直接胆红素为主，γ-GT、ALP、总胆汁酸（TBA）、胆固醇等升高。消化道症状较轻，ALT、AST升高不明显，PT无明显延长，PTA＞60%。

（五）肝炎肝硬化

1. 根据肝脏炎症情况分为活动性肝硬化与静止性肝硬化

（1）活动性肝硬化：有慢性肝炎活动表现，乏力及消化道症状明显，ALT升高，黄疸，白蛋白下降。伴有腹壁、食管静脉曲张、腹腔积液，肝脏缩小，质地变硬，脾进行性增大，出现门静脉、脾静脉增宽等门静脉高压症表现。

（2）静止性肝硬化：无肝脏炎症活动的表现，症状轻或无特异性，可有上述体征。

2. 根据肝组织病理及临床表现分为代偿性肝硬化和失代偿性肝硬化

（1）代偿性肝硬化：指早期肝硬化，属Child-Pugh A级。分级标准见表6-2-2。ALB≥35g/L，TBIL<35μmol/L，PTA>60%。可有门静脉高压症，但无腹腔积液、肝性脑病或上消化道大出血。

表6-2-2 Child-Pugh分级标准

评估项目	分值		
临床生化指标	1分	2分	3分
肝性脑病（级）	无	1～2	3～4
腹腔积液	无	轻度	中、重度
总胆红素（μmol/L）	<34	34～51	>51
白蛋白（g/L）	>35	28～35	<28
凝血酶原时间延长（s）	<4	4～6	>6

注：A级：5～6分；B级：7～9分；C级：≥10分

（2）失代偿性肝硬化：指中晚期肝硬化，属Child-Pugh B、C级。有明显肝功能异常及失代偿征象，如ALB<35g/L，A/G<1.0，TBIL>35μmol/L，PTA<60%。可有腹腔积液、肝性脑病或门静脉高压引起的食管、胃底静脉明显曲张或破裂出血。

未达到肝硬化诊断标准，但肝纤维化表现较明显者，称肝炎肝纤维化。主要根据组织病理学做出诊断，瞬时弹性成像（fibroScan）及血清学指标如透明质酸（HA）、Ⅲ型前胶原肽（PⅢP）、Ⅳ型胶原（C-Ⅳ）、层粘连蛋白（LN）等可供参考。

五、实验室及其他检查

（一）血清生化学检查

1. 血清酶测定

（1）丙氨酸氨基转移酶（ALT）：ALT在肝细胞损伤时释放入血，对肝病诊断的特异性比天冬氨酸氨基转移酶（AST）高。急性肝炎时ALT明显升高，AST/ALT常<1，慢性肝炎和肝硬化时AST/ALT常>1。重型肝炎可表现为ALT快速下降、胆红素不断升高的"胆酶分离"现象，提示肝细胞大量坏死。

（2）天冬氨酸氨基转移酶（AST）：在各器官含量依次为心、肝、骨骼肌、肾、胰。在肝脏，80%AST存在于肝细胞线粒体中。血清AST升高，提示肝细胞线粒体损伤，病情易持久且较严重，通常与肝病严重程度呈正相关。急性肝炎时如果AST持续在高水平，有转为慢性肝炎的可能。

（3）γ-谷氨酰转肽酶（γ-GT或GGT）：肝炎和肝癌患者可显著升高，在胆管炎症、阻塞的情况下更明显。

（4）碱性磷酸酶（ALP或AKP）：主要用于肝病和骨病的临床诊断。当肝内或肝外胆汁排泄受阻时，肝组织表达的ALP不能排出体外而回流入血，导致血清ALP活性升高。需注意儿童生长发育期ALP可明显增加。

（5）乳酸脱氢酶（LDH）：器官特异性较差，肝病时可升高，须配合临床加以鉴别。LDH升高在重症肝炎（肝衰竭）时提示肝细胞缺血、缺氧。

（6）胆碱酯酶（CHE）：由肝细胞合成，其活性降低提示肝细胞已有较明显损伤，其值愈低，提示病情越重。

2. 血清蛋白　肝功能受损严重时白蛋白下降，γ球蛋白升高，白/球（A/G）比例下降甚至倒置。

3. 胆红素　急性或慢性黄疸型肝炎时血清胆红素升高，活动性肝硬化时亦可升高且消退缓慢，重型肝炎常超过171μmol/L。直接胆红素在总胆红素中的比例尚可反映淤胆的程度。

4. 血浆胆固醇　肝细胞严重损伤时，胆固醇在肝内合成减少，血浆胆固醇明显下降，与疾病严重程度相关。梗阻性黄疸时胆固醇升高。

5. 胆汁酸　血清中胆汁酸含量很低，当肝炎活动时胆汁酸升高。由于肝脏对胆红素和胆汁酸的运转系统不同，检测胆汁酸有助于鉴别胆汁淤积和高胆红素血症。

（二）其他血清学检查

1. 甲胎蛋白（AFP）　AFP含量的检测是筛选和早期诊断HCC的常规方法，但应注意有假阴性的情况。肝炎活动和肝细胞修复时AFP有不同程度的升高，应动态观察。

2. 凝血功能　PT延长或PTA下降与肝损害严重程度密切相关。PTA≤40%是诊断重型肝炎或肝衰竭的重要依据。INR值越大表示凝血功能越差。

3. 血氨　肝衰竭时肝脏清除氨的能力明显下降，导致血氨升高，常见于重型肝炎，提示肝性脑病存在。

4. 血糖　超过40%的重型肝炎患者有血糖降低。临床上应注意低血糖昏迷与肝性脑病的鉴别。

（三）病原学检查

1. 甲型肝炎

（1）抗-HAV IgM：是新近感染的证据，在发病后数天即可阳性，3～6个月转阴。

（2）抗-HAV IgG：出现稍晚，于2～3个月达到高峰，持续多年或终身。属于保护性抗体，是对HAV有免疫力的标志。IgG升高提示既往感染，或本次感染的恢复期。

2. 乙型肝炎

（1）HBsAg与抗-HBs：HBsAg阳性反映现症HBV感染，阴性不能排除HBV感染。抗-HBs为保护性抗体，阳性表示对HBV有免疫力。

（2）HBeAg与抗-HBe：HBeAg的存在表示病毒复制活跃且有较强的传染性。HBeAg消失而抗-HBe产生称为血清转换。抗-HBe阳转后，病毒复制多处于静止状态，传染性降低。但长期抗-HBe阳性者并不代表病毒复制停止或无传染性，部分可能由于前C区基因变异，导致不能形成HBeAg。

（3）HBcAg与抗-HBc：血清中HBcAg主要存在于HBV完整颗粒（Dane颗粒）的核心，游离的极少，常规方法不能检出。高滴度的抗-HBc IgM见于急性乙型病毒性肝炎或慢性乙型病毒性肝炎急性发作。抗-HBc IgG在血清中可长期存在，高滴度的抗-HBc IgG表示现症感染，常与HBsAg并存；低滴度的抗-HBc IgG表示既往感染，常与抗-HBs并存。

（4）HBV DNA：是病毒复制和传染性的直接标志。定量测定用于判断病毒复制程度、传染性强弱以及评估抗病毒药物疗效等。

3. 丙型肝炎

（1）抗-HCV IgM 和抗-HCV IgG：HCV抗体不是保护性抗体，是HCV感染的标志。抗-HCV IgM在发病后即可检测到，阳性提示现症HCV感染。抗-HCV IgG阳性提示现症感染或既往感染。

（2）HCV RNA：阳性是病毒感染和复制的直接标志。定量测定有助于了解病毒复制程度、传染性强弱、抗病毒治疗的选择及疗效评估等。

（3）HCV基因分型：临床常采用Simmonds等1～6型分型法。HCV RNA基因分型结果有助于判定治疗的难易程度及制定抗病毒治疗的个体化方案。

4. 丁型肝炎

（1）HDAg、抗-HD IgM及抗-HD IgG：HDAg阳性是诊断急性HDV感染的直接证据。抗-HD IgM阳性是现症感染的标志。抗-HD IgG不是保护性抗体，高滴度抗-HD IgG提示感染的持续存在，低滴度提示感染静止或终止。

（2）HDV RNA：血清或肝组织中HDV RNA是诊断HDV感染最直接的依据。

5. 戊型肝炎

（1）抗-HEV IgM和抗-HEV IgG：其检测意义同抗-HAV IgM、抗-HAV IgG。但抗-HEV IgG持续时间报道不一，较多认为于发病后6～12个月阴转，亦有报道持续几年甚至十多年。

（2）HEV RNA：采用RT-PCR法在粪便和血液标本中检测到HEV RNA，可明确诊断。

（四）影像学检查

超声、CT或MRI有助于判断肝脏炎症、肝纤维化、肝硬化程度、检测门静脉、脾静脉直径、脾脏大小、胆囊异常变化、腹腔积液等。鉴别阻塞性黄疸、脂肪肝及肝内占位性病变。瞬时弹性成像（transient elastography，TE）可比较准确地识别出轻度肝纤维化和进展性肝纤维化或早期肝硬化。

（五）肝组织病理检查

有助于明确诊断、衡量肝脏炎症活动度、肝纤维化程度，用于制定个体化的治疗方案及评估疗效。

六、诊断及鉴别诊断

（一）流行病学资料

1. 甲型肝炎　患者病前是否在甲肝流行区，有无进食未煮熟海产如毛蚶、蛤蜊及饮用污染水。多见于儿童、青少年。

2. 乙型肝炎　输血、不洁注射史，是否有乙型病毒性肝炎家族史，特别是婴儿母亲是否为HBsAg阳性。

3. 丙型肝炎　有输血及血制品、静脉吸毒、血液透析、多个性伴侣、不洁注射及文身等病史。

4. 丁型肝炎　同乙型肝炎，我国以西南部感染率较高。

5. 戊型肝炎　基本同甲型肝炎，暴发以水源污染为多见。多见于成年人。

（二）临床诊断

1. 急性肝炎　起病较急，患者常有畏寒、发热、乏力、食欲缺乏、恶心、呕吐等急性感染症状。ALT显著升高。黄疸型肝炎血清胆红素升高，尿胆红素阳性。急性肝炎病程不超过6个月。

2. 慢性肝炎　病程超过半年或发病日期不明确而有慢性肝炎症状、体征、实验室检查改变者。患者常有乏力、厌油、肝区不适等症状，可有肝病面容、肝掌、蜘蛛痣、胸前毛细血管扩张，肝脾大等体征。

3. 重型肝炎（肝衰竭）　主要有肝衰竭综合征表现。急性黄疸型肝炎病情迅速恶化，2周内出现Ⅱ度以上肝性脑病或其他重型肝炎表现者，为急性肝衰竭；15天～26周出现上述表现者为亚急性肝衰竭；在慢性肝病基础上出现的急性肝功能失代偿为慢加急性（亚急性）肝衰竭。在慢性肝炎或肝硬化基础上出现的重型肝炎为慢性肝衰竭。

4. 淤胆型肝炎　起病类似急性黄疸型肝炎，黄疸持续时间长，症状轻，有肝内梗阻的表现。

5. 肝炎肝硬化　多有慢性肝炎病史。患者有乏力，腹胀，尿少，肝掌，蜘蛛痣，脾大，腹腔积液，双下肢水肿，胃底食管下段静脉曲张，白蛋白下降，A/G倒置等肝功能受损和门静脉高压表现。

（三）病原学诊断

1. 甲型肝炎 有急性肝炎临床表现，并具备下列任何一项均可确诊为甲型肝炎：抗-HAV IgM阳性；抗-HAV IgG急性期阴性，恢复期阳性；粪便中检出HAV颗粒或抗原或HAV RNA。

2. 乙型肝炎 急性乙型肝炎现已少见。慢性HBV感染可分为以下3种情况。

（1）慢性乙型肝炎：①HBeAg阳性慢性乙型肝炎。血清HBsAg、HBeAg阳性和HBV DNA阳性，抗-HBe阴性，血清ALT持续或反复升高，或肝组织学检查有肝炎病变。②HBeAg阴性慢性乙型肝炎。血清HBsAg和HBV DNA阳性，HBeAg持续阴性，抗-HBe阳性或阴性，血清ALT持续或反复异常，或肝组织学检查有肝炎病变。

（2）HBV携带者：①慢性HBV携带者。血清HBsAg和HBV DNA阳性，HBeAg或抗-HBe阳性，但1年内连续随访3次以上，血清ALT和AST均在正常范围，肝组织学检查一般无明显异常或轻度异常。②低复制HBsAg携带者。血清HBsAg阳性、HBeAg阴性、抗-HBe阳性或阴性，HBV DNA检测不到（PCR法）或低于最低检测下限，1年内连续随访3次以上，ALT均在正常范围。肝组织学检查炎症病变轻微。

（3）隐匿性慢性乙型肝炎：血清HBsAg阴性，但血清和（或）肝组织中HBV DNA阳性，并有慢性乙型肝炎的临床表现。患者可伴有血清抗-HBs、抗-HBe和（或）抗-HBc阳性。另约20%隐匿性慢性乙型肝炎患者除HBV DNA阳性外，其余HBV血清学标志均为阴性。

3. 丙型肝炎 抗-HCV IgM或（和）IgG阳性，HCV RNA阳性，可诊断为丙型肝炎。无任何症状和体征，肝功能和肝组织学正常者为无症状HCV携带者。

4. 丁型肝炎 有现症HBV感染，同时血清HDAg或抗-HD IgM或高滴度抗-HD IgG或HDV RNA阳性，或肝内HDAg或HDV RNA阳性，可诊断为丁型肝炎。

5. 戊型肝炎 急性肝炎患者抗-HEV IgG高滴度，或由阴性转为阳性，或由低滴度到高滴度，或由高滴度到低滴度甚至阴转，或血HEV RNA阳性，或粪便HEV RNA阳性或检出HEV颗粒，均可诊断为戊型肝炎。抗-HEV IgM阳性可作为诊断参考，但须排除假阳性。

病毒性肝炎的诊断要求：①病因诊断；②临床类型诊断。如：病毒性肝炎，甲型，急性黄疸型；病毒性肝炎，乙型，急性肝衰竭。

（四）鉴别诊断

病毒性肝炎需要与其他原因引起的肝功能异常相鉴别，常见的疾病有其他非嗜肝病毒所致的肝炎、感染中毒性肝炎、药物性肝损害、酒精性肝病、自身免疫性肝病、脂肪肝、肝豆状核变性等。此外，病毒性肝炎所致的黄疸需与溶血性黄疸、肝外梗阻性黄疸鉴别。

入院后进一步完善检查如下：

甲型、戊型肝炎病毒抗体IgM（－）、IgG（－），丙型肝炎病毒抗体（－）。甲胎蛋白、血清铜蓝蛋白正常，抗核抗体（－），肝吸虫抗体（－）。HBV DNA定量：$6.0×10^6$IU/mL。凝血酶原时间（PT）16.5s，凝血酶原活动度（PTA）65%。

临床确定诊断：慢性乙型病毒性肝炎，中度。

治疗方案：嘱患者注意休息，高蛋白、高热量、高维生素易消化饮食。静脉滴注多烯磷脂酰胆碱注射剂、异甘草酸镁注射液保肝治疗。建议患者行肝脏穿刺病理检查，以评估肝纤维化和炎症程度。在保肝治疗同时开始口服核苷（酸）类抗HBV药物抗病毒治疗，告知患者该类药物需长期口服，定期监测肝功、乙型病毒性肝炎五项、HBV DNA定量、肝脏影像学等，不宜擅自停药。患者因肝穿为有创检查存在风险而拒绝；认为长期口服抗病毒药物会有副作用，同时自觉病情不严重，暂时拒绝抗病毒治疗。

七、治疗

病毒性肝炎的治疗应根据不同病原、不同临床类型及组织学损害区别对待。各型肝炎的治疗原则均以足够的休息、合理饮食，辅以适当药物。避免饮酒、过劳和损害肝脏药物。

（一）急性肝炎

以一般治疗及对症支持治疗为主，症状明显及有黄疸者应卧床休息，避免过劳。患者多有食欲缺乏，应进易消化、富含维生素的清淡饮食。热量不足者应静脉补充葡萄糖。可适当选用还原型谷胱甘肽、甘草酸制剂、双环醇、水飞蓟宾等药物。伴有肝内胆汁淤积的患者，可选用熊去氧胆酸、腺苷蛋氨酸等。药物不宜太多，以免加重肝脏负担。

因急性丙型肝炎慢性化率较高，只要检查HCV RNA阳性，应尽快开始抗病毒治疗（治疗方案可参考慢性丙型肝炎）。

（二）慢性肝炎

1. 一般治疗

（1）适当休息：症状明显或病情较重者应卧床休息。

（2）合理饮食：给予高蛋白、高热量、高维生素的易消化食物，避免饮酒。

2. 保肝对症治疗　甘草酸制剂、水飞蓟素制剂、多不饱和卵磷脂制剂和双环醇等具有抗炎、抗氧化、保护肝细胞作用。丹参、茵栀黄、门冬氨酸钾镁、前列腺素E1、腺苷蛋氨酸、熊去氧胆酸等具有退黄、缓解肝内胆汁淤积作用。若症状较轻，肝内淤胆严重，其他退黄药物无效时可酌情短期应用皮质激素，需密切观察相关不良反应。

3. 免疫调节治疗　胸腺肽或胸腺素、转移因子、特异性免疫核糖核酸及某些中药提取物，如猪苓多糖、香菇多糖、云芝多糖等可能有一定疗效。

4. 抗肝纤维化治疗 中药方剂如安络化纤丸、复方鳖甲软肝片、扶正化瘀片等，对明显纤维化或肝硬化患者可以酌情选用。

5. 抗病毒治疗 目的是最大限度地长期抑制病毒复制，减少传染性；改善肝功能；减轻肝组织病变；改善患者生活质量；减少或延缓肝硬化、肝衰竭和原发性肝癌（HCC）的发生，延长患者生存时间。对部分适合患者尽可能追求临床治愈。

（1）慢性乙型病毒性肝炎：依据血清HBV DNA、ALT水平和肝脏疾病严重程度，同时需结合患者年龄、家族史和伴随疾病等因素，综合评估患者疾病进展风险，决定是否需要启动抗病毒治疗；动态评估比单次检测更有临床意义。抗病毒治疗的适应证包括：①血清HBV DNA阳性的慢性HBV感染者，若其ALT持续异常（＞ULN）且排除其他原因导致的ALT升高，建议抗病毒治疗。②存在肝硬化的客观依据，不论ALT和HBeAg状态，只要可检测到HBV DNA，均应进行积极的抗病毒治疗。③对于失代偿期肝硬化者，若HBV DNA检测不到但HBsAg阳性，建议抗病毒治疗。④血清HBV DNA阳性、ALT正常患者，如有以下情形之一，则疾病进展风险较大，建议抗病毒治疗：肝组织学显示明显的肝脏炎症（≥G2）或纤维化（≥S2）；ALT持续正常（每3个月检查1次，持续12个月），但有肝硬化/肝癌家族史且年龄＞30岁；ALT持续正常（每3个月检查1次，持续12个月），无肝硬化/肝癌家族史但年龄＞30岁，建议肝纤维化无创诊断技术检查或肝组织学检查，存在明显肝脏炎症或纤维化；有HBV相关的肝外表现（肾小球肾炎、血管炎、结节性多动脉炎、周围神经病变等）。

目前应用的抗HBV药物主要有核苷（酸）类似物（nucleoside/nucleotide analogues，NAs）和α-干扰素（interferon-α，IFN-α）两大类。①核苷（酸）类似物（NAs）：该类药物作用于HBV的聚合酶区，通过取代病毒复制过程中延长聚合酶链所需的结构相似的核苷，终止链的延长，从而抑制病毒复制。大致可分为两类：核苷类似物和核苷酸类似物，前者包括恩替卡韦（ETV）、拉米夫定（LAM）、替比夫定（Ldt）等；后者包括阿德福韦酯（ADV）、替诺福韦酯（TDF）、富马酸丙酚替诺福韦酯（TAF）等。NAs抗HBV疗效具有以下特点：抑制HBV作用强，服用方便，一般为每天1片口服，且具有较好的安全性和耐受性；长期服用可引发病毒突变产生的耐药性，甚至引起更严重肝病；因不能阻止新感染肝细胞中闭合环状DNA(cccDNA)的从头形成，需长期口服，治疗周期长，停药指征严格；目前指南推荐选用高效、低耐药的ETV、TDF和TAF作为一线药物。②α-干扰素：包括普通α-干扰素和长效干扰素——聚乙二醇干扰素（Peg-IFN-α），疗程0.5~1年。IFN-α主要通过诱导宿主产生细胞因子，刺激机体产生抗病毒蛋白，降解病毒mRNA；同时还可增强NK细胞和CTL细胞活性，在多个环节抑制病毒复制。干扰素疗效与病例选择有明显关系，以下是有利于干扰素疗效的因素：肝炎处于活动期，ALT升高；病程短；女性；年轻；HBV DNA滴度低；组织病理有活动性炎症存在等。有下列情况之一者不宜用IFN-α：血清胆红素≥正常值上限2倍；失代偿期肝硬化；有自身免疫性疾病；有重要器官病变（严重心、肾疾患，糖尿病，甲状腺功能亢进或低下以及神经精神异常等）。

（2）慢性丙型病毒性肝炎：抗病毒治疗适应证：所有HCV RNA阳性的患者，不论是否有肝硬化、合并慢性肾脏疾病或者肝外表现，均应接受抗病毒治疗，以期通过获得持续病毒学应答（SVR），降低全因死亡率和肝脏相关不良后果，包括终末期肝病和肝细胞癌。

抗病毒治疗前，需评估肝脏疾病的严重程度、肾脏功能、HCV RNA 水平、HCV基因型、HBsAg、合并疾病以及合并用药情况等。

①IFN-α（或Peg-IFN-α）联合利巴韦林：为既往治疗慢性丙型病毒性肝炎的标准治疗方案。该方案的疗程与HCV基因型有关，基因2/3型为24周，基因1/4型为48周，少数患者需达到72周（应答不佳者）。该方案存在药物不良反应大，患者依从性差等缺点。②直接抗病毒药物（direct-acting antivirals，DAAs）：是针对HCV非结构基因区的直接抗病毒药物。DAAs药物主要抑制HCV生命周期里的几种重要病毒蛋白（NS3/4A、NS5A、NS5B等）发挥抗病毒作用。根据作用靶点的不同可以将DAAs分为3类：NS3/4A丝氨酸蛋白酶抑制剂：阿舒瑞韦、帕利瑞韦、格卡瑞韦、伏西瑞韦等；NS5A抑制剂：达拉他韦、奥比他韦、维帕他韦、哌仑他韦、艾尔巴韦等；NS5B聚合酶抑制剂：索磷布韦、达塞布韦等。

近年来，由于DAAs联合疗法疗程短（8～12周）、高效、可耐受、固定剂量复合制剂便于全口服给药等优点，为慢性丙型肝炎治疗带来了突破性的进展，使慢性丙型肝炎的治愈成为可能。

针对不同基因型感染者可选用泛基因型方案或基因型特异性方案。泛基因型方案，如索磷布韦/维帕他韦、格卡瑞韦/哌仑他韦、索磷布韦联合达拉他韦、索磷布韦/维帕他韦/伏西瑞韦；基因型特异性方案：如针对中国慢性丙型肝炎患者占比最多的GT1b型HCV感染者（GT1b感染在中国患者中占56.8%），可选择达拉他韦联合阿舒瑞韦、奥比帕利（奥比他韦/帕立瑞韦/利托那韦）＋达塞布韦、艾尔巴韦/格拉瑞韦、来迪派韦/索磷布韦等。

不同DAAs的组合或联合应用利巴韦林，在一些特殊HCV感染人群，如失代偿期肝硬化患者、器官移植患者、HIV/HBV合并感染者、肾功能不全患者、妊娠期妇女及儿童患者中的应用都取得了较好效果。

使用DAAs应注意与其他药物同时使用所产生的药物-药物相互作用（drug-drug interaction，DDI）的影响，用药期间如有合并其他药物应用情况可查阅关于药物相互作用的在线资源（http://www.hep-druginteractions.org，或者丙型肝炎虚拟社区 HCV DDI APP）。

（三）重症肝炎（肝衰竭）

治疗原则：依据病情发展的不同时相予以支持、对症、抗病毒等内科综合治疗为基础，早期免疫控制，中、后期预防并发症及免疫调节为主，辅以人工肝支持系统疗法，争取适当时期进行肝移植治疗。

1. 支持和对症治疗 患者应卧床休息，实施重症监护，密切观察病情，防治继发感染。饮食宜清淡易消化，给予以糖类为主的营养支持治疗，注意维持电解质及酸碱平衡。尽可能减少饮食中的蛋白质摄入，以控制肠内氨的来源，维持正氮平衡、血容量和胶体渗透压，减少脑水肿和腹腔积液的发生。补充足量维生素 B、C 及 K。输注新鲜血浆、白蛋白或免疫球蛋白以加强支持治疗。

2. 抗病毒治疗 乙型重型肝炎（肝衰竭）患者应尽早抗病毒治疗，应选择核苷（酸）类药物，不主张使用干扰素。

3. 免疫调节 重症肝炎（肝衰竭）早期多以免疫亢进为主，后期免疫抑制为主。故早期适当使用糖皮质激素，后期可应用免疫增强剂。糖皮质激素使用要慎重，必须严格掌握适应证，对发病时间较早，ALT 水平较高，无肝硬化及其他糖皮质激素禁忌证患者，可短程使用。

4. 促进肝细胞再生 可应用肝细胞生长因子（HGF）、前列腺素 E_1（PGE_1）等药物，肝细胞及肝干细胞或干细胞移植有效性和安全性有待进一步验证。

5. 人工肝支持系统 目前广泛应用于临床的是非生物型人工肝支持系统，可清除患者血中毒性物质及补充生物活性物质，使血胆红素明显下降，凝血酶原活动度升高。生物型人工肝目前尚未应用于临床。

（四）淤胆型肝炎

治疗同急性黄疸型肝炎，黄疸持续不退时，可加用泼尼松 40～60mg/d 口服或静脉滴注地塞米松 10～20mg/d，2 周后如血清胆红素显著下降，则逐步减量至停药。

（五）肝炎肝硬化

参照慢性肝炎和重型肝炎的治疗，有脾功能亢进或门静脉高压明显者可选择手术或介入治疗。

该患者住院 2 周后复查：肝功：ALT 35.20U/L，AST 44.30U/L，γ-GT 50.50U/L，球蛋白 37.6g/L，白 / 球比 0.95，TBIL 19.10μmol/L；HBV DNA 定量 2.0×10^6 IU/mL。肝脏瞬时弹性硬度检查（FibroScan）：E 9.7kPa，受控衰减参数 202db/m。

再次与患者沟通：经保肝降酶治疗后现肝功恢复正常，但 FibroScan 检查存在较明显肝纤维化，提示患者既往乙型肝炎病情有所进展；且患者有明确乙型肝炎家族史，母亲因肝癌去世，目前研究证实乙型肝炎病情进展程度、肝硬化、肝癌发生率及预后有较明确的家族遗传倾向；为避免患者出现严重肝脏病变，应即刻开始抗病毒治疗。患者接受了医生建议，开始口服恩替卡韦分散片 0.5mg/d 抗病毒治疗。3 个月后来我院门诊复查：HBV DNA 定量 < 2.0×10^1 IU/mL，肝功正常。嘱患者继续抗病毒治疗，辅以扶正化瘀片抗肝纤维化治疗，定期来我院复查。

八、预后

（一）急性肝炎

甲型肝炎一般预后良好，多为自限性，不发展为慢性；急性乙型肝炎60%～90%可完全康复，10%～40%转为慢性或病毒携带状态；急性丙型肝炎55%～85%转为慢性或病毒携带状态；急性丁型肝炎重叠HBV感染时约70%转为慢性；戊型肝炎多为急性经过，病情较甲型肝炎重，妊娠晚期合并戊型肝炎病死率较高，可达10%～40%。

（二）慢性肝炎

轻度慢性肝炎患者一般预后良好；重度慢性肝炎预后较差，约80%患者5年内发展成肝硬化，少部分可转为肝细胞癌。两种嗜肝病毒重叠感染可加重病情。

（三）重型肝炎（肝衰竭）

预后不良，病死率高。急性重型肝炎（肝衰竭）存活者，远期预后较好，多不发展为慢性肝炎和肝硬化；亚急性重型肝炎（肝衰竭）存活者多数转为慢性肝炎或肝炎肝硬化；慢性重型肝炎（肝衰竭）病死率最高，可达80%以上。

（四）淤胆型肝炎

急性者预后较好，慢性者预后较差，易发展成胆汁性肝硬化。

（五）肝炎肝硬化

代偿性肝硬化可较长时间维持生命，失代偿性肝硬化预后不良。

九、预防

（一）管理传染源

急性肝炎患者应隔离治疗至病毒消失。慢性肝炎患者和病毒携带者可根据病毒复制指标评估传染性大小。有病毒复制者不能从事食品加工、饮食服务、托幼保育等工作。对献血员进行严格筛选，不合格者不得献血。

（二）切断传播途径

1. 甲型和戊型肝炎 搞好环境卫生和个人卫生，加强粪便、水源管理，做好食品卫生、食具消毒等工作，防止"病从口入"。

2. 乙、丙、丁型肝炎 加强托幼保育单位及相关服务行业的监督管理，严格执行消毒制度；养成良好的个人卫生习惯，接触患者后用肥皂和流动水洗手；加强医院感染管理，避免医源性感染；加强血制品管理，防止血源性传播；采取主动和被动免疫阻断母婴传播。

（三）保护易感人群

针对HAV、HBV和HEV的感染，已有相关的疫苗可以预防，但目前尚无针对HCV和HDV感染的特异性免疫预防措施。

（张　新）

第三章　药物性肝损伤

病例介绍：患者王某，女，28岁，2019年5月14日入院。

主诉：乏力伴巩膜黄染1周。

现病史：患者诉于1周前无明显诱因出现乏力，巩膜轻度黄染，伴腹胀、纳差，尿色深黄，恶心，无呕吐。无腹痛腹泻，无大便颜色一过性变浅，无发热。门诊检查发现肝功异常：ALT 422.70U/L，AST 303.50U/L，γ-GT 340.70μmol/L，TBIL 67.30μmol/L，DBIL 38.60μmol/L，以"肝损伤"收入院。平素饮食睡眠可，无体重改变。

既往史：患者为顺产后3个月，现为哺乳期。发病前1个月有口服"通草"及"通乳颗粒"史（含穿山甲、天花粉、黄芪、柴胡等可能引起肝损伤成分），否认肝炎、结核等传染病病史，否认饮酒史。

查体：皮肤、巩膜轻度黄染，未见肝掌及蜘蛛痣。腹软，全腹无压痛及反跳痛，亦未触及异常包块，肝脾肋下未触及，胆囊区无压痛；移动性浊音阴性；肠鸣音4次/分。双下肢无水肿。

自带门诊检查：血常规正常；肝炎病毒系列阴性；生化全项：ALT 422.70U/L，AST 303.50U/L，γ-GT 340.70U/L，AKP 359.90U/L，TBIL 67.30μmol/L，DBIL 38.60μmol/L，TBA 225.40μmol/L。肝胆胰脾彩超：肝脏轻度弥漫性改变，胆囊壁欠光滑。

入院初步诊断：肝损伤原因待查（药物性肝损伤？）。

病情分析：

肝损伤的常见病因有哪些？

1．病毒性肝炎，如甲型、乙型、丙型、丁型、戊型病毒性肝炎，巨细胞病毒感染，EB病毒感染等。

2．感染中毒性肝炎，如肾综合征出血热、华支睾吸虫病、伤寒、钩端螺旋体病等。

3．自身免疫性肝病：原发性胆汁性肝硬化（PBC）、自身免疫性肝炎（AIH）。

4．酒精性肝病。

5．遗传代谢性肝病，如肝豆状核变性等。

6．脂肪肝及妊娠急性脂肪肝。

7．药物性肝损伤。

病例特点：

1．患者青年女性，发病前有服用可疑肝损伤药物史，否认肝炎病史，无饮酒史。

2．急性起病，以乏力、黄疸、腹胀为主要症状。

3．肝功能异常，肝炎病毒标志物阴性。

印象诊断：药物性肝损伤。

药物性损伤（drug induced liver injury，DILI）是指使用一种或多种药物后，由药物或其代谢产物引起的肝脏损伤。已知全球有 1100 多种上市药物具有潜在肝毒性，常见的包括非甾体类抗炎药、抗感染药物（含抗结核药物）、抗肿瘤药物、中枢神经系统用药、心血管系统用药、代谢性疾病用药、激素类药物、某些生物制剂、传统中药等。DILI 是最常见和最严重的药物不良反应之一，重者可致急性肝衰竭甚至死亡。迄今仍缺乏简便、客观、特异的诊断指标和特效治疗手段。

一、发病机制

DILI 发病机制复杂，往往是多种机制先后或共同作用的结果，迄今尚未充分阐明。通常分为两大类，即药物的直接肝毒性和特异质性肝毒性作用。

（一）药物的直接肝毒性

药物的直接肝毒性是指摄入体内的药物和（或）其代谢产物对肝脏产生的直接损伤，往往呈剂量依赖性，通常可预测，也称固有型DILI。药物的直接肝毒性可进一步引起免疫和炎症应答等其他肝损伤机制。

（二）特异质性肝毒性

特异质性肝毒性的机制涉及代谢异常、线粒体损伤、免疫损伤及遗传因素。

1. **代谢异常** 大多数药物为脂溶性，经过一系列代谢过程，最终形成水溶性产物，通过肾或胆汁排泄。细胞色素P450酶是肝脏药物代谢中最重要的酶类，某些药物在肝内P450酶作用下可转化为毒性代谢物，产生亲电子基和氧自由基，并与蛋白质、核酸和脂质等大分子物质共价结合，引起脂质过氧化，破坏细胞骨架，损伤内质网及细胞核功能，结果导致肝细胞毒性。

2. **线粒体损伤** 药物或其代谢产物通过损伤线粒体，如导致线粒体膜通透性的改变或破裂，破坏线粒体的氧化磷酸化，抑制线粒体脂肪酸氧化或药物代谢产物引起线粒体DNA损伤等机制，最终导致肝细胞坏死和凋亡。

3. **免疫损伤** 药物反应性代谢产物可通过改变肝细胞的蛋白质形成新抗原、以半抗原复合物形式获得抗原性、诱导自身抗体的产生等启动细胞免疫或体液免疫反应，引起免疫介导的肝损伤。某些药物在肝酶作用下转化为毒性产物导致肝细胞坏死，并激活肝内天然免疫细胞，释放大量炎性介质，引起肝脏损伤。

4. **宿主遗传因素** 遗传基因的多态性导致药物代谢出现个体差异。一些与药物生物转化、解毒以及免疫反应过程相关基因（如细胞色素P450、跨膜转运蛋白、溶质转运蛋白、解毒酶、免疫因子、HLA等）的核苷酸多态性与特异质性药物性肝损伤密切相关。

二、病理

DILI可引起所有类型的肝损伤病理变化，包括坏死性肝炎、胆汁淤积、脂肪变、血管损伤和肝肿瘤。而肝内所有细胞均会受到药物的影响，有些药物甚至可能出现多种损伤表现。临床较多见的是类似急性黄疸型肝炎和胆汁淤积性肝病的症状和实验室指标异常。

三、临床分型和表现

（一）固有型和特异质型

是基于发病机制的分型。固有型由药物直接肝毒性引起，往往呈剂量依赖，通常可预测，潜伏期短，个体差异不显著，此型相对少见；特异质型具有不可预测性，现临床较为常见，与药物剂量常无相关性，较为常见，动物实验难以复制，个体差异大，临床表现多样化，多种药物可引起。

（二）急性和慢性DILI

是基于病程的分型。急性DILI指DILI发生6个月内，肝功能恢复正常，无明显影像学和组织学肝功能损伤证据。慢性DILI定义为：DILI发生6个月后，血清ALT、AST、ALP及TBIL仍持续异常，或存在门静脉高压或慢性肝损伤的影像学和组织学证据。在临床上，急性DILI占绝大多数，其中6%~20%可发展为慢性。

急性DILI表现常伴有全身症状如发热、乏力、食欲减退、厌油、肝区胀痛、上腹部不适等消化道症状；淤胆明显者可有全身皮肤黄染、大便颜色变浅和瘙痒等；少数患者可有全身皮肤黄染、皮疹、嗜酸粒细胞增多、关节酸痛等过敏表现，还可能伴有其他肝外器官损伤的表现。血清氨基转移酶增高达正常值上限（ULN）2~30倍，ALT/AKP≥5，高胆红素血症和凝血酶原时间延长与肝损伤严重度相关。病情较轻者，停药后短期能恢复；重者发生暴发性肝衰竭，出现进行性黄疸、凝血异常和肝性脑病，常发生死亡。DILI是引起急性肝衰竭或亚急性肝衰竭的最常见原因之一。

慢性DILI在临床上可表现为慢性肝炎、肝纤维化、代偿性和失代偿性肝硬化、AIH样DILI、慢性肝内胆汁淤积和胆管消失综合征等，还可出现肝窦阻塞综合征/肝小静脉闭塞病（SOS/VOD）及肝脏肿瘤。SOS/VOD也可呈急性，并有腹腔积液、黄疸、肝脏肿大等表现。

（三）肝细胞损伤型、胆汁淤积型、混合型和肝血管损伤型

是基于受损靶细胞类型的分类。

1. 肝细胞损伤型 此型占DILI的90%。临床表现类似病毒性肝炎，血清ALT水平显著升高，其诊断标准为ALT≥3倍正常值上限（ULN），且R值≥5。R＝（ALT实测值/ALT ULN）/（ALP实测值/ALT ULN）；常于停药后1～2个月恢复正常；组织学特征为肝细胞坏死伴汇管区嗜酸粒细胞和淋巴细胞浸润。

2. 胆汁淤积型 主要表现为黄疸和瘙痒，ALP≥2倍ULN且R值≤2；组织学特征为毛细胆管型胆汁淤积。

3. 混合型 临床和病理兼有肝细胞损伤和淤胆的表现，ALT≥3倍ULN和ALP≥2，且R值介于2～5。

4. 肝血管损伤型 相对少见，发病机制尚不清楚。临床类型包括肝窦阻塞综合征/肝小静脉闭塞综合征、紫癜性肝病、布加综合征、肝汇管区硬化和门静脉栓塞等。

四、辅助检查

（一）实验室检查

血清ALT水平是评价肝细胞损伤的敏感指标，80%的AST存在于线粒体，其升高反映肝细胞受损更为严重；药物致肝细胞或胆管受损可引起胆红素、ALP及γ-GT升高。

（二）影像学检查

超声检查对肝硬化、肝占位性病变、脂肪肝和肝血管病变具有一定诊断价值。CT对于肝硬化、肝占位性病变的诊断价值优于超声检查。

（三）肝组织活检

在药物性肝损伤诊断中，肝组织活检主要用于排除其他肝胆疾病所造成的肝损伤。若肝组织中出现嗜酸粒细胞浸润、小泡型脂滴或重金属沉着，则有助于DILI的诊断。

患者王某入院后完善检查如下：

1. 复查肝功 ALT 503.60U/L，AST 332.40U/L，γ-GT 512.90U/L，AKP 340.90U/L，TBIL 89.30μmol/L，DBIL 45.80μmol/L，TBA 219.40μmol/L。

2. 抗核抗体系列 （-）自免肝抗体谱（-）；EB病毒抗体IgM（-）、IgG（+）；EBV-DNA低于检测下限；TORCH-IgM（-）；免疫球蛋白定量均正常。

3. 肝胆脾胰腺CT 肝脏轻度弥漫性病变；MRCP：肝内外胆管及胰管无扩张。

4. 肝活检 ①病理大体所见：条形组织2块，长1.6～1.8cm，直径0.05cm。②病理镜下所见：切片内共见约17个中小汇管区，部分边界欠清，其内混合炎细胞浸润，部分炎细胞向周边肝小叶延伸，汇管区内小胆管排列尚规整，基底膜可见，部分汇管区纤维组织增生。小叶内点灶状坏死易见，混合炎细胞浸润，部分中央静脉周围肝细胞网状支架断裂，炎细胞浸润，蜡质样细胞沉积，部分肝板增宽。③病理诊断：轻度小叶性肝炎，请结合临床除外药物性肝损伤可能。免疫组化：Masson（＋），网染（＋），D-PAS（＋），CK7（胆道上皮＋），CK19（胆道上皮＋），HBsAg（－），HBcAg（－），CD68（＋），CD38（个别细胞＋），MUM-1（个别细胞＋），CD3（散在＋），CD20（少许＋）。

确定诊断：急性药物性肝损伤。

五、诊断及鉴别诊断

（一）诊断

DILI的诊断是排除性诊断，全面、细致地追溯可疑用药史和除外其他肝损伤的病因对诊断至关重要。主要根据用药史、停药后的恢复情况、再用药时的反应、实验室指标有肝细胞损伤及胆汁淤积的证据确诊（图6-3-1）。当临床诊断有困难时，可采用国际上常用的RUCAM评分表（表6-3-1）协助诊断。必要时可采取肝活检。

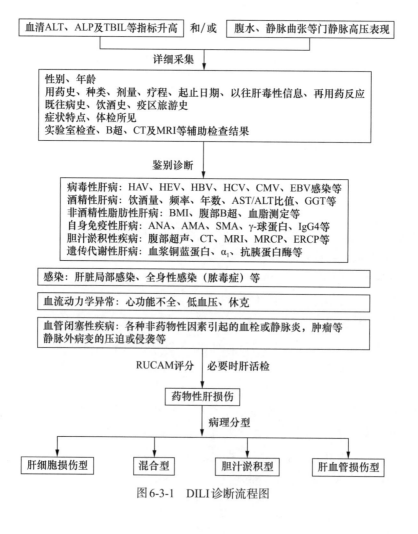

图6-3-1 DILI诊断流程图

表 6-3-1 RUCAM 因果关系评估量表

药物:	初始 ALT:	初始 ALP:	R值＝［ALT/ULN］÷［ALP/ULN］＝

肝损伤类型：肝细胞损伤型（R≥5.0），胆汁淤积型（R≤2.0），混合型（2.0＜R＜5.0）

	肝细胞损伤型		胆汁淤积型或混合型		评价
1. 用药至发病时间	初次用药	再次用药	初次用药	再次用药	
○从用药开始					
●提示	5～90天	1～15天	5～90天	1～90天	+2
●可疑	＜5天或＞90天	＞15天	＜5天或＞90天	＞90天	+1
○从停药开始					
●可疑	≤15天	≤15天	≤30天	≤30天	+1

注：若肝损伤反应出现在开始服药前，或停药后＞15天（肝细胞损伤型）或＞30天（胆汁淤积型），则应考虑肝损伤与药物无关，不应继续进行 RUCAM 评分

	ALT 在峰值和 ULN 之间的变化	ALP（或 TBIL）在峰值与 ULN 之间的变化	
2. 病程			
○停药后			
●高度提示	8天内下降≥50%	不适用此指标评价	+3
●提示	30天内下降≥50%	180天内下降≥50%	+2
●可疑	不适用此指标评价	180天内下降＜50%	+1
●无结论	无资料或30天后下降≥50%	不变、上升或无资料	0
●与药物作用相反	30天后下降＜50%或再次升高	不适用此指标评价	-2
○若继续用药			
●无结论	出现以上任何情况	出现以上任何情况	0

3. 危险因素			
○饮酒或妊娠（任意一种）	有	有	+1
	无	无	0
○年龄	≥55岁	≥55岁	+1
	＜55岁	＜55岁	0

4. 伴随用药	
○无伴随用药，或无资料，或伴随用药至发病时间不相合	0
○伴随用药至发病时间相符合	+1
○伴随用药已知有肝毒性，且至发病时间提示或相合	+2
○伴随用药的肝损伤证据明确（再刺激反应呈阳性，或与肝损伤明确相关并有典型的警示标志）	+3

5. 除外其他肝损伤原因

第 I 组（6种病因）

　　○急性甲型肝炎（抗-HAV-IgM＋）或 HBV 感染［HBsAg 和（或）抗-HBc-IgM＋］或 HCV 感染［抗-HCV＋和（或）HCV RNA＋，伴有相应的临床病史］

　　○胆道梗阻（影像检查证实）

续表

○酒精中毒（有过量饮酒史且AST/ALT≥2）		
○近期有低血压、休克或肝脏缺血史（发作2周以内）		
第Ⅱ组（2类病因）		
○合并自身免疫性肝炎、脓毒症、慢性乙型或丙型肝炎、原发性胆汁性胆管炎（PBC）或原发性硬化性胆管炎（PSC）等基础疾病，或		
○临床特征及血清学和病毒学检测提示急性 CMV、EBV 或 HSV 感染		
●排除组Ⅰ和组Ⅱ中的所有病因		+2
●排除组Ⅰ中的所有病因		+1
●排除组Ⅰ中的5或4种病因		0
●排除组Ⅰ中的少于4种病因		−2
●非药物性因素高度可能		−3
6. 药物既往肝损伤信息		
○肝损伤反应已在产品介绍中标明		+2
○肝损伤反应未在产品介绍中标明，但曾有报道		+1
○肝损伤反应未知		0
7. 再用药的反应	ALT水平	ALP或TBIL水平
○阳性	再次单用该药后ALT升高2倍	再次单用该药后ALP（或TBIL）升高2倍 +3
○可疑	再次联用该药和曾同时应用的其他药物后，ALT升高2倍	再次联用该药和曾同时应用的其他药物后，ALP（或TBIL）升高2倍 +1
○阴性	再次单用该药后ALT升高，但低于ULN	再次单用该药后ALP（或TBIL）升高，但低于ULN −2
○未做或无法判断	其他情况	其他情况 0

总分意义判定：>8分为极可能；6～8分为很可能；3～5分为可能；1～2分为不太可能；≤0分可排除

注：ALT. 丙氨酸氨基转移酶；ALP. 碱性磷酸酶；ULN. 正常值上限；TBIL. 总胆红素；HBV. 乙型肝炎病毒；HCV. 丙型肝炎病毒；AST. 天冬氨酸氨基转移酶；CMV. 巨细胞病毒；EBV. EB病毒；HSV. 单纯疱疹病毒

（二）鉴别诊断

本病需与各型病毒性肝炎、非酒精性脂肪性肝病、酒精性肝病、自身免疫性肝病、代谢性/遗传性疾病（Wilson病、血色病及 α-抗胰蛋白酶缺乏症）等相鉴别。

六、治疗

DILI的基本治疗原则是：①及时停用可以肝损伤药物，尽量避免再次使用可疑或同类药物；②应充分权衡停药引起原发病进展和继续用药导致肝损伤加重的风险；③根据DILI的临床类型选用适当的药物治疗；④急性或亚急性肝衰竭等重症患者必要时可考虑紧急肝移植。

（一）停用可疑肝损伤药物

多数患者在停用肝损伤药物后可完全恢复，但也有部分患者会发展为慢性DILI，极少数患者可能进展为ALF/SALF。

无症状的血清ALT和AST升高且小于3倍ULN，不能作为停药指征。但出现下列情况之一应考虑停用肝损伤药物：

1. 血清ALT或AST>8倍ULN。

2. ALT或AST>5倍ULN，持续2周。

3. ALT或AST>2倍ULN，且TBIL>2倍ULN或INR>1.5。

4. ALT或AST>3倍ULN，伴逐渐加重的疲劳、恶心、呕吐、右上腹疼痛或压痛、发热、皮疹和（或）嗜酸粒细胞增多（>5%）。

对固有型DILI，在原发疾病必须治疗而无其他代替治疗手段时可酌情减少剂量。

（二）药物治疗

1. 还原性谷胱甘肽（GSH）为体内主要的抗氧化剂，具有清除自由基、抑制细胞膜脂质过氧化作用，可减轻肝损伤。

2. 甘草类制剂，通过抑制磷脂酶A_2的活性发挥抗肝脏炎症的作用，除具有抗脂质过氧化作用外，还能降低血清氨基转移酶水平。

3. 多烯磷脂酰胆碱可与膜结合，起到修复、稳定、保护生物膜的作用。

4. S-腺苷蛋氨酸通过转硫基作用，促进谷胱甘肽和半胱氨酸的生成，从而对抗自由基所造成的肝损伤；其在体内合成的牛磺酸与胆酸结合后可增加胆酸的可溶性，对肝内胆汁淤积有一定的防治作用。

5. 熊去氧胆酸（UDCA）为内源性亲水性胆汁酸，可改善肝细胞和胆管细胞的分泌，并有免疫调节作用。

6. 糖皮质激素应用于DILI的疗效尚有争论，应严格掌握治疗适应证，宜用于超敏或自身免疫征象明显且停用肝损伤药物后生化指标改善不明显甚至继续恶化的患者，应充分权衡治疗收益和可能的不良反应。

（三）人工肝支持或肝移植

重症DILI可选择人工肝支持治疗，对于出现肝性脑病、严重凝血障碍的ALF/SALF及失代偿肝硬化的患者，可以考虑肝移植。

本病例患者入院后给予立即停用可疑肝损伤药物。保肝对症治疗：静脉滴注还原型谷胱甘肽，甘草酸制剂，口服熊去氧胆酸。2周后复查肝功：ALT 52.3U/L，AST 26.5U/L，γ-GT 128U/L，AKP116U/L，TBIL34.30μmol/L，DBIL20.80μmol/L，TBA 60.50μmol/L。患者治疗明显好转出院。

七、预后

急性DILI患者大多预后良好。慢性DILI的预后总体上好于组织学类型相似的非药物性慢性肝损伤。胆汁淤积型DILI一般在停药3个月～3年恢复；少数患者病情迁延，最终可出现严重的胆管消失及胆汁淤积性肝硬化，预后不良。

八、预防

DILI是一种可以预防、可以控制的疾病，一般应注意下面几点：养成良好的生活习惯，不滥用药物和自然植物，定期体检，特别是应谨慎使用那些在代谢中有相互作用的药物；尽可能了解将服用的药物与肝损伤的可能关系，避免不必要的服药；避免服药时饮酒。

（许明妍）

第四章 自身免疫性肝病

病例介绍： 患者陈某，女，56岁，2019年8月18日入院。

主诉： 食欲不振，乏力、尿黄3个月余。

现病史： 患者诉于3个多月前无明显诱因出现食欲不振、乏力，尿黄呈豆油色，伴皮肤瘙痒，偶有腹胀。无明显腹痛，无恶心呕吐，无发热，大便颜色正常。门诊检查发现肝功酶学指标及胆红素均升高，以"肝功能异常"收入院。平时睡眠尚可，近3个月体重减轻约5kg。

既往史： 糖尿病5年，皮下注射重组甘精胰岛素治疗，血糖控制在空腹7～8mmol/L。自觉口干、眼干3年余，未诊治。否认慢性肝炎病史。

个人史： 无烟酒嗜好，无长期服药史，无工业毒物、粉尘、放射性物质接触史。

查体： 皮肤及巩膜黄染，肝掌（－），蜘蛛痣（－）。腹部平坦；触诊柔软，全腹无压痛、反跳痛及肌紧张，未触及异常包块，肝脾肋下未触及；脾浊音界扩大，移动性浊音阴性；肠鸣音4次/分。双下肢无水肿。

自带门诊检查： 血常规正常。肝炎病毒系列阴性。生化全项：ALT 289.50U/L，AST 314.70U/L，γ-GT 590.30U/L，AKP 363.50U/L，TBIL 118.10μmol/L，DBIL 82.60μmol/L，TBA 308.40μmol/L；高密度脂蛋白2.75mmoL/L，胆固醇7.95mmoL/L。ANA定性：阳性。肝胆胰脾彩超：肝脏大小正常，被膜不光滑，回声增粗，门静脉主干直径12mm，脾大（脾厚4.8cm），肝内、外胆管未见明显扩张，胆囊壁厚4mm，毛糙，胆汁透声欠佳。

入院初步诊断： 肝功能异常。

病情分析：

导致肝功能异常的原因有哪些？

1. 感染 我国以各型肝炎病毒感染最常见，其次为非肝炎病毒感染（巨细胞病毒、EB病毒、单纯疱疹病毒、肠道病毒等），部分细菌、真菌、寄生虫（如华支睾吸虫、血吸虫）感染。

2. 脂肪肝 酒精性脂肪肝/非酒精性脂肪肝。

3. 药物及中毒 中西药及工业毒物。

4. 免疫功能失调 自身免疫性肝病。

5. 缺血或充血性循环障碍 各种原因所致肝脏循环障碍或低灌注均可导致肝损伤。

6. 遗传代谢性疾病 多见于儿童，如肝豆状核变性等。

7. 其他 如胆管闭锁、肝脏肿瘤均可引起肝损伤或肝功能衰竭，但急性发生者相对较少。

8. 不明原因肝损害 有5%～10%的肝功能异常患者始终无法查明原因。

本病例特点：中年女性，慢性起病，乏力伴无痛性黄疸，无发热。既往无长期大量饮酒史，无服药史。目前肝功异常，彩超提示肝损害、脾大，肝内外胆管未见扩张，门诊检查肝炎病毒系列阴性，ANA定性检测阳性。初步印象诊断？进一步检查？如何治疗？

印象诊断：自身免疫性肝病？

自身免疫性肝病（autoimmune liver diseases，AILDs）是一组由异常自身免疫介导的肝细胞和（或）胆管上皮细胞炎症性损伤。AILDs的发病机制尚未完全阐明，可能的机制为遗传易感个体在环境因素诱发下的针对肝细胞或胆管上皮细胞的自身免疫反应。通俗地说就是患病者自身的免疫细胞"敌我不分"，把自身正常的肝细胞或胆管上皮细胞当作"敌人"进行攻击。遗传易感背景和环境诱发因素是影响肝内免疫微环境失衡的重要原因，三者之间的相互作用决定了AILDs患者的临床疾病谱的特点。

一、分型

AILDs包括自身免疫性肝炎（autoimmune hepatitis，AIH）、原发性胆汁性胆管炎（primary biliary cholangitis，PBC）、原发性硬化性胆管炎（primary sclerosing cholangitis，PSC）和IgG$_4$相关性肝胆疾病等。此外，上述疾病中任意两者同时出现时称为重叠综合征，临床上以AIH-PBC重叠综合征最为多见。

（一）自身免疫性肝炎

由机体对肝细胞产生自身抗体及T细胞介导的肝实质炎症性病变。主要表现为慢性肝炎、肝硬化，也可表现为急性发作，甚至急性肝衰竭。患者常并发其他器官或系统性自身免疫性疾病。AIH无特异性诊断指标，诊断基于临床表现、生化检查、血清免疫学和组织学表现的综合诊断。免疫抑制治疗可改善预后，但需长期维持。

（二）原发性胆汁性胆管炎

又称原发性胆汁性肝硬化（primary biliary cirrhosis，PBC），是一种慢性肝内胆汁淤积性疾病。多见于中老年女性，最常见的临床表现为乏力和皮肤瘙痒。其病理特点为进行性、非化脓性、破坏性肝内小胆管炎，最终可发展至肝硬化。多数PBC患者口服熊去氧胆酸治疗有效。

（三）原发性硬化性胆管炎

是一种以特发性肝内外胆管炎症和纤维化导致多灶性胆管狭窄为特征、慢性胆汁淤积病变为主要临床表现的自身免疫性肝病。典型的症状为黄疸和瘙痒，病情慢性进展，最终可发展成为终末期肝病和胆管癌。该病中年男性多见，50%～70%的PSC患者伴发溃疡性结肠炎。目前尚无有效的治疗药物。

（四）IgG₄相关性肝胆疾病

是累及多器官或组织的IgG$_4$相关性疾病在肝胆器官的表现。根据病变累及的部位不同，可分为：IgG$_4$相关硬化性胆管炎（IgG$_4$-SC）、IgG$_4$相关性自身免疫性肝炎（IgG$_4$-AIH）。主要特征为血清IgG$_4$水平增高，对糖皮质激素治疗应答良好。

（五）重叠综合征

指同时或相继出现以上任意2种单独自身免疫性肝病。其中，以PBC重叠AIH（PBC-AIH）相对最为常见，其次为PSC-AIH。

二、发病机制

AILDs的发病机制至今尚未完全阐明。总体来说，该病是遗传易感个体在环境因素诱发下发生的自身免疫性疾病。

（一）遗传易感性

AILDs存在一定程度的家庭聚集倾向。HLA基因是主要的遗传易感因素，其他非HLA基因对AILDs的发病也有不同程度的影响。

（二）自身抗体形成

AILDs的显著特点之一是血清中可出现多种自身抗体。外源蛋白与自身抗原之间可以通过分子模拟机制产生免疫交叉反应，最终生成病理性抗体，参与AILDs的发病。

（三）免疫失衡

近年来研究显示，AILDs患者体内存在调节性T细胞（T regulation cell，Treg）与Th17细胞数量及功能的失衡，Treg细胞数量下降，Th17细胞及其相关细胞因子升高，两者之间平衡被破坏，最终向促炎Th17细胞倾斜，导致了自身免疫的发生。

三、临床表现

AILDs常起病隐匿，早期无明显症状，仅在体检或者其他疾病的检查中偶然发现肝功能异常。少数患者首诊时已出现肝硬化及相关并发症（腹腔积液、脾功能亢进、食管胃底静脉曲张引起的上消化道出血等)。不同类型的AILDs在自身免疫的攻击对象、免疫应答类型等方面有所不同,因此临床表现也具有各自的特点。

(一)自身免疫性肝炎

多发于30~50岁女性,男女比例约为1∶4。多数患者起病缓慢,表现为慢性肝炎症状,时有乏力、食欲不振、腹胀、皮肤瘙痒伴黄疸。少数患者表现为急性起病,出现急性肝炎甚至肝衰竭。

活动期AIH常伴有肝外表现,如发热、急性游走性大关节炎、多形性红斑等。该病可重叠其他自身免疫性疾病,如自身免疫性甲状腺疾病、1型糖尿病、炎症性肠病、类风湿性关节炎、PBC、PSC等。

(二)原发性胆汁性胆管炎

多见于40~60岁中年女性,男女比例约为1∶9。PBC早期患者大多数无明显临床症状,随病情进展,乏力和皮肤瘙痒是最常见的临床首发症状,继而可出现胆汁淤积症和自身免疫性疾病相关的临床表现。PBC的自然史大致分为4个阶段。①临床前期:抗线粒体抗体(AMA)阳性,但生化学指标无明显异常。②无症状期:出现生化学指标异常,但无明显临床症状。③症状期:患者出现乏力、皮肤瘙痒等临床症状。④肝功失代偿期:患者出现消化道出血、腹腔积液、肝性脑病等临床表现。

1. 常见临床表现

(1)乏力:是PBC最常见的症状,表现为嗜睡、倦怠、正常工作能力下降、注意力不集中等,从而导致生活质量下降。

(2)瘙痒:表现为局部或全身瘙痒,通常于晚间卧床后较重,或因接触非纯棉制品、怀孕而加重。

(3)门静脉高压:疾病后期,可发生肝硬化和门静脉高压的一系列并发症,如腹腔积液、食管胃底静脉曲张破裂出血、肝性脑病等。

2. 胆汁淤积症相关表现

(1)骨病:PBC患者骨代谢异常可导致骨软化症和骨质疏松。绝经后老年女性、体质指数低、肝纤维化程度严重、病程长、病情重的患者骨质疏松发生率更高。

(2)脂溶性维生素缺乏:PBC患者胆酸分泌减少可能会导致脂类吸收不良,出现脂溶性维生素A、D、E和K的缺乏,可导致夜盲、骨量减少、神经系统损害和凝血功能下降等。

(3)高脂血症:PBC患者常伴有高脂血症,典型表现为高密度脂蛋白胆固醇升高,可形成眼睑黄色瘤,为组织细胞吞噬多量胆固醇所致。

3. 合并其他自身免疫性疾病　PBC可合并多种自身免疫性疾病,其中以干燥综合征最常见。此外,还包括自身免疫性甲状腺疾病、类风湿性关节炎、自身免疫性血小板减少症、溶血性贫血和系统性硬化等。

（三）原发性硬化性胆管炎

多见于中年男性，男女比例约为2∶1。起病隐匿，15%～55%的患者首诊时无明显症状，仅在体检时发现肝功ALP升高或因炎症性肠病（inflammatory bowel disease，IBD）就诊时发现PSC。典型PSC的症状为皮肤瘙痒和黄疸。其他症状可有乏力、食欲不振、体重减轻和肝脾大等。黄疸呈波动性、反复加重；并发胆管炎、胆管结石甚至胆管癌时可出现右上腹疼痛伴发热。疾病晚期因严重的胆管狭窄、胆道梗阻，可导致急性肝损害甚至发展为肝衰竭。相当一部分PSC患者会伴发炎症性肠病，目前发病机制不清。PSC的主要并发症包括门静脉高压、脂溶性维生素缺乏症、代谢性骨疾病以及可能发展为胆管癌或结肠癌。

（四）IgG$_4$相关性肝胆疾病

男性多见，男女比例约为2∶1～4∶1。

1. IgG$_4$相关性硬化性胆管炎（IgG$_4$-SC）　表现为乏力、食欲不振、腹痛、皮肤瘙痒、体重减轻，直接胆红素升高等，常合并慢性胰腺炎。

2. IgG$_4$相关性自身免疫性肝炎（IgG$_4$-AIH）　慢性起病，部分患者无明显症状，病变活动时有乏力、腹胀、食欲不振、皮肤黄疸等症状。随病情进展，部分患者发展为肝硬化甚至肝衰竭。

（五）重叠综合征

AIH-PBC中女性患者更常见，约占87%。多为中年发病，患者可出现黄疸、乏力、皮肤瘙痒等非特异的临床表现，部分患者也可表现为无症状或仅为肝生化指标异常，亦有就诊时即表现为肝硬化或者肝衰竭。AIH-PSC多见于儿童及年轻患者，临床表现、生物化学及组织学表现同AIH，胆管造影显示胆管改变与PSC相同。

四、辅助检查

患者杨某入院后完善检查如下。

（一）实验室检查

1. EB病毒DNA、TORCH-IgM、肝吸虫抗体、血浆铜蓝蛋白检测均正常。

2. 自身抗体（免疫荧光法）：抗核抗体（ANA）胞浆颗粒型1∶320，抗线粒体抗体（AMA）1∶320（＋），AMA-M$_2$强阳性，抗平滑肌抗体ASMA（＋），免疫球蛋白定量：IgG 24g/L（正常值7～16），IgM 3.5g/L（正常值0.4～2.3），IgA、IgE正常。

3. 肝脏瞬时弹性硬度检查（FibroScan）：E 11.4kPa，受控衰减参数198db/m。

4. 电子胃镜：轻度食管静脉曲张，慢性萎缩性胃炎伴糜烂。

5. 泪液分泌试验（Schirmer 试验）：左眼 2mm/5min（＋），右眼 4mm/5min（＋）。

目前诊断：自身免疫性肝病？干燥综合征？

因患者肝功异常、自身抗体检测及免疫球蛋白检测多项指标异常，AILDs 可能性较大，但具体分型尚不能明确，且临床表现缺乏特异性，平素自述口干、眼干明显，可能存在自身免疫疾病，肝功异常是否为风湿免疫科疾病的肝脏表现？为明确诊治方案，遂申请多学科会诊（MDT）。

【MDT 会诊意见】

（一）消化内科主任意见

患者慢性起病，肝功酶学、胆红素均升高，入院前后针对可能导致肝损害的常见病因进行了筛查，结合自身抗体及免疫球蛋白变化，可初步诊断为自身免疫性肝病。但患者多项自身抗体阳性，其中抗线粒体抗体 AMA-M_2 亚型强阳性，为 PBC 诊断的特异性抗体，而 ASMA 阳性在 AIH 中最为常见，且免疫球蛋白 IgM、IgG 均升高，肝功指标氨基转移酶、ALP 及 γ-GT 亦升高明显，AIH-PBC 重叠综合征可能性较大。另外建议筛查 IgG_4 定量，以明确是否存在 IgG_4 相关性肝胆疾病。

AILDs 的主要实验室检查

1. 血液生化学检查

（1）AIH 主要表现为肝细胞损伤型改变，AST 和 ALT 活性升高，而 ALP 和 γ-GT 水平正常或轻微升高。病情严重或急性发作时血清 TBIL 水平可显著升高。

（2）PBC 典型生化学表现是胆汁淤积：血清胆红素升高，以直接胆红素升高为主。ALP 明显升高，通常较正常水平升高 2～10 倍，且可见于疾病的早期及无症状患者。血清 γ-GT 亦可升高，但易受酒精、药物及肥胖等因素的影响。ALT 和 AST 通常为正常或轻至中度升高。血清胆固醇常增高，肝衰竭时降低。

（3）PSC 主要表现为胆汁淤积性改变，ALP、γ-GT 活性升高，疾病晚期可出现低蛋白血症、高胆红素血症及凝血功能障碍。

（4）IgG_4 相关性肝胆疾病 主要表现为血清 IgG_4 水平增高。IgG_4-SC 患者早期可出现 ALP、γ-GT 升高，随病情进展可见直接胆红素、总胆汁酸水平明显升高；IgG_4-AIH 则类似于 AIH，以 ALT、AST 反复升高为主。

（5）重叠综合征：兼有 2 种类型的 AILDs 生化改变特点，晚期可出现明显的胆红素升高及凝血功能障碍等肝功能衰竭表现。

2. 免疫学检查

（1）AIH 根据自身抗体的不同分为 2 型：抗核抗体（ANA）和（或）抗平滑肌抗体（ASMA），或抗可溶性肝抗原/肝胰抗原抗体（抗 SLA/LP）、抗 F-肌动蛋白阳性者为 1 型 AIH；抗肝肾微粒体抗体-1 型（抗 LKM-1）和（或）抗肝细胞溶质抗原-1 型（抗 LC-1）阳性者为 2 型 AIH。ANA 和 SAMA 为非器官组织特异性自身抗体，在高滴度阳性时支持 AIH 诊断，低滴度阳性可见于各种肝病甚至正常人。多数 AIH 患者血清 γ-

球蛋白或IgG水平升高。

（2）PBC 血清抗线粒体抗体（AMA）是诊断PBC的特异性指标，尤其是AMA-M$_2$亚型的阳性率为90%~95%。除AMA外，约50%的PBC患者ANA阳性，在AMA呈阴性时可作为诊断的另一重要标志，对PBC较特异的ANA包括：抗肝脂蛋白抗体（SP100）、抗核骨架蛋白抗体（GP210）、抗核板层B受体抗体等。血清IgM升高是PBC的实验室特征之一，PBC患者可有2~5倍的升高。

（3）PSC 目前尚未发现该病特异性的自身抗体。超过50%的PSC患者血清中可检测出多种自身抗体，包括抗核抗体、抗中性粒细胞胞浆抗体（pANCA）、抗平滑肌抗体、抗内皮细胞抗体、抗磷脂抗体等，但上述抗体一般为低滴度阳性。约有30%的患者可出现高γ-球蛋白血症，约50%的患者可伴有IgG或IgM水平的轻至中度升高，IgG$_4$亦可轻度升高。

（4）IgG$_4$相关性肝胆疾病 血清中IgG$_4$水平明显升高是该类疾病的共同特点，总IgG水平亦可升高，部分患者可伴有IgE水平升高，而IgM、IgA则降低。IgG$_4$-AIH患者可伴有自身抗体ANA和（或）ASMA阳性。

（二）影像科主任会诊意见

结合患者超声、FibroScan、及电子胃镜资料分析，应存在早期肝硬化、门静脉高压。肝功检测胆红素水平升高明显，以直接胆红素升高为主，提示淤胆型肝炎；虽然超声检查未见肝内外胆管扩张，鉴于患者AILDs可能性大，建议查MRCP进一步明确是否存在肝内小胆管病变，从影像学角度评估AILDs类型。

3. AILDs的影像学检查表现

（1）AIH和PBC：超声、CT、MRI、MRCP等无特异性征象，多用于排除肝胆系统的肿瘤和结石等疾病，同时可评估疾病严重程度，是否进展至肝硬化阶段。

（2）PSC：因PSC缺乏特异性抗体，影像学检查是诊断PSC的主要方法。①经内镜逆行性胰胆管造影（ERCP）：是诊断PSC的影像"金标准"。典型的影像学表现为肝内外胆管多灶性、短节段性、环状狭窄，胆管壁僵硬缺乏弹性、似铅管样，狭窄上端的胆管可扩张呈串珠样表现，进展期患者可显示长段狭窄和胆管囊状或憩室样扩张，当肝内胆管广泛受累时可表现为枯树枝样改变。②磁共振胰胆管造影（MRCP）：因其非侵入性的特点，已成为疑诊PSC的首选影像学检查方法。表现主要为：局限或弥漫性胆管狭窄，其间胆管正常或继发性轻度扩张，典型者呈"串珠"状改变，显著狭窄的胆管在MRCP上显影不佳，表现为胆管多处不连续或呈"虚线"状，病变较重时可出现狭窄段融合，小胆管闭塞导致肝内胆管分支减少，其余较大胆管狭窄、僵硬似"枯树枝"状，称"剪枝征"。肝外胆管病变主要表现为胆管粗细不均，边缘毛糙欠光滑。③腹部超声：用于对PSC疾病的初始筛查。PSC患者腹部超声检查可显示肝内散在片状强回声及胆总管管壁增厚、胆管局部不规则狭窄等变化，并可显示胆囊壁增厚程度、胆系胆汁淤积情况及肝内三级胆管的扩张情况等。

（3）IgG$_4$相关性肝胆疾病：IgG$_4$-SC患者MRCP常见肝总管下端显著狭窄，或合并肝门区胆管节段性狭窄，病变处胆管壁明显增厚。IgG$_4$-AIH影像学无特征性变化，部分患者可见肝脾大。

（三）病理科主任会诊

结合患者目前检查结果综合分析，AILDs诊断基本成立，但现有资料尚不能确定具体分型，建议进行肝穿刺活检，根据病理检查结果进一步明确诊断。

4. AILDs病理学检查

（1）AIH：特征性肝组织学表现包括界面性肝炎、肝组织门管区及其周围淋巴浆细胞浸润、肝细胞呈"玫瑰花环"样改变（由数个水样变性的肝细胞形成的假腺样结构，中心有时可见扩张的毛细胆管，形似玫瑰花环，周围可见淋巴细胞包绕）、淋巴细胞穿入现象（淋巴细胞进入肝细胞胞浆）和小叶中央（第三区）坏死等。

（2）PBC：基本病理改变为肝内<100μm的小胆管的非化脓性破坏性炎症，导致小胆管进行性减少，进而发生肝内胆汁淤积、肝纤维化，最终可发展至肝硬化。依疾病进展程度可分为4期：

Ⅰ期：胆管炎期。汇管区炎症，淋巴细胞及浆细胞浸润，或有淋巴滤泡形成，导致直径100μm以下的间隔胆管和叶间胆管破坏。胆管周围淋巴细胞浸润且形成肉芽肿者称为旺炽性胆管病变，是PBC的特征性病理表现。

Ⅱ期：汇管区周围炎期。小叶间胆管数目减少，有的完全被淋巴细胞及肉芽肿所取代，这些炎性细胞常侵入邻近肝实质，形成局灶性界面炎。随着小胆管数目的不断减少，汇管区周围可出现细胆管反应性增生。增生细胆管周围水肿、中性粒细胞浸润伴间质细胞增生，常伸入临近肝实质破坏肝细胞，形成细胆管性界面炎，这些改变使汇管区不断扩大。

Ⅲ期：进行性纤维化期。汇管区及其周围的炎症、纤维化，使汇管区扩大，形成纤维间隔并不断增宽，此阶段肝实质慢性淤胆加重，汇管区及间隔周围肝细胞呈现明显的胆盐淤积改变。

Ⅳ期：肝硬化期。肝实质被纤维间隔分隔成拼图样结节，结节周围肝细胞胆汁淤积，可见毛细胆管胆栓。

（3）PSC：诊断主要依赖影像学，肝活组织检查对于多数PSC患者是非必需的。组织学上肝内大胆管纤维化呈节段性分布，狭窄与扩张交替出现；肝内小胆管典型改变为胆管周围纤维组织增生，呈同心圆性洋葱皮样纤维化。约有5%的PSC患者为小胆管型PSC，病变仅累及肝内小胆管，此部分患者胆道成像无明显异常发现，肝活组织检查对于这部分患者是必需的。

（4）IgG$_4$相关性肝胆疾病：组织学可见淋巴细胞、浆细胞浸润，免疫组化可见病灶中出现大量IgG$_4$阳性浆细胞，病灶组织的席纹状纤维化和闭塞性静脉炎是该病的共同病理特征。

（四）风湿免疫科主任会诊意见

该患者表现为肝功多个指标明显异常伴多项自身抗体阳性，自身免疫性疾病诊断明确；既往常年有口干、眼干症状，且入院后检查泪液分泌实验阳性，需进一步检查唾液腺ECT，以明确干燥综合征诊断是否成立。AILDs常合并其他类型的自身免疫性疾病，如AIH常合并类风湿关节炎、炎症性肠病、自身免疫性溶血性贫血、糖尿病、自身免疫性甲状腺疾病等；PBC则以合并干燥综合征最为常见，其他还包括自身免疫性甲状腺疾病、类风湿性关节炎、自身免疫性血小板减少症、溶血性贫血和系统性硬化等；而PSC患者常会伴发炎症性肠病（IBD）。但从另一方面考虑，相当一部分系统性自身免疫病可以表现为肝脏损害，如系统性红斑狼疮、系统性血管炎、混合性结缔组织病等常伴有肝功异常。所以为进一步明确诊断，建议行病理学相关检查。

五、诊断及鉴别诊断

（一）AIH 目前多采用国际自身免疫性肝炎小组（International Autoimmune Hepatitis Group，IAIHG）简化AIH诊断评分系统作为参考标准。见表6-4-1。

表6-4-1 IAIHG的AIH简化诊断标准

变量	标准	分值	备注
ANA或ASMA	≥1∶40	1	相当于我国常用的ANA1∶100的最低滴度
ANA或ASMA	≥1∶80	2	
或LKM-1	≥1∶40		
或SLA/LP	阳性		
IgG	>ULN	1	
	>1.10×ULN	2	
肝组织学	符合AIH	1	①典型界面性肝炎；②汇管区和小叶内淋巴-浆细胞浸润；③肝细胞呈
	典型AIH表现	2	"玫瑰花环"样改变；④淋巴细胞穿入现象。4项中具备3项为典型表现
排除病毒性肝炎	是	2	

注：≥6分，AIH可能；≥7分，确诊AIH

ANA. 血清抗核抗体；ASMA. 抗平滑肌抗体；LKM-1. 抗肝肾微粒体抗体-1；SLA/LP. 抗可溶性肝抗原/肝胰抗原抗体；AIH. 自身免疫性肝炎；IgG. 血清免疫球蛋白G

AIH的鉴别诊断主要包括药物性肝损伤、慢性HCV感染、Wilson病和非酒精性脂肪性肝炎等，合并胆汁淤积表现时需与PBC、PSC和IgG$_4$-SC等鉴别。

（二）PBC

1. 以中年女性为主 临床表现为乏力、皮肤瘙痒、黄疸、骨质疏松和脂溶性维生素缺乏，可伴有多种自身免疫性疾病，但也有很多患者无明显临床症状。

2. 生物化学检查 ALP、γ-GT 明显升高最常见；ALT、AST 可轻度升高，胆固醇水平升高。

3. 免疫学检查 IgM 升高，AMA 阳性，其中以 AMA-M_2 最具特异性。

4. 影像学检查 对所有胆汁淤积患者均应进行肝胆系统的超声检查，提示胆管系统正常且 AMA 阳性的患者，可诊断 PBC。

5. 肝活组织病理学检查 AMA 阴性者，需进行肝活组织病理学检查才能确定诊断。

符合下列 3 个标准中的 2 项即可诊断为 PBC：①反映胆汁淤积的生物化学指标如 ALP 升高；②血清 AMA 或 AMA-M_2 阳性；③肝脏组织病理学符合 PBC。

鉴别诊断应排除肝内外胆管阻塞引起的继发性胆汁性肝硬化，以及自身免疫性肝炎、药物性淤胆型肝炎等。

（三）PSC

肝功能慢性胆汁淤积指标 ALP 异常，伴有胆道造影显示肝内外胆管多灶性、节段性、环状狭窄，累及肝内、肝外胆管或两者均受累。肝穿刺活组织检查病理的典型特征为肝内胆管同心圆形"洋葱皮样"纤维化，但是较少出现。

PSC 需要与继发性硬化性胆管炎相鉴别。后者是一组临床特征与 PSC 相似、但病因明确的疾病。常见病因包括胆总管结石、胆道手术创伤、反复发作的化脓性胆管炎、胆道系统肿瘤（胆总管癌、肝细胞癌侵及胆管、壶腹部癌、胆总管旁淋巴结转移压迫等）、IgG_4-SC 等。

（四）IgG_4 相关性肝胆疾病

1. IgG_4-SC 血清 IgG 水平＞1350mg/L，肝功指标 ALP、γ-GT 明显升高。影像学表现为肝内胆管和（或）肝外胆管局限性或弥漫性狭窄，胆管壁增厚。组织学表现为胆管周围淋巴浆细胞浸润，胆管周围纤维化，闭塞性脉管炎及 IgG_4 阳性浆细胞浸润（＞10 个细胞/高倍视野）。胆道外其他 IgG_4 相关性疾病共存，如可并发 AIP、涎腺炎、腹膜后纤维化等。糖皮质激素治疗有效可作为额外诊断标准。

IgG_4-SC 需要与 PSC、PBC 相鉴别。

2. IgG_4-AIH 符合 AIH 明确诊断的积分要求且血清 IgG_4＞1350mg/L；组织学可见 IgG_4 阳性浆细胞浸润（＞10 个细胞/高倍视野），以门静脉区尤为明显。临床需与单纯 AIH 相鉴别。

（五）重叠综合征

1. AIH-PBC 重叠综合征 目前多采用"巴黎标准"，即 AIH 和 PBC 3 项诊断标准中的各 2 项同时或者相继出现。AIH 诊断标准包括：①血清 ALT＞5×ULN；②血清 IgG≥2×ULN 或血清 ASMA 阳性；③肝脏组织学提示中重度界面性肝炎。PBC 诊断标准包括：①血清ALP≥2×ULN或血清γ-GT≥5×ULN；②血清AMA阳性；③肝脏组织学表现为非化脓性破坏性胆管炎。

2. PSC-AIH重叠综合征 多见于儿童及年轻患者，其诊断标准是相加性的，即存在AIH特征性实验室检查特点（血清氨基转移酶和IgG水平显著升高）和肝组织学特征（中、重度界面性肝炎等），同时胆管造影显示胆管改变与PSC相同。

总结MDT会诊意见： 综合现有临床资料AILDs可能性大，建议行肝穿刺活检病理检查进一步确认，如支持AILDs诊断，尚可根据病理结果明确AILDs分型，从而制定相应的治疗方案。暂给予常规保肝治疗，监测肝功变化，检查唾液腺ECT明确干燥综合征诊断是否成立。

根据会诊讨论意见，患者行肝脏穿刺病理检查及唾液腺ECT检查。

肝脏穿刺病理结果如下：

病理大体所见：灰白条形组织长1.5～2.0cm，d：0.05cm

病理镜下所见：切片内共见约21个炎性扩大汇管区，边界不整，部分相连，其内可见炎细胞浸润，以浆细胞和淋巴细胞为主，可见少许嗜酸性粒细胞。炎细胞向周围肝细胞索广泛延伸，可见汇管区桥接坏死；汇管区内小胆管数目减少，胆管上皮细胞形态不整，胞浆空泡变性，部分上皮缺失，部分小胆管基底膜灶性破坏，汇管区周边肝细胞肿大，胞浆疏松呈羽毛样；汇管区内纤维结缔组织增生，形成纤维间隔。

肝小叶内肝细胞索排列欠规则，部分肝细胞浆疏松，可见双核肝细胞及蜡质样细胞，小叶内炎症较弥漫，点灶状坏死多见，偶见融合坏死，较多淋巴细胞、中性粒细胞浸润，窦组织细胞反应活跃。

病理诊断：（肝穿）符合自身免疫性肝病，自身免疫性肝炎-原发胆汁性胆管炎重叠综合征可能性大。

免疫组化：Masson（＋），网染（＋），D-PAS（＋），CK19（胆道上皮＋），CK7（胆道上皮＋），CD38（＋），M-1（＋），CD31（血管＋），CD34（血管＋），CD68（＋），HBsAg（－），HBcAg（－）。

唾液腺ECT扫描： 双侧腮腺摄取功能、排泌功能减低。

在保肝降酶药物治疗基础上，给予患者熊去氧胆酸胶囊750mg/d联合泼尼松龙40mg/d口服治疗，2周后复查肝功：ALT 45.60U/L，AST 71.50U/L，γ-GT 116.40U/L，AKP 192.30U/L，TBIL 42.70μmol/L，DBIL 31.50μmol/L，TBA 66.20μmol/L。肝功各项指标明显好转，泼尼松龙减量至30mg/d口服，2周后复查肝功：ALT 31.00U/L，AST 45.50U/L，γ-GT 83.40U/L，AKP 165.50U/L，TBIL 34.50μmol/L，DBIL 23.70μmol/L，TBA 37.50μmol/L。患者自觉食欲及体力明显好转，无腹胀及腹痛，皮肤瘙痒明显减轻。泼尼松龙减量至15mg/d口服，UDCA维持原剂量不变，办理出院。1个月后来我院复查肝功基本恢复正常，调整泼尼松龙剂量至10mg/d。半年后复查肝功无异常，口服泼尼松龙5mg/d联合UDCA750mg/d维持治疗。

最后确定诊断：自身免疫性肝病（AIH-PBC重叠综合征）；干燥综合征。

六、AILDs 的治疗

AILDs一旦明确诊断，多数需长期用药治疗，应根据患者病情发展阶段及AILDs分型制订个体化治疗方案。

（一）AIH

1. 治疗指征 多数AIH应用免疫抑制剂有效。治疗指征包括：中度以上炎症活动的AIH患者（血清氨基转移酶水平>3×ULN、IgG>1.5×ULN）；组织病理学见桥接坏死、多小叶坏死或塌陷性坏死、中央静脉周围炎；急性起病［ALT和（或）AST>10×ULN］；重症AIH，凝血异常：INR>1.5。

无疾病活动或自动缓解期的AIH、非活动肝硬化的AIH，可暂不考虑行免疫抑制治疗，但需严密观察，如患者出现明显的临床症状，或出现明显炎症活动可进行治疗。

2. 治疗方案

（1）泼尼松（泼尼松龙）和硫唑嘌呤联合治疗：适用于同时存在下述情况的AIH患者：绝经后妇女、骨质疏松、脆性糖尿病、肥胖、痤疮、情绪不稳及高血压患者。泼尼松（泼尼松龙）初始剂量为30～40mg/d，4周内逐渐减量至10～15mg/d；硫唑嘌呤以50mg/d或1～1.5mg/（kg·d）的剂量维持治疗。诱导缓解治疗一般推荐如下用药方案：泼尼松（泼尼松龙）30mg/d 1周、20mg/d 2周、15mg/d 4周，泼尼松（泼尼松龙）剂量低于15mg/d时，建议以2.5mg/d的幅度渐减至维持剂量（5～10mg/d）；维持治疗阶段甚至可将泼尼松（泼尼松龙）完全停用，仅以硫唑嘌呤50mg/d单药维持。

（2）泼尼松（泼尼松龙）单药治疗：适用于合并血细胞减少、巯基嘌呤甲基转移酶功能缺陷、妊娠或拟妊娠、并发恶性肿瘤的AIH患者。单药治疗时初始剂量一般选择40～60mg/d，并于4周内逐渐减量至15～20mg/d。初始剂量可结合患者症状、血清氨基转移酶和IgG水平、特别是肝组织学炎症程度进行合理选择。已有肝硬化表现者多选择泼尼松（泼尼松龙）单药治疗并酌情减少药物剂量。

免疫抑制治疗一般应维持3年以上，或获得生化指标缓解后至少2年以上。停药后初次复发患者，建议再次以初始治疗的剂量给予泼尼松（泼尼松龙）和硫唑嘌呤联合治疗，逐渐减量甚至停药并以硫唑嘌呤（50～75mg/d）维持治疗；硫唑嘌呤不能耐受的患者可给予小剂量泼尼松（泼尼松龙）（≤10mg/d）或与吗替麦考酚酯（MMF）联合长期维持治疗。2次以上复发者建议以最小剂量长期维持治疗。

（二）PBC

1. 基础治疗 UDCA是目前推荐用于治疗PBC的首选药物，其主要作用机制为促进胆汁分泌、抑制疏水性胆酸的细胞毒作用及其所诱导的细胞凋亡，因而保护胆管细胞和肝细胞。推荐剂量为 $13\sim15mg/$（$kg\cdot d$），分次或1次顿服。

2. 其他药物治疗 奥贝胆酸（OCA）于2016被批准用于UDCA治疗1年后应答不佳或不能耐受的患者，推荐起始剂量为5mg/d，治疗3个月后，如果肝生化指标仍然异常且患者耐受良好，剂量可增加至10mg/d。布地奈德是一种合成的糖皮质激素，具有较高的肝内首过代谢，相比泼尼松龙，全身副作用较小。有研究显示布地奈德与UDCA联合使用能够改善肝组织学和生化。贝特类降脂药（非诺贝特和苯扎贝特）可通过激活过氧化物酶体增殖物激活受体而发挥有力的抗胆汁淤积作用。

（三）PSC

1. 药物治疗 目前尚无有效的药物用于PSC的治疗。国内治疗共识建议可以对PSC患者尝试进行中等剂量的UDCA［$17\sim23mg/$（$kg\cdot d$）］经验性治疗。

2. 内镜治疗 对于主胆管狭窄、伴有明显胆汁淤积或以胆管炎为主要症状的PSC患者，可行ERCP球囊扩张治疗，对于经球囊扩张治疗和胆汁引流效果欠佳患者可行胆管支架置入术。

3. 经皮肝穿刺胆道引流术（PTCD） 可用于行空肠Roux-en-Y吻合或胃旁路术的PSC患者，也可用于肝内胆管狭窄或狭窄非常紧、不能进行内镜下放置导丝或扩张器时。

4. 外科治疗 姑息性手术适用于非肝硬化的PSC患者，以及肝门或肝外胆管显著狭窄、有明显胆汁淤积或复发性胆管炎、不能经内镜或经皮扩张者。

5. 对症治疗 轻度皮肤瘙痒可应用润肤剂及抗组胺药治疗，中重度瘙痒可应用胆汁酸螯合剂如考来烯胺、阿片类药物拮抗剂纳曲酮治疗。上述药物作用不明显时还可酌情选用利福平、苯巴比妥、舍曲林等。血浆置换也可能一定程度减轻皮肤瘙痒。PSC晚期常发生脂肪泻和维生素吸收不良综合征，以维生素A、D、E缺乏常见，应根据检测结果酌情补充。

（四）IgG_4 相关性肝胆疾病

对于所有活动的、初治患者，首选糖皮质激素进行诱导缓解。初始泼尼松剂量为$30\sim40mg/d$或$0.6mg/$（$kg\cdot d$），维持$2\sim4$周后逐渐减量，每$1\sim2$周根据患者临床症状、血清学指标及影像学检查结果逐渐递减至5mg/d。为预防复发，建议泼尼松龙$2.5\sim5mg/d$维持治疗（维持治疗期3个月～3年）。

对于单一糖皮质激素疗效不佳的患者，可选用糖皮质激素联合免疫抑制剂（硫唑嘌呤、他克莫司等）治疗；对于复发或不能耐受糖皮质激素治疗的患者可考虑应用B细胞消耗性生物制剂利妥昔单抗。IgG_4-SC患者可辅以UDCA或贝特类降脂药治疗。

（五）重叠综合征

1. AIH-PBC重叠综合征 目前多数学者建议泼尼松（泼尼松龙）和UDCA联合治疗，泼尼松（泼尼松龙）30mg/d，4周后逐渐减少至10mg/d，UDCA13～15mg/

（kg·d）。泼尼松（泼尼松龙）联合UDCA治疗不能缓解或泼尼松（泼尼松龙）不良反应明显者，可加用免疫抑制剂如硫唑嘌呤。

2. AIH-PSC重叠综合征 UDCA（15～20mg/kg）联合泼尼松（泼尼松龙）治疗，可改善患者血清生物化学指标，但是组织学及长期疗效未得到证实。

对于所有类型的终末期AILDs，肝移植是唯一可行的治疗方案。

七、预后

AIH患者在获得生化学缓解后一般预后较好，生存期接近正常人群。预后不佳的危险因素主要包括诊断时已有肝硬化和治疗后未能获得生化学缓解。

PBC有症状者平均生存期为10～15年，出现食管静脉曲张者3年生存率仅为60%。预后不佳的因素包括：对UDCA无应答、老年患者、血清总胆红素进行性升高，肝脏合成功能下降、组织学改变持续进展。

PSC患者因缺少有效的治疗措施，疾病从诊断发展至死亡或进行肝移植的中位时间为12～18年。有症状的PSC患者随访6年后合并肝衰竭、胆管癌等可高达41%。

IgG_4相关性肝胆疾病应用糖皮质激素治疗短期效果明显，大部分患者预后良好，长期预后目前尚不明确。部分患者至疾病进展过程中可发生恶性肿瘤。

相比单纯的PBC或AIH，PBC-AIH疾病进展快，发生肝硬化、门静脉高压、食管静脉曲张、消化道出血、腹腔积液以及死亡的风险都显著升高。

（张　新）

第五章　肝硬化门静脉高压症

病例介绍： 患者王某，男，61岁，2021年3月23日入院。

主诉： 反复乏力伴腹胀1个月，呕血2h。

现病史： 患者于1个月前反复出现乏力，伴右上腹部不适、腹胀，偶有厌油及纳差。无恶心、呕吐，无腹痛、腹泻，无发热。偶有牙龈出血，无鼻出血。自觉尿量减少，尿色深黄。未系统诊治。患者于2h前进食花生米后出现呕血，呕鲜红色血液1次，量约200mL，伴上腹痛，呈持续钝痛感，自行口服"云南白药"（具体剂量不详），腹痛未见明显减轻。为求进一步诊治遂来我院，急诊以"消化道出血"收入消化科。病程中无发热，无咳嗽、咳痰，无胸闷、胸痛，无腹泻、黑便，无意识障碍。平日饮食尚可，尿黄，尿少，大便未见明显异常，体重无明显变化。

既往史： 乙型肝炎、肝硬化病史10余年，口服"恩替卡韦"抗病毒治疗。肝血管瘤切除术后9年。否认高血压、糖尿病病史，否认外伤史，否认药物过敏史。否认服用可疑肝损药物史。否认长期大量饮酒史。母亲有乙型肝炎、肝硬化病史。

查体： 一般状态欠佳，神志清楚。血压117/79mmHg，脉搏102次/分，呼吸20次/分，体温36.5℃。慢性病容，睑结膜无苍白，皮肤、巩膜无黄染，可见肝掌及蜘蛛痣。口唇正常，颈部浅表淋巴结未触及肿大。心肺听诊无异常。腹部饱满，可见手术疤痕及腹壁静脉曲张；腹软，上腹部压痛阳性，余腹部无压痛、反跳痛及肌紧张，肝脾肋下未触及，未触及异常包块；移动性浊音阳性。双下肢水肿。

自带门诊检查： 血常规白细胞$3.10×10^9$/L，中性粒细胞百分比77.60%，血红蛋白113.00g/L，血小板$65.00×10^9$/L。

入院初步诊断： 消化道出血；乙型肝炎后肝硬化失代偿期；腹腔积液；脾功能亢进；肝血管瘤术后。

病例特点： 患者老年男性，有乙型肝炎、肝硬化家族史，既往乙型肝炎、肝硬化病史10余年，口服恩替卡韦抗病毒治疗。反复乏力伴腹胀1个月，无发热，进食硬质食物后出现呕血。

印象诊断： 消化道出血；乙型肝炎后肝硬化失代偿期；腹腔积液；脾功能亢进；肝血管瘤术后。

肝硬化（liver cirrhosis）是各种慢性肝病进展至以肝脏慢性炎症、弥漫性纤维化、假小叶、再生结节和肝内外血管增殖为特征的病理阶段，代偿期无明显症状，失代偿期以门静脉高压和肝功能减退为临床特征，患者常因并发食管胃底静脉曲张出血、肝性脑病、感染、肝肾综合征、门静脉血栓等多器官功能慢性衰竭而死亡。肝硬化病因有病毒性肝炎、酒精性肝病、脂肪性肝病、胆汁淤积、循环障碍、药物或化学毒物、自身免疫性疾病、寄生虫感染、遗传和代谢性疾病以及原因不明肝硬化。在我国以乙型肝炎为主要病因，在欧美国家酒精性肝病及丙型肝炎为多见原因。门静脉高压和肝功能减退是肝硬化失代偿期主要的临床表现。其中门静脉高压被认为是继病因之后推动肝功能减退的重要病理生理环节，是肝硬化的主要死因之一。

一、发病机制及病理生理

在各种致病因素作用下，肝脏经历慢性炎症、脂肪样变性、肝细胞减少、弥漫性纤维化及肝内外血管增殖，逐渐发展为肝硬化。门静脉压力取决于门静脉血流量和门静脉阻力。肝硬化引起的门静脉高压是窦性和窦后性的。肝硬化门静脉高压的主要表现是侧支循环形成、脾功能亢进、脾大，腹腔积液。

门腔侧支循环形成机制是持续门静脉高压，促进肝内外血管增殖。肝内分流是纤维隔中的门静脉与肝静脉之间形成的交通支，使门静脉血流绕过肝小叶，通过交通支进入肝静脉；肝外分流形成侧支循环。侧支循环开放后，出现血流方向的改变，静脉扩张和迂曲。常见的有食管胃底静脉曲张（EGV）、腹壁静脉曲张、痔静脉曲张、腹膜后吻合支曲张、脾肾分流。此时门静脉血可不经肝，通过侧支经腔静脉直接回右心房。这些侧支循环除了导致食管胃底静脉曲张出血等致命性事件，大量异常分流还使肝细胞对各种物质的摄取、代谢及 Kupffer 细胞的吞噬、降解作用不能得以发挥，从肠道进入门静脉血流的毒素等直接进入体循环，引发一系列病理生理改变，如肝性脑病、肝肾综合征、自发性腹膜炎及药物半衰期延长等。门静脉高压导致的胃底静脉曲张及胃底黏膜血管扩张充血、黏膜水肿糜烂形成门静脉高压性胃病，也是引起上消化道出血的重要原因。此外，这些异常分流导致的门静脉血流缓慢，也是门静脉血栓形成的原因之一。

脾功能亢进、脾大机制：脾静脉回流阻力增加及门静脉压力逆传到脾，使脾脏淤血性肿大，脾组织和脾内纤维组织增生。此外，肠道抗原物质经门体侧支循环进入体循环，被脾脏摄取，抗原刺激脾脏单核-巨噬细胞增生，脾功能亢进，表现为外周血红细胞、白细胞和血小板减少。

腹腔积液（ascites）形成的机制：①门静脉压力增高，腹腔内脏血管床静水压增高，组织液回吸收减少而漏入腹腔，是腹腔积液形成的决定性因素。②肝硬化患者摄入减少，肝储备功能下降，合成白蛋白能力下降，血浆胶体渗透压降低，毛细血管内液体漏入腹腔或组织间隙。③有效循环血容量不足，肝硬化时内脏动脉扩张，有效循环血容量不足，导致肾血流量减少，肾素-血管紧张素系统激活，肾小球滤过率降低，排钠和排尿量减少，肾血管收缩钠水潴留。④肝脏对醛固酮灭能作用减弱，醛固酮作用于远端肾小管，使钠重吸收增加；同时对抗利尿激素的灭能作用也减弱，导致继发性抗利尿激素增多，其作用于集合管，导致水的吸收增加，水钠潴留，尿量减少。⑤门静脉高压时肝淋巴量生成增多，超过了淋巴循环引流的能力，肝淋巴液自肝包膜直接漏入腹腔，参与腹腔积液形成。

二、临床表现

肝硬化通常起病隐匿，病程发展缓慢，临床上将肝硬化大致分为肝功能代偿期和失代偿期。

（一）代偿期

10%～20%代偿期肝硬化患者可无症状，常在影像学、组织学检查时发现。其他患者可有乏力、食欲减退、消化不良、腹泻等非特异症状，肝脏是否肿大取决于不同类型的肝硬化，脾脏因门静脉高压常有轻、中度肿大。肝功能指标检查正常或轻度异常。

（二）失代偿期

症状较明显，主要表现为肝功能减退和门静脉高压及并发症的临床表现。

1. 肝功能减退

（1）消化吸收不良：患者食欲减退、恶心、厌食，腹胀，餐后加重，进食后易腹泻。原因：门静脉高压致胃肠淤血，吸收障碍，肠道菌群失调。

（2）营养不良：患者一般情况较差，消瘦、乏力，精神不振，甚至因衰弱而卧床不起。患者皮肤干枯或水肿。

（3）黄疸：皮肤、巩膜黄染、尿色深，肝细胞进行性或广泛坏死导致肝衰竭时，黄疸持续加重，多系肝细胞性黄疸（图6-5-1，图6-5-2）。

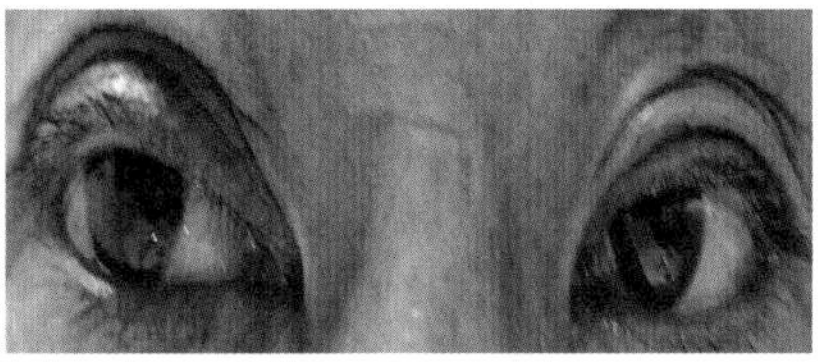

（4）出血和贫血：常有鼻腔、牙龈出血及皮肤黏膜淤点、淤斑和消化道出血。原因：肝脏合成凝血因子减少；脾功亢进；毛细血管脆性增加。

图6-5-1　巩膜黄染

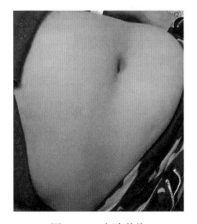

图6-5-2　皮肤黄染

（5）内分泌失调：雌激素增多，雄激素减少［肝掌、蜘蛛痣（图6-5-3，图6-5-4），男性性功能减退、乳腺发育，女性闭经及不孕］；肾上腺皮质激素合成不足（肝病面容）；抗利尿激素ADH和醛固酮激素增多（促进腹腔积液形成）；甲状腺激素T_3升高，T_4下降。肝硬化患者糖尿病发病率增加，表现为高血糖，糖耐量试验异常、高胰岛素血症和外周性胰岛素抵抗。进展性

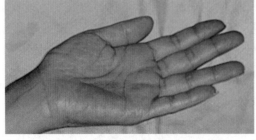

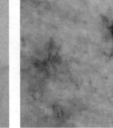

图6-5-3　肝掌　　　　　　　　　　　　图6-5-4　蜘蛛痣

肝硬化伴严重肝细胞功能衰竭常发生低血糖。

（6）不规则低热：对致热因子灭活能力下降或继发感染。

（7）低白蛋白血症：下肢水肿，腹腔积液。

2. 门静脉高压

（1）门腔侧支循环形成：①食管胃底静脉曲张（EGV）。其破裂引起的食管胃底静脉曲张出血（EGVB）难以止血，是肝硬化门静脉高压较为常见和严重的并发症，病死率高。②腹壁静脉曲张。脐周腹壁浅静脉血流方向多呈放射状流向脐上及脐下。③痔静脉曲张。部分患者因痔疮出血而发现肝硬化。④腹膜后吻合支曲张。腹膜后门静脉与下腔静脉之间有许多细小分支，称之Retzius静脉。门静脉高压时，Retzius静脉增多、曲张，以缓解门静脉高压。⑤脾肾分流。门静脉的属支脾静脉、胃静脉等可与左肾静脉沟通，形成脾肾分流（图6-5-5～6-5-9）。

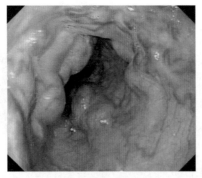

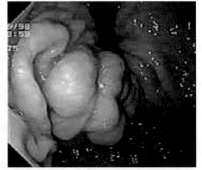

图6-5-5　食管静脉曲张　　　　　　　　图6-5-6　胃底静脉曲张

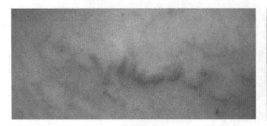

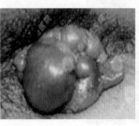

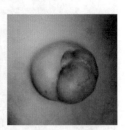

图6-5-7　腹壁静脉曲张　　　　图6-5-8　痔静脉曲张　　　图6-5-9　脐疝

（2）脾功能亢进及脾大：脾大是肝硬化门静脉高压较早出现的体征。脾功能亢进，外周血呈不同程度血小板及白细胞减少，贫血，易并发感染及出血。

（3）腹腔积液：是肝硬化失代偿期最突出的临床表现之一。患者常诉腹胀，大量腹腔积液使腹部膨隆状如蛙腹，甚至导致脐疝，横膈因此上移，运动受限，致呼吸困难和心悸。腹腔积液明显时可伴有肝性胸腔积液，以右侧多见，系腹腔积液通过膈淋巴管或经瓣性开口进入胸腔所致。

3. 并发症的临床表现

（1）上消化道出血：①食管胃底静脉曲张破裂出血。诱因为进食粗糙食物，胃酸侵蚀，腹内压增高，剧烈咳嗽。表现为突发大量呕血或柏油样便，常伴出血性休克。可诱发肝性脑病。②消化性溃疡。因门静脉高压，胃黏膜静脉回流缓慢，黏膜屏障受损，致黏膜糜烂溃疡出血。③门静脉高压性胃病。胃镜下见胃肠黏膜广泛充血水肿糜烂渗血，呈"马赛克征"。

（2）感染：最常见的感染是自发性细菌性腹膜炎（spontaneous bacterial peritonitis，SBP），其致病菌是革兰氏阴性杆菌，患者有低热，腹胀，腹痛，短期内腹腔积液迅速增加，病情要严重可诱发肝性脑病和中毒性休克。查体全腹压痛，腹膜刺激征。腹腔积液是渗出液，白细胞$>500\times10^6$/L或多形核白细胞$>250\times10^6$/L，可诊断SBP。腹腔积液多可培养出细菌。另外，还可见胆道感染，肺感染，尿路感染，肠道感染等。

（3）胆石症：发生率30%，可合并胆囊结石或胆总管结石，表现为右上腹痛、发热、黄疸等症状。

（4）原发性肝癌：由肝细胞、肝内胆管上皮细胞发生的恶性肿瘤，进行性肝脏肿大，质地硬，表面结节状。血清AFP明显升高。

（5）肝肾综合征：门静脉高压使体循环血流量减少，肾血流量减少；肝脏不能灭活多种扩血管物质，使体循环血管床扩张，肾灌注不足，导致肾功能衰竭。肾脏本身无器质性损害，又称为功能性肾衰竭。表现为少尿、无尿及氮质血症，常伴有难治性腹腔积液。

（6）肝肺综合征：应排除原有心肺疾病。患者肺毛细血管扩张，有低氧血症，表现为呼吸困难、发绀、杵状指；$PaO_2<10kPa$为诊断必备条件；无有效治疗方法，预后差。

（7）肝性脑病（HE）：是肝硬化最严重并发症，也是最常见的死亡原因。患者可有扑翼样震颤、谵妄进而昏迷。

（8）门静脉血栓形成或海绵样变：因门静脉高压，血流淤滞，致门静脉主干、肠系膜上静脉、下静脉或脾静脉血栓形成。可引起小肠坏死、腹膜炎、休克甚至死亡。门静脉海绵样变是肝门部门静脉或分支阻塞，形成海绵状迂曲血管网，引起门静脉高压。

（9）电解质和酸碱平衡紊乱：由于长期限钠饮食、利尿、大量放腹腔积液、腹泻、继发性醛固酮增多症，可导致低钠血症、低钾低氯血症和呼吸性或代谢性碱中毒，易诱发肝性脑病及肝肾综合征。

三、辅助检查

患者入院后完善检查如下。

1. 乙型病毒性肝炎五项定量 HBsAg＞250.00IU/mL，anti-HBs 0.4mIU/mL，HBeAg 11.64S/CO，anti-HBe 1.49S/CO，anti-HBc 8.47S/CO；HBV-DNA＜5.0e＋2IU/mL；抗HCV（－）；抗核抗体全项（－）；生化全项：ALT 116.50U/L，AST 132.50U/L，ALB 28.2g/L，γ-GT 101.60U/L，AKP69.90U/L，TBIL 38.12μmol/L；凝血酶原活动度48.5%；血淀粉酶67U/L；便隐血（＋）；AFP 42IU/mL，CA199、CEA正常。

2. 肝胆脾彩超 肝脏弥漫性病变，肝内多发结节，肝脏轮廓欠规整，考虑术后改变，门静脉左支及右支管腔内异常回声，可疑栓子；脾大，脾静脉高值；胆囊继发性改变，胆囊多发息肉样病变、胆囊多发结石；腹腔积液。

3. 腹腔积液常规 外观：淡黄色透明液体，细胞总数 65×10^6/L，单个核细胞46%，多核细胞54%，蛋白（－）。腹腔积液细菌培养阴性。腺苷脱氨酶正常。

4. 电子胃镜 食管上段起见4条曲张静脉，最大直径1.5cm，部分有融合，RC征（＋），未见糜烂、血栓及活动性出血。胃内曲张静脉与食管静脉相延续。胃：贲门黏膜光滑，通过顺利；广泛胃黏膜充血，水肿，呈马赛克征；幽门口圆形，开闭良好，无反流。十二指肠：球及降部正常。内镜诊断：食管静脉曲张（Lesmi，D1.5，Rf1），胃底静脉曲张，门静脉高压性胃病，正常十二指肠黏膜像见图6-5-10。

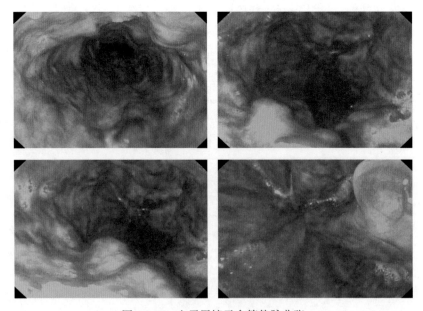

图6-5-10 电子胃镜示食管静脉曲张

5. 肝脏三期增强CT 肝脏体积缩小，表面凹凸不平，肝脏形态不规则。肝左右叶比例失调，肝裂增宽。肝实质强化不均，动脉期肝右叶可见片状轻度强化影，门静脉期及平衡期未见明确异常强化；门静脉主干、右支、肠系膜静脉管腔见低密度充盈缺损，肝门区可见迂曲血管影，食管胃底静脉及脾静脉可见迂曲扩张。胆囊大小形态正常，其内可见结节样高密度影，脾大，实质强化均匀。诊断意见：肝硬化、脾大；肝脏形态不规则；动脉期肝右叶局限性强化影，请结合其他检查；门静脉主干、右支、肠系膜静脉栓塞；肝门区、食管、胃底及脾静脉迂曲扩张；胆囊结石见图6-5-11。

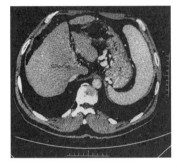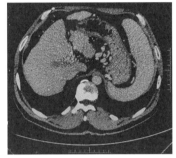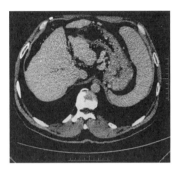

图6-5-11　肝脏三期增强CT（256层）

6. 门静脉螺旋CT血管成像　门静脉主干、右支、肠系膜静脉管腔见低密度充盈缺损，肝门区可见迂曲血管影，食管、胃底静脉及脾静脉可见迂曲扩张。诊断意见：门静脉主干、右支、肠系膜静脉栓塞；肝门区、食管、胃底及脾静脉迂曲扩张见图6-5-12。

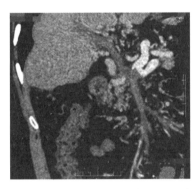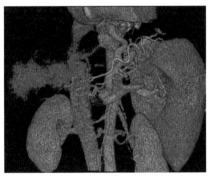

图6-5-12　门静脉CT血管成像

确定诊断：乙型病毒性肝炎肝硬化失代偿期：食管胃底静脉曲张出血，门静脉高压性胃病，腹腔积液，脾功能亢进，门静脉血栓形成；胆囊结石，胆囊息肉；肝血管瘤术后。

四、诊断

诊断内容包括确定有无肝硬化、肝硬化原因诊断、肝功能评估及并发症诊断。

（一）确定有无肝硬化

肝活检若查见假小叶形成，可建立诊断。临床诊断肝硬化通常依据肝功能减退和门静脉高压两大同时存在的证据群。影像学肝硬化征象有助于诊断。

（二）寻找肝硬化原因

诊断肝硬化时，应尽可能搜寻其病因，以利于对因治疗。

（三）肝功能评估

可用Child-Pugh分级来评定，详见本篇第二章。

（四）代偿期肝硬化的诊断依据

应符合下列4条之一。

1. 组织学符合肝硬化诊断。

2. 除外非肝硬化性门静脉高压，内镜显示食管胃底静脉曲张或消化道异位静脉曲张。

3. 彩超或CT等影像学检查提示肝硬化或门静脉高压特征，如：脾大、门静脉内径≥1.3cm。

4. 无组织学或影像学检查者，以下异常提示存在肝硬化（需符合4条中的2条）：①无其他原因可以解释PLT$<100\times10^9$/L，排除营养不良或肾脏疾病等其他原因；②血清白蛋白<35g/L；③INR>1.3或PT延长（停用溶栓或抗凝药7天以上）；④AST/PLT比率指数成人评分大于2，需注意降酶药对其影响。

（五）失代偿肝硬化的诊断

1. 具备肝硬化的诊断依据。

2. 出现门静脉高压和相关并发症，如腹腔积液、食管胃底静脉破裂出血、感染、肝性脑病、肝肾综合征等。

五、鉴别诊断

（一）引起腹部膨隆的疾病

需与结核性腹膜炎、腹腔内肿瘤、肾病综合征、缩窄性心包炎和巨大卵巢囊肿等鉴别。

（二）肝脏肿大、脾大

与血液病、代谢性疾病的肝脾大相鉴别。必要时做肝活检。肝脏结节性病变应与原发性肝癌相鉴别。

（三）肝硬化并发症的鉴别诊断

1. 上消化道出血应与消化性溃疡、糜烂出血性胃炎、胃癌等鉴别。

2．肝性脑病应与低血糖、糖尿病酮症酸中毒、尿毒症、脑血管意外、脑部感染和镇静药过量等鉴别。

3．肝肾综合征应与慢性肾小球肾炎，急性肾小管坏死等鉴别。

4．肝肺综合征注意与肺部感染、哮喘等鉴别。

六、治疗

肝硬化代偿期患者，治疗旨在延缓肝功能失代偿，预防肝细胞癌，争取逆转病变；对于失代偿期患者，则以改善肝功能、治疗并发症、延缓或减少对肝移植需求为目标。

（一）保护或改善肝功能

1. 去除或减轻病因 酒精性肝硬化患者必须戒酒；乙型肝炎复制活跃患者达到抗病毒指征时需抗病毒治疗；肝豆状核变性肝硬化患者应避免食用富含铜的食物等；忌用对肝脏有损害的药物。

2. 饮食休息 代偿期患者可参加轻工作，失代偿期尤其出现并发症患者应卧床休息。只要肠道功能尚可，应鼓励肠内营养，减少肠外营养。应进食高维生素、易消化的食物。以糖类为主，蛋白质摄入量以患者可耐受为宜，辅以多种维生素，可给予胰酶助消化。对食欲减退、食物不耐受者，可给予蛋白质已水解为小肽段的肠内营养剂。肝衰竭或有肝性脑病先兆时，应减少蛋白质的摄入。食管静脉曲张者应禁食坚硬粗糙食物。

3. 保护肝细胞抗肝纤维化 胆汁淤积时，微创手术解除胆道梗阻，可避免对肝功能的进一步损伤。常用的保肝药物有多烯磷脂酰胆碱、水飞蓟宾、还原型谷胱甘肽、甘草酸制剂、双环醇、腺苷蛋氨酸等。尚无有效的循证医学证据推荐的能有效逆转肝纤维化的西药，中医中药有一定作用。

（二）门静脉高压症及其并发症治疗

1. 腹腔积液的治疗 主要减轻由于腹腔积液及下肢水肿带来的不适，防治腹腔积液引起的并发症，如SBP、脐疝、破裂以及进一步发展的肝肾综合征。

（1）限制钠、水摄入量：氯化钠摄入宜<2.0g/d，入水量<1000mL/d，如有低钠血症，则应限制在500mL以内。

（2）利尿：常联合使用保钾及排钾利尿剂。一般开始用螺内酯60mg/d＋呋塞米20mg/d，逐渐增加至螺内酯100mg/d＋呋塞米40mg/d。结合肝功酌情配合静脉输注白蛋白。利尿速度不宜过快，以免诱发肝性脑病、肝肾综合征等。顽固性腹腔积液的治疗：利尿药物、排放腹腔积液、输注白蛋白、缩血管活性药物、经颈静脉肝内门腔分流术。必要时行肝移植治疗。

（3）经颈静脉肝内门腔分流术（TIPS）：TIPS可有效缓解门静脉高压，增加肾脏血

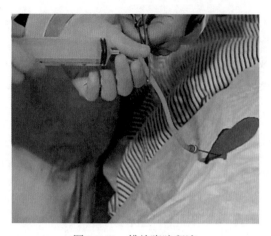

图6-5-13 排放腹腔积液

液灌注，显著减少甚至消除腹腔积液。多数TIPS术后患者可不需限盐、限水及长期使用利尿剂，减少对肝移植的需求。

（4）排放腹腔积液、输注白蛋白：一般每放腹腔积液1000mL，输注白蛋白8g（图6-5-13）。

（5）自发性细菌性腹膜炎（SBP）的治疗：临床上怀疑SBP时应立即进行经验性治疗。选用肝毒性小、主要针对革兰氏阴性杆菌并兼顾革兰阳性球菌的抗生素，如头孢哌酮或喹诺酮类等，在用药后48h再行腹腔积液检查，疗效不满意时，根据治疗反应和药敏结果进行调整。由于SBP容易复发，用药时间不得少于2周。SBP多系肠源性感染，除抗生素治疗外，应注意保持大便通畅、维护肠道菌群平衡。腹腔积液是细菌繁殖的良好培养基，控制腹腔积液也是治疗该并发症的一个关键点。

肝硬化患者合并乳糜性腹腔积液，应筛查其他导致乳糜性腹腔积液的原因，如肿瘤、结核等。对因治疗，同时需调整饮食，给予低盐、低脂、中链甘油三酯高蛋白饮食，减少乳糜的产生。特利加压素有助于降低门静脉压力。TIPS可有助于降低门静脉压力，缓解乳糜性腹腔积液，必要时外科干预。

2. 食管胃底静脉曲张破裂出血的治疗及预防

（1）治疗原则为止血、恢复血容量、降低门静脉压力、防治并发症。急性期应禁食水，积极补充血容量。必要时输注红细胞，血红蛋白浓度目标值≥70g/L。凝血功能障碍者，可补充新鲜血浆、凝血酶原复合物和纤维蛋白原等，血小板明显减少者可输血小板。

（2）止血措施：①药物。尽早给予收缩内脏血管药物如生长抑素、奥曲肽、特利加压素或垂体加压素，减少门静脉血流量，降低门静脉压力，以达到止血目的。生长抑素及奥曲肽因对全身血流动力学影响较小，不良反应少，是治疗EGVB最常用的药物。应用质子泵抑制剂（也可用H_2受体阻滞剂）调高胃液pH值，有助于止血。②内镜治疗。药物治疗欠佳时可行内镜下食管静脉曲张套扎术（EVL）、内镜硬化剂注射或组织粘合剂治疗，药物联合内镜治疗的效果和安全性更佳。③TIPS。经颈静脉肝内门腔静脉内支架分流术是治疗门静脉高压、上消化道出血的介入放射学新疗法。它利用外科分流原理，在肝实质内肝静脉与门静脉间建立起人工分流通道，从而降低门静脉压力、减少或消除由于门静脉高压所致的食道静脉曲张破裂出血、腹腔积液等（图6-5-14）。

对急性大出血的止血率达到95%，国际共识意见认为大出血和估计内镜治疗成功率低的患者应在72h内行TIPS。通常择期TIPS对患者肝功能要求Child-Pugh评分B级，急性大量EGVB时，TIPS对肝功能的要求可放宽至Child-Pugh评分C级。④气囊压迫止血。气囊压迫短暂止血效果肯定，但患者痛苦大、并发症较多，不宜长期使用。⑤急症手术。上述治疗后仍出血不止，肝功能储备功能为Child-Pugh A级者可行门静脉断流术。

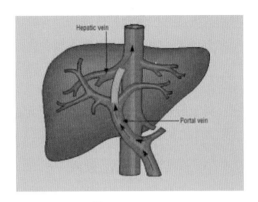

图6-5-14　TIPS

（3）预防出血：①一级预防。主要针对已有食管胃底静脉曲张、但尚未出血者。非选择性β受体阻滞剂可收缩内脏血管，减少内脏高动力循环。常用普萘洛尔或卡地洛尔，治疗剂量应使心率不低于55次/分，当患者有乏力、气短等不良反应时，应停药。对于顽固性腹腔积液患者，该类药不宜应用。EVL可用于中度食管静脉曲张。指南建议一级预防不推荐非选择性β受体阻滞剂同时联合内镜治疗。伴有腹腔积液的食管胃静脉曲张一、二级预防β受体阻滞剂应减为半量。②二级预防。指对已发生过EGVB患者，预防其再出血。首次出血后的再出血率可达60%，病死率33%，因此应重视EGVB的二级预防。开始的时间应早至出血后的第6天。若患者在急性出血期间已行TIPS，止血后可不给予预防静脉曲张出血的药物，但应采用多普勒超声每3~6个月了解分流道是否通畅。若患者在急性出血期间未行TIPS，预防再出血的方法有：内镜治疗首选套扎；经内镜或血管介入途径向食管胃底静脉注射液态栓塞胶或其他栓塞材料的断流术；药物治疗常用药物有普萘洛尔，联合内镜治疗效果更好；以TIPS为代表的部分门体分流术；以部分脾动脉栓塞为代表的断流术。终末期肝病伴食管胃底静脉反复出血者是肝移植的适应证。

本例患者入院后给予的治疗：

1. 立即给予禁食水，生命体征监测，止血、抑酸、保肝支持治疗。

2. 胃镜下套扎治疗见图6-5-15。

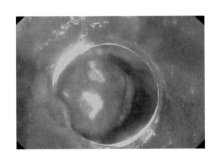

图6-5-15　胃镜下套扎治疗

（三）肝性脑病

早期识别、及时治疗是改善肝性脑病预后的关键。

1. 去除发病诱因　纠正电解质和酸碱平衡紊乱；预防和控制感染；慎用镇静药及损伤肝功能的药物；改善肠道微生态。改善肠道微生态常用方法：弱酸或生理盐水清洁灌肠、口服乳果糖导泻清除肠道积血；口服乳果糖等防治便秘；口服利福昔明等抗生素。

2. 保证热量供应，避免低血糖；补充各种维生素；酌情输注血浆或白蛋白。

3. 促进体内氨的代谢　常用L-鸟氨酸-L-天冬氨酸。谷氨酸钠（或钾）、精氨酸等药物理论上有降血氨作用，临床应用广泛，但尚无证据肯定其疗效。

4. 调节神经递质　氟马西尼对部分3、4期肝性脑病患者具有促醒作用。支链氨基酸减少或拮抗假性神经递质的疗效尚有争议，但对于不能耐受蛋白质的营养不良者，补充支链氨基酸有助于改善其氮平衡。

5. 阻断门-体分流 TIPS术后引起的肝性脑病多是暂时的，随着术后肝功能改善、尿量增加及肠道淤血减轻，肝性脑病多呈自限性，很少需要行减小分流道直径的介入术。对于肝硬化门静脉高压所致严重的侧支循环开放，可通过TIPS联合曲张静脉的介入断流术，阻断异常的门-体分流。

（四）其他并发症治疗

1. 胆石症 应以内科保守治疗为主，由于肝硬化并发胆石症的手术病死率约10%，尤其是肝功能Child-Pugh C级者，应尽量避免手术。

2. 感染 对肝硬化并发的感染，一旦疑诊，应立即经验性抗感染治疗。自发性细菌性腹膜炎、胆道及肠道感染的抗生素选择，应遵循广谱、足量、肝肾毒性小的原则，首选第三代头孢类抗生素，如头孢哌酮＋舒巴坦。其他如氟喹诺酮类、哌拉西林钠＋他唑巴坦及碳青霉烯类抗生素，均可根据患者情况使用。一旦培养出病原菌，则应根据药敏试验选择窄谱抗生素。

3. 门静脉血栓（PVT） 对新近发生的血栓应做早期静脉肝素抗凝治疗，口服抗凝药物治疗至少维持半年。对早期的门静脉血栓也可采用尿激酶进行早期溶栓，使门静脉再通。TIPS适用于血栓形成时间较长、出现机化的患者。

4. 肝肾综合征 去除诱因如感染、出血、电解质紊乱等。避免使用肾损药物。TIPS有助于降低缓进型转为急进型的风险，肝移植可以同时缓解这两型肝肾综合征，是该并发症有效的治疗方法。在等待肝移植术的过程中，可以采取如下措施保护肾功能：静脉补充白蛋白、使用血管加压素、TIPS、血液透析以及人工肝支持（图6-5-16）等。

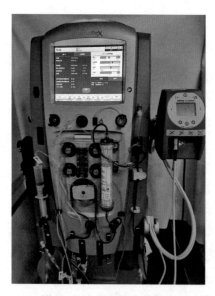

图6-5-16 人工肝支持治疗

5. 肝肺综合征 吸氧及高压氧舱适用于轻型、早期患者。目前缺乏有效的药物治疗，改变疾病结局主要依靠肝移植。

6. 脾功能亢进 以部分脾动脉栓塞和TIPS治疗为主。传统的全脾切除术因术后发生门静脉血栓、严重感染的风险较高，已不提倡。

7. 肝硬化心肌病 缺乏特异性药物，治疗主要针对左心衰竭，肝移植是唯一可治疗的手段。

（五）手术

TIPS综合技术具有微创、精准、可重复和有效等优点，在细致的药物治疗配合下，逐渐成为有效延长患者生存期的治疗方法。肝移植是对终末期肝硬化治疗的最佳选择，掌握手术时机及尽可能充分做好术前准备可提高手术存活率。

该患者套扎治疗后出血停止，病情稳定。给予常规治疗：健康宣教，营养支持，记出入量；恩替卡韦抗病毒治疗；限制钠、水摄入，适当补充血清白蛋白；呋塞米＋螺内酯利尿治疗，根据腹腔积液量及水肿情况调整利尿剂量。注意有无再次出血，监测肝功、肾功、电解质、凝血变化。

治疗后患者无再次出血，腹胀好转，肝功能基本正常，出院回当地继续治疗。出院后嘱其坚持长期服用恩替卡韦抗乙型病毒性肝炎病毒治疗，不可擅自停药，嘱患者定期复查。

七、宣教内容

1. 代偿期患者可从事轻体力劳动，失代偿期患者应多卧床休息。避免感染，避免着凉及不洁饮食。居室通风，养成良好的个人卫生习惯。

2. 严格禁酒。避免服用不必要且疗效不明确的各种药物及不正规的偏方及保健品。

3. 进食以易消化、产气少的食物为主，持续少量蛋白及脂肪食物，常吃蔬菜水果，调味不宜过于辛辣，保持大便通畅，不宜用力排便。未行TIPS的肝硬化患者，以低盐饮食为宜；TIPS术后患者可不必限盐和水。食管胃底静脉曲张破裂出血的诱因多见于进食粗糙食物、胃酸侵蚀、腹内压增高及剧烈咳嗽等。对已有食管胃底静脉曲张者，进食不宜过快、过多，食物不宜过于辛辣和粗糙，同时注意避免吞下鱼刺或骨。

4. 坚持使用针对病因的药物，如长期服用抗乙型病毒性肝炎病毒的药物等，定期复查随访。乙型肝炎和丙型肝炎患者可以与家人、朋友共餐。应避免共用剃须刀等可能有创的生活用品；性生活应适当，建议使用避孕套。接触患者开放伤口时，应戴手套。

5. 有轻微肝性脑病患者不宜驾车及高空作业。

八、预后

肝硬化患者Child-Pugh分级与预后密切相关，1年和2年估计生存率Child-Pugh A级为100%、85%；B级为80%、60%；C级为45%、35%。呕血、黄疸、腹腔积液是预后不利因素。肝移植的开展明显改善了肝硬化患者的预后。

九、预防

明确病因，根据病因治疗是关键。我国最常见为乙型病毒性肝炎，因此新生儿及高危人群应接种疫苗，乙型肝炎患者需抗病毒者应积极抗病毒治疗。避免使用肝毒性药物，严防各种化学品中毒。

（赵　越）

第六章 肝脓肿

病例介绍：患者刘某，男，56 岁，2021 年 2 月 19 日入院。

主诉：发热伴右上腹痛 5 天。

现病史：患者入院前 5 天出现发热，寒战，体温最高至 40℃，伴有右上腹痛。无头痛、咽痛，无咳嗽、咳痰，无腹泻，无恶心、呕吐，无尿急、尿频、尿痛。于当地医院就诊检查血常规显示白细胞升高，应用"头孢类药物"治疗，病情无好转，体温仍持续升高。今来我院门诊就诊，检查彩超回报肝脏右叶可见范围约 158mm×125mm 的以无回声为主的混合区，考虑肝脓肿可能，建议结合增强 CT。

既往史：否认伤寒及结核病史，否认慢性乙型病毒性肝炎、慢性丙型病毒性肝炎病史。有血糖升高史 2 年，近半年血糖升高至 12mol/L，未系统诊治。无手术及输血史，无药物过敏史。

查体：一般状态欠佳，急性病容，神志清醒。皮肤、巩膜无黄染。腹痛平坦，触诊柔软，全腹无压痛及反跳痛，未触及异常包块，肝脾肋下未触及；肝区有叩痛，移动性浊音阴性；肠鸣音 5 次/分。双下肢无水肿。

辅助检查：自带当地医院检查：血常规：WBC $9.54×10^9$/L，中性粒细胞百分比 75.8%，肝炎病毒系列阴性。彩超回报肝脏增大，形态规整，被膜光滑、完整，实质回声致密、增强，分布欠均匀，肝右叶可见一范围约 158mm×125mm 以无回声为主的混合回声区，肝内管腔结构显示清晰，血流充盈良好。诊断意见：肝内异常回声，考虑肝脓肿可能，建议结合增强 CT。

入院初步诊断：肝脏占位性质待定，发热原因待查。

病情分析：

大家会想到哪些疾病？

1. 良性疾病：肝脓肿？肝血管瘤？肝囊肿？

2. 恶性疾病：原发性肝癌？胆管癌？肝脏转移癌？

病例特点：

1. 患者急性起病，持续高热伴有寒战，无呼吸道、肠道、泌尿系统、神经系统等感染的表现。肝区有叩击痛。血常规显示中性粒细胞比例升高。彩超回报肝内低回声病灶，其内有液体性无回声区。

初步印象诊断？进一步检查？如何治疗？

印象诊断：肝脓肿？

肝脓肿（liver abscess）是指肝实质内单发或多发的脓性物积聚，大多是细菌性、阿米巴性或混合性脓肿，是消化系统常见严重疾病。细菌性肝脓肿是指化脓性细菌侵入肝脏，造成局部肝组织炎症、坏死、液化，脓液积聚而形成的肝内化脓性感染。本章节将重点介绍细菌性肝脓肿。

一、发病机制

细菌性肝脓肿病原以内源性细菌为主，60%以上为肠道革兰氏阴性杆菌，以往最常见的是大肠埃希菌，近年肺炎克雷伯杆菌已上升至首位。最常见的阳性球菌为金黄色葡萄球菌。细菌侵入肝脏后，即引起肝脏的炎性反应。当机体抵抗力较强或经过一定的治疗后，炎症可以自行吸收，甚至有些已经形成的小脓肿，经有效的治疗后也可以吸收机化而痊愈。反之，当机体抵抗力低下而治疗又不及时的情况下，炎症将进一步蔓延扩散。尤其在病灶比较集中部位，由于肝组织破坏，多个小脓肿可以逐渐扩大，并相互融合为一个或数个较大的脓肿，故肝脓肿多为单发，但也可为多发。由于肝脏血液循环丰富，一旦形成脓肿后，大量毒素被吸收入血，临床出现严重的脓毒血症表现。当脓肿转为慢性以后，脓肿壁上出现肉芽组织生长及纤维化形成，此时临床症状便逐渐减少或消失。肝脓肿如果未能得到适当的控制，可向膈下、腹腔、胸腔穿破。

二、流行病学

肝脓肿发病率没有明显的性别、种族或地理差异，50～70岁的年龄发病率相对较高，细菌性肝脓肿最常见于胆道感染的病原菌侵入肝脏或者其他脏器感染所致菌血症。炎症性肠病也是肝脓肿的危险因素，患病时受损的黏膜屏障不能有效阻挡血液循环中的细菌。近年来糖尿病成为肝脓肿的易患因素。肝脓肿高发人群有糖尿病患者，炎症性肠病（尤其是患有克罗恩病）患者，有胆道疾病病史者，免疫缺陷患者，有肝脏外伤史者。

三、临床表现

细菌性肝脓肿的症状是非特异性的，临床常见的症状是高热，体温常可高达39～40℃，患者全身乏力，食欲减退，体重减轻，约50%患者有肝区疼痛，多为持续性肝区钝痛或胀痛，有的可伴右肩牵涉痛，1/3患者伴恶心、呕吐。体格检查可发现肝脏肿大，肝区压痛和肝区叩痛。细菌性肝脓肿并发症有脓毒血症，弥漫性腹膜炎，化脓性心包炎等。

四、实验室检查

患者入院后完善相关检查如下。

（一）实验室检查

1. 细菌感染指标　降钙素原（PCT）77ng/L，细菌内毒素 296.5pg/L，动态红细胞沉降率 95mm/h，脓肿穿刺液常规：外观褐色浑浊，蛋白质阳性，白细胞35792.00/mm³。

2. 病原学检测　穿刺液细菌培养：肺炎克雷伯菌。

3. 肝功　ALT 43.6U/L，AST 88.4 /L，TBIL19.2μmol/L，γ-GT 170.9U/L。

（二）肝脏三期增强CT

肝脏大小形态正常，各叶段比例适中。肝右叶见多发不规则低密度灶，边界尚情，较大层面大小约为 14.3cm×12.3cm，其内可见分隔影，其周围见环形稍低密度影，边缘不清，动脉期、门静脉期低密度病灶及其周围低密度未见明显强化，延迟期低密度病灶边缘及分隔可见轻度强化；肝内可见多发小圆形低密度影，边界较清，增强未见强化。诊断意见：考虑肝脓肿。肝右叶占位，可疑肝脓肿，肝内多发囊肿（图 6-6-1，图 6-6-2）。

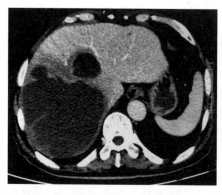 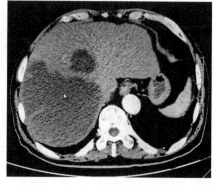

图 6-6-1　肝脏增强CT（平衡期）　　　　图 6-6-2　肝脏增强CT（动脉期）

目前诊断： 肝脓肿。

五、肝脓肿的诊断

该病例特点

1. 中年男性，急性起病，既往有糖尿病史，未规范治疗。

2. 反复高热，寒战。

3. 肝区有叩击痛。

4. 彩超显示　肝内可见大范围片状低回声占位病变，边界不清晰，轮廓不规整，其内可见液体无回声。肝胆脾CT示肝右叶占位，可疑肝脓肿。血常规显示中性粒细胞比例升高。穿刺液常规显示白细胞升高明显，穿刺液细菌培养阳性。

六、肝脓肿的诊断标准

1. 感染性疾病（尤其是胆道感染、菌血症者）出现高热、肝区疼痛及肝区叩击痛、肝脏肿大并有触痛者，应高度怀疑肝脓肿。

2. 结合腹部B超、CT和MRI检查，诊断多不困难，B超、CT可检出＞2cm脓肿病灶，而MRI可检出＜2cm脓肿病灶。肝穿刺抽得脓液，即可确诊。

3. CT检查时见肝内存在小气泡或气液平面，或者脓肿壁呈"环征"。

七、肝脓肿的鉴别诊断

（一）阿米巴肝脓肿

本病发展过程较为缓慢，主要为发热、肝区疼痛及肝脏肿大。如继发细菌感染，患者可有食欲减退、腹胀、恶心、呕吐，甚至腹泻等症状。粪便常规检查可发现阿米巴包囊或滋养体，超声检查脓肿部位可显示不均质的液性暗区。

（二）右膈下脓肿

多继发于化脓性腹膜炎或上腹部大手术后，全身反应如寒战、发热等和局部体征不如肝脓肿明显，但右肩牵涉痛较显著，深吸气时尤重。X线检查右膈下常有液气面出现，右侧横膈升高，膈肌运动受限。

（三）原发性肝癌

巨块型肝癌中心坏死液化，继发感染时临床表现与细菌性肝脓肿相近，但前者一般情况较差，肿大肝表面不平，有结节感或可触及较硬的包块。血清甲胎蛋白及脓肿穿刺病理学检查有重要鉴别意义。

（四）胆道感染

多有右上腹绞痛及黄疸，压痛主要在胆囊区，肝脏肿大及肝压痛不明显。X线检查无膈肌升高、运动受限等表现，B型超声检查肝区无液性暗区。

八、肝脓肿的治疗

肝脓肿必须早期诊断，处理肝脓肿的同时要针对病因积极治疗，主要包括抗生素治疗、穿刺引流以及手术治疗。肝脓肿的治愈标准尚不统一，一般以症状及体征消失为临床治愈，肝脓肿的充盈缺损大多在6个月内完全吸收，而10%的概率可持续至1年。

少数病灶较大者可残留肝囊肿，红细胞沉降率也可作为参考指标。

（一）药物治疗

细菌性肝脓肿确诊后，需要尽早使用抗生素，对于脓肿直径≤3 cm及散在小脓肿、脓肿早期且尚未完全液化、局部中毒症状轻者，应选择能覆盖革兰氏阳性及革兰氏阴性细菌的大剂量抗生素，同时应加用抗厌氧菌药物。遵循足量、全程的用药原则，防止耐药菌株的产生。

（二）超声引导下经皮肝穿刺置管引流术

随着超声介入技术的进展，目前国内外学者把超声引导下经皮穿刺抽脓或置管引流术作为治疗细菌性肝脓肿的首选方案。穿刺指征为：①保守治疗效果不佳。②脓肿液化明显，脓肿壁已经形成。③脓肿直径大于3cm且小于5cm，经反复穿刺抽脓可获得理想疗效；对于直径≥5cm的脓肿，建议行置管引流。④凝血功能正常，全身状况差不能耐受开腹手术者。

（三）经腹腔镜切开引流术

手术方式为切开引流，适用于多数患者。经腹腔镜切开引流在很多医院已成为常规手术，开腹肝脓肿切开引流已很少应用。手术中应注意用纱布妥善隔离保护腹腔和周围脏器，避免脓液污染；脓腔内安置多孔橡胶管引流。

（四）其他治疗

给予患者充分营养支持，必要时多次少量输血和血浆、纠正低蛋白血症，增强机体抵抗能力，并纠正水和电解质平衡失调等。

九、肝脓肿随访与预后

随着诊疗技术的进步，多数病例采取超声或CT定位经皮肝穿刺抽脓、引流、高效广谱抗生素等非手术疗法而治愈。患者预后显著改观，病死率已由原来的70%下降到近年的4%～16%。然而，如果不能得到及时有效的治疗，患者可并发败血症而死亡。患者应尽量定期门诊复查，同时注意观察病情，若有不适随时就诊。

该患者的治疗及随访：

1. 入院后完善相关检查：血常规，降钙素原，动态红细胞沉降率，血培养，肝功，凝血功能等检验，肝脏三期增强CT。

2. 患者状态允许，血常规及凝血功能允许，鉴于患者肝脓肿巨大，并液化良好，在彩超引导下行肝脓肿穿刺，并置管引流。穿刺引流液行常规检查及细菌培养。置管引流期间严密观察肝脓肿穿刺引流情况，主要观察引流液性状、颜色，穿刺部位有无渗出、疼痛，警惕脓肿腔内出血、脓肿壁破溃引起腹腔感染。定期检查肝脏彩超，观察脓肿大小变化情况。该患者引流14天后，引流脓液逐渐减少，复查彩超可见脓肿腔明显减小，脓腔接近闭合。拔出引流管，出院继续治疗，28天复查彩超脓腔闭合。

3. 入院后第一时间应用抗生素治疗，根据患者情况选择能覆盖革兰氏阳性及革兰氏阴性细菌的抗生素头孢哌酮钠舒巴坦钠，同时持续引流脓肿。应用72h后，患者病情缓解，体温逐渐降至正常，未再出现寒战，腹痛好转；脓肿穿刺液细菌培养药敏结果为肺炎克雷伯菌，头孢哌酮钠舒巴坦钠为敏感药物。综合患者情况，继续应用头孢哌酮钠舒巴坦钠治疗。

应用抗细菌药物期间，密切关注患者的体温、血常规、降钙素原及脓肿大小的变化。患者体温无反弹，血常规，降钙素原恢复正常，脓腔闭合完全，病情趋于稳定，停止应用抗生素，整个疗程28天。患者停药后继续密切观察病情，警惕病情有无反弹。

4. 针对患者血糖升高的情况，及时规范应用胰岛素治疗，积极控制血糖至理想水平。

（姜立胜）

第七章 肝脏肿瘤

第一节 原发性肝癌

病例介绍：

主诉： 右上腹疼痛1个月。

现病史： 患者于入院前1个月出现右上腹疼痛，伴有乏力，食欲减退，恶心，无呕吐，无腹泻，无发热，尿色较前加深，无呕血及黑便。于当地医院检查彩超回报：肝内占位病变。

既往史： 有慢性乙型肝炎病史，未系统诊治。有长期大量饮酒史。

查体： 一般状态欠佳，慢性病容，神志清醒。可见肝掌和蜘蛛痣，皮肤、巩膜无黄染。腹部平坦；触诊柔软，全腹无压痛及反跳痛，未触及异常包块，肝脾肋下未触及；肝区有叩痛，移动性浊音阴性；肠鸣音5次/分。双下肢无水肿。

自带门诊检查： 1. 乙型病毒性肝炎五项定性：HBsAg阳性，HBeAb阳性，HBcAb阳性。
2. 肝胆脾彩超：肝内占位病变。

入院初步诊断： 肝内占位病变性质待定；慢性乙型病毒性肝炎。

病情分析：

大家会想到哪些疾病？

1. 恶性疾病：原发性肝癌？肝转移癌？

2. 良性疾病：肝血管瘤？肝脓肿？肝硬化结节？

病例特点：

患者隐匿起病，右上腹痛，乏力明显，伴有食欲减退、恶心等消化道症状；既往有乙型肝炎病史，并有长期大量饮酒史；彩超显示肝内占位病变；乙型病毒性肝炎五项定性：HBsAg阳性，HBeAb阳性，HBcAb阳性。

初步印象诊断？进一步检查？如何治疗？

印象诊断： 肝脏占位病变，原发性肝癌？慢性乙型病毒性肝炎。

原发性肝癌（primary carcinoma of the liver）是原发于肝脏的上皮性恶性肿瘤，其中90%以上是肝细胞癌，其余是胆管细胞癌和混合细胞癌。原发性肝癌是我国常见的恶性肿瘤之一。

一、病因与发病机制

原发性肝癌的病因和发病机制尚未确定，目前认为与病毒性肝炎、黄曲霉素、代谢因素、长期饮酒及吸烟等有关。

（一）病毒性肝炎

目前认为乙型肝炎病毒（HBV）与丙型肝炎病毒（HCV）与原发性肝癌发生相关，在亚洲（日本除外），乙型肝炎病毒是原发性肝癌的主要发病因素。前瞻性队列研究结果显示，有乙型肝炎病毒感染的人群发生肝癌的危险性较普通人高5～100倍。在欧洲、北美洲及日本，丙型肝炎病毒是原发性肝癌的主要发病因素。研究结果显示，抗HCV阳性的人群较阴性的人群发生肝癌的危险性高15～20倍。其中伴有肝纤维化或者肝硬化者发生肝癌的风险显著升高。

（二）黄曲霉素

流行病学研究显示，黄曲霉素与肝癌的发生有密切关系。研究表明，黄曲霉素的摄入量与肝癌的病死率呈正相关。在我国的东南沿海地区，气候温暖、潮湿，适宜黄曲霉素的生长，谷物中的黄曲霉素的污染较为普遍，这些地区也是肝癌的高发地区。

（三）代谢因素

随着社会的进步，人类生活方式的改变，代谢因素与肝癌的关系日渐受到关注。糖尿病患者较对照人群发生肝癌的风险高出2.5倍。研究显示，肥胖与非酒精性脂肪成为西方发达国家肝癌的重要发病因素。

（四）长期饮酒和吸烟

长期饮酒和吸烟可增加患者发生肝癌的危险性，特别是增加HBsAg阳性患者发生肝癌的危险性。一个前瞻性的研究中表明，无长期饮酒及吸烟史的HBsAg阳性患者较对照组发生肝癌的相对危险度是13.1～19.2，而HBsAg阳性患者有长期饮酒和吸烟习惯的较对照组发生肝癌的相对危险性是17.9～26.9。

二、疾病分型

（一）根据病理分型

1. 肝细胞型 最多见，大多伴有肝硬化，癌细胞主要由肝细胞发展而来，约占肝癌的90%。癌细胞为多角形，细胞核大，核仁明显，细胞质丰富。癌细胞排列成巢状，癌巢之间有丰富的血窦。

2. 胆管细胞型 癌细胞呈柱状或立方状，胞质嗜碱性，无胆汁小滴，偶有黏液分泌，排列成腺泡、囊或乳头状，间质组织多。

3. 混合型 癌组织中部分似肝细胞，部分似胆管细胞，或细胞形态介于两者之间。

（二）根据形态分类

1. 结节型 结节型最常见，多伴有肝硬化。可分单结节、多结节和融合性结节。一般直径不超过5cm，多数位于肝右叶。

2. 巨块型 多单发，也可由密集的结节融合而成，较少伴有肝硬化。长成肿块直径在5cm以上的巨块型。可表现为单个、多个或融合成块。此类癌组织容易发生坏死，引起肝破裂。

3. 弥漫型 最少见，全肝满布无数灰白色点状结节。癌结节较小，有米粒至黄豆大小，散布全肝。

三、流行病学

原发性肝癌属于常见疾病，可发生于任何年龄，以40～49岁年龄组最多，男性多于女性，比例为2.5∶1。好发人群主要是感染乙型肝炎病毒及丙型肝炎病毒的人群，其次是长期吸烟、酗酒，接触发霉的花生、小麦、玉米、大米以及氯乙烯等的人群。

四、临床表现

（一）症状

1. 亚临床肝癌或小肝癌 原发性肝癌多起病隐匿，有些患者既无症状，也无典型体征，仅在体检时发现为甲胎蛋白升高和影像学上的肿块，这类患者称为"亚临床肝癌"。在这些亚临床肝癌中，大部分肝癌直径<5cm，称为"小肝癌"。也有肿瘤直径>5cm，没有症状和体征的亚临床肝癌。

2. 肝癌的症状 肝癌一旦出现症状，大部分处于中晚期，不同阶段的肝癌，临床表现有差异：

（1）肝区疼痛：最常见，多为肝区的间歇性或持续性钝痛或者胀痛。如肿瘤侵犯膈肌，疼痛可放射至左肩；左叶肿瘤可出现上腹疼痛，常被误诊为胃溃疡或胃炎等。向右生长的肿瘤可引起右肾区疼痛。突然出现的肝区剧烈疼痛或者腹痛提示有肿瘤结节破裂出血。

（2）消化道症状：患者有食欲减退、消化不良、恶心、呕吐。腹腔积液或者门静脉癌栓可引起腹胀，腹泻等症状。

（3）全身症状：主要表现为乏力、消瘦、全身衰竭等。早期症状轻，往往不被注意，晚期患者主要表现为恶病质。

（4）发热：大多数为低热，偶尔高达39℃以上。发热主要与癌组织坏死产物被吸收有关。

（5）转移灶症状：晚期肿瘤转移到其他脏器可出现相应症状。如转移至肺可引起咳嗽、咯血，转移到胸膜可引起胸痛和胸腔积液，转移至骨骼可表现为骨痛，癌栓阻塞下腔静脉可引起腹腔积液、下肢水肿，阻塞肝静脉可出现Budd-Chiari综合征等。转移到脊柱或者压迫脊髓神经可引起局部疼痛和截瘫。

（6）伴癌综合征：肿瘤本身代谢异常或癌组织对机体发生各种影响引起的内分泌或代谢方面的症候群称之为伴癌综合征。原发性肝癌常见伴癌综合征主要有红细胞增多症、低血糖症、高钙血症、高胆固醇血症、血小板增多症、甲状腺功能亢进等。

（二）体征

1. 肝脏肿大　进行性肝脏肿大最为常见。肝脏质地坚硬，边缘不规则，表面凹凸不平，常呈结节状。

2. 脾肿大　多见于合并肝硬化门静脉高压的患者。门静脉或下腔静脉癌栓或肝癌压迫门静脉或下腔静脉可引起充血性脾肿大。

3. 腹腔积液　多因合并肝硬化、门静脉高压、门静脉癌栓引起，腹腔积液多呈草绿色或血性。腹腔内种植可引起血性腹腔积液，肝癌破裂可从腹腔抽出不凝血液。

4. 黄疸　肿瘤广泛浸润可引起肝细胞性黄疸，肿瘤侵犯或者压迫肝内胆管或肝门淋巴结压迫肝管可引起梗阻性黄疸。

5. 转移灶的相应体征　肺转移可出现锁骨上淋巴结肿大，胸膜转移可出现胸腔积液或血胸。骨转移可有局部压痛，可出现病理性骨折。脊髓转移压迫神经可发生截瘫。颅内转移可出现偏瘫等神经病理体征。

五、并发症

（一）肝性脑病

肝性脑病常为终末期肝病的并发症，占死亡原因的34.9%，常见的诱因有消化道出血、应用大量利尿剂或高蛋白饮食等。

（二）消化道出血

合并肝硬化或者门静脉癌栓可引起食管胃底静脉曲张破裂而出血。胃肠道黏膜糜烂、溃疡，加之凝血功能障碍等引起消化道出血。症状是贫血、呕血、便血、休克等。

（三）肝癌结节破裂出血

发生率为9%～14%，肝癌可因肿瘤发展、坏死软化而自行破裂，也可因外力、剧烈咳嗽，或用力排便后发生破裂。当肿块破裂后，患者有剧烈腹痛、腹胀及出冷汗，严重时可发生休克或死亡。

（四）血性胸水腹腔积液

肝癌细胞直接浸润、经血液或淋巴转移引起血性胸水。常发生于右侧，可引起胸痛、胸闷、呼吸困难。血性腹腔积液可因腹腔种植转移或肝硬化凝血障碍引起。

（五）继发感染

由于肝癌长期消耗，机体抵抗力减弱，合并肝硬化，脾功能亢进，低蛋白血症引起白细胞减少和腹腔积液，易并发各种感染，如自发性细菌腹膜炎、肠道感染、肺部感染等。

六、辅助检查

患者入院后完善相关检查如下。

（一）肝功

ALT 130.50U/L，AST 131.00 /L，TBIL22.60μmol/L，γ-GT 644.90U/L，ALB38.4g/L，甲胎蛋白＞1000IU/L。

（二）肝脏三期增强CT

肝脏左叶及尾页增大，肝内可见弥漫性不规则及结节样低密度肿块影，边缘不清，中心可见更低密度影，动脉期病灶呈不均匀强化，其内可见迁曲走行的动脉影，门静脉期及延迟期病灶密度降低，平衡期密度低于周围肝实质。门静脉增粗，其内可见低密度充盈缺损（图6-7-1，图6-7-2）。诊断意见：肝内弥漫性占位性病变，考虑肝癌，伴门静脉癌栓形成。

目前诊断：原发性肝癌。

七、诊断

（一）病史

患者既往有慢性病毒性肝炎病史、饮酒史，可有慢性肝病或肝癌家族史。近期出

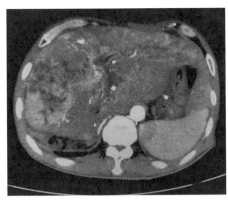
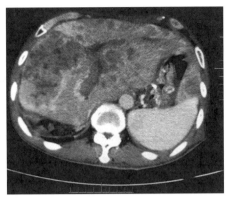

图 6-7-1 肝脏增强CT（动脉期） 图 6-7-2 肝脏平扫CT（平衡期）

现肝区不适、疼痛、消瘦、发热、黄疸、黑便、出血倾向、少尿、意识障碍等表现。查体可见肝硬化及门静脉高压的体征。

（二）辅助检查

对于超声检查发现肝脏可疑占位性病变的患者，需要进行动态增强CT或者MRI检查以确定诊断。动态增强CT或者MRI检查显示肝癌的特征性表现为动脉期的快速强化，而门静脉或实质期消退。甲胎蛋白（AFP）是传统的肝癌标志物，可用于肝癌诊断的重要补充，特别有助于缺乏CT或者MRI肝癌特征性改变的肝脏结节的鉴别诊断。

八、原发性肝癌的鉴别诊断

（一）继发性肝癌

继发性肝癌主要是其他脏器的癌肿转移到肝脏，症状以肝外原发性癌症的症状为主，大多无肝病背景，血清AFP多呈阴性，但其他血清标志物如癌胚抗原（CEA）、CA-199可阳性。胸腹部CT、胃镜、肠镜等检查可能发现原发癌。随疾病发展，可能出现腹痛、腹胀、食欲不振、体重减轻、皮肤和巩膜黄染等。根据患者既往病情进展和目前的临床检查，可以明确鉴别诊断。

（二）肝硬化、慢性肝炎

1. 肝硬化结节 肝硬化结节有时与小肝癌难以鉴别，如超声检查可表现为肝内低回声结节或高回声结节；CT表现为低密度占位。通过增强CT、MRI可见病灶动脉期强化，呈快进快出诊断肝癌，AFP大于400ng/mL有助于鉴别诊断。

2. 慢性肝炎 慢性肝炎活动可引起AFP升高，但多伴有血清氨基转移酶升高，随着肝炎活动的恢复，氨基转移酶恢复正常，AFP会逐渐下降并恢复正常。原发性肝癌引起的AFP升高特点是，血清AFP会逐渐升高，不随肝功能的恢复而下降。通过同时检测肝功能和AFP可鉴别。

（三）肝脓肿

临床表现为发热、肝区疼痛和压痛明显，白细胞总数及中性粒细胞比例升高，超声检查可见脓肿的液性暗区，四周多有较厚的炎症反应区，肝脏增强CT可见到肿块周边的炎症反应带。

（四）其他肝脏良性肿瘤或病变

常见的有血管瘤，多为单发、也可多发。增大后患者会出现上腹部不适、腹胀、腹痛、呕吐等，通过查体和超声检查不难鉴别。肿瘤表面光滑，质地柔软。增强CT、MRI可见病灶动脉期强化，呈快进快出诊断肝癌，甲胎蛋白大于400ng/mL有助于鉴别诊断。

九、肝脏肿瘤的治疗

原发性肝癌需要长期持续治疗，治疗原则取决于癌症的分期和类型，主要治疗方法是可分为根治性治疗和姑息性治疗。根治性治疗包括肝脏移植、手术切除和局部消融治疗。姑息性治疗包括肝动脉化疗栓塞、系统性化疗和分子靶向治疗、放射治疗、中医中药治疗等。

（一）治疗前评估

1. 肿瘤情况　依据肝脏增强CT/增强MRI、肺部CT、头部CT、PET-CT检查结果进行评判。

2. 肝功能状态（Child-Pugh评分）　主要依据血清白蛋白、总胆红素、凝血酶原时间、有无肝性脑病及腹腔积液。

3. 全身情况　依据ECOG评分，来评估患者的体力活动。

4. 有无系统合并症　如心、肺功能，糖尿病等。

（二）治疗方案

1. 外科手术治疗　肝癌的外科治疗包括肝切除术和肝移植。肝切除是传统的根治性治疗方法，根治性切除后5年生存率在50%以上，是目前肝癌的首选治疗。手术切除的指征主要依据：①肿瘤的累积范围；②肝功能状态；③全身状况。肝癌切除术会将肝脏肿瘤和周围的部分肝组织切除，但是此类手术主要用于癌肿局限，未超过半肝，没有严重肝硬化，肝功能代偿良好的患者。临床上有明显腹腔积液，肿瘤远处转移，全身衰竭的晚期症状患者是手术禁忌。肝癌切除术后，复发率较高，术后5年累积复发率可达61.5%~79.9%。因此应该密切随访，及早发现复发，及时治疗。

肝移植特别适用于合并严重肝硬化、肝功能失代偿、不适合手术切除或局部消融的早期肝癌患者，治疗小肝癌可获得较好的效果。但是，由于肝癌容易发生肝内和远处转移，移植术后需要用免疫抑制剂治疗。如果肝移植的适应证选择不严格，术后容易复发，远期疗效不理想。

2. 肝动脉栓塞化疗（transcatheter hepatic arterial chemoembolization，TACE） TACE常用的方法是经皮穿刺股动脉插管到肝固有动脉，从而减少或阻断肝癌病灶的血供，常用栓塞剂是碘油和剪成小片的吸收性明胶海绵，适用于不适合手术或病灶较小的肝癌。TACE最主要的并发症是肝功能衰竭，因此特别注意术中选择肿瘤血管，同时有利于肿瘤控制和肝功能保护。TACE的禁忌证有：肝功能Child-Pugh C级、门静脉主干完全栓塞且侧支形成少、严重凝血功能障碍、急性感染期、ECOG＞2分、全身广泛转移等。

3. 局部消融治疗 消融技术包括射频消融术（RFA）和微波消融技术（MWA）及无水乙醇注射（PEI），具有对肝功能影响小、创伤小的特点，消融途径可经皮或开腹或腹腔镜下进行。射频消融术是通过射频能量在肿瘤局部形成高温灭活效应，可使肿瘤的局部温度达到60℃，通过热能量聚集杀死肿瘤细胞。微波消融技术即使用高频微波，产生局部高温，瞬间消融癌细胞。射波和微波的适应证是肿瘤直径≤5cm的单发肿瘤或直径≤3cm的3个以内的多发结节，无血管、胆管侵犯或远处转移且肝功能为Child-PughA-B级。单发肿瘤直径≤3cm可获得根治性消融。无水乙醇对于单发肿瘤直径≤2cm者可获得类似疗效。RFA禁忌证包括：Child-PughC级、近期有食管胃底静脉曲张破裂出血、ECOG＞2分、活动性感染尤其是胆系感染，严重凝血功能障碍或血液病等。严重的并发症主要包括出血、周围脏器损伤和继发感染。

4. 放疗 放疗主要是通过高能射线杀死癌细胞，常用的放疗方式包括立体定向放疗、调强放疗等，适用于无法进行手术、肿瘤已经开始转移或癌细胞阻塞门静脉的患者，严重肝功能失代偿或全身情况差的患者不宜放疗。

5. 分子靶向治疗 分子靶向药物治疗是新的研究热点，目前多靶点的抑制药物索拉非尼被证实是有效的系统治疗药物，是远处转移或合并门静脉癌栓患者的主要治疗方法。

针对该患者目前情况，经多学科诊疗模式（multi disciplinary team，MDT）会诊，鉴于患者肝脏肿瘤巨大，并出现肝内转移，门静脉癌栓形成，处于肝癌晚期，预后差，已不适合手术、肝动脉栓塞化疗和射频消融等治疗，建议患者可考虑应用分子靶向治疗及保肝对症治疗。

十、预后

原发性肝癌患者的预后主要与肝癌的累及范围及肝脏基础疾病（肝硬化）有关。早期肝癌能获得根治性治疗（肝脏移植、手术切除、局部消融）的机会，术后5年生存率在40%~70%。肿瘤大小、肿瘤的数目、有无血管侵犯与手术后的复发率密切相关。

（姜立胜）

第二节　肝血管瘤

病例介绍：

主诉：右上腹胀痛6个月。

现病史：患者于入院前6个月出现右上腹胀痛，无发热畏寒，无恶心呕吐，无乏力厌食，无尿色加深，无腹泻及便秘。开始未给予诊治，近期与当地医院行肝胆脾彩超检查显示肝内占位病变。病程中饮食睡眠良好，体重无明显减轻。

既往史：否认乙型肝炎及丙型肝炎病史，无长期大量饮酒史。

查体：一般状态良好，神志清醒。未见肝掌蜘蛛痣，皮肤、巩膜无黄染。腹痛平坦；触诊柔软，全腹无压痛及反跳痛，未触及异常包块，肝脾肋下未触及；肝区无叩痛，移动性浊音阴性。双下肢无水肿。

自带外院检查：1. 乙型病毒性肝炎五项定性：HBsAg阴性，HBsAb阳性，HBeAb阴性，HBcAb阴性。

2. 肝胆脾彩超：肝内占位病变，考虑血管瘤可能性大。

入院初步诊断：肝内占位病变性质待定。

病情分析：

大家会想到哪些疾病？

1. 良性疾病：肝血管瘤？肝硬化结节？

2. 恶性疾病：原发性肝癌？肝转移癌？

病例特点：

患者出现右上腹胀痛，彩超检查发现肝内占位病变。无乏力厌食，无发热畏寒，无恶心等消化道症状。无乙型肝炎、丙型肝炎病史，无长期大量饮酒史，彩超显示肝内占位病变。HBsAg阴性。

初步印象诊断？进一步检查？如何治疗？

印象诊断：肝脏占位病变；肝血管瘤？

肝血管瘤（hepatic hemangioma）是最为常见的肝脏良性肿瘤，其中肝海绵状血管瘤较为多见。本病常见于中年女性，目前病因尚未明确，多数认为与先天性发育异常有关。肝血管瘤可见于肝脏任何部位，常位于包膜下，多为单发，肿瘤直径<4cm，左、右肝的发生率大致相同。肝血管瘤表面呈暗红色或紫色，外有包膜，切面呈海绵状。肝血管瘤生长缓慢，病程长达数年以上，瘤体较小时无任何临床症状。但少数肿

瘤体积逐渐增大，压迫周围器官引起临床症状。

一、疾病分型

按照病理类型，肝血管瘤可以分为以下4类：

（一）肝海绵状血管瘤

这种类型最为常见。呈现红色或紫色隆起的斑块，切面可见海绵状结构，有大量暗红色淤血。

（二）肝硬化性血管瘤

肝海绵状血管瘤瘤体内形成血栓或瘢痕组织，偶尔还有钙化灶。这种退行性变最终形成纤维瘢痕组织，即硬化性血管瘤。

（三）肝血管内皮细胞瘤

镜下形态不规则，带有多个犬牙交错状突起，其中可见核异型和分裂象。

（四）肝毛细血管瘤

为肝内血管的先天畸形，造成肝内毛细血管多度增生。病灶一般较小，多在0.6～3.0cm范围内。镜下瘤体内病灶血管网状纤维化明显。

二、病因

肝血管瘤的病因仍不明，可能是先天性肝脏末梢血管畸形所致。在胚胎发育过程中，由于肝血管发育异常，引起血管内皮细胞异常增生形成肝血管瘤。雌激素刺激通常也被认为是肝血管瘤可能的发病因素，女性青春期、怀孕、口服避孕药等可使血管瘤的生长速度加快，这与女性发病率略高于男性的流行病学证据相吻合。同时，毛细血管组织感染后变形也被认为是本病的可能因素。

三、临床表现

肝血管瘤直径<4cm者，瘤体较小，无任何临床症状，多在体检时做腹部彩超时偶然发现。肿瘤直径在4cm以上者约40%的患者伴有腹部不适、食欲减退、消化不良等症状。影像学检查有助于诊断，超声显示典型的边缘清晰的回声增强区，大血管瘤可见网状回声不均匀，有时可见钙化。CT造影剂增强或延迟扫描先用肿瘤周边过度增强，逐渐向中心填充呈等密度的典型表现。MRI在SET1加权像上，肿瘤病灶显示边界

清楚的类圆形低信号区，T2加权像上肿瘤病灶信号显著增强且均匀升高，表现呈特征性，而正常肝实质信号强度明显衰减，瘤肝信号强度比明显增加。

患者进一步检查如下：

（一）肝功

ALT7.3U/L，AST12.6U/L，TBIL8.7μmol/L，γ-GT19.0U/L，ALB39.4g/L，甲胎蛋白4.5IU/L。

（二）肝脏三期增强CT

肝脏表面光滑，肝内可见圆形低密度灶，动脉期病变呈边缘结节状强化或均匀强化，密度与腹主动脉接近，门静脉期、平衡期病变强化范围进行性扩大，平衡期病变强化部分与肝实质密度略高于周围肝实质；门静脉造影剂充盈良好，其内未见异常密度影（图6-7-3，图6-7-4）。

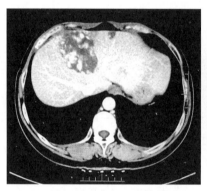 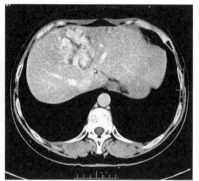

图6-7-3　肝脏增强CT（动脉期）　　图6-7-4　肝脏增强CT（平衡期）

四、并发症

（一）自发性破裂出血

肿瘤体积较大，血管质脆，外界触碰时血管易破裂造成瘤内出血。

（二）Kasabach-Merritt综合征

少数巨大肝海绵状血管瘤可伴发无纤维蛋白原血症和血小板减少性紫癜，出现凝血功能障碍。

（三）布-加综合征

若肝血管瘤较大可导致肝静脉、下腔静脉狭窄闭塞，使其回流受阻，可导致患者出现肝脏肿大、腹腔积液、疼痛等一系列临床症状。

五、治疗

肝血管瘤多数不需要治疗，但需要定期检查随访，多数体积变化不大。对于体积较大的肝血管瘤，有明显的临床症状，特别是伴有消耗性的凝血功能障碍者，需要手术切除，如病变广泛不能切除，可给予肝动脉结扎术或栓塞治疗。

对于该患者，肝脏增强CT显示肝血管瘤体积大，直径大于5cm，患者出现右上腹胀痛，经肝脏外科会诊，建议手术治疗。进一步完善检查，行腹腔镜下肝部分切除术，切除肝血管瘤。术后恢复良好，出院定期检查随访。

六、预后

本病发展缓慢，且无恶变倾向，故一般预后良好。肝血管瘤有自发破裂风险，但报道例数较少。5cm以上肝血管瘤且有继续生长趋势者，应积极治疗，合理治疗后可获得痊愈。

（姜立胜）

第八章　人工肝和肝移植

病例介绍： 患者赵某，男，45岁，2018年10月18日入院。

主诉： 乏力、腹胀、食欲不振，皮肤黄染，进行性加重11天。

现病史： 患者11天前劳累后自觉出现乏力、腹胀明显、食欲不振，厌油腻食物，有恶心，呕吐胃内容物。伴有肝区不适，隐痛。全身皮肤黄染，逐渐加重，尿液呈浓茶样。大便颜色正常，无灰白便。于外院体检发现肝功异常，使用护肝药物，上述症状仍加重，而来我院，门诊以"乙型病毒性肝炎肝硬化，肝衰竭"收入院。

既往史： 既往有乙型肝炎肝硬化病史。此前服用"恩替卡韦"3年，自行停药约4个月。无外伤史，无高血压、心脏病史，否认糖尿病史，无药物过敏史，无烟酒史，无进食生淡水鱼史。

查体： 生命体征平稳，精神不振，意识清楚。皮肤、巩膜重度黄染，针刺部位可见小的瘀斑，可见肝掌及蜘蛛痣。心肺听诊无异常。腹部略隆起；无压痛及无反跳痛，肝肋下未及肿大，无压痛；移动性浊音阴性。双下肢轻度水肿。

实验室检查： 生化全项：ALT 105.10U/L，AST 173U/L，γ-GT 189.60U/L，ALB 31.6g/L，TBIL334.10μmol/L，DBIL 216.60umol/L；Crea 118μmol/L；血常规：白细胞 6.8×10^9/L，中性粒细胞百分比57%，血红蛋白112g/L，血小板65×10^9/L；HBV-DNA 3.5×10^5IU/mL。HBV变异检测为阴性；PTA 36%；血氨32mmol/L；乙型病毒性肝炎五项：HBsAg（＋），抗HBc（＋），HBeAg（＋）；抗HAV、抗HCV、抗HEV皆阴性；肝脾胆彩超：肝脏左叶大小正常，右斜径12.6cm，被膜不平整，实质回声粗糙不均匀，肝内管状结构迂曲且清晰，肝门静脉内径1.3cm，胆囊壁厚3mm，其内部透声欠佳。脾厚4.9cm，被膜连续光滑，内部回声均匀，脾门静脉内径1.0cm，胰腺形体大小正常，实体回声均匀，胰管不扩张。少量腹腔积液。

入院诊断： 慢加急性肝衰竭。

　　　　　　病毒性肝炎，乙型，慢性。

　　　　　　肝炎后肝硬化。

病情分析：

诱发患者肝衰竭的主要原因是什么？

　　该患者为中年男性，既往乙型肝炎肝硬化病史。此前病情相对平稳，此次病情进展较为迅速，出现明显消化道症状，肝功明显异常，其中胆红素急骤升高，凝血酶原活动度显著下降，出现腹腔积液等表现，符合肝衰竭表现。目前病毒复制活跃，此前服用恩替卡韦抗病毒治疗过程中自行停药，造成病毒反弹，应为主要诱因。大量病毒诱发过强的免疫应答，造成肝脏细胞坏死，细胞功能不足、过度劳累促进了病情发展。

针对该患者治疗包括：使其绝对卧床休息；给予美能、思美泰、阿拓莫兰等药物护肝治疗，补充热量和维生素；使用恩替卡韦抗乙型病毒性肝炎病毒治疗；预防感染、消化道出血、肝性脑病；输注新鲜血浆、白蛋白综合等治疗。

治疗3天，患者症状无改善，出现计算力障碍，皮肤瘀斑面积扩大，PTA为32%，TBIL 392.70μmol/L。还可以采取什么治疗措施呢？

人工肝支持系统（artificial liver support systems，ALSS）和肝移植（liver transplantation，LT）是这个时候可能的选择。

肝衰竭是多种因素引起的严重肝脏损害，导致肝脏合成、解毒、代谢和生物转化功能严重障碍或失代偿，出现以黄疸、凝血功能障碍、肝肾综合征、肝性脑病、腹腔积液等为主要表现的一组临床症候群。肝衰竭属临床危急重症，常规内科治疗效果很不理想，病死率高达60%以上。因此人工肝支持系统和肝移植被用于肝衰竭的治疗。

一、人工肝支持系统

人工肝支持系统是基于肝细胞强大的再生能力，通过体外的机械、理化和生物装置，清除各种有害物质，补充必需物质，改善水、电解质、酸碱平衡等内环境，为肝细胞再生及肝功能恢复创造条件，延长肝移植患者等待肝源的时间。

（一）人工肝可分为非生物型、生物型及混合型3种类型

非生物型人工肝（non-bioartificial liver，NBAL）利用物理化学的原理，应用吸附、透析、滤过、置换等方法清除有害代谢产物，补充生物活性物质。NBAL为目前技术最成熟、临床应用最广泛的一类人工肝。国内使用较多的方式为血浆置换（plasma exchange，PE）（图6-8-1，图6-8-2），目前推荐组合式人工肝，常用模式包括血浆透析滤过（plasma diafiltration，PDF）、血浆置换联合血液滤过（plasma exchange with hemofiltration，PERT）、配对血浆置换吸附滤过（coupled plasma exchange filtration adsorption，CPEFA）、双重血浆分子吸附系统（double plasma molecules adsorption system，DPMAS），其他还有分子吸附再循环系统（molecular adsorbent recycling system，MARS）、连续白蛋白净化治疗（continuous albumin purification system，CAPS）、成分血浆分离

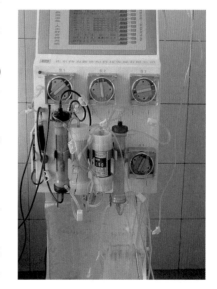

图6-8-1 人工肝系统实物图

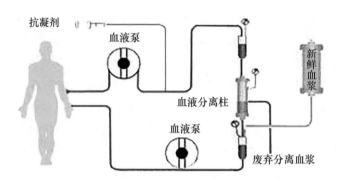

图6-8-2　人工肝（血浆置换模式）示意图

吸附（fractional plasma separation and adsorption，FPSA）等。推荐选择个体化治疗。

生物型人工肝（bioartificial liver，BAL）以体外培养的肝细胞为基础构建体外生物反应装置，具有肝特异性解毒、生物合成及转化功能，进而起到清除有害代谢产物的作用。混合型人工肝（hybrid artificial liver，HAL）是将非生物型及生物型人工肝装置结合应用，兼有两者的功能。此两种方法具有很大发展前景，但是目前并不成熟。

（二）非生物型人工肝的适应证

1. 各种原因引起的肝衰竭前、早、中期，PTA介于20%～40%的患者为宜；晚期肝衰竭患者也可进行治疗，但并发症多见，治疗风险大，临床医生应权衡利弊，积极寻求肝移植机会。

2. 终末期肝病肝移植术前等待肝源、肝移植术后排异反应、移植肝无功能期。

3. 严重胆汁淤积性肝病，经内科治疗效果欠佳；各种原因引起的严重高胆红素血症。

（三）非生物型人工肝相对禁忌证

1. 严重活动性出血或弥散性血管内凝血。

2. 对治疗过程中所用血制品或药品如血浆、肝素和鱼精蛋白等高度过敏。

3. 循环功能衰竭，各种原因引起的休克未纠正。

4. 心、脑梗死处于非稳定期。

5. 妊娠晚期。

肝脏功能异常复杂，目前人工肝支持系统虽有一定作用，但对肝衰竭的治疗作用还不能让人满意，难以承担替代肝脏的重任。但它是肝衰竭晚期患者等候肝移植的桥梁。

二、肝移植

肝移植是治疗各种原因所致的中晚期肝功能衰竭的最有效方法之一，适用于经积极内科综合治疗和（或）人工肝治疗疗效欠佳，不能通过上述方法好转或恢复者。肝移植手术自1963年开展以来，全球已完成超过20万例肝移植手术，并且目前每年完成大约1万例。随着新型免疫抑制药物的应用，对患者的围术期管理和手术技术不断进步，术后患者1年生存率可达到80%～90%，5年生存率则达到60%～80%。目前除了尸体供肝移植，还有活体捐献半肝移植。但是供体和受体数量之间存在很大的差距，需要合理公平、公正管理分配肝源。总的原则是要使患者接受肝移植手术之后，能够获得更高的生存率，更好的生活质量。

大家想到用打分的办法评估患者病情轻重，重的患者优先。打分的标准力求客观，科学。

评估肝衰竭患者病情的终末期肝病模型（model for end-stage liver disease，MELD）和儿童终末期肝病（pediatric end-stage liver disease，PELD）评分是唯一在国际上被广泛接受、能够准确预测终末期肝病患者死亡概率的医学指标。MELD评分计算公式使用了血清胆红素、肌酐和INR值这3个客观的、可重复测量的实验室指标。MELD评分适用于≥12岁的肝移植等待者。PELD评分适用于12岁以下的肝移植等待者。采用MELD/PELD评分符合人体器官移植共享与分配的第一目标，即降低移植等待名单的患者病死率。分值越高，在3个月内病死率越高，越迫切需要肝移植。在预测慢加急性肝衰竭（acute-on-chronic liver failure，ACLF）的病死率方面，慢性肝衰竭联盟ACLF（Chronic Liver Failure Consortium ACLF，CLIF-C ACLF）评分优于MELD评分，它是基于慢性肝衰竭联盟器官衰竭评分（Chronic Liver Failure-organ failure score system，CLIF-OFs），加入患者年龄、白细胞作为自变量。CLIF-OFs包括胆红素、肌酐、肝性脑病评分、凝血机制、循环功能、呼吸功能几个方面的综合因素（表6-8-1）。

表6-8-1　CLIF器官衰竭评分系统

器官或系统	1分	2分	3分
肝脏	胆红素<6mg/dl	6mg/dl≤胆红素<12mg/dl	胆红素≥12mg/dl
肾脏	肌酐<2mg/dl	2mg/dl≤肌酐<3.5mg/dl	肌酐≥3.5mg/dl
脑（肝性脑病）	0级	1～2级	3～4级
凝血系统	INR<2.0	2.0≤INR<2.5	INR≥2.5
循环系统	平均动脉压>70mmHg	平均动脉压≤70mmHg	需要使用升压药物
呼吸系统	$PaO_2/FiO_2>300$ 或者 $SpO_2/FiO_2>357$	$200<PaO_2/FiO_2≤300$ 或者 $214<SpO_2/FiO_2≤357$	$PaO_2/FiO_2≤200$ 或者 $SpO_2/FiO_2≤214$

其计算公式如下：

MELD评分＝［0.957×ln清肌酐值（mg/dl）＋0.378×ln血清胆红素值（mg/dl）
　　　　　　＋1.120×ln国际标准化比率（INR）＋0.643］×10。

PELD评分＝［0.436×年龄得分-0.687×ln血清白蛋白值（g/dl）＋0.480
　　　　　　×ln血清总胆红素值（mg/dl）＋1.857×ln国际标准化比率（INR）
　　　　　　＋0.667×（生长障碍）］×10。

使用该公式需要明确的是：年龄<1岁为1分（1周岁生日前计算评分并安排在肝

移植名单上的儿童，该评分可持续用到满24个月），年龄≥1岁为0分；生长障碍：低于平均水平2个标准差以上为1分，否则为0分。

CLIF-C ACLFs ＝［0.33×CLIF-OFs＋0.04×年龄＋0.63×ln 血白细胞数–2］×10。

（一）适应证

1. 对于急性/亚急性肝衰竭、慢性肝功能衰竭患者，MELD 评分在15～40分是肝移植的最佳适应证。

2. 对于慢加急性肝衰竭，经过积极的内科综合治疗及人工肝治疗后分级为2～3级的患者，如 CLIF-C 评分＞64分，建议28天内尽早行肝移植。

3. 对于合并肝癌患者，应符合肿瘤无大血管侵犯且肿瘤累计直径≤8cm或肿瘤累计直径＞8cm、术前 AFP≤400ng/mL 且组织学分级为高/中分化。

（二）禁忌证

1. 4个及以上器官功能衰竭（肝、肾、肺、循环、脑）。

2. 脑水肿并发脑疝。

3. 循环功能衰竭，需要2种及以上血管活性物质维持，且对血管活性物质剂量增加无明显反应。

4. 肺动脉高压，平均肺动脉压力（mPAP）＞50mmHg。

5. 严重的呼吸功能衰竭，需要最大程度地通气支持［吸入氧浓度（FiO$_2$）≥0.8，高呼气末正压通气（PEEP）］或者需要体外膜肺氧合（ECMO）支持。

6. 持续严重的感染，细菌或真菌引起的败血症，感染性休克，严重的细菌或真菌性腹膜炎，组织侵袭性真菌感染，活动性肺结核。

7. 持续的重症胰腺炎或坏死性胰腺炎。

8. 营养不良及肌肉萎缩引起的严重的虚弱状态，需谨慎评估肝移植。

（三）术后免疫抑制剂的应用

免疫抑制药物可分为5类：单克隆或多克隆抗体；钙调磷酸酶抑制剂包括环孢素和他克莫司；糖皮质激素；嘌呤生物合成抑制剂包括硫唑嘌呤和霉酚酸吗啉乙酯；mTOR 抑制剂（西罗莫司）。移植术后早期常用糖皮质激素，现在多于术后3个月内撤出。

硫唑嘌呤和霉酚酸吗啉乙酯能够抑制嘌呤的生物合成，常常用于加强免疫抑制和减少环孢素、他克莫司和类固醇药物的使用剂量。抗体和大剂量的类固醇用于诱导和治疗急性细胞排斥反应。

（四）移植术后的并发症及处理

1. 原发性移植肝无功能　损害不可逆，需要重新肝移植手术。

2. 排斥反应　最常见的排斥反应是急性细胞排斥反应，肝脏活检对明确诊断很关键。如果加强治疗，急性同种异体排斥反应几乎总是可逆的。

3. 受体乙型肝炎或者丙型肝炎复发 乙型肝炎患者术前可使用恩替卡韦或者替诺福韦以及富马酸丙酚替诺福韦（TAF）配合乙型肝炎免疫球蛋白抗病毒治疗。HCV RNA阳性的肝衰竭患者，可根据肝衰竭发展情况选择抗病毒时机及药物治疗。若MELD评分＜18，可在移植术前尽快开始抗病毒治疗，部分患者经治疗后可从移植列表中退出，若MELD评分≥18，可先行移植术，术后再行抗病毒治疗。如果等待移植时间超过6个月，可在移植术前行抗病毒治疗。所有移植术后HCV再感染患者应在移植术后早期开始治疗，抗病毒治疗首选直接抗病毒药物（direct-acting antiviral agents，DAAs）治疗方案，蛋白酶抑制剂是失代偿期肝硬化患者的禁忌证。

（五）外科并发症

包括术后出血，肝动脉血栓形成，门静脉血栓形成，下腔静脉或者肝静脉阻塞，胆汁漏或者胆道狭窄。需要相应处置，严重的情况可能需要手术处理。

（六）内科并发症

1. 各种病原体所致感染 包括革兰氏阴性杆菌为主的细菌感染，以及EB病毒、巨细胞病毒、真菌等条件致病微生物，需要明确病原体，针对性的给予治疗。

2. 肾功能不全 改善循环，必要时透析治疗。

3. 呼吸窘迫综合征 针对感染及多脏器衰竭等诱因进行治疗，机械通气。

（七）随访

肝衰竭等终末期肝病的病死率相当高，人工肝支持系统和肝移植的综合运用，是针对肝衰竭等终末期肝病治疗的重要方法，随着消化科、感染科、外科、免疫科、重症监护、材料科学等多科室、多学科积极协作，在临床实践中不断完善，其具有广阔的发展前景。

该患者的治疗及随访：

患者在之前护肝、抗病毒、预防感染、预防消化道出血、控制肝性脑病、营养支持治疗的基础上，12天内使用了血浆置换模式的人工肝治疗5次，患者仍有极度乏力，食欲不振，皮肤黄染明显，皮肤可见散在瘀斑。末次治疗后3天复查实验室指标。

生化全项：ALT 45U/L，AST 53U/L，γ-GT 168.40U/L，ALB 35.8g/L，TBIL352umol/L，DBIL 237μmol/L，Crea 97μmol/L。HBV-DNA 2.1×10^3IU/mL。PTA 31%。血氨46mmol/L。梅毒相关检测及HIV抗体皆阴性。

后患者转至外院成功行原位肝移植手术，1年后全身状态良好，回院复查。

生化全项：ALT 34U/L，AST 42U/L，γ-GT 74U/L，ALB 38.2g/L，TBIL32μmol/L，DBIL 11.6μmol/L，Crea 89μmol/L。HBV-DNA 未检测到。PTA87%。

（高　杰　田永刚）

第七篇
胆道系统疾病

第一章 胆囊结石及急性胆囊炎

病例介绍：

患者张某，女，40岁。

主诉：右上腹疼痛3天，发热6h。

现病史：患者于3天前进食油腻食物后出现右上腹疼痛，呈持续性伴有间断性加重，伴右肩背部疼痛，伴恶心呕吐，呕吐物为胃内容物，6h前出现发热，体温最高38.0℃。无皮肤、巩膜黄染，无尿色加深，无消瘦。

既往史：糖尿病10年，长期口服二甲双胍治疗。

入院查体：神志清楚。血压110/70mmHg，心率100次/分，体温38.5℃。右上腹压痛（＋），腹部无反跳痛及肌紧张，Murphy征阳性。

辅助检查：血常规：WBC 17.0×10^9/L，GR 87%，PLT 200×10^9/L。血糖11mmol/L。肝功：ALT 100U/L，AST 120U/L，TBIL正常。腹部超声提示：胆囊增大，胆囊多发结石，胆囊壁增厚，胆总管下段显示不清。

病例特点

1. 进油腻食物后出现右上腹疼痛、寒战、发热，无黄疸。

2. 右上腹有压痛，Murphy阳性。

3. 辅助检查示白细胞升高、中性粒细胞比升高，彩超提示胆囊增大，胆囊内多发结石及胆囊壁增厚。

诊断：急性化脓性胆囊炎；胆囊结石。

一、急性胆囊炎病因

（一）胆囊管梗阻

结石可堵塞胆囊管或嵌顿于胆囊颈，直接损伤黏膜，引起胆汁淤积。

（二）细菌感染

致病菌从胆道逆行进入胆囊，或经血循环或淋巴途径进入胆囊。引起胆道系统感染的致病菌中，革兰阴性细菌约占2/3，前3位依次是：大肠埃希菌、铜绿假单胞菌、肺炎克雷伯杆菌；革兰阳性菌前3位依次是粪肠球菌、屎肠球菌、表皮葡萄球菌；14%～75%的患者合并厌氧菌的感染，以脆弱拟杆菌为主。

二、病理分型

（一）急性单纯性胆囊炎

病变初期，黏膜充血水肿，胆囊内渗出增加，胆囊肿大。如及时采取治疗，炎症消退，大部分组织可恢复原来结构，不遗留瘢痕。

（二）急性化脓性胆囊炎

当病情进一步加重，炎症波及胆囊壁全层，囊壁增厚，甚至累及浆膜有纤维素及脓性渗出。此时治愈后也产生纤维组织增生瘢痕化，容易再发生胆囊炎症。

（三）急性坏疽性胆囊炎

如胆囊管梗阻未解除，胆囊内压力持续升高，胆囊壁血管受压导致血供障碍，继而缺血坏死形成坏疽性胆囊炎。

三、临床表现

患者张某以右上腹疼痛，发热，右上腹压痛，Murphy 阳性为主要表现，符合急性胆囊炎的临床表现，那么急性胆囊炎的腹痛、发热有何特点呢？

（一）上腹痛

初为上腹胀痛不适，逐渐发展为阵发性绞痛，继续发展为持续性疼痛阵发性加剧，疼痛可放射到右肩、肩胛和背部。张某的疼痛特点与此基本符合。

（二）发热

轻至中度发热，通常无寒战，可有畏寒，如出现寒战高热则提示病情严重，如胆囊坏疽、穿孔或积脓，或合并胆管炎。急性胆管炎的发热多为寒战高热，病情进展迅速。

（三）伴随症状

患者恶心呕吐、厌食等。少数患者可出现轻度黄疸，可能原因为：胆红素通过受损的胆囊黏膜入血，或邻近的炎症引起 Oddi 括约肌痉挛所致。

（四）体格检查

右上腹胆囊区压痛，炎症波及浆膜层可有腹肌紧张及反跳痛，Murphy 征阳性。部分患者可触及肿大的胆囊并有触痛。如胆囊被大网膜包裹，则形成边界不清、固定压痛的肿块；如胆囊坏疽、穿孔则出现弥漫性腹膜炎表现。

四、辅助检查

结合张某的辅助检查结果，详细解释一下急性胆囊炎患者辅助检查的变化特点，另外还有哪些检查需要进一步完善？

（一）血常规

患者张某外周血白细胞计数升高，以中性粒细胞升高为主，白细胞 $17 \times 10^9/L$，明显高于正常值，并且是以中性粒细胞升高为主，提示为细菌感染可能性大。血小板计数正常。当感染较重的时候可抑制造血系统，血小板会有明显地减少，而老年人由于免疫系统反应能力较弱，即使炎症较重时白细胞也可不升高。

（二）肝功

部分患者有氨基转移酶、碱性磷酸酶和胆红素升高。张某的氨基转移酶有轻度升高，胆红素正常，说明没有胆总管的梗阻。如果胆囊结石合并有胆总管结石，一般情况下表现为梗阻性黄疸，而急性胆囊炎胆囊结石一般无黄疸，即使有也为轻度黄疸。

（三）炎症指标

C反应蛋白升高，炎症较重者PCT可升高。张某入院后完善了C反应蛋白、PCT、血培养的检查，其中C反应蛋白明显升高，PCT轻度升高，血培养未培养出致病菌。

（四）影像血检查

胆囊增大，囊壁毛糙增厚（>3mm），明显水肿时有"双边征"，囊内结石显示强回声，其后有声影是急性胆囊炎的影像学特点。首选超声检查，CT和MRI均有助于诊断。

因患者超声胆总管下段显示不清晰，入院后为张某完善了腹部CT以及MRCP检查，以防漏诊胆总管下段疾病。腹部CT如图7-1-1：胆囊增大，胆囊壁增厚，胆囊颈部可见多发高密度影。MRCP未见胆管扩张，胆总管下段正常未见结石。图7-1-2为胆囊结石急性胆囊炎超声图像，可见胆囊增大，囊壁增厚，超过3mm，胆囊壁毛糙，胆汁透声不良，可见弱点样回声。

五、诊断标准

1. Murphy征阳性、右上腹疼痛、压痛、肿块。
2. 发热，白细胞升高，C反应蛋白升高。

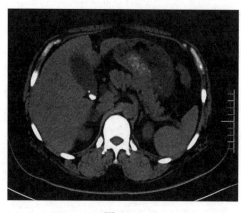

图 7-1-1

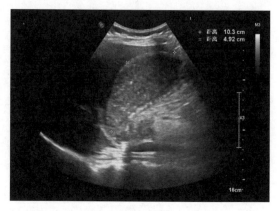

图 7-1-2

3. 胆囊增大、胆囊壁增厚、胆囊颈部结石嵌顿、胆囊周围积液等。

（TG18标准：符合1中的1项＋2中的1项＋3即可确诊）

六、该患者诊断为急性结石性胆囊炎，还有可能是什么疾病？需要和哪些疾病进行鉴别诊断？

（一）消化性溃疡穿孔

患者有慢性腹痛，突然加剧，因胃肠道内容物进入腹腔而出现急性弥漫性腹膜炎。查体可有明显的肌紧张、压痛及反跳痛，腹部CT及立位腹部平片有助于诊断。需要急诊手术治疗。

（二）急性胰腺炎

持续性的中上腹疼痛，血淀粉升高，胰腺CT见胰腺周围渗出、甚至胰腺组织坏死。

（三）高位阑尾炎

可出现右上腹疼痛、发热等症状，但腹部超声胆囊无炎症改变，可发现肿大的阑尾，鉴别困难的病例可行剖腹探查。

（四）肝脓肿

可表现为右上腹疼痛，发热，常伴有寒战，以中高热居多。影像学可见肝脏内低密度区其内有气体影，但在疾病早期脓肿没有液化时影像学表现不明显。

（五）胆囊癌

可有右上腹疼痛，一般无发热，如肿瘤引起胆汁流出不畅时也可表现为急性胆囊炎的症状及体征。腹部影像学有助诊断。

七、严重程度判断标准（TG18）

（一）Grade Ⅲ 急性胆囊炎（严重）

急性胆囊炎伴有以下任何一个器官/系统功能障碍。

1. **心血管系统**　血压需要多巴胺［5μg/（kg·min）以上］或者肾上腺素维持。
2. **神经系统**　意识障碍（嗜睡、昏睡、昏迷）。
3. **呼吸系统**　$PaO_2/FiO_2 < 300$。
4. **肾脏功能**　少尿，肌酐$>2mg/dl$。
5. **肝脏功能**　PT-INR>1.5。
6. **造血系统**　血小板低于$100×10^9/L$。

（二）Grade Ⅱ 急性胆囊炎（中度）

急性胆囊炎伴有如下情况之一（腹腔镜胆囊切除术建议在96h内进行）。

1. WBC 计数高于$18×10^9/L$。
2. 右上腹触及肿块。
3. 病程超过3天。
4. 局部炎症明显（坏疽性胆囊炎、胆囊周围脓肿、肝脓肿、胆源性腹膜炎、胆囊穿孔）。

（三）Grade Ⅰ 急性胆囊炎（轻度）

急性胆囊炎患者无基础疾病、无器官/系统功能障碍，胆囊炎局限、胆囊切除术风险低。

八、治疗

1. **病情变化**：该患者入院后给予禁食，补液，舒普深3.0g（静脉滴注，每天2次）联合奥硝唑0.5g（静脉滴注，每天2次）抗感染治疗2天，患者病情加重，寒战发热，体温39℃，出现腹膜炎体征，遂选择腹腔镜下胆囊切除术，那么手术的指征有哪些呢？

（一）急诊手术的适应证

1. 发病在48～72h内。
2. 经非手术治疗无效或病情恶化。
3. 合并有胆囊穿孔、弥漫性腹膜炎、急性化脓性胆管炎、急性坏死性胰腺炎。
对于符合手术指征并且能耐受手术的患者推荐早期手术治疗，尽可能在72h内或1

周内进行早期胆囊切除术，包括腹腔镜胆囊切除术及开腹胆囊切除术。

（二）胆囊引流方法

急性胆囊炎是一种以手术治疗为主的疾病，对于手术风险较高不能直接手术的急性胆囊炎患者，需要选择合适的胆囊引流方式来缓解胆囊压力。东京指南2018建议：

1. 首选的引流方式为经皮肝穿刺胆囊引流（PTGBD）。
2. 内镜下经乳头胆囊引流（ETGBD）。
3. 超声内镜引导下胆囊引流（EUS-GBD）。

对于合并有严重的凝血疾病、血小板减少症或是解剖学上难以到达病变位置的急性胆囊炎的患者，优先考虑ETGBD，引流方式包括内镜鼻胆囊引流（ENGBD）和胆囊支架置入术（EGBS），可由内镜医生根据具体情况来选择。

（三）一般治疗及抗炎治疗

1. 一般治疗 禁食、输液、营养支持，纠正水、电解质及酸碱代谢失衡，监测肝肾功能，血糖等。

2. 抗炎治疗 目标是限制局部炎症和全身炎症反应，以及预防手术部位的感染和肝脓肿的形成。尽可能通过胆汁或者血培养获得病原学证据，根据药敏结果选择抗生素。如暂时无药敏结果，可经验性应用抗生素。轻症患者选择一代或者二代头孢菌素，或者氟喹诺酮类药物静脉给药或者口服。重症患者选择三代头孢和或酶抑制剂，甚至碳青霉烯类抗生素，通常需要联合抗厌氧菌治疗。如怀疑有革兰阳性菌，应使用万古霉素或替考拉宁等抗生素。

九、预后

患者腹腔镜胆囊切除术后腹痛及发热症状消失，血常规及肝功能基本恢复正常，于术后3天出院。

十、随访

患者术后半年随访无不适症状。

（许　丹）

第二章 胆管结石并胆管炎

病例介绍

患者王某，男，40岁。

主诉：右上腹疼痛5天，发热伴皮肤、巩膜黄染2天。

现病史：患者于5天前进食油腻食物后出现右上腹疼痛，初始为阵发性绞痛，后逐渐转为持续性胀痛，伴有恶心呕吐，呕吐物为胃内容物。2天前出现寒战高热，体温最高达39.5℃，伴有皮肤、巩膜黄染，尿色如豆油样。

既往史：患者健康。

体格检查：神志清楚。血压100/70mmHg，心率95次/分。右上腹压痛，无明显反跳痛，Murphy（－）。

辅助检查：血常规：红细胞$20.0×10^9$/L，GR 90%，PLT $200×10^9$/L，HB 120g/L。血生化：ALT 160IU/L，AST 200IU/L，TBIL 120μmol/L，DBILL 80μmol/L，AMY 60IU/L。腹部超声提示：胆总管增宽，胆总管下段可见高回声影。

病例特点：

1. 进食油腻食物后出现上腹痛，伴寒战高热及黄疸。

2. 查体：右上腹压痛。

3. 血常规：红细胞$20.0×10^9$/L，GR90%；血生化：ALT 160IU/L，AST 200IU/L，TBILL 120μmol/L，DBILL 80μmol/L，AMY 60IU/L。腹部超声提示：胆总管增宽，胆总管下段可见高回声影。

初步诊断：急性胆管炎；胆总管结石。

一、病因病理

胆总管结石分为原发性结石和继发性结石。原发性结石多为棕色胆色素结石，其形成的诱因有：胆道感染、胆道梗阻、胆管节段性扩张、胆道异物如蛔虫残体、虫卵等。继发结石主要是胆囊结石或肝内胆管结石掉入胆总管内，多为胆固醇结石或黑色素结石。

结石停留于胆管内主要导致以下疾病。①急性和慢性胆管炎：结石引起胆汁淤滞，容易引发感染，感染可造成胆管壁黏膜充血水肿，加重胆管梗阻；反复的胆管炎症使管壁纤维化并增厚、狭窄，近端胆管扩张。②全身感染：胆管梗阻后，胆道内压增加，感染胆汁可逆向经毛细胆管进入血液循环，引发毒血症甚至脓毒症。③肝脏损害：梗阻并感染可引起肝细胞损害，甚至可发生肝细胞坏死及形成胆源性肝脓肿；反复感染和肝损害可导致胆汁性肝硬化。④胆源性胰腺炎：结石嵌顿于壶腹时可引起胰腺的急性和（或）慢性炎症。

二、临床表现

（一）症状

该例患者王某具有典型的Charcot三联征：腹痛、寒战高热和黄疸。

1. 腹痛　位于剑突下或右上腹，多为绞痛，呈阵发性发作，或为持续性疼痛阵发性加剧，可向右肩或背部放射，常伴有恶心呕吐。多由于结石嵌顿于胆总管下段或壶腹部，胆总管平滑肌或Oddi括约肌痉挛所致。若平滑肌松弛而导致结石上浮，腹痛可缓解。

2. 寒战高热　胆管梗阻继发感染导致胆管炎，胆管黏膜炎症水肿，加重梗阻导致胆管内压升高，细菌及毒素逆行经毛细胆管入肝窦至肝静脉，再进入体循环引起全身性感染。约2/3的患者可在病程中出现寒战高热，一般表现为弛张热，体温高达39℃～40℃。

3. 黄疸　部分梗阻时黄疸较轻；完全性梗阻时黄疸较重；如结石嵌顿在Oddi括约肌部位，则梗阻完全，黄疸进行性加重。

（二）体格检查

无发作时可无阳性体征，或仅有剑突下或右上腹深压痛。如合并胆管炎时，可有不同程度腹膜炎征象，主要在右上腹，严重时可出现弥漫性腹膜刺激征，并有肝区叩击痛。胆囊或可触及，有触痛。

三、辅助检查

王某入院后完善了腹部CT及MRCP，如图7-2-1：MRCP示扩张胆管内的类圆形低信号影，在胆总管末端呈边缘光滑的"倒杯口"状充盈缺损。CT示胆总管下段扩张，其内可见高密度影（图7-2-2）。

胆总管结石的影像学检查有如下几种。

（一）腹部超声

可作为筛查，能发现结石，并能看见肝内外胆管的扩张，但是由于患者肥胖或者肠道气体干扰，对胆总管远端的结石易观察不清。

（二）EUS

对检出胆总管远端的结石有重要价值，可不受气体干扰。

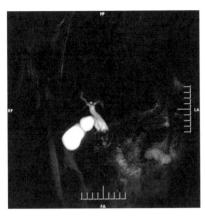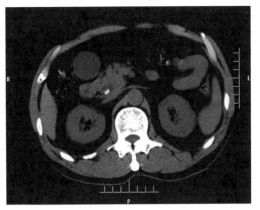

图7-2-1　　　　　　　　　　　　　　　图7-2-2

（三）腹部CT

能发现胆管扩张和结石的部位，缺点在于影响不含钙结石的观察，另外小结石或微小结石显影不佳。

（四）MRCP

可发现胆管梗阻的部位，鉴别梗阻的原因，十分有利于胆道系统疾病的诊断。

（五）PTC及ERCP

作为有创检查一般用于诊断及治疗。

四、急性胆管炎的诊断标准

1. 胆道疾病病史，高热和或寒战，腹痛及腹部压痛（右上腹或中腹部），黄疸。
2. 白细胞升高，C反应蛋白升高，肝功能异常。
3. 胆管扩张或狭窄，有肿瘤，结石等。
符合第1条中的2项以上＋2＋3即可确诊。

五、鉴别诊断

王某虽然超声提示有胆总管结石，但是不能除外肿瘤性疾病，所以需要完善腹部CT的检查。哪些肿瘤性疾病也可以导致黄疸、发热症状呢？

（一）胆管癌

胆管癌引起的梗阻性黄疸多为无痛性黄疸，进行性加重。腹部CT可见胆管壁增厚，MRCP示胆总管末端鼠尾样改变，ERCP时可行细胞刷检有助于病理诊断。大部分患者需手术切除后行病理检查方能明确诊断。

（二）胰头癌和壶腹周围癌

同胆管癌一样可引起无痛性黄疸逐渐加重，部分患者有持续性腹痛，腹部增强CT、十二指肠镜检查均有助于诊断。

六、治疗及病情发展

王某入院后在进行一般治疗的同时，应用舒普深（头孢哌酮舒巴坦钠）联合奥硝唑静脉滴注，但未见好转，随即出现休克，血压90/60mmHg，心率110次/分，伴有神情淡漠、嗜睡，给予抗休克治疗。考虑急性梗阻性化脓性胆管炎，急诊行ENBD（内镜下鼻胆管引流）胆管减压，引流出脓性胆汁，患者症状及体征明显好转，生命体征平稳。引流5日后行ERCP取石，见图7-2-3。

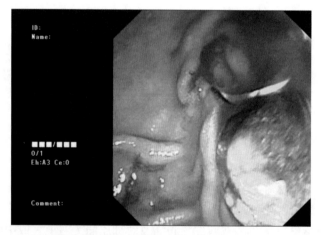

图7-2-3

患者取石术后无并发症，于术后2天出院。

对于急性胆管炎、胆管结石，治疗方法有哪些呢？

（一）非手术治疗

1. 应用抗生素，应根据敏感细菌选择用药，经验治疗可选用胆汁中抗生素含量高的，主要针对革兰阴性细菌的抗生素。
2. 纠正水、电解质及酸碱平衡紊乱。
3. 加强营养支持和补充维生素，禁食患者应使用肠外营养。
4. 护肝及纠正凝血功能异常。
5. 解痉、止痛、对症治疗。

（二）内镜下治疗

对于单发或少发（2～3个）直径小于2cm的肝外胆管结石可采用ERCP取石；对于急性梗阻性化脓性胆管炎的患者可选择ENBD胆道减压；对于高龄、病情复杂、手术风险较高、内镜下无法取石的患者，可行ERBD（胆管内支架引流）。

（三）手术治疗

胆总管切开取石、T管引流术。

七、预后和随访

患者经抗感染、引流、取石后痊愈。术后1个月、3个月随访无不适。

（许　丹）

第三章 胆道系统肿瘤

第一节 胆囊癌

病例介绍：患者周某，女，63岁，2020年6月20日入院。

主诉：右上腹疼痛20天，加重1周。

现病史：患者诉于20天前无明显诱因出现右上腹胀痛，伴恶心、食欲减退，1周前上述症状加重，无发热，无呕吐。门诊B超提示胆囊炎，胆囊结石，胆囊稍高回声光团，门诊以"胆囊炎"收入院。平时睡眠可，厌油腻食物，大小便正常，近1个月体重减轻2.5kg。

既往史：胆囊炎病史10年，无食物和药物过敏史。

查体：巩膜及全身皮肤无黄染，浅表淋巴结无肿大。心肺未见异常。腹部平坦，柔软，右上腹压痛明显，Murphy征阳性；肝、脾肋下未触及；移动性浊音阴性；肠鸣音4次/分。双下肢无水肿。

自带门诊检查：血常规：WBC $17×10^9$/L；肝炎病毒系列阴性；生化全项：ALT 84.50U/L，AST 132.70U/L，γ-GT 670.50U/L，AKP 288.60U/L，TBIL 57.80μmol/L，DBIL 46.70μmol/L，TBA 48.40μmol/L；肝胆胰脾彩超：胆囊炎，胆囊结石，胆囊稍高回声光团，肝内胆管轻度扩张，肝、脾、胰腺未见异常。

入院初步诊断：胆囊炎；胆囊结石；胆囊占位性病变。

病情分析：

通过以上的描述大家会想到哪些疾病？

1. 恶性疾病：胆囊癌？胆管癌？肝癌？

2. 良性疾病：胆囊结石？胆管炎性狭窄？胆囊息肉？

病例特点：

患者老年女性，右上腹压痛明显，体重减轻明显，Murphy征阳性。B超提示：胆囊炎，胆囊结石，胆囊稍高回声光团，肝内胆管轻度扩张。初步印象诊断？进一步检查？如何治疗？

印象诊断：胆囊癌？胆囊炎 胆囊结石 胆管炎？胆囊息肉？

胆囊癌（carcinoma of the gallbladder）是起源于胆囊黏膜上皮细胞的恶性肿瘤，是胆道系统最常见的恶性肿瘤，约占胆道恶性肿瘤的70%以上，其发病部位位于胆囊，依据肿瘤起源于胆囊的解剖部位不同，包括胆囊底部、体部、颈部和胆囊管等部位胆囊癌，其中以胆囊颈部、体部发病更为多见。

一、分型

胆囊癌根据大体形态分型，一般可分为肿块型、浸润型、胶质型、混合型。根据组织学分型分为腺癌、未分化癌、腺鳞癌和鳞癌。

二、分期

Nevin于1976年根据肿瘤侵犯深度和有无转移制定的分期方案至今仍是广泛使用的方案。具体内容是：Ⅰ期为黏膜内原位癌；Ⅱ期侵犯到黏膜下和肌层；Ⅲ期侵犯到胆囊壁全层但无淋巴结转移；Ⅳ期为胆囊壁全层受侵合并胆囊管周围淋巴结转移；Ⅴ期肿瘤侵犯或转移至肝脏或其他部位。

美国癌症联合委员会（AJCC）与国际抗癌联盟（UICC）于1995年公布了统一的胆囊癌TNM分期标准。根据不同的T、N、M分类将胆囊癌分5期：0期指原位癌；Ⅰ期指侵犯局限于黏膜层或黏膜肌层，无淋巴结转移；Ⅱ期指肿瘤侵犯全层，未侵犯周围脏器，无淋巴结转移；Ⅲ期指肿瘤突破浆膜层或直接侵犯一个邻近脏器（肝浸润深度小于等于2cm），或N1淋巴结转移；Ⅳ期指出现远处转移，或侵犯2个以上的邻近脏器，或N2淋巴结转移。

三、发病机制

胆囊癌的组织类型有多种，但无一种有其固定的生长方式和特殊的临床表现。最多见为腺癌，占胆囊癌的70%～90%，此外还有鳞癌、腺鳞癌、腺瘤恶变、息肉恶变、类癌等。肉眼观察多表现为胆囊壁弥漫性增厚，并侵及邻近器官，偶见乳头状突起向胆囊腔内生长，向胆囊腔内生长的肿瘤，常质地较软，易发生坏死、出血、感染等。胆囊癌的扩散方式以局部浸润肝脏和周围器官如十二指肠、结肠以及前腹壁为主。如胆囊颈或Hartmann袋的肿瘤直接浸润肝总管，临床上很难与胆管癌相鉴别。也可通过血源性播散，经胆囊静脉沿胆囊颈而侵及肝方叶。胆囊壁具有丰富的淋巴管，有利于肿瘤早期向胆囊管、胆总管和胰十二指肠区周围的淋巴结扩散，晚期可见远处转移及经腹腔播散。另外胆囊癌也可沿神经鞘扩散，造成神经侵犯，这可能是本病引起疼痛的主要原因。

四、流行病学

（一）发病率

该病的发病率受多种因素影响，国际、地区及种族之间同样存在明显差异。

（二）发病年龄和性别

胆囊癌的发病率随年龄增长而增加。以60岁左右居多，且多见于女性，女性比男性高2～6倍。

（三）种族和地理位置分布

不同种族和不同地域胆囊癌的发病情况也不相同，如我国西北和东北地区发病率高于长江以南地区，农村发病率高于城市。

（四）与职业和生活习惯的关系

有调查表明，印染工人、金属制造业工人、橡胶工业从业人员、木材制成品工人等发病率高，可能和职业暴露有关。也有调查表明，高蛋白和高糖类饮食可增加胆囊癌的发病率。

五、临床表现

（一）症状和体征

早期无特异性症状和体征，常表现为患者原有的慢性胆囊炎或胆囊结石引起的腹痛、恶心呕吐、腹部压痛等，有时被误认为是胃病，易被忽视，部分患者因胆囊切除标本病理检查意外发现胆囊癌，故在临床上遇到这些表现时要考虑到胆囊癌。当肿瘤侵犯至浆膜或胆囊床时，则出现定位症状，如右上腹痛，可放射至肩背部。胆囊管受阻时查体可触及肿大的胆囊，患者皮肤开始出现黄染。能触及右上腹肿物时往往已发展到晚期，常伴有腹胀、黄疸、食欲差、体重减轻、肝脏肿大，甚至出现贫血、腹腔积液、多脏器衰竭等。少数肿瘤可穿透浆膜，发生胆囊急性穿孔、腹膜炎或慢性穿透至其他脏器形成内瘘；还可引起胆道出血，肝弥漫性转移引起肝衰竭等。

（二）实验室检查

CEA、CA199、CA125等均可升高，其中以CA199较为敏感，但无特异性。细针穿刺胆囊取胆汁行肿瘤标志物检查更有诊断意义。

（三）影像学检查

如超声、CT检查显示胆囊壁增厚不均匀，腔内有位置及形态固定的肿物，应考虑胆囊癌。如超声造影、增强CT或MRI显示胆囊肿块血供丰富，则高度考虑胆囊癌。近年来PET-CT也开始用于胆囊癌切除术后残留病灶的评估以及胆囊癌疑诊患者的术前评估。

胆囊癌合并坏死、感染需要与胆囊炎或胆囊脓肿相鉴别，超声引导下细针穿刺活检对诊断有一定帮助。

六、辅助检查

患者周某入院后完善检查如下。

（一）实验室检查

1. AFP、CEA及CA125均正常。CA199 202.5U/mL。

2. 复查肝功：ALT 87.60U/L，AST 112.70U/L，γ-GT 809.50U/L，AKP308.20U/L，TBIL 65.80μmol/L，DBIL 56.30μmol/L，TBA 51.80μmol/L。

3. 复查血常规：WBC 11×10^9/L。

（二）肝胆胰脾彩超显示

胆囊炎性改变，胆囊稍高回声光团，肝内胆管轻度扩张，肝、胆、胰腺未见异常（图7-3-1）。

（三）胆囊增强CT显示

胆囊内结节，大小6.5mm×5.5mm，不排除肿瘤，建议进一步检查（图7-3-2）。

（四）胰胆管水成像（MRCP）扫描检查所见

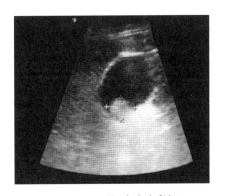

图7-3-1　肝胆脾胰腺彩超

胆道系统略扩张，胆囊增大，胆囊壁局部增厚，见不规则软组织信号；胰管未见明显异常。诊断提示：胆管扩张，胆囊内异常信号，建议必要时增强（图7-3-3）。

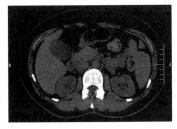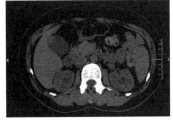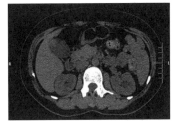

图7-3-2　胆囊增强CT

目前诊断：胆囊癌；胆囊炎；胆囊结石。

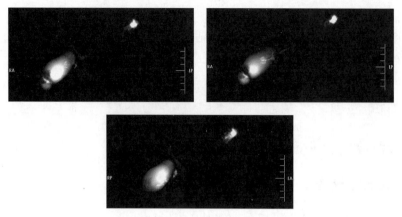

图7-3-3　MRCP

七、胆囊癌的鉴别诊断

（一）急性胆囊炎

很多胆囊癌患者以急性胆囊炎为首发表现，表现为上腹持续性绞痛，可放射到右肩、背部，常有轻度至中度发热，并伴有恶心、呕吐。B超和CT检查可发现胆囊内肿块或胆囊壁局部增厚，以及邻近器官受侵犯的情况。

（二）慢性胆囊炎

胆囊癌早期和进展期与慢性胆囊炎的临床表现基本相同，而且大多数胆囊癌患者常伴有慢性胆囊炎，所以容易被延误。B超和CT等影像学检查可鉴别。

（三）胆石症

胆囊癌与胆石症关系密切，大部分胆囊癌患者伴有胆石症，胆石症患者常表现为反复右上腹隐隐作痛，部分患者表现为急性胆绞痛。如患者为老年女性，长期患有胆囊结石，腹痛症状变得加重或持续时，应考虑胆囊癌的可能。可通过影像学检查相鉴别。

（四）胆囊息肉样变

早期的胆囊癌需要与胆囊息肉样变相鉴别。胆囊癌一般较大、蒂宽、胆囊壁增厚，胆囊息肉样变一般症状轻微，常在B超检查胆囊时被发现，可通过影像学检查相鉴别。

（五）肝癌

患者常伴有肝炎、肝硬化病史，多为右上腹或中上腹持续隐痛、胀痛或刺痛、食欲减退、恶心呕吐、消瘦等表现，可通过影像学检查相鉴别。

八、胆囊癌的诊断标准

（一）临床表现

胆囊癌无特异性临床症状，常被胆囊炎、胆囊结石及其并发症所掩盖，早期患者出现腹部不适、食欲下降或体重减轻，一旦出现明显的临床症状多属于中晚期，所以无症状的患者早期诊断很重要，必须加强对高危人群的筛查，如：年龄40岁以上，女性患者，有慢性胆囊炎或胆囊结石病史，症状反复发作，并伴有黄疸、食欲不振、全身乏力、体重减轻、右上腹触及包块者，要高度考虑胆囊癌的可能。

（二）肿瘤标志物检查

血清CA199和（或）CEA升高是最常用的诊断胆囊癌的肿瘤标志物，其他还有CA125、CA724、CA153等。

（三）影像学检查

1. 超声检查　超声检查是当前用于诊断和筛查胆囊疾病的第一线检查，也是胆囊疾病动态随访观察的首选检查方法。彩超显示：胆囊壁增厚不均匀，腔内有位置及形态固定的肿物，应考虑胆囊癌的可能。

2. 增强CT和MRI检查　CT如显示胆囊肿块血供丰富，高度考虑胆囊癌；并可显示胆囊壁被侵犯程度、毗邻器官是否受累及、淋巴结转移情况，MRCP还可判断胆管系统受到梗阻的部位和其与胆囊癌的关系。

3. PET-CT检查　对胆囊癌灵敏度高，可发现胆囊癌早期病变，当CT或MRI检查有可疑发现时，建议行PET-CT检查。

（四）活检

超声引导下细针穿刺活检对诊断有一定帮助。

九、胆囊癌的治疗

（一）手术治疗

化学或放射治疗大多无效，手术治疗为首选。手术切除的范围依据胆囊癌的分期而定。由于胆囊癌起病隐匿，无特异症状，早期诊断困难，所以能手术切除者不多，能行根治性手术者更少。

1. 单纯胆囊切除术　适用于Nevin Ⅰ期及AJCC-UICC 0期胆囊癌。癌肿局限于胆囊黏膜层，单纯胆囊切除术即可达到根治目的，不需清扫淋巴结，这些病例几乎都是因胆囊结石，胆囊炎等良性病变行胆囊切除后病理检查偶然发现的，如术后病理为AJCC-UICC Ⅰ期，侵犯肌层，应再次手术切除全部胆囊床并做局部淋巴结清扫。

2. 胆囊癌根治性切除术　适用于Nevin Ⅱ、Ⅲ、Ⅳ期和AJCC-UICC Ⅱ期胆囊癌。切除范围除胆囊外，还包括肝Ⅳb段（方叶）和Ⅴ段切除或亚肝段切除，并做胆囊引流区域淋巴结的清扫。

3. 胆囊癌扩大根治术　如肝右三叶切除，甚至肝＋胰十二指肠切除，适应证为Nevin Ⅲ、Ⅳ期和AJCC-UICC Ⅲ、ⅣA期胆囊癌，此术式术后病死率极高，临床上存在争论。

4. 不能切除胆囊的姑息性手术　包括肝管空肠Roux-en-Y吻合内引流术，经皮、肝穿刺或经内镜在胆管狭窄部位放置内支撑管引流术以及胃空肠吻合术等，主要用于减轻或解除肿瘤引起的黄疸或十二指肠梗阻。

本病例患者周某完善相关检查后，高度考虑胆囊癌，患者及家属积极要求手术治疗。完善术前准备，给予胆囊癌根治性切除手术治疗，术中所见如图7-3-4所示。术中病理回报：胆囊腺瘤伴腺体重度不典型增生，局部癌变，侵及胆囊壁深肌层，周边淋巴结（0/1）未见癌转移，胆囊断端轻度不典型增生。术后1周，患者恢复良好，出院。

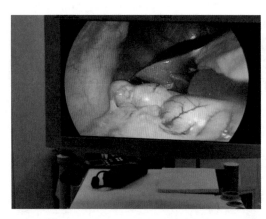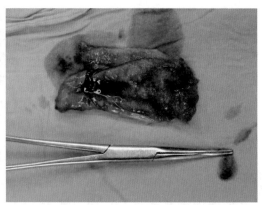

图7-3-4

确定诊断：胆囊癌；胆囊炎；胆囊结石。

（二）非手术治疗

1. 放射治疗　为防止和减少局部复发，可将放疗作为胆囊癌手术的辅助治疗。

2. 化学治疗　关于胆囊癌的化疗，目前缺乏确实有效的方案，已经使用的化疗方案效果并不理想。

十、胆囊癌预后

胆囊癌的预后很差，特别是Nevin Ⅳ、Ⅴ期的胆囊癌，总的5年生存率不足5%。

主要与该肿瘤的恶性程度高，转移、扩散较早，早期确诊率和手术切除率均很低有关，故努力提高无症状的早期胆囊癌的检出率成了近年来研究的热点。对有较大且单发的息肉、慢性胆囊炎、胆结石、胆囊腺瘤及胆囊腺肌症的患者应进行定期严密的超声随访，一旦发现病灶有异常的改变，应采取积极的手术治疗。通过对胆囊癌的癌前疾病和高危因素的处理，从而提高胆囊癌的治疗水平。

（蒋　敏）

第二节　胆　管　癌

病例介绍：患者栾某，女，71岁，2021年2月20日入院。

主诉：上腹胀1个月，皮肤黄染1周。

现病史：患者诉于1个月前无明显诱因出现上腹胀，进食后加剧，1周前出现全身皮肤和巩膜黄染，尿色呈豆油色，排白陶土色便，伴皮肤瘙痒。无恶心呕吐，无腹痛、无寒战发热。就诊当地医院行彩超检查显示：胆总管扩张，下段管腔内似见低回声，胆囊结石。门诊以"梗阻性黄疸"收入院。平时睡眠可，进食正常，近1个月体重减轻3kg。

既往史：有心脏支架病史，有高血压、糖尿病、冠心病病史。无药物或食物过敏史。

查体：皮肤及巩膜黄染。腹部平坦，柔软，上腹压迫不适，无反跳痛及肌紧张，未触及异常包块，肝脾、胆囊均未触及肿大，Murphy征阴性；移动性浊音阴性；肠鸣音3次/分。双下肢无水肿。

自带门诊检查：血常规：白细胞$4.8×10^9$/L，血小板$89×10^9$/L；肝炎病毒系列阴性；生化全项：ALT 303U/L，AST 189U/L，γ-GT 1021U/L，AKP 288U/L，TBIL 252.8μmol/L，DBIL 184.3μmol/L，TBA 68.5μmol/L；肝胆胰脾彩超：胆总管扩张，下段管腔内似见低回声，胆囊结石。

入院初步诊断：梗阻性黄疸；胆管占位；胆囊结石。

病情分析：

通过以上介绍大家会想到哪些疾病？

1. 恶性疾病：胆管癌？胰腺癌？壶腹癌？

2. 良性疾病：胆管结石？胆管炎性狭窄？

病例特点：

患者老年女性，全身黄疸伴腹胀，无发热，有消瘦。肝功异常。彩超提示：胆总管下段管腔内低回声，胆囊结石。初步印象诊断？进一步检查？如何治疗？

印象诊断：胆管癌？梗阻性黄疸；胆囊结石。

胆管癌（carcinoma of bile duct）是指原发于肝外胆管的恶性肿瘤，包括左、右肝管癌，肝总管癌，胆囊管癌及胆总管癌。胆管癌较少见，胆管癌的病因目前尚不明确。本病多发生在60岁以上者，临床早期主要表现为黄疸，绝大多数患者黄疸呈进行性加深，少数可呈波动性，但不会降至正常。常伴皮肤瘙痒，尿色深黄，粪便呈陶土色等。手术切除肿瘤为主要治疗手段。

一、部位

根据肿瘤生长的部位，胆管癌分为上段、中段、下段胆管癌，上段胆管癌又称肝门部胆管癌，位于左右肝管至胆囊管开口以上部位，中段胆管癌位于胆囊管开口至十二指肠上缘，下段胆管癌位于十二指肠上缘至十二指肠乳头。

二、分型

按组织学分型：腺癌、腺鳞癌、黏液癌、印戒细胞癌、透明细胞癌、未分化癌、淋巴上皮癌、黏液样癌和肉瘤等，其中95%以上为腺癌。肿瘤生长缓慢，发生远处转移者少见，其扩散方式有局部浸润、淋巴转移和腹腔种植等。按生长方式分型：肿块型、管周浸润型、管内生长型和混合生长型；按病变部位分型：肝内胆管癌和肝外胆管癌；根据肿瘤的大体形态可将胆管癌分为乳头状型、硬化型、结节型和弥漫浸润型4种类型，其中以浸润型较多见，其次为结节型，而乳头型较少见。

三、发病机制

目前胆管癌的发病机制不明，目前认为发生胆管癌的危险因素主要有年龄、部分先天性疾病及一些不良的生活习惯（如吸烟、酗酒）、肝硬化、原发性硬化性胆管炎、肝吸虫感染、胆管结石、地域和个体基因型等。

四、流行病学

胆管癌约占所有消化道肿瘤的3%，恶性程度高，其发病峰值年龄为70岁，男性略多于女性。肝内胆管癌和肝外胆管癌存在不同的流行病学特征。研究表明肝内胆管癌的流行病学存在明显的种族和地域差异，而肝外胆管癌的发病率与病死率则有下降趋势。

五、临床表现和诊断

（一）黄疸

进行性无痛性黄疸是胆管癌的主要症状，黄疸是胆道阻塞的结果，其程度与梗阻部位和程度有关。肝外胆管梗阻时黄疸较深，肝内胆管分支受阻时黄疸较浅。完全性胆管阻塞时黄疸较深，不完全性胆管阻塞时黄疸较浅。大便灰白，可伴有厌食、乏力、贫血，少数无黄疸者可有上腹部疼痛，晚期可触及腹部肿块。

（二）胆囊肿大

病变在中下段的可触及肿大的胆囊，Murphy征可能阴性，而上段胆管癌胆囊不肿大，甚至缩小。

（三）肝脏肿大

80%以上的患者有肝脏肿大，多为肝内胆汁淤积所致，肋缘下可触及肝脏，黄疸时间较长可出现腹腔积液或双下肢水肿。肿瘤侵犯或压迫门静脉可造成门静脉高压症而导致上消化道出血，晚期患者可并发肝肾综合征，出现少尿、无尿。

（四）胆道感染

可出现典型的胆管炎表现，右上腹疼痛、寒战高热、黄疸、甚至出现休克。

（五）其他

可有进食后上腹不适、食欲不振、厌油、乏力、体重减轻、全身皮肤瘙痒、恶心呕吐等伴随症状。

（六）实验室检查

胆汁淤积或继发肝损害时，血清总胆红素、直接胆红素升高，多数患者直接胆红素与总胆红素比>50%；ALP和γ-GT均显著升高，而ALT和AST只轻度异常。胆道梗阻致维生素K吸收障碍，肝合成凝血因子受阻，凝血酶原时间延长；肝损害时血清总蛋白和白蛋白会减少。血清肿瘤标志物CA199可能升高，CEA、AFP可能正常。若血常规检查显示白细胞明显升高，提示胆道感染。

（七）影像学检查

1. **超声检查**　超声为首选诊断方法，超声检查对胆管梗阻的部位和程度的诊断率高，对胆管扩张的检出率可达95%以上，为首选检查。超声引导下细针穿刺抽吸细胞学检查是一种简便、安全、有效的方法。超声还可显示肿瘤侵犯范围，门静脉、肝动脉受压或被侵犯的程度。

2. **内镜逆行性胆管胰管造影术（ERCP）**　适用于胆管未完全阻塞的病例，可从胆管远端显示梗阻部位、判断病变范围，对下段胆管癌诊断帮助较大，或术前放置内支架引流用。

3. **CT及MRI**　能显示胆道梗阻的部位、病变性质等，其中三维螺旋CT胆道成像和磁共振胆胰管成像（MRCP）已经替代PTC及ERCP等侵入性检查。

4. 核素显影扫描、血管造影 有助于了解肿瘤与血管的关系。

患者栾某入院后完善检查如下。

1. 实验室检查

（1）AFP、CA199轻度升高。

（2）复查肝功：ALT 523U/L，AST 206U/L，γ-GT 1098U/L，AKP 290U/L，TBIL 287.2μmol/L，DBIL 199.8μmol/L，TBA 77.1μmol/L。

2. 肝胆胰增强CT显示 低位胆道梗阻，胆总管下端占位性病变，胆囊炎，胆囊结石（图7-3-5）。诊断意见：胆管癌 胆囊炎 胆囊结石。

3. 肝胆胰PET-CT显示 胆总管壶腹部软组织结节，FDG代谢略增高，延迟显像FDG代谢增高，结合增强CT，考虑恶性病变可能性大；胆道引流术后，胆囊炎，胆囊结石（图7-3-6）。诊断意见：胆管癌、胆囊炎、胆囊结石。

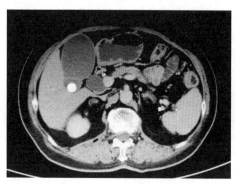

图7-3-5 肝胆胰增强CT

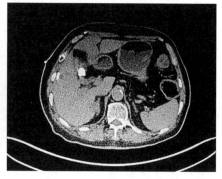

图7-3-6 肝胆胰PET-CT

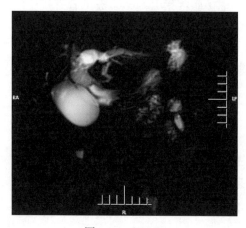

图7-3-7 MRCP

4. 胰胆管水成像（MRCP）扫描检查所见 肝内胆管、左右肝管、胆总管明显扩张，胆总管最大直径3.14cm，胆总管末端变窄，胆囊增大（图7-3-7）。诊断意见：1. 胆囊炎，胆囊增大；2. 肝内外胆管扩张。

目前诊断： 低位胆道梗阻；胆管癌可能；胆囊炎；胆囊结石。

六、鉴别诊断

（一）胰腺癌

胰腺癌与低位胆管癌具有相似的临床表现，症状主要包括腹痛、梗阻性黄疸、体重减轻和胰腺外病变。但胰腺癌腹痛严重，甚至需要麻醉剂缓解，患者食欲不振、体重减轻明显，呈进行性加重的无痛性梗阻性黄疸，肿瘤恶性程度高、发展快、预后差，治疗效果不理想，病死率很高，各国统计5年生存率仅2%～10%。

（二）慢性胰腺炎

也可引起胰内胆管的狭窄或闭塞而发生黄疸，但病史较长，黄疸较轻。在胆道造影中可见病变胆管的狭窄是两边对称的，且边缘较光滑。需进一步行胰腺功能检查、ERCP、CT和术中活检确诊。

（三）原发性硬化性胆管炎

多见于中年人，男性多于女性。腹痛多为阵发性，很少有胆绞痛。黄疸多为间歇性进行性加重，实验室检查为阻塞性黄疸的表现。胆道造影多见胆管广泛性慢性狭窄和僵硬，增强CT和术中病理可鉴别。

（四）胆总管结石

病史较长，多有发作性腹痛史，黄疸也多为间歇性，疼痛发作时常伴有不同程度的胆管炎表现，如发热、寒战、中性粒细胞升高、局限性腹膜炎体征等。胆道造影和彩超可鉴别。

七、治疗

因胆管癌化学治疗和放射治疗效果不肯定，目前治疗胆管癌最有效的治疗手段仍是手术切除，但不同部位的胆管癌手术方法不同。因胆管癌发现时多已晚期，所以胆管癌手术切除难度大，预后差。

（一）胆管癌根治性切除手术

原则上应争取做根治性切除，如不能做到根治性切除，有些病例姑息性切除也可获得较好的生存效果。

1. 上段胆管癌　根据Bismuth-Corlett分型，上段胆管癌分为4型，其中第Ⅲ型又分为a、b亚型。各型手术切除的范围可以不同，但都必须同时清除肝十二指肠韧带内所有淋巴结及结缔组织。Ⅰ型：肿瘤位于肝总管，未侵犯左右肝管汇合部；Ⅱ型：肿瘤侵犯汇合部，未侵犯左或右肝管；Ⅲa型：已侵犯右肝管；Ⅲb型：已侵犯左肝管；Ⅳ型：同时侵犯左、右肝管。Ⅰ型、部分Ⅱ型肝门部胆管癌，切除胆囊和肝外胆管即可，胆管空肠Roux-en-Y吻合重建胆道；部分Ⅱ型、Ⅲa型或Ⅲb型，除了行胆囊和肝外胆管切除外，需根据不同情况做Ⅳ段或Ⅳ＋Ⅴ段肝切除，或同侧半肝切除，附加或不加肝尾叶切除；根据残肝断面胆管的数目、口径大小等情况选择相应的胆肠吻合重建胆道。多数Ⅳ型肝门部胆管癌不能手术切除，如可切除通常需要做半肝或扩大的半肝切除，或Ⅳ＋Ⅴ＋Ⅷ段联合切除。

2. 中段胆管癌 位于中段的胆管癌，如果肿瘤比较局限，可采取肿瘤所在的胆总管部分切除，肝十二指肠韧带淋巴结清扫和肝总管空肠 Roux-en-Y 吻合术。

3. 下段胆管癌 一般需行胰头十二指肠切除术（Whipple 手术）。

（二）扩大根治术

如肝右三叶切除，肝＋胰十二指肠联合切除，临床上虽有成功的病例，因手术病死率高，长期生存率低，争议较大。

（三）不能外科手术切除的胆管癌

1. 减黄手术 可选用经皮肝穿刺胆道置管引流（PTCD）或放置内支架，经内镜鼻胆管引流或 ERCP 放置内支架，目的是引流胆汁，减轻黄疸。

2. 胃空肠吻合术 因肿瘤侵犯或压迫十二指肠造成消化道梗阻者，可行胃空肠吻合术恢复消化道通畅，改善患者生存质量。

（四）胆管癌的放射治疗

过去认为胆管癌对放射治疗不敏感，近20年来研究认为放疗能够缓解胆管癌患者的症状且可能延长生存期。

（五）胆管癌的化学治疗

胆管癌对化疗敏感性差，且目前对胆管癌的化疗仍无确实有效的方案。

本例患者完善相关检查后，高度考虑胆管癌，患者及家属积极要求手术治疗。完善术前准备，给予机器人辅助下胆囊切除、胆肠吻合、胃肠吻合术治疗。术后转入ICU继续治疗，状态好转后转入普通病房，4天后状态好转，无不适，患者出院。术中病理回报：胆管腺癌。

确定诊断： 低位胆道梗阻；胆管癌；胆囊炎；胆囊结石。

八、预后

胆管癌的预后很差，与临床类型、病理特点及治疗方法有关。不同治疗方式的预后比较，以手术切除者最佳，明显优于单纯减黄手术者。因此，对有条件的肝外胆管癌患者，应尽可能早期作根治性切除。手术切除虽能取得近期疗效，但在远期效果上仍不够满意，局部复发率很高，因此有待新的突破。

（蒋　敏）

第四章　寄　生　虫　病

第一节　胆道蛔虫病

病例介绍：患者王某，女，27岁，2013年3月5日入院。

主诉：阵发性上腹部痛3h。

现病史：患者于3h前无明显诱因出现右上腹痛，呈阵发性钻顶样疼痛，较为剧烈，伴后背疼痛，大汗淋漓，恶心及呕吐。无畏寒发热，无胸闷，气短。尿色略加深，尿量尚可。急诊来我院，门诊以"腹痛待查"收入院。

既往史：无手术外伤史，无高血压、心脏病史，否认糖尿病史，无药物过敏史，无长期大量饮酒史，无吸烟史。无进食生淡水鱼史。

查体：体温36.5℃，血压126/80mmHg。意识清楚。皮肤、巩膜无黄染。心肺听诊无异常。腹部平坦；右上腹轻压痛，无反跳痛，Murphy征（－），脾肋下未触及，腹部无异常包块；移动性浊音（－）。双下肢无水肿。

门诊检查：生化全项：ALT 82U/L，AST 74U/L，γ-GT 119.60U/L，AKP 316.3/L，TBIL 32.10μmol/L，DBIL 17.30μmol/L；血常规：红细胞 $11.2×10^9$/L，中性粒细胞百分比54%，嗜酸细胞比例12%，血红蛋白135g/L，血小板 $252×10^9$/L。肝脾胆彩超示：肝脏轻度弥漫性改变，胆囊内线样回声，中间可见条状无回声（图7-4-1）。

入院初步诊断：腹痛待查。

病情分析：

腹痛待查的常见原因有哪些？

1. 急性胃肠炎。
2. 消化道溃疡穿孔。
3. 肠梗阻。
4. 急性胰腺炎。
5. 急性阑尾炎。
6. 胆道蛔虫病。

病例特点：

青年女性，急性起病，阵发性上腹部钻顶样疼痛3h。右上腹轻压痛，体征较轻微。肝功

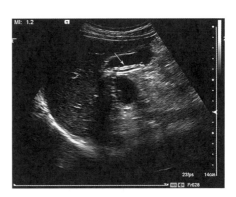

图7-4-1　胆囊内线样回声（箭头所示），中间有条状无回声

轻度异常，血常规嗜酸粒细胞比例升高。彩超提示胆囊内存在线样回声。初步印象诊断？进一步检查？如何治疗？

印象诊断：胆道蛔虫病。

似蚓蛔线虫（*Ascaris lumbricoides*）简称蛔虫，可引起人类蛔虫病，全世界约有8亿人患此病，我国农村是蛔虫感染高发区。1758年Linnaeus对其进行了科学描述。蛔虫是常见的肠道寄生虫，人感染后由于饥饿、发热、胃酸降低或驱虫不当等因素，蛔虫可钻入胆道，引起腹痛、胆道感染，胆道梗阻等临床症状，称为胆道蛔虫病（biliary ascariasis）。随着饮食习惯和卫生设施的改善，胆道蛔虫病发病率明显下降。

一、蛔虫生活史

蛔虫寄生于人体小肠上段，雌虫每天可以产生20万个受精卵，受精卵随粪便排出进入土壤当中，对外界的抵抗力相当强，难以被杀死破坏。在适宜的环境中第1次蜕皮发育为感染性虫卵，污染食物、饮水，或者物体表面，此时人吞噬后即可受感染。幼虫在小肠孵出，侵入肠壁小静脉，经门静脉至肝，右心进入到肺循环，其间经过第2、3次蜕皮逐渐发育成长，大小远远超过血管内径，由于趋触性，可以穿过肺泡毛细血管进入肺泡。停留10天左右沿气管向上移行到咽部，随吞咽动作再次进入消化道，在空肠经第4次蜕皮逐渐发育成虫。

二、胆道蛔虫病的发病机制

蛔虫具有可以迁移并钻孔的习性。过多的蛔虫感染，或其他肠道病毒、细菌或寄生虫感染及不恰当的驱虫治疗（导致肠道蠕动改变）是从其自然寄居地空肠到达十二指肠的前提。并且宿主对成虫的反应本身可以改变血管舒缩反射和分泌反应，进而影响肠道的张力和运动性。它可以从十二指肠进入Vater的壶腹、胆总管或肝管及胆道中的任何位置，可以引起剧烈疼痛，严重感染和胆道梗阻，但相对很少进入胆囊或胰管。

三、胆道蛔虫病的临床表现

（一）胆道蛔虫病特点

剧烈的腹痛与较轻的腹部体征不相称，所谓症征不符。常突发剑突下钻顶样剧烈绞痛，阵发性加剧，痛时患者辗转不安，呻吟不止，大汗淋漓，可伴有恶心、呕吐或吐出蛔虫。常放射至右肩胛或背部。腹痛可骤然缓解，间歇期可全无症状。疼痛可反复发作，持续时间不一，可持续几天。如合并胆道感染症状，同急性胆管炎，如有黄疸出现，一般均较轻；严重者表现同梗阻化脓性胆管炎，如右上腹疼、寒战高热、黄疸、休克、神经系统的症状。体检时仅有右上腹或剑突下轻度深压痛，如合并胆管炎、胰腺炎、肝脓肿则有相应的体征。

（二）胆道蛔虫病的患病率

女性胆道蛔虫病的患病率相对高，儿童较少见，因为他们倾向于更多的是肠梗阻而不是胆道梗阻。这可能部分是由于儿童感染虫体数目多，胆道系统的口径很小。

（三）容易发生胆道蛔虫病的人群

曾经接受过胆道手术（胆囊切除术，胆总管切开取石术，括约肌成形术，内镜括约肌切开术的人）；孕妇；蛔虫所处周围环境的干扰，例如患者发热，使用麻醉药物等。

四、胆道蛔虫病辅助检查

（一）血常规

可有血白细胞计数和嗜酸粒细胞计数增加。

（二）大便常规

胃十二指肠液和粪便镜检可发现蛔虫卵。

（三）影像学检查

超声检查胆道蛔虫的诊断准确率高，可显示胆管有轻度或中度的扩张，管壁增厚，胆管两边可见两条回声光带，蛔虫的体腔则在胆道的中间呈现条状的无回声区。CT显示胆囊或胆管内，可见长条状，边缘光滑，呈弯曲状的透亮阴影。经内镜逆行性胰胆管造影（ERCP）可在胆管开口处见到蛔虫。

患者王某入院后的辅助检查：

CRP、CA199、AFP在正常范围，肝炎病毒系列各项阴性。血、尿淀粉酶正常。便虫卵检查发现蛔虫虫卵。凝血指标未见异常，肠系膜上动脉超声未见栓塞。

目前诊断： 胆道蛔虫病。

五、胆道蛔虫病的诊断

诊断需结合流行地区，患者出现典型临床症状、体征，并且在影像学检查胆道中显示蛔虫。但有时不易发现，因为蛔虫可以移入和移出胆管。这是需要引起注意的地方。

六、胆道蛔虫病的鉴别诊断

（一）上消化道溃疡穿孔

发病较为急骤，上腹剧痛，为持续性疼痛；X线立位检查多见膈下游离气体，和胆道蛔虫病相区别。

（二）胆石症

表现为上腹部疼痛或隐痛，经影像检查如彩超或CT可与胆道蛔虫病进行鉴别。超声下两者可表现为强回声，胆道结石伴有声影，胆道蛔虫病不伴有声影。

七、胆道蛔虫病的治疗

以非手术治疗为主，仅在出现并发症时才考虑手术治疗。

（一）非手术治疗

1. 解痉止痛 口服33%的硫酸镁及解痉药可缓解Oddi括约肌痉挛，剧痛时可注射抗胆碱类药物如阿托品、山莨菪碱等，必要时可加用哌替啶。

2. 利胆驱虫 酸性环境不利于蛔虫活动，发作时可用食醋乌梅汤使虫静止，通过减轻刺激达到止痛。经胃管注入氧气也有驱虫和镇痛的作用。当症状缓解后再行驱虫治疗，常用驱虫药物阿苯达唑400mg，1次顿服。驱虫后继续服用利胆药物，可能有利于虫体残骸排出。

3. 抗感染 可选用对肠道细菌敏感的抗生素，预防和控制感染。

4. 十二指肠镜取虫 行ERCP检查时，如发现虫体在十二指肠乳头外可钳夹取出，但对于儿童尤其需要保护Oddi括约肌功能，如做括约肌切开宜慎重。

（二）手术治疗

经积极非手术治疗，未能缓解或者合并胆管结石或有急性重症胆管炎、肝脓肿、重症胰腺炎的合并症者，可行胆总管切开探查T形管引流术，术中应用胆道镜检查以驱除蛔虫残骸。术后仍需要服药，驱除肠道蛔虫，防止胆道蛔虫复发。

八、胆道蛔虫病预后

胆道蛔虫症是一种人体寄生虫引起的胆道良性疾病，经过积极的治疗，通常预后较好。胆道内的虫体可携带细菌造成梗阻和摩擦，进而可引起胆道系统的炎症、梗阻，肝脓肿、膈下脓肿，甚至穿破胆道引起较严重的腹膜炎。由于Oddi括约肌功能的失常及胆道的梗阻，胆汁的逆流，可引发急性胰腺炎。死亡裂解的虫体可以成为结石核心，成为胆道系统结石形成的重要因素。由于ERCP或手术治疗造成的术后疼痛、胆汁漏、胆道狭窄、胰腺炎、蛔虫病复发也时有发生。

该患者治疗：给予硫酸镁、山莨菪碱、哌替啶等药物，口服胆舒胶囊，阿苯达唑400mg/kg顿服。患者腹部疼痛消失，全身状态良好。复查彩超示胆管无扩张，未发现胆囊线状回声。血常规：白细胞9.2×10^9/L，嗜酸粒细胞百分比9.6%，血红蛋白125g/L，血小板202×10^9/L。嘱患者出院继续口服胆舒胶囊。

（高　杰）

第二节　华支睾吸虫病

病例介绍：患者张某，男，36岁，2017年10月18日入院。

主诉：间断乏力、腹胀、食欲不振，肝区不适2个月。

现病史：患者2个月前自觉无明显诱因出现乏力、腹胀、食欲不振，肝区不适并隐痛，偶尔伴有背部痛。上述症状间断出现，无恶心、呕吐，无明显腹痛、腹泻，无发热，无尿色加深。患者初未在意，后于外院体检发现肝功轻度异常，自用护肝药物，仍有上述症状，即来我院，门诊以"肝损伤待查"收入院，平日睡眠可，大便正常，体重无明显改变。

既往史：既往无肝炎病史，无外伤史，否认糖尿病史，无药物过敏史，无长期大量饮酒史。近2年有进食生淡水鱼史。

查体：生命体征平稳，意识清楚。皮肤及巩膜无黄染，无肝掌及蜘蛛痣。心肺听诊无异常。腹部平坦；柔软，无压痛及无反跳痛，剑突下3cm可触及肝脏，轻度压痛，脾肋下未触及，腹部无异常包块；移动性浊音阴性。双下肢无水肿。

自带门诊检查：生化全项：ALT 145.70U/L，AST 113.60U/L，γ-GT 189.60U/L，AKP319.80U/L，TBIL 27.10μmol/L，DBIL16.60μmol/L；血常规：白细胞21×10^9/L，嗜酸粒细胞百分比59%，血红蛋白105g/L，血小板240×10^9/L。肝炎病毒系列皆阴性。肝脾胆彩超：肝脏弥漫性改变，肝内胆管壁增厚，回声增强，肝内胆管无扩张，胆总管无扩张。胆囊壁增厚为3mm，毛糙，未见胆囊结石及息肉。

入院初步诊断：肝损伤待查。

病情分析：

肝损伤的常见病因有哪些？

1.病毒性肝炎。

2.酒精性脂肪肝。

3．非酒精性脂肪肝：临床十分常见。

4．药物性肝损伤：抗结核或抗生素、免疫抑制剂、某些中药等。

5．自身免疫性肝病：AIH、PBC、PSC。

6．遗传代谢性疾病：肝豆状核变性等。

7．其他病原体感染：EB病毒感染、巨细胞病毒感染、华支睾吸虫病、钩端螺旋体病等。

8．工业化学物中毒：四氯化碳等。

9．其他：肝脏缺血、胆道感染、多脏器功能衰竭等。

病例特点：

壮年男性，有进食生淡水鱼史。慢性起病，间断乏力、食欲不振，肝区不适2个月。肝功异常，血常规嗜酸粒细胞明显升高。彩超提示肝内胆管壁增厚，小胆管轻度扩张，初步印象诊断？进一步检查？如何治疗？

印象诊断：华支睾吸虫病。

华支睾吸虫病（clonorchiasis sinensis）俗称肝吸虫病。它是由华支睾吸虫（*Clonorchis sinensis*）成虫寄生于人或哺乳动物的肝胆管中引起的寄生虫病，人因食入含有活囊蚴的淡水鱼虾而感染致病。临床表现主要以消化道症状和肝胆系统症状为主。实验室检查：取粪便或十二指肠引流液，检查虫卵。B超、X线、CT、磁共振和免疫学检查有助于诊断。该病在我国东北及南方地区均有流行，感染人口众多，值得重视。

一、华支睾吸虫形态

华支睾吸虫虫体狭长扁平状，前端较窄，后端钝圆，外形似葵花籽仁，大小为（10～25）mm×（3～5）mm，半透明，雌雄同体，有口腹两个吸盘。雄性生殖器官有一对分支状睾丸前后排列在虫体后1/3处，雌性生殖器官有一个分叶状的卵巢，位于睾丸之前。其虫卵是寄生人体最小的蠕虫卵，大小为（27～35）μm×（12～20）μm，黄褐色，似灯泡状，前端较窄有卵盖，卵盖周缘隆起呈肩峰状，后端钝圆，卵壳厚，内含发育基本成熟的毛蚴（图7-4-2）。

二、华支睾吸虫生活史

华支睾吸虫发育阶段包括成虫、虫卵、毛蚴、胞蚴、雷蚴、尾蚴、囊蚴，终宿主为人及肉食哺乳动物（猫、狗等）。第一中间宿主为淡水螺，如豆螺、纹沼螺等。第二中间宿主为淡水鱼和虾。成虫寄生于人和肉食哺乳动物的肝内胆管，也可移居至胆总管或胆囊内，也偶见于胰腺管内。由于每个成虫都有雌雄两性的生殖器官，因此可以自体受精。单个成虫无须寻找伴侣即可产卵。在人类感染中，每个成虫每天产卵约

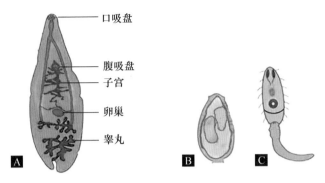

图 7-4-2 华支睾吸虫示意图

A. 成虫；B. 虫卵；C. 尾蚴

4000个。虫卵随胆汁进入胆道，从胆总管进入小肠，随粪便排出体外。这些虫卵必须到达淡水中才能继续生命周期。虫卵入水后被第一中间宿主淡水螺吞食后，在螺消化道内孵出毛蚴，并穿过肠壁向肝脏移行，经胞蚴、雷蚴的无性增殖阶段产生大量的尾蚴，尾蚴成熟后自螺体溢出，在水中侵入第二中间宿主淡水鱼虾体内，发育为囊蚴。终宿主人或哺乳动物，例如猫、狗，因进食未煮熟的淡水鱼虾而受感染，囊蚴在人或哺乳动物胃肠内经消化液的作用后，幼虫在十二指肠内脱囊溢出，继而从胆总管进入肝脏，在肝内的中小胆管内发育为成虫（图7-4-3）。从感染囊蚴到成虫成熟产卵约需1个月。成虫在人体寿命可长达2～30年。

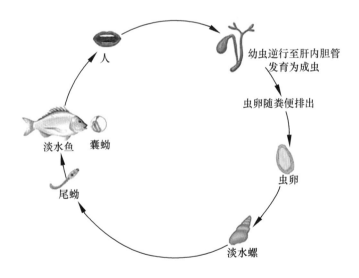

图 7-4-3 华支睾吸虫生活史

三、华支睾吸虫病的发病机制和病理

华支睾吸虫主要寄生在人肝内中小胆管，但也可在胆总管、胆囊、胰腺管，甚至十二指肠或胃内发现。是否存在临床症状，取决于寄生于人体的虫体数量。

虫体以胆管的上皮细胞为食，并且吸血，从而导致胆管的局部损害和黏膜脱落。虫体代谢产物和虫体直接刺激，引起局部胆管及胰管的炎症、继发性细菌感染。发病与虫体机械性阻塞，以及宿主的年龄、营养、抵抗力、合并其他疾病有关。早期或轻度感染可无明显病理变化，感染较重时，胆管可发生囊状或圆柱状扩张，管壁增厚，淋巴细胞和嗜酸粒细胞浸润，周围有纤维组织增生，肝脏可肿大。严重感染时，管腔内充满华支睾吸虫和淤积的胆汁。病变以肝左叶较明显，与左叶胆管较平直可能有关，解剖学上的细微差异导致童虫更易到达肝脏的这一部分。慢性肝吸虫感染可导致复发性胆管炎、胰腺炎和胆石症。慢性感染往往可以导致肿瘤的发生，吸虫的长期存在可能导致胆管上皮细胞鳞状化生改变，从而导致胆管癌。本病一般不引起肝硬化，但是严重感染的病例肝细胞可有变性坏死，儿童尤甚。如同时合并营养不良，可发展为肝硬化，成为死亡的病因。

四、华支睾吸虫病的流行病学

华支睾吸虫病主要分布于东亚和东南亚，如中国、朝鲜半岛、日本、越南等，估计全球超过3500万人感染，约85%的病例在中国。我国以南方广东、广西及东北各省多见。

（一）传染源

感染华支睾吸虫的哺乳动物和人为主要传染源。

（二）传播途径

进食未煮熟而含有华支睾吸虫囊蚴的淡水鱼虾，用切生鱼肉的刀和砧板切熟食，生食甚至饮用污染的生水也可以受感染。

（三）人群易感性

人群普遍易感。

五、华支睾吸虫病的临床表现

本病多起病缓慢，潜伏期一般为1~2个月。

轻度感染者不出现症状，或仅在进食后上腹部有重压感、饱胀、食欲不振，或有轻度腹痛，容易疲劳或精神欠佳。

普通感染者常有不同程度的乏力、食欲缺乏、腹部不适、肝区隐痛、腹痛、腹泻。24%~96%的病例有肝脏肿大，以左叶明显，表面不平，有压痛和叩击痛。部分患者伴有贫血、营养不良和水肿等全身症状。

病情较重感染者还可伴有头晕、失眠、疲乏、精神不振、心悸、记忆力减退等神经衰弱症状。个别患者因大量成虫堵塞胆总管而出现梗阻性黄疸。

严重感染者常可呈急性起病，潜伏期短，仅15～26天。患者突发寒战及高热，体温高达39℃以上，呈弛张热，食欲缺乏；厌油腻食，肝脏肿大伴压痛，有轻度黄疸，少数出现脾大。数周后急性症状消失而进入慢性期，表现为疲乏、消化不良等。

慢性重复感染的严重病例发展为肝硬化时，可出现黄疸及门静脉高压表现，如腹壁静脉曲张、脾大、腹腔积液等。严重感染的儿童可出现营养不良和生长发育障碍，甚至可引起侏儒症。

六、华支睾吸虫病的辅助检查

患者张某入院后的辅助检查。

CRP、CA199、AFP皆在正常范围，ANA谱、肝自身抗体谱皆阴性。骨髓象分析不符合骨髓增殖性肿瘤。抗华支睾吸虫IgG抗体（＋），多次粪便沉淀浓缩检查虫卵发现吸虫虫卵。

七、华支睾吸虫病的诊断

该患者目前病例特点。

1. 壮年男性，有进食生淡水鱼史，无肝炎病史及酗酒史，无药物过敏史。

2. 慢性起病，间断乏力、食欲不振，肝区不适2个月。

3. 肝功轻度异常，肝炎病毒系列阴性，血常规白细胞总数升高，嗜酸粒细胞比例显著升高。ANA谱、肝自身抗体谱皆阴性。抗华支睾吸虫IgG抗体（＋），便虫卵检查华支睾吸虫虫卵（＋）。

4. 彩超示胆管壁增厚，小胆管轻度扩张，胆囊炎。

目前诊断：华支睾吸虫病。

肝损伤临床表现从无明显症状到症状严重差异较大，且无特异性，原因较多，肝炎病毒感染最为常见，而肝吸虫感染一般较隐匿，未能充分引起医患双方的关注。公众对肝吸虫的知晓率较低，且部分患者合并肝炎病毒等其他致肝损伤原因，往往早期诊断困难，容易误诊。医生应提高对于肝吸虫认识，避免误诊、漏诊。应详细询问病史及流行病史，关注患者是否到过流行区，是否进食生的淡水鱼虾；如果患者有腹胀、腹泻等消化不良及头昏、失眠等神经衰弱的症状，并伴有肝脏肿大或其他肝胆系统表现时，应考虑本病的可能。确诊有赖于粪便或十二指肠引流液中找到虫卵。ELISA等免疫学方法可作为辅助诊断，超声波检查、CT和磁共振有时可显示肝内小胆管扩张，胆管内有虫体及其他改变，如胆管炎症的表现，但影像改变多数非特异性，不能作为明确诊断的依据。

八、华支睾吸虫病的鉴别诊断

(一)异型吸虫病

由异型吸虫或横川后殖吸虫等引起,这些吸虫也是通过生食或食用未煮熟的淡水鱼而感染,虫卵与华支睾吸虫卵极相似。临床上当反复驱虫治疗后,虫卵仍不转阴时,可考虑进行十二指肠液引流检查,如未获得虫卵,应考虑异型吸虫感染。

(二)病毒性肝炎、肝炎后肝硬化

消化道症状及肝功能损害明显,肝炎病毒血清标志物阳性,粪检找不到华支睾吸虫卵可鉴别。

(三)单纯性消化不良

单纯性消化不良的患者无生食或进食未煮熟淡水鱼虾史,进食后胃部不适,易伴有腹泻,但多无肝脏肿大,粪便中无虫卵,但可见未消化的食物残渣。

(四)胆囊炎、胆石症

华支睾吸虫所引起的胆囊炎、胆石症应与胆石症合并细菌感染引起的胆囊炎相鉴别,它们的临床症状相似,但后者感染中毒症状多较明显。粪便检查虫卵是最重要的鉴别手段。

(五)血液系统肿瘤

患者可出现嗜酸粒细胞显著升高,有些时候需要和一些血液系统疾病鉴别,如慢性嗜酸粒细胞白血病、慢性髓细胞性白血病等,可行骨髓象检查,另外华支睾吸虫病患者便虫卵检查往往阳性,经驱虫治疗后嗜酸粒细胞数量可迅速下降。

九、华支睾吸虫病的治疗

(一)一般治疗和对症治疗

对重症感染合并伴有较重的营养不良和肝硬化患者,应先予以支持疗法,如加强营养、保护肝脏、纠正贫血,等待全身情况好转时再予以驱虫治疗。

(二)病原治疗

1. 吡喹酮(praziquantel)是本病的首选药物,该药物可提高细胞膜对 Ca^{2+} 的通透性，导致胞浆 Ca^{2+} 明显减少，导致蠕虫的肌肉系统出现麻痹，虫体胞浆空泡形成并逐渐裂解，之后虫体死亡。吡喹酮无诱发突变、致癌、致畸和胚胎毒性的作用，具有疗效高、毒性低、反应轻、在体内吸收代谢排泄快等优点。应注意严重肝功异常的患者，其血浆药物浓度升高。治疗剂量为每次 20mg/kg，每天 3 次，连服 2～3 天。当胆管内华支睾吸虫被大量杀灭时，可能引起胆绞痛或慢性胆囊炎急性发作。驱虫治疗后便虫卵阴转率几乎能达到 100%。

2. 阿苯达唑（albendazole），可阻断对药物敏感的寄生虫的葡萄糖摄取，耗竭其糖原储存并抑制延胡索酸还原酶系统，减少 ATP 的形成，结果导致寄生虫麻痹，致使虫体无法生存和繁殖，直至死亡。还可引起虫体肠细胞胞质微管变性，并与其微管蛋白结合，造成细胞内运输堵塞，致使高尔基体内分泌颗粒积聚，胞质逐渐溶解吸收至细胞完全变性，引起虫体的死亡。但阿苯达唑对一些动物具有致畸及胚胎毒性作用。该药物对本病亦有较好的疗效，每天 10～20mg/kg，分 2 次口服，7 天为一个疗程，便虫卵阴转率可达 95% 以上。

（三）外科治疗

患者并发急性或慢性胆囊炎、胆石症或胆道梗阻时，应予手术治疗。继发细菌感染者同时加用抗生素，术后应继续给予病原治疗。

十、华支睾吸虫病预后

轻症患者经过治疗预后良好，合并病毒性肝炎者可加重肝炎的病情，延长病程，肝功能不易恢复。重度感染和病程较长的重症患者出现肝硬化腹腔积液或伴有病毒性肝炎时，治疗比较困难，但经驱虫治疗后，一般情况和肝脏病变也可好转。

该患者给予复方甘草酸苷、还原型谷胱甘肽注射液护肝治疗，阿苯达唑 20mg/（kg·d），分 2 次口服，疗程 7 天。之后间隔一个月再次口服阿苯达唑一个疗程 7 天，复查肝功，便虫卵检测。

肝功：ALT 34.20U/L，AST 53.40U/L，γ-GT 149.30U/L，AKP187.60U/L，TBIL19.10μmol/L，DBIL 9.40μmol/L；血常规：白细胞 13.2×10^9/L，嗜酸粒细胞百分比 9.6%，血红蛋白 115g/L，血小板 232×10^9/L；便虫卵检查阴性。临床痊愈。

（高 杰）

第五章 胆囊切除术后综合征

病例介绍

患者，李某，男性，45岁。

主诉：间断上腹疼痛半月，加重5h。

现病史：患者于半个月前出现上腹部疼痛，伴恶心呕吐，呕吐物为胃内容物，进食后加重，可自行缓解。伴发热，体温最高38.0℃，无寒战，未予重视。5h前上述症状加重无明显缓解。病程中饮食差，大小便正常。

既往史：胆囊结石急性胆囊炎胆囊切除术后1年。

查体：上腹压痛阳性，无反跳痛及紧张，腹部可见腹腔镜术后手术瘢痕。

辅助检查：血常规：WBC $1.2×10^9$/L，GR 75%，PLT $200×10^9$/L；肝功正常；腹部CT：肝脏正常，胆囊缺如，胆管可见轻度扩张，脾脏正常；胃镜：正常食管黏膜像，慢性非萎缩性胃炎，正常十二指肠黏膜像。肠镜：正常直结肠黏膜像。

初步诊断：胆囊切除术后综合征。

诊断依据：1. 上腹疼痛。

2. 胆囊切断术后1年。

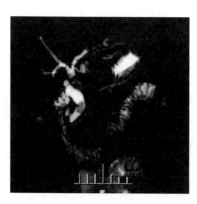

图7-5-1 MRCP

病情分析：患者以上腹疼痛、发热为主要表现，既往有胆囊切除史。腹部CT可见胆管扩张，可能与胆囊切除后胆管代偿性增宽有关，胃肠镜检查未有阳性提示。如果腹部CT未见胆管结石或肿瘤性病变，是不是就说明胆管没有问题呢？其实不然，在诊断胆管疾病方面MRCP和ERCP的准确率更高，因MRCP为无创性检查，目前是诊断胆管疾病的首选检查。我们在患者入院后也为其完善了MRCP，如图7-5-1：胆总管扩张、胆总管下段可见类圆形低信号影。

确定诊断：胆管炎；胆总管结石；胆囊切除术后。

一、概念

胆囊切除术后综合征（post cholecystectomy syndrome，PCS）概念首先由Primbam于1950年提出，主要指胆囊切除术和（或）胆管探查术后原有症状全部或部分存在，或在此基础上出现新的临床症候群，文献报道发生率为10%。这种概念比较笼统模糊，缺乏一定的科学性，很多胆囊切除术后综合征的症状可以通过独立的疾病来解释，一部分在胆囊切除之前就有而没有得到诊断，一部分在胆囊切除术后持续存在或者新出现，应积极寻找病因，如无法找到病因可诊断为胆囊切除术后综合征。如李某就是因为腹腔镜胆囊切除术中胆囊管残留过长并且残留的胆囊管中有结石，同时对胆管的探查不明所致，是直接与手术相关的。

二、胆囊切除术后综合征的病因

分两大类，其中一类为胆系外的疾病，这些疾病可能在胆囊切除之前就已经存在，但是被忽略或者是在胆囊切除术后刚好发生，所以鉴别诊断尤为重要。常见的疾病：胃十二指肠溃疡肿瘤；十二指肠乳头炎症、息肉、腺瘤、乳头旁憩室；慢性胰腺炎、胰腺肿瘤。随着现代技术的发展以及大家对此疾病的认识，鉴别不难。第二类为胆系内疾病，需要特别重视。

（一）胆囊管残留综合征（cholecystic duct remnant syndrome，CDRS）

指胆囊切除术后胆囊管残留超过1.0cm，继发感染、结石甚至再生炎性小胆囊时出现的右上腹疼痛、恶心呕吐、发热等临床症状。

诊断依据：

1. 既往有开腹或LC手术史。

2. 胆囊切除术后出现上腹或右上腹疼痛、恶心呕吐、发热等症状，甚至梗阻性黄疸体征，排除胃、十二指肠、胰腺、胆管病变。

3. 影像学证实胆囊管长度大于1cm，胆囊管结石或由胆囊管再生的炎性"小胆囊"。

以上三条缺一不可。胆囊切除术可以很简单也可以很复杂，对于复杂的胆囊切除，术中常因炎症水肿、渗出、粘连，胆囊三角分离不彻底，手术医生怕损伤胆管而遗留较长的胆囊管，日后可形成小胆囊或残余胆囊或伴有结石而发生症状，甚至癌变。治疗上首选腹腔镜残余胆囊或胆囊管切除术，也可选择开腹手术。

（二）胆总管结石

主要是区别残余结石还是复发结石较为困难，一般认为发生症状较早的为残余结石，文献报道残余结石症状的发生最早7个月，最长22个月。发生残余结石的主要病因为漏诊，其次术中挤压使小石头掉入胆总管，再次因为病情危重未彻底取石。治疗上首选ERCP取石，对于插管不成功者可选择开腹取石。

（三）胆管损伤

术后即时出现黄疸、胆瘘均应想到与手术有关，胆囊切除术后迟发或者反复发作的胆管炎也应想到由术中损伤胆管导致狭窄、胆汁引流不畅所引起，要做相应的检查。

所以，术中应仔细操作，发现胆管损伤及时处理可治愈，如未发现留下后遗症被证实可行狭窄段切除，或胆肠吻合术。

（四）胆总管末端纤维狭窄

（五）胆总管炎症、小结石或探查操作粗暴通过乳头引起局部损伤、纤维化导致狭窄

狭窄后动力功能发生障碍，胆汁和胰液引流不畅，胰胆管内压增高而出现上腹痛症状，炎症性或成石性胆汁的刺激是主要因素。

针对性的检查有：双倍剂量的静脉胆道造影，^{99m}Tc-E-HIDA胆系扫描显示造影剂和同位素排泄延迟。内镜则可见乳头病变或插管困难，或插管造影和测压均对诊断有帮助。治疗上可做Oddi括约肌切开成形术，或者加做壶腹间隔切开成形术。

（六）Oddi括约肌运动障碍

是一种间歇性、功能性的，由于括约肌肥厚或者去神经性痉挛导致括约肌高压带阻滞。有研究证实了在排除了胆道结石、溃疡病、胰腺炎等疾病外，胆囊切除术后综合征的腹痛是高张力性Oddi括约肌功能障碍所致。硝酸盐类药物、钙通道阻滞剂使括约肌松弛而获得缓解。治疗上首先经饮食控制，限制油脂类的摄取；药物上可选择解痉、利胆、生长抑素等。少数需要内镜下乳头括约肌切开术或者开腹经十二指肠的Oddi括约肌切开成形术，后者治疗效果更为确切。

三、PCS临床表现

李某主要以上腹疼痛为主要表现，还可表现为右上腹痛、腹胀、恶心呕吐、消化不良、胆道感染或者胆道梗阻等症状。

四、PCS的辅助检查

1. 如合并有胆道系统的感染，血常规可表现为白细胞计数升高，中性粒细胞比例升高；如有胆道梗阻，肝功能可表现为氨基转移酶、胆道酶及胆红素的升高。

2. MRCP可清晰地显示胆道情况，可作为首选的检查，尤其是胆囊切除术后腹部CT显示不佳的情况下。患者李某腹部CT未见残留的胆囊管和胆总管下段的结石而MRCP显示更加清晰。

五、PCS诊断

结合患者的症状以及胆囊切除病史诊断不难，但是不宜笼统地下PCS的诊断。为

了更有效地治疗需积极寻找确切的病因。诊断思路如下：第一步明确是胆系外的疾病还是胆系内的疾病；第二步，如果是胆系内疾病，是胆囊管相关、胆总管相关还是十二指肠乳头括约肌相关，或者是综合因素。

六、治疗

患者李某诊断为胆管炎、胆总管结石、胆囊切除术后。入院后给予ERCP胆总管结石取石。PCS的治疗根据不同的病因治疗的方法也各不相同。

七、预后及随访

患者经治疗后腹痛症状消失，半年及1年后随访均未再出现腹痛症状。

（许　丹）

第八篇
胰腺疾病

第一章　急性胰腺炎

病例介绍： 患者宋某，男，49岁，2021年2月25日入院。

主诉： 持续性腹痛2天。

现病史： 患者诉于2天前上午因前夜饮啤酒约2L后，出现腹痛，呈持续性，以左上腹显著，性质为绞痛，偶有阵发性加剧。伴有后腰背放散性痛。伴有腹胀、呕吐，呕吐物为胃内容物。于当地医院给予积极治疗，抗感染治疗，病情无好转且病情进行性加重，尿少、血肌酐升高，出现呼吸困难。为求进一步诊治今来我院。

既往史： 高血压病史10年，规律口服降压药物，血压控制可。慢性胆囊炎5年。

查体： 体温38.0℃，脉搏138次/分，呼吸30次/分，血压161/82mmHg。血氧饱和度94%。患者意识清醒，双瞳孔等大同圆，对光反射灵敏。心律齐，双下肺可闻及湿啰音，左肺呼吸音弱；腹部膨隆、胀满；左上腹压痛（＋），反跳痛（－），肌紧张（－）；移动性浊音（＋）；肠鸣音未闻及。双下肢水肿。四肢肌力正常，生理反射存在，病理反射未引出。

自带门诊检查： 血常规白细胞计数26.4×10⁹/L。生化全项：丙氨酸氨基转移酶41U/L，天冬氨酸氨基转移酶66U/L，总蛋白49.3g/L，白蛋白28.0g/L，尿素氮25.5mmol/L，肌酐422μmol/L，总胆红素81.2μmol/L，直接胆红素76.8μmol/L，间接胆红素4.4μmol/L。胰腺CT：胰头形态不规则，轮廓不清，胰腺头颈部强化程度略低，周围脂肪间隙模糊。腹腔、盆腔内、腹膜后渗出性改变，部分密度较高。双侧肾周筋膜增厚。

入院诊断： 腹痛待查。

病情分析：

通过以上的描述，大家会想到哪些疾病？

1．恶性疾病：胆管癌？胰腺癌？壶腹癌？

2．良性疾病：急性胃炎？急性肠梗阻？消化性溃疡穿孔？肠系膜动脉栓塞？急性胰腺炎？

病例特点：

患者中年男性，本次因饮酒后左上腹疼痛入院。CT示胰腺周围脂肪间隙模糊，腹腔、盆腔内、腹膜后渗出性改变。

根据上述临床资料，考虑患者系饮酒后出现的上腹痛，再结合患者目前的CT表现，我们更倾向于急性胰腺炎的初步诊断，当然也有待于进一步的检查及治疗。

初步诊断： 急性胰腺炎。

急性胰腺炎（acute pancreatitis）是一种常见的急腹症，一般由多种病因致胰腺组织自身消化导致胰腺水肿、出血及坏死等炎症性损伤。临床上以急性左上腹疼痛伴血淀粉酶或脂肪酶升高为主要特点。轻者预后较好；重者可出现多脏器功能障碍、感染性休克等并发症，死亡率较高。

一、分型

可分为急性水肿型胰腺炎及急性出血坏死型胰腺炎，两者轻重程度不同。但急性水肿型可在数小时至数天内发展为急性出血坏死型。

（一）急性水肿型胰腺炎

病变较轻，较多见。病变常累及部分或整个胰腺，多局限在胰体或胰尾。可见胰腺肿大、充血、水肿和炎性细胞浸润，有时可发生局限性的坏死，胰周可有积液。腹腔内的大网膜及脂肪组织可见散在的粟粒状或斑块状的黄白相间的皂化斑，腹腔积液常为淡黄色。

（二）急性出血坏死型胰腺炎

病变较重，较少见。病变以胰腺实质出血、坏死为特征，且胰腺组织出血坏死严重。通常整个胰腺包括胰头均肿胀、渗出，呈暗紫色，胰腺形态模糊，胰腺坏死部分呈灰黑色，严重者整个胰腺呈黑色。腹腔内可见大片皂化灶和脂肪坏死灶，腹膜后也可出现广泛的组织坏死。腹腔内和腹膜后也会出现咖啡色或暗红色血性渗液。显微镜下可见胰腺腺泡破坏，小叶结构模糊。胰腺及其周围小血管也出现坏死，呈现片状出血。晚期合并感染可形成胰腺脓肿或胰周脓肿。

二、发病机制

急性胰腺炎的发病机制较复杂，至今为止尚不完全清楚。目前大多数学者认为是由于大量胰腺腺泡内的胰酶被异常激活，被激活的胰酶又诱导胰腺实质的自身消化。由此，释放大量炎性细胞因子，如肿瘤坏死因子、白介素1、白介素2等，其可引起大量的炎性渗出，增加了血管的通透性。大多数患者炎性渗出是自限的，但少数患者比较严重可以导致胰腺微循环障碍，胰腺出血坏死，炎症扩散，甚至出现全身炎症反应综合征、多脏器功能衰竭等。

三、病因

引起急性胰腺炎的病因很多，我国目前仍以胆源性疾病为主。

（一）胆源性疾病

引起急性胰腺炎最常见的胆系疾病是胆道结石及胆系感染。大部分人的胰管与胆总管共同开口于十二指肠壶腹部，一旦因胆道结石嵌顿或胆管内炎症蔓延，均会损伤Oddi括约肌，同时会使胰液经胰管流出不畅，胰管内高压，甚至胆汁反流入胰管导致腺泡细胞坏死，诱发急性胰腺炎。

（二）过量饮酒

酒精可以促进胰液大量分泌，胰管内压升高，还能直接损伤胰腺，使腺泡细胞受损；同时酒精在胰腺内氧化代谢产生活性氧，进一步促进了炎症反应，从而发生了胰腺炎。此外，应注意引发急性胰腺炎的酒精量因人而异，存在个体差异。

（三）十二指肠疾病

如十二指肠球后穿透性溃疡、十二指肠乳头憩室炎、十二指肠炎性狭窄、胰腺钩突部肿瘤等可直接累及胰腺，引发急性胰腺炎。

（四）内镜、手术、创伤

内镜逆行胰胆管造影术插管时会导致十二指肠壶腹部乳头水肿；腹腔手术、上腹部的外伤等也可损伤胰腺，致胰腺循环障碍，均可引起急性胰腺炎。

（五）代谢性疾病

如高三酰甘油血症与急性胰腺炎有较密切的病因学关联；高钙血症（由甲状旁腺肿瘤、维生素D过多引起）也可致胰管钙化、促进胰酶活化而引发急性胰腺炎。

（六）药物

利尿剂、雌激素、甲硝唑、硫唑嘌呤、对乙酰氨基酚、磺胺类等药物可诱发急性胰腺炎。

（七）其他

自身免疫性的血管炎、胰腺血管栓塞等也可诱发急性胰腺炎。同时，在日常生活中暴饮暴食也是急性胰腺炎发病的诱因，近年来随着人们生活水平的提高，由过度进食引起的感染及全身炎症反应、急性胰腺炎也较多。

四、临床表现

急性胰腺炎因病变程度不同，临床表现差异也很大。

（一）腹痛、腹胀

腹痛腹胀是急性胰腺炎的主要症状。腹痛一般较剧烈，多位于左上腹，可向左肩及腰背部放射。胆源性胰腺炎腹痛可始发于右上腹，并向左侧转移。腹胀与腹痛同时存在，早期是肠麻痹的结果，后期继发感染则是由于腹膜后炎症的刺激所致，炎症越严重，腹胀越明显；腹腔存在大量积液也可加重腹胀。患者常停止排气、排便，肠鸣音减弱或消失。如患者腹内压持续增高可导致腹腔间隔室综合征。

（二）恶心、呕吐

患者早期可出现恶心、呕吐，并伴或不伴有发热。患者呕吐常较剧烈且频繁，呕吐物一般为胃内容物，合并消化道出血时可呈咖啡色。

（三）腹膜炎体征

急性胰腺炎患者可出现腹膜刺激征。轻者压痛多限于上腹部，可无明显肌紧张；重者压痛较明显，并同时存在肌紧张和反跳痛，可累及全腹。

（四）其他

胰腺坏死伴感染时可出现高热。若胆道结石嵌顿或胰头肿大压迫胆总管时患者可出现黄疸。急性坏死性胰腺炎患者可继发休克，早期休克主要是由血容量不足所致，后期继发感染性休克原因复杂，且救治困难。腹部胀满及炎症向上蔓延累及膈肌等易导致急性呼吸窘迫综合征，患者可有呼吸困难、低氧血症。胰腺炎症向后腹膜肾周蔓延合并腹腔高压时可以造成肾功能的损害。严重的急性出血坏死型胰腺炎时，胰腺的出血可渗入皮下，形成 Turner 征（在腰季肋部和下腹部皮肤出现大片青紫色淤斑）和 Cullen 征（在脐周出现大片青紫色淤斑）。急性胰腺炎还可继发消化道出血、低血钙抽搐、胰瘘、胰腺脓肿、胰腺假性囊肿、腹腔间隔室综合征、脑病、多器官衰竭等。

五、辅助检查

患者宋某入院后进一步的辅助检查如下。

1. **实验室检查**　血清淀粉酶 3250U/L，尿淀粉酶 19310U/L，C 反应蛋白 879mg/L。

2. **胸部及全腹部 CT**　双肺感染性病变，双侧胸腔积液（图 8-1-1），胸腹壁水肿。肝脏弥漫性改变，胆囊密度增高，胆汁淤积。胰头形态不规则，轮廓不清，胰腺头颈部强化程度略低，周围脂肪间隙模糊。腹腔、盆腔内、腹膜后渗出性改变，部分密度较高，双侧肾周筋膜增厚。考虑急性胰腺炎（图 8-1-2）。

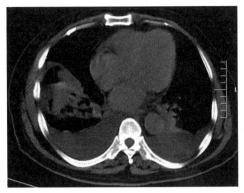
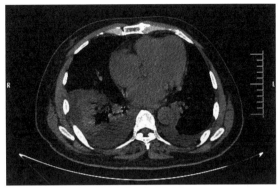

图8-1-1　肺部CT

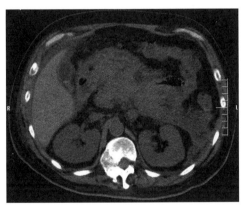
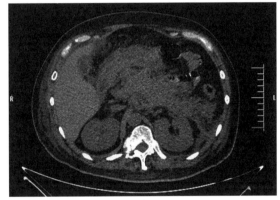

图8-1-2　胰腺CT

3. 腹部超声　肝脏肿大、中度脂肪肝；胆囊炎性改变，胆囊内絮状弱回声团，考虑胆汁淤积；胰腺形体饱满增大，回声减低，胰周少量积液，考虑急性胰腺炎；脾未见异常；腹腔肠管大量积气，腹腔积液。

因患者宋某目前满足急性胰腺炎诊断标准（下面3项中的2项）

① 存在急性、持续性中上腹疼痛；宋某：持续性腹痛2天；

② 血淀粉酶或脂肪酶大于正常值上限3倍；宋某：血清淀粉酶：3250U/L；

③ 符合急性胰腺炎的典型影像学改变。宋某：腹部CT、超声检查改变。

故考虑患者确定诊断：急性胰腺炎。

给予患者禁食水，置入胃管胃肠减压，奥美拉唑持续泵入，生长抑素持续泵入，大承气汤灌肠，抗感染等治疗。后由于患者病情进展迅速，出现血压下降至76/45mmHg，呼吸费力，呼吸频率30~40次/分，给予其加强监护，补液抗休克，加用血管活性药物维持血压；患者尿量减少，氧合指数进一步降低（PaO_2/FiO_2）≤100mmHg，行气管插管有创机械通气，并行床旁血液净化（CRRT）治疗，及超声引导下腹腔穿刺引流术。

4. 腹腔穿刺引流后复查全腹CT 通过腹腔引流胰周及腹腔积液有所减少，但胰腺区域仍间隙模糊，周围渗出较多。

明确急性胰腺炎诊断后，还应进行病因及病情严重程度的评估，对急性胰腺炎进行分级诊断（表8-1-1）。

表8-1-1 急性胰腺炎分级诊断

分级	临床表现
轻症急性胰腺炎（MAP）	急性较剧烈的腹痛，多位于中左上腹、甚至累及全腹，部分患者疼痛可向腰背部放射，可有恶心、呕吐，轻度发热。常见体征：中上腹压痛，肠鸣音减少，轻度脱水貌
重症急性胰腺炎（SAP）	在上述症状基础上，腹痛持续不缓解、腹胀进行性加重，陆续出现低血压、休克，合并Turner征或Cullen征，出现少尿或无尿，黄疸加深，上消化道出血，持续高热，甚至意识改变等器官功能障碍的表现。其严重程度可用急性生理慢性健康-Ⅱ评分（APACHE Ⅱ）来描述其发展过程中病情的严重程度
中度重症急性胰腺炎（MSAP）	临床表现介于MAP与SAP之间，给予常规治疗，器官衰竭多在48h内恢复，恢复期可出现胰瘘或胰周脓肿等局部并发症

该患者结合临床表现及评分应属于酒精性、胆源性诱因诱发的重症急性胰腺炎。

本病例特点

1. 中年男性。

2. 既往高血压、胆囊炎病史。

3. 饮酒后左上腹疼痛入院。

4. 血清淀粉酶3250U/L，尿淀粉酶19310U/L。

5. 胰腺CT：胰头形态不规则，轮廓不清，胰腺头颈部强化程度略低，周围脂肪间隙模糊，腹腔、盆腔内、腹膜后渗出性改变，部分密度较高，双侧肾周筋膜增厚。

6. 腹部超声：肝脏肿大、中度脂肪肝；胆囊炎性改变，胆囊内絮状弱回声团，考虑胆汁淤积；胰腺形体饱满增大，回声减低，考虑急性胰腺炎；脾未见异常；腹腔肠管大量积气，腹腔积液。

最终诊断：重症急性胰腺炎；休克；急性呼吸窘迫综合征；急性肾功能衰竭。

六、诊断

急性胰腺炎是临床上消化科及普外科常见的急腹症之一，其诊断一般应符合其临床症状、体格检查、实验室及影像学检查。一般来说满足下面3项中的2项即可诊断急性胰腺炎：①急性、持续性中上腹疼痛；②血淀粉酶或脂肪酶大于正常值上限3倍；③符合急性胰腺炎的典型影像学改变。

（一）急性胰腺炎的实验室诊断

血清、尿淀粉酶测定是急性胰腺炎最常用的诊断方法。血清淀粉酶一般在发病

2～12h开始升高，24h达高峰，3～5天后开始逐渐下降；尿淀粉酶一般在发病24h才开始升高，48h达高峰，其下降缓慢，1～2周后逐渐下降至正常。淀粉酶水平越高其诊断正确率也越高，但升高的幅度与患者病情严重程度不成正比。需要注意的是一些急腹症（如：肠梗阻、急性胆囊炎、肠系膜缺血等）和腮腺炎等疾病也会导致血淀粉酶升高，临床上需注意鉴别。目前发现，在急性胰腺炎的诊断上，血清脂肪酶相较血清淀粉酶更具有优越性和特异性，前者是比较客观的诊断指标，其一般于发病后24～72h开始升高，持续7～10天。急性胰腺炎时，患者还会出现外周血白细胞升高、血糖上升、肝肾功能异常、低钙血症、血气分析异常、C反应蛋白升高等。腹腔积液淀粉酶水平升高对诊断也很有帮助。

（二）急性胰腺炎的影像学诊断

1. 腹部超声　方便易行，可于床旁进行，是急性胰腺炎的常规检查，但由于腹部胃肠积气的干扰，对胰腺形态观察常不理想，可影响诊断的准确性。但可探测胆囊及胆道系统情况，是胰腺炎胆源性病因的初筛方法。当胰腺发生坏死、胰周积液时，常用腹部超声协助穿刺定位。

2. 胸腹部CT平扫及胰腺增强CT　CT平扫有助于确定有无胰腺炎，是最具有诊断价值的影像学检查，而且能够明确是否合并胸、腹腔积液。胰腺增强CT能鉴别是否合并胰腺组织坏死，以及评估胰腺坏死程度，一般应在发病后1周左右进行。

3. 胰腺MRI　与CT相似，在急性胰腺炎的诊断及评估胰腺坏死范围、严重程度上有一定的价值。

七、鉴别诊断

急性胰腺炎常需与胆石症、肠梗阻、消化性溃疡、心肌梗死等相鉴别。

八、治疗

急性胰腺炎治疗可分为非手术和手术治疗两种方式，其根本治疗原则是寻找并去除病因，控制炎症。

（一）非手术治疗

1. 监护

对于急性胰腺炎患者应给予密切监护。从轻微的炎症反应发展至器官衰竭可经历时间不等的过程，期间病情变化较多，应根据患者症状、体征、实验室检查、影像学变化及时了解病情发展；还可以采用APACHE Ⅱ评分动态评估患者病情的严重程度。

2．禁食、胃肠减压、导泻

进食会促进胰液分泌。发病后短期禁食，减少胰液分泌，减轻胰腺自身消化，有利于病情的控制。急性胰腺炎早期胃肠减压可防止呕吐、缓解腹胀、降低腹内压力。导泻也可以促进肠蠕动，排除肠内容物，减轻腹内压，促进肠道功能恢复，同时可减少肠腔内细菌过度生长，有助于维护肠黏膜屏障；导泻可用中药药物灌肠、足三里穴位封闭等疗法。

3．抑酸、抑酶

胃酸也可促进胰液分泌。抑制胃酸分泌可减少胰液量，缓解胰腺炎症状。生长抑素可抑制胰液的分泌，急性胰腺炎时，生长抑素水平明显降低，可外源性补充生长抑素。

4．镇痛、解痉

对腹痛严重者，可肌注哌替啶止痛。过去认为由于吗啡可使 Oddi 括约肌张力增高，不建议使用，但目前研究表明其对预后并无不良影响。解痉药可用山莨菪碱，因阿托品可诱发或加重肠麻痹，故不建议使用。

5．抗生素的应用

急性胰腺炎本身是化学性炎症，但在病程中极易发生细菌感染，当有细菌感染证据时可使用广谱抗生素治疗。其致病菌多源于肠道，常见的有大肠埃希菌、铜绿假单胞菌、克雷伯杆菌等。

6．营养支持

早期禁食期间可给予静脉营养；待肠功能恢复后可尽早酌情过渡到通过空肠营养管给患者合适的肠内营养；待经口恢复饮食后应从少量、无脂、低蛋白饮食开始，逐渐增加食量和蛋白质，直至恢复正常饮食。尽早恢复肠内营养有助于受损的肠黏膜修复，减少细菌移位。

7．中药治疗

呕吐基本控制后，可经胃管注入中药，常用复方清胰汤。还可用大承气汤灌肠，缓解腹胀等。

8．器官支持

危重的急性胰腺炎早期胰周大量渗出，患者往往出现低血压、有效循环血容量不足、水电解质失衡、乳酸堆积、代谢性酸中毒等。早期液体复苏至关重要，补液、防治休克，补充电解质，纠正酸中毒，预防治疗低血压，维持循环稳定，改善微循环，迅速纠正组织缺氧。如果患者心功能允许，在发病最初的48h应给患者积极地补液，同时还应根据病情适当补充白蛋白、血浆或羧甲淀粉以维持有效的血浆胶体渗透压，必要时适当使用血管活性药物。患者如出现呼吸困难可行鼻导管、面罩吸氧，力争使动脉血氧饱和度＞95%；如合并急性肺损伤、急性呼吸窘迫综合征时，可行无创呼吸机支持，必要时转入ICU进行气管插管、正压机械通气。当患者出现尿量减少、电解质紊乱严重，甚至发展至急性肾功能不全时，尽早转至ICU行床旁连续性血液净化（CRRT）治疗（图8-1-3），通过血液净化滤柱的吸附作用，清除体内有害的代谢产物、炎性介质和外源性毒物，达到净化血液的目的，有利于患者重要器官功能的改善和恢复。

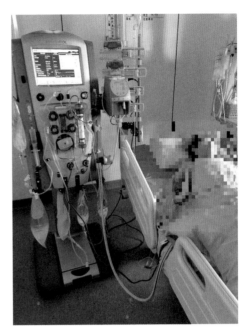

图8-1-3　CRRT

（二）手术治疗

1. 消化内镜治疗

对于因胆总管结石梗阻、急性化脓性胆管炎等所导致的胆源性急性胰腺炎，应尽早行ERCP诊断及治疗，在内镜下行Oddi括约肌切开术、结石取出术，并放置鼻胆管引流等。这种微创的治疗方式，针对病因，效果肯定，且创伤小，可迅速改善患者状态。大部分患者可通过内镜治疗获益，少数患者则需进一步外科手术以解除梗阻。

2. 腹腔穿刺引流

胰腺和胰周坏死组织如继发细菌感染，出现胰周积液，形成脓肿，在充分的抗生素治疗后如果脓肿不能吸收，可以于超声或CT引导下行腹腔引流、灌洗；如感染仍不能控制，应行坏死组织清除和引流手术。对于一些因腹腔积液过多致腹腔间隔室综合征的患者，也可以行腹腔穿刺引流，放出腹腔积液，缓解症状，必要时行开腹减压手术。对于较大的胰腺假性囊肿（>6cm者自行吸收的机会较小）必要时也可行穿刺引流等。

3. 外科手术治疗

急性胰腺炎的手术适应证包括：急性胰腺炎但同时不能排除其他急腹症时；胆总管下端梗阻或胆道感染所致的胆源性胰腺炎，需解除梗阻；胰腺和胰周坏死组织继发感染，保守治疗无效，易出现消化道穿孔、大出血等危及生命的并发症。最常用的手术方式是坏死组织清除和引流术。

九、预后

急性胰腺炎轻症者常在1～2周恢复，不遗留后遗症；发展至重症可致死亡，存活者易继发胰腺假性囊肿、脓肿等并发症，遗留不同程度的胰腺功能障碍。有些患者未去除病因，仍可经常反复发作，甚至演变为慢性胰腺炎。

宋某预后：该患者于我院ICU经历了近3周的治疗，使用了呼吸机及床旁血液净化，并多次于超声引导下腹腔穿刺引流、胆囊穿刺置管胆汁引流，胃镜置入空肠营养管。曾出现过呼吸衰竭、肾功衰竭。多次普外科、消化科会诊治疗。最终成功撤出了呼吸机等脏器支持，转出ICU至我院消化科继续治疗。在消化科治疗期间，患者复查胰腺CT示胰周及腹腔渗出明显减少，患者经口已可进流食，且化验检查血常规、血淀粉酶及C反应蛋白均恢复正常，成功撤除腹腔引流及空肠营养管，最终顺利出院。

（刘　洋　田永刚）

第二章　慢性胰腺炎

病例介绍：患者李某，男，47岁，2021年2月20日入院。

主诉：反复发作的上腹部疼痛6年，加重半年。

现病史：患者自诉于6年前因暴饮暴食及进食高脂餐后出现持续上腹胀痛，于当地诊断"急性胰腺炎"，住院治疗后好转出院。后常感觉上腹部疼痛不适，进油腻食物后更明显。近几年曾有多次急性胰腺炎发作，治疗后好转，但仍有餐后上腹部不适，反酸、嗳气、间断腹泻。近半年腹部疼痛症状加重，因餐后腹痛而进食明显减少，体重减轻约10kg。为求明确诊治来院，门诊以"腹痛待查"收入院。

既往史：胆囊切除术10年。抽烟近30年，每天至少1包；饮酒30年，现每天仍饮啤酒至少2瓶。

查体：体温36.5℃，脉搏98次/分，呼吸20次/分，血压117/96mmHg。患者一般状况尚可，神清语明。皮肤及巩膜无黄染。腹平坦，右上腹胆囊区可见一长约4cm手术瘢痕，愈合良好；触诊腹软，上腹部有压痛，无反跳痛及肌紧张；移动性浊音阴性；肠鸣音5次/分。

自带门诊检查：血常规正常；肝炎病毒系列阴性；生化全项：丙氨酸氨基转移酶89U/L、天冬氨酸氨基转移酶58U/L、总蛋白60.3g/L，白蛋白32.0g/L，尿素9.35mmol/L，肌酐108μmol/L，总胆红素16.2μmol/L，直接胆红素6.8μmol/L，间接胆红素8.4μmol/L，乳酸脱氢酶258U/L，血糖13.6mmol/L；凝血指标正常；尿常规：尿糖2+；肝胆胰脾彩超：肝脏弥漫性改变，胆囊炎，胰腺弥漫性改变伴多发结节，胰管扩张，脾轻度肿大。

入院诊断：腹痛待查。

病情分析：

患者慢性腹痛多年，久治未见好转。通过目前临床资料，大家会想到哪些疾病？

是恶性的胆管癌？胰腺癌？壶腹癌？还是良性的慢性胃炎？胃十二指肠溃疡？慢性胰腺炎？

病例特点：

患者中年男性，既往有急性胰腺炎病史，近年反复发作的上腹部疼痛不适；彩超提示胰腺弥漫性改变伴多发结节，胰管扩张。通过这些初步诊断更倾向于慢性胰腺炎，当然也不能完全排除其他诊断可能，需进一步完善相关检查及治疗。

初步诊断：慢性胰腺炎。

慢性胰腺炎（chronic pancreatitis）是指由于各种原因所导致的胰腺实质和胰管的

慢性进展性炎症，会造成胰腺组织和功能不可逆性的损害。临床上主要表现为反复发作的上腹部疼痛伴不同程度的胰腺内、外分泌功能不全。

一、病因

慢性胰腺炎的病因较多。患者通常有急性胰腺炎病史，此后急性胰腺炎反复发作，多种病因和危险因素既可独立存在，又可共同作用机体，推动其发生和发展，导致胰腺进行性的纤维化，最终发展至慢性胰腺炎。其病因目前我国仍以胆道疾病为主，其次是长期酗酒，此外，自身免疫性疾病（如干燥综合征、硬化性胆管炎等自身免疫性疾病合并胰腺炎）、高脂血症、营养不良、血管因素、遗传因素等也与本病的发生有关。

二、病理

慢性胰腺炎的典型病理改变是胰腺腺泡萎缩，胰腺呈弥漫性纤维化或钙化，胰管有多发狭窄伴节段性扩张，胰管内可有结石，胰管阻塞可致胰腺假性囊肿形成。以上病理改变具有进行性和不可逆性的特点。后期胰腺呈不规则结节样变硬，胰腺萎缩、体积缩小。

三、临床表现

（一）症状

1. 腹痛 最为常见，呈反复发作的上腹痛，多于饮酒、饱食或进食高脂食物后发作，初始为间歇性疼痛，后可转为持续性疼痛，身体伸展时重，身体屈曲时疼痛可稍减轻。疼痛多位于左上腹部或剑突下，可向腰背部放射，有时腹痛部位可波及全腹。疼痛持续时间长，疼痛程度也轻重不一。

2. 胰腺内、外分泌功能不全的表现 由于慢性胰腺炎可致胰腺 β 细胞坏死，部分患者可出现胰岛素依赖性糖尿病，糖尿病是胰腺内分泌功能不全的主要表现。慢性胰腺炎后期，患者可有食欲减退、消瘦、营养不良、水肿及多种维生素缺乏等症状。部分患者还会因胰腺外分泌功能不足而出现脂肪泻。通常将腹痛、体重减轻、糖尿病和脂肪泻合并称为慢性胰腺炎的四联症。

（二）体征

患者腹部体征往往与腹痛程度不对等，多数患者仅有腹部轻压痛，当并发胰腺假性囊肿时，于左上腹部或可触及包块。部分患者也可因胰头肿大、纤维化致胆总管受压而出现黄疸。

四、辅助检查

患者李某入院后，给予其进一步完善辅助检查如下。

1. 实验室检查　血清淀粉酶：87U/L，尿淀粉酶：1917U/L，糖化血红蛋白：8.9%。

2. 腹部CT及胰腺增强CT　可见肝脏弥漫性病变，胆囊炎，门静脉高压，胰腺多发钙化灶，结节状，密度不均，胰管扩张等（图8-2-1，图8-2-2）。

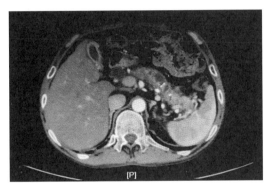

图8-2-1　　　　　　　　　　　　　图8-2-2

3. MRCP　胰头信号不均匀，胰管扩张，考虑慢性胰腺炎（图8-2-3）。

患者因有反复发作的急性胰腺炎、慢性腹痛、腹泻、消瘦以及糖尿病，应考虑慢性胰腺炎。要确诊慢性胰腺炎，需影像学证据以明确诊断。通常胰腺形态改变，钙化或结石形成，胰管狭窄伴节段性扩张，假性囊肿，左侧门静脉高压等均是慢性胰腺炎的影像学的重要特征。结合李某入院后的进一步检查，可明确诊断为慢性胰腺炎。

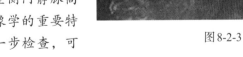

图8-2-3

本病病例特点

1. 中年男性。

2. 既往反复发作的急性胰腺炎病史。

3. 慢性腹痛、腹泻，体重减轻。

4. 胰腺CT、腹部超声、MRCP检查均符合慢性胰腺炎的影像学特征。

本病最终确定诊断：慢性胰腺炎；糖尿病。

五、诊断

如果患者存在反复发作的急性胰腺炎，和（或）胆道疾病及糖尿病，一旦出现持续性上腹痛、慢性腹泻、进行性消瘦应考虑慢性胰腺炎的诊断；如同时有慢性胰腺炎的影像学证据，或组织病理学有慢性胰腺炎改变，则可确诊慢性胰腺炎。

慢性胰腺炎的诊断临床上主要依靠病史、典型的临床表现结合影像学检查。慢性胰腺炎的典型影像学检查包括：腹部超声检查可见胰腺回声增强，局限性结节，胰腺纤维化，胰管不规则扩张或狭窄，有时可见强回声的胰管结石。部分患者腹部X线平片可见胰腺钙化或存在胰管结石的影像。胰腺CT可见胰腺体积增大或缩小、胰腺实质钙化、密度不均，胰管扩张和（或）假性囊肿形成等改变。CT扫描可见胰腺实质钙化，结节状，密度不均，胰管扩张或囊肿形成等。ERCP既往曾是慢性胰腺炎形态学诊断的重要依据，近年来随着MRCP的发展，其已逐渐取代ERCP在慢性胰腺炎中的诊断作用。

六、鉴别诊断

慢性胰腺炎常与胰腺癌相鉴别，慢性胰腺炎后期有少部分患者可发展为胰腺癌。明确鉴别诊断需超声引导下行细针穿刺取病理活检，甚至需开腹手术检查。

七、治疗

慢性胰腺炎的治疗目标是：消除病因，控制症状，改善胰腺分泌功能，处理并发症，提高患者生活质量，延长生命等。

（一）腹痛的治疗

腹痛是慢性胰腺炎患者最主要的表现，也是患者最需要解决的主要问题。其腹痛的主要治疗方法包括：药物治疗、消化内镜治疗和手术治疗。

1. 药物治疗　口服足量的胰酶制剂及皮下注射奥曲肽可缓解部分腹痛。也可用长效抗胆碱能药物，也可用一般止痛药，但要防止药物成瘾，可依据WHO三阶梯止痛方法用药。

2. 消化内镜治疗　近40年由于消化内镜治疗已取得了长足的进展，目前其对于慢性胰腺炎梗阻性疼痛的治疗效果已被普遍认可，部分替代了外科手术，成为了首选的一线治疗方法。其常用的术式有ERCP下行胰管括约肌切开术、取石术、支架置入术、胰管狭窄扩张术等。

3. 手术治疗　对于反复发作的严重腹痛，当内科及消化内镜治疗无效时可考虑外科手术治疗（内脏神经切断术、腹腔神经阻滞术等），其主要目的是减轻疼痛，延缓疾病进展，但不能逆转慢性胰腺炎的病理过程。

（二）胰腺内分泌功能不全的治疗

慢性胰腺炎的内分泌功能不全主要表现是糖尿病，所以应给予糖尿病饮食。平稳控制血糖可口服降糖药物，必要时给予胰岛素治疗。

（三）胰腺外分泌功能不全的治疗

慢性胰腺炎的外分泌功能不全主要表现是脂肪泻，消化吸收障碍、营养不良等。可采用胰酶替代治疗，餐中服用高活性胰酶，同时服用PPI或H_2受体拮抗剂以减少胃酸对胰酶的破坏，提高胰酶治疗效果。其中胰酶剂量可根据腹泻、腹胀的情况调节。

（四）外科治疗

慢性胰腺炎的外科手术适应证：内科或消化内镜治疗不能缓解的疼痛；胰管结石、胰管狭窄并伴有胰管梗阻；胆道梗阻、十二指肠梗阻、门静脉高压和胰源性腹腔积液或囊肿等并发症；不能排除癌变者。

（五）其他

慢性胰腺炎患者为获得较高质量的预后须改变生活方式，戒烟戒酒，避免过量高脂、高蛋白饮食。对于长期脂肪泻患者应适当补充维生素及各种微量元素。对于自身免疫性的慢性胰腺炎可采用糖皮质激素治疗。

李某在确诊后建议行ERCP胰管支架术，但患者不同意。

给予治疗如下： 二级护理，戒烟酒，糖尿病低脂低蛋白饮食；静脉滴注奥美拉唑40mg，每天2次；每天监测血糖6次，根据血糖情况加用胰岛素；胰酶（脂肪酶、淀粉酶、蛋白酶）随餐服用，根据腹痛及腹泻情况进行调整。

八、预后

慢性胰腺炎病程较长，逐渐加重，预后一般不良。但经积极治疗可改善症状，却不易根治。晚期患者多死于营养不良、代谢紊乱、继发感染等并发症，也有少部分患者可转变为胰腺癌。

李某预后： 该患者经我院消化科的积极治疗，目前腹部疼痛不适已明显好转并已出院。出院时再次叮嘱其出院后的用药情况、生活注意事项（戒烟酒、饮食规律）及定期复查等。

（刘　洋）

第三章　自身免疫性胰腺炎

病例介绍： 患者杨某，女，58岁，2018年1月30日入院。

主诉： 皮肤巩膜黄染3天。

现病史： 患者诉于3天前无明显诱因出现皮肤及巩膜黄染，皮肤瘙痒，尿呈豆油色，大便呈白陶土样改变。伴腹胀，无腹痛、无寒战发热，无恶心呕吐，无口干眼干。门诊检查发现肝功异常，以"梗阻性黄疸"收入院。平时睡眠可，进食正常，近2个月体重减轻3kg。

既往史： 糖尿病史10个月，口服二甲双胍治疗，血糖控制在空腹6～7mmol/L。有头孢类药物过敏史。

查体： 皮肤及巩膜黄染。腹部平坦；柔软，全腹无压痛及反跳痛，未触及异常包块，肝脾、胆囊均未触及肿大；移动性浊音阴性；肠鸣音4次/分。双下肢无水肿。

自带门诊检查： 血常规正常；肝炎病毒系列阴性；生化全项：ALT 244.70U/L、AST 114.80U/L、γ-GT 990.60U/L，AKP 359.90U/L，TBIL 97.10μmol/L，DBIL 42.60μmol/L，TBA 218.40μmol/L；ANA单项：阴性；肝胆胰脾彩超：肝内、外胆管扩张，胰腺弥漫性改变，肝回声增粗，胆囊炎，胆囊腔内胆汁淤积，脾轻度肿大。

入院初步诊断： 梗阻性黄疸。

病情分析：

大家会想到哪些疾病？

1. 恶性疾病　胆管癌？胰腺癌？壶腹癌？

2. 良性疾病　胆管结石？胆管炎性狭窄？

3. 自身免疫性疾病　IgG_4相关硬化性胆管炎？自身免疫性胰腺炎（AIP）？

病例特点：

患者中年女性，无痛性黄疸，无发热，有消瘦，肝功异常。彩超提示肝内外胆管扩张。初步印象诊断？进一步检查？如何治疗？

印象诊断： 自身免疫性胰腺炎？胰腺癌？

自身免疫性胰腺炎（autoimmune pancreatitis，AIP）是一种良性、纤维炎症性慢性胰腺炎，是于1995年由Yoshida等提出的新的概念。AIP是一种由自身免疫介导，胰腺淋巴细胞及浆细胞浸润并发生纤维化，以梗阻性黄疸、腹部不适等为主要临床表现的特殊类型的胰腺炎，其影像学表现为胰腺肿大和胰管不规则狭窄，血清学及组织中IgG_4水平升高，糖皮质激素治疗效果良好。

一、分型

自身免疫性胰腺炎可分为2种亚型：1型-AIP（IgG$_4$-AIP）和2型-AIP。两者组织病理学特征、临床表现及预后均有不同。

（一）1型AIP

1型AIP好发于老年男性，以IgG$_4$阳性浆细胞浸润及血清IgG$_4$水平升高为特点，是IgG$_4$相关疾病在胰腺的表现，被称为IgG$_4$相关胰腺炎（IgG$_4$-RD），又被称为淋巴浆细胞性硬化性胰腺炎（LPSP）。60% 1型AIP患者有其他脏器累及，对糖皮质激素治疗敏感。20%的1型AIP原因不明，属于1型的亚型。

（二）2型AIP

2型AIP患病年龄相对年轻，好发于中年人，无明显的IgG$_4$相关性，以导管上皮的粒细胞性破坏为特征，又叫特发性导管中心性胰腺炎（IDCP），目前认为是一种胰腺特异性疾病，约30%的2型AIP伴发炎症性肠病。2型AIP对糖皮质激素治疗有效，通常不复发。

二、发病机制

自身免疫性胰腺炎发病机制尚不清楚。目前认为AIP属于自身免疫性疾病，可能与免疫因素、遗传因素、感染因素相关。

（一）免疫因素

临床观察发现，AIP可与其他的自身免疫性疾病，如炎症性肠病、干燥综合征、硬化性胆管炎、原发性胆汁性肝硬化等伴随出现。

1. 体液免疫

（1）1型AIP与同时受累的胰腺外器官存在类似的病理表现，故认为可能存在共同抗原。1型AIP患者常出现血清IgG$_4$水平升高，还可检测到其他抗体，如抗核抗体、类风湿因子、抗乳铁蛋白抗体、抗碳酸酐酶-Ⅱ抗体、抗线粒体抗体、抗平滑肌抗体、抗中性粒细胞抗体等。部分1型AIP患者补体C3和C4减少。

（2）2型AIP的发生与IgG$_4$的表达无明确相关性，但2型AIP患者常可检测到各种自身抗体（如抗核抗体、中性粒细胞胞浆抗体等）阳性。

2. 细胞免疫

（1）在1型AIP患者外周血及胰腺组织病理检查中，CD4$^+$T淋巴细胞及γ-干扰素明显增加，常伴大量B淋巴细胞及浆细胞浸润。Th2细胞促进B细胞向浆细胞分化，并促进IgG$_4$的产生。

（2）2型AIP患者Th17细胞表达明显上升，Th17细胞也被发现可能与炎症性肠病有关，2型AIP常合并炎症性肠病。

（二）遗传因素

人体基因HLA DRB1*0405-DQB1*0401及部分KCNA3基因突变与自身免疫性胰腺炎有关。MEN1基因和PKHD1基因突变可能参与2型AIP发病的分子机制。

（三）感染因素

有研究认为，幽门螺杆菌感染可能通过诱导自身免疫和细胞凋亡引发AIP。肠道微生物感染可能通过分子模拟等机制诱发AIP。

三、流行病学

AIP为自身免疫引起的胰腺慢性炎症性病变，占慢性胰腺炎的3.6%～9.7%。多见于男性，男女比例为2∶1，发病年龄跨度较大，多发生在40～70岁。AIP的发病率低、全球散在分布，其中以1型AIP最常见，是全世界最流行的亚型。在亚洲地区，尤其是日本文献中的AIP常指1型AIP，但总患病率仅约为2.2/10万；2型AIP在欧美地区较亚洲地区略多见，但仍是以1型AIP为主。近年来不断增多的关于AIP 2个亚型的报道使两者之间的差异愈发明确，主要由组织病理学区分，在血清标志物上未发现明显差异。世界各国关于AIP的诊断标准也相继问世并逐步完善，从日本、美国、亚洲分别制定的AIP诊断标准，到2011年由国际胰腺病协会提出的AIP诊断标准的国际共识（international consensus diagnostic criteria，ICDC）为2种亚型的AIP分别制定了诊断标准。ICDC还制定了糖皮质激素治疗、必要时联合或换用免疫抑制剂等治疗的共识。

四、临床表现

自身免疫性胰腺炎临床表现复杂多样，且缺乏特异性。主要包括胰腺及胰腺外表现。出现胰腺外表现的病例约占60%。2型AIP病例年龄较轻，几乎不存在性别差异及胰腺外表现，但更易出现腹痛、腹泻和急性胰腺炎表现（腹痛、胰酶升高3倍或胰腺炎的CT证据）。20%～30%的2型AIP患者合并炎症性肠病，明显高于1型AIP（2%～6%）。

（一）胰腺表现

1. AIP的临床表现取决于累及的部位（弥漫型或局灶型，胰头受累或胰腺体尾部受累）。累及胰头部的局灶型AIP急性发作期常以梗阻性黄疸伴体重下降为主要表现，腹痛常较轻微，甚至表现为无痛性黄疸，临床表现类似胰腺癌；局灶型者难与恶性肿瘤鉴别，约有23%的AIP因误诊为恶性肿瘤而行手术治疗。

2. 累及胰腺体尾部的AIP或弥漫型AIP急性发作期则常出现腹部疼痛，腰背部放射痛等症状。恢复期或缓解期的AIP主要表现为无痛性慢性胰腺炎，胰腺萎缩、钙化、胰管扩张等特征性表现。无论是在AIP的急性期或是恢复期，均很少出现需要麻醉镇痛剂处理的严重腹痛、明显的恶病质、纳差等症状，如出现这些症状，更倾向于提示存在胰腺癌。部分患者有厌食、乏力、排便异常、发热等症状，个别患者无症状，检查时发现异常。

（二）胰腺外表现

AIP的胰腺外表现以硬化性胆管炎多见，占60%～74%，主要表现为胆总管下段管壁增厚及向心性狭窄，这是由于胆总管管壁淋巴细胞及浆细胞浸润，继发纤维组织增生，且肿大的胰腺压迫胆管，使其变狭窄。当累及胆总管胰腺段时易与胰腺癌混淆，累及肝门及肝内胆管时则需排除原发性硬化性胆管炎。涎腺/泪腺、腹膜后、淋巴结、肾脏等器官受累也多有报道，如IgG$_4$相关性涎腺炎/泪腺炎，具有与干燥综合征类似的临床表现，但可见IgG$_4$阳性、浆细胞浸润且不伴SSA/SSB抗体阳性；AIP累及肾脏主要是由大量淋巴细胞及浆细胞浸润肾间质所致。AIP累及腹膜后脏器主要表现为腹膜后的软组织影，并沿腹主动脉向盆腔延伸。少数AIP患者可引起胰腺内、外分泌功能下降，如50%～70%自身免疫性胰腺炎患者合并糖尿病或糖耐量异常，1/3患者有体重减轻和胰腺功能不全（脂肪泻）表现。

（三）辅助检查

患者杨某入院后完善检查如下。

1. 实验室检查

（1）AFP、CEA、CA199、CA125、血、尿淀粉酶均正常。

（2）复查肝功：ALT 244.7U/L，AST 114.8U/L，γ-GT 990.6U/L，AKP 359.9U/L，TBIL 97.1μmol/L，DBIL 42.6μmol/L，TBA 218.4μmol/L。

（3）IgG$_4$ 3.89g/L（正常值0.03-2.01g/L）

2. 全腹部CT 肝内胆管及胆总管轻度增粗，胆囊增大，壁不厚，其内未见明显异常，胰头增大。边缘毛糙，胰体尾部纤细，胰管轻度扩张，诊断意见：胰头增大伴低位胆道梗阻（图8-3-1）。

3. 胰腺增强CT 胆管胰管扩张，胰头增大，胰头边缘可见低密度影，边缘毛糙，增强扫描未见明显强化，胰体部纤细，胰尾部未见显示。胰体部胰管轻度扩张，胆总管轻度增粗，于胰头段突然变细。诊断意见：胰头周围少血供病变伴低位胆道梗阻（图8-3-2）。

4. 胰胆管水成像（MRCP）扫描检查 肝内胆管、左右肝管、肝总管、胆总管上

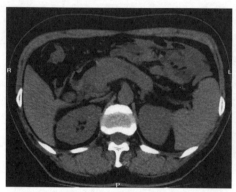

图8-3-1　胰腺平扫CT

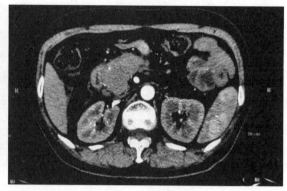

图8-3-2　胰腺增强CT

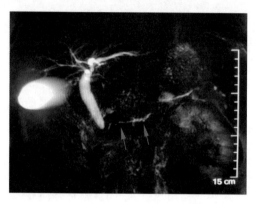

图8-3-3　MRCP

段扩张，胆总管最宽径约为1.2cm，胆总管中段局部显示不清，胆总管末段形态尚可。胰腺尾部胰管粗细略不均。胆囊增大，其内未见明确异常信号影（图8-3-3）。诊断意见：①考虑低位胆道梗阻继发其上方胆道系统扩张，请结合临床。②胰腺尾部胰管粗细略不均，请结合临床。

5. 胃镜　慢性非萎缩性胃炎。

6. 肠镜　正常直结肠黏膜像。

目前诊断：①胰头癌？（胰头增大，密度减低，胆管扩张）；②AIP？（CA199、CEA正常、IgG$_4$升高）。

因患者诊断不明确，遂申请多学科会诊。会诊科室为：消化内镜、胰胆外科、影像科、肿瘤科、病理科。

【MDT会诊意见】

（一）胰胆外科主任：患者无痛性黄疸，临床最常见为肿瘤（胆管癌、胰腺癌、壶腹癌）。该患者增强CT显示：胆管胰管扩张，胰头明显增大，密度减低、不均匀，胰管体尾部扩张，胆总管增粗，胰头段突然变细，影像学上符合胰腺癌诊断。本例患者CA199等肿瘤标志物均正常，除黄疸外无明显其他症状，且IgG$_4$升高，需警惕自身免疫性胰腺炎可能。建议进一步完善检查。

AIP的实验室检查包括：

（1）自身免疫抗体检查：血清γ-球蛋白、血清总IgG、血清IgG$_4$、抗核抗体、抗线粒体抗体、抗平滑肌抗体及类风湿因子等自身抗体，常在1型AIP患者中被发现升高，其中血清IgG$_4$水平升高对诊断AIP有较高的特异度，是诊断自身免疫性胰腺炎最有价值的血清学指标。但在胰腺癌、胆管癌及酒精性胰腺炎等病例中IgG$_4$也可升高。部分AIP患者体内可发现抗CA-Ⅱ抗体或抗LF抗体等自身抗体升高，但目前通常不能常规检测且没有正常值范围。

（2）生化指标检测：AIP患者常可出现血尿淀粉酶、谷氨酰转肽酶、胆汁酸和总胆红素水平升高。其中淀粉酶升高常为一过性，谷氨酰转肽酶、胆汁酸、胆红素升高多是由于胰腺肿大压迫胆管或合并硬化性胆管炎所致。如出现血糖升高常提示胰腺外分泌功能异常。

（3）其他：部分患者还可出现BT-PABA降低、红细胞沉降率增快、C反应蛋白及CA199升高等这些异常的指标通常在糖皮质激素治疗后趋于正常。

该患者建议行PET-CT及EUS-FNA来鉴别胰腺癌或自身免疫性胰腺炎，监测肝功及IgG$_4$水平，必要时给予糖皮质激素试验性治疗，暂不建议手术治疗。

（二）影像科主任：结合患者超声、CT及MR资料，根据定位、定性分析（肝内外胆管扩张，胰头增大，少血供，密度减低，胰尾部胰管扩张）这些表现在胰腺癌及自身免疫性胰腺炎中均可发生，但在影像上还是有一定的差别。

AIP的影像学检查表现：

1. 胰腺超声 自身免疫性胰腺炎超声检查表现为低回声为主的弥漫性胰腺肿大，弥漫性肿大占69%，局限性肿大占31%。弥漫型AIP的超声表现是回声减低的弥漫性增大胰腺，边缘被低回声包膜包绕，其内散在分布高回声斑点。局灶型AIP的超声表现是胰腺局部包块和回声减低。当胰腺局限肿大时，要与胰腺癌鉴别，胰腺癌病变内部回声不均匀，中心部有高回声，胰腺尾侧胰管高度扩张，不光滑并呈串珠样改变，自身免疫性胰腺炎无胰管扩张或很轻微，形态光滑多见，个别有主胰管狭窄。

2. 胰腺CT 腹部增强CT是检查胰腺最常用的影像方法之一。弥漫型AIP的典型CT表现是弥漫性增大的低密度胰腺实质，呈腊肠样，称为"腊肠征"，如出现渐进性明显强化或胰周低密度对称包膜时，则进一步提示AIP可能。"腊肠征"的出现是由于AIP的胰腺腺泡萎缩，腺叶结构塌陷，胰腺实质大量纤维组织增生伴淋巴细胞及浆细胞浸润，导致胰腺逐渐变硬，胰周形成纤维化包膜，故而出现"腊肠"样改变。局灶性AIP的典型CT表现为胰腺局部肿块，密度降低，胰头相对多见，增强可见均匀的延迟强化。而假性囊肿、胰腺结石等慢性胰腺炎的一般表现在AIP中少见。

3. 胰腺MRI 胰腺实质表现为低信号的T1加权像和高信号的T2加权像；增强MRI在动脉期强化不明显，门静脉期则见延迟的均匀强化。MRCP上可见主胰管及胆管多发的不规则狭窄。

4. PET-CT检查 AIP在炎症最严重时，病灶内的氟代脱氧葡萄糖（FDG）是高积聚的，标准摄取值（SUV）检查值全部在3.5以上，炎症消退或糖皮质激素治疗有效后，FDG积聚减低，缓解时FDG积聚消失，AIP在全胰腺有病变时，FDG在全胰腺积聚。

综上所述，结合该患者CA199正常、IgG$_4$升高，自身免疫性胰腺炎可能性大，建议进一步完善PET-CT及EUS-FNA检查。

（三）消化内镜主任：结合患者临床表现，实验室检查及影像学表现，诊断更倾向于AIP。目前超声内镜已广泛应用于胰腺、胆道疾病，其表现明显区别于CT及MR，且可通过穿刺活检明确组织学病理情况。AIP在ERCP方面有其独特的表现，如梗阻性黄疸明显时可行ERCP支架术减轻黄疸。自身免疫性胰腺炎的EUS及ERCP分别有如下表现：

1. 超声内镜（EUS） 观察胰腺实质、胰管及胆管影像。典型EUS征象为以低回声为主伴内部高回声点的弥漫性胰腺实质增大或局部肿块。有"导管穿透现象"，即肿块被畅通的主胰管穿透且可见主胰管强化。当胆管受累时可见胆管壁弥漫增厚伴腔内胰腺实质回声，并可伴有胆管扩张，或出现胆管壁高-低-高回声的"三明治"结构。超声内镜引导下细针穿刺抽吸术（ endoscopic ultrasound-guided fine-needle aspiration biopsy，EUS-FNA）获取的组织学标本可用于诊断AIP，其细胞学标本可以排除胰腺癌等恶性肿瘤。

2. 经内镜逆行性胰胆管造影（ERCP） 胰管狭窄是自身免疫性胰腺炎的特征，胰管周围炎性细胞浸润和纤维化是管腔狭窄的原因，主胰管通常变细，管壁不整，上段胰管无显著扩张，狭窄影像的长度占主胰管2/3以上的范围为弥漫型，1/3～2/3之间的范围为局限型。

该患者建议EUS-FNA及ERCP检查，应该能够明确诊断。

（四）肿瘤内科主任：该患者临床表现、实验室检查及影像上均不除外AIP。

五、AIP的鉴别诊断

（一）胰腺癌

胰腺癌与AIP具有相似的临床表现，症状主要包括腹痛、梗阻性黄疸、体重减轻和胰腺外病变相应表现。但胰腺癌腹痛严重，甚至需要麻醉剂缓解；患者食欲不振、体重减轻明显，呈进行性加重的无痛性梗阻性黄疸。胰腺癌恶性程度高、发展快、预后差，治疗效果不理想，病死率很高，各国统计5年生存率仅2%～10%。而AIP黄疸程度较轻，时有波动，可自行消退，对糖皮质激素治疗反应良好。由于胰腺癌发病率明显高于AIP，需结合实验室检查、影像学、组织细胞学等检查排除。胰腺癌血清CA199明显增高，AIP血清IgG$_4$升高、自身抗体阳性。影像学方面胰腺癌边缘不规则，低密度肿块，可伴不均匀强化，受累导管突然中止，胰管、胆管扩张的双管征表现，结合组织学检查可明确。

（二）原发性硬化性胆管炎

AIP累及胆管时被称为IgG$_4$相关硬化性胆管炎（IgG$_4$-SC），具有与原发性硬化性胆管炎（PSC）相似的临床表现，且CT上均以胆管不规则的多发狭窄为主，鉴别难度较大。PSC会逐渐进展至肝硬化阶段，而IgG$_4$-SC引起的胆管改变则不会出现明显进展。PSC对糖皮质激素及免疫抑制剂反应均欠佳。

（三）胆管癌

超声内镜检查在两者的鉴别诊断中占据重要地位，IgG_4 相关硬化性胆管炎可见均匀、呈同心圆增厚的胆管壁；不均匀的低回声团块则更倾向于胆管癌。ERCP联合超声内镜有助于AIP与胆管癌鉴别，胆管狭窄处刷检、胆液细胞学检查等均有利于鉴别。

该患者建议PET-CT及EUS-FNA检查，如病理诊断胰腺癌可行手术＋化疗；如病理支持AIP，可予糖皮质激素治疗。

（五）病理科主任：鉴别该患者是胰腺癌抑或是AIP，尚缺乏病理支持，建议胰腺活检以指导诊断及进一步治疗。

AIP组织病理学检查：肉眼见胰腺组织肿胀变大，反复发作后期可出现萎缩、纤维化、硬化。1型AIP组织学表现是：胰管周围弥漫性浸润淋巴细胞和浆细胞，无粒细胞浸润；大量细胞呈 IgG_4 阳性，IgG_4 阳性浆细胞大量浸润是其特征性表现。2型AIP的组织学表现是大量粒细胞浸润胰管管腔及导管上皮内，从而损害上皮、堵塞管腔；IgG_4 阳性细胞不浸润或少量浸润（0~10个/HPF）。2型AIP的影像学和血清学均不具有特异性，故组织病理学检查被作为金标准用以诊断2型AIP。

MDT会诊意见： 目前诊断不能明确，建议行PET-CT及EUS-FNA检查。监测肝功、IgG_4 变化，及影像学改变，必要时予糖皮质激素试验性治疗，暂不建议手术治疗。

会诊讨论后，患者认为EUS-FNA有风险，有创伤，PET-CT费用太高，拒绝进一步检查，要求保肝对症治疗，3天后自觉尿黄及腹胀逐渐减轻，复查肝功明显下降，患者要求出院。

患者出院后4周，黄疸再次加重，去外院以"胆总管梗阻"入院。入院后化验肝功示胆红素及 IgG_4 明显升高（TBIL 220.3μmol/L，IgG_4 8.58g/L），遂行ERCP，检查所见：胆总管下段呈线性狭窄，狭窄段长约5cm，上段胆管扩张，直径1.2cm（图8-3-4）。内镜诊断：胆总管狭窄。行胆管细胞刷检及支架置入术。行EUS检查所见：胰腺形态肿胀，内部回声均匀，胰腺实质呈低回声改变，胰管扭曲，呈钢丝样改变，管壁回声增强，胰腺体部可见高回声改变，胆总管扩张，胆管壁增厚（图8-3-5），内镜诊断：自身免疫性胰腺炎。行EUS-FNA。胆总管刷检及胰腺活检病理均未见肿瘤细胞，IgG_4（＋）细胞最多处约10个/HPF，请结合临床及血清学 IgG_4 水平综合判定，以除外有无自身免疫性疾病可能。免疫组化结果：IgG（灶＋），IgG_4（灶＋），CD38（灶＋），mum-1（灶＋）。最后确定诊断：自身免疫性胰腺炎。给予口服泼尼松龙每天40mg治疗，患者出院。3个月后再次入院复查肝功、IgG_4、胰腺CT均正常，拔除胆管支架，糖皮质激素减至5mg/d维持。6、12个月后随访，患者病情无反复。

六、AIP的诊断标准

2011年国际胰腺协会整合各国标准，发表了AIP诊断标准国际共识，将AIP分1

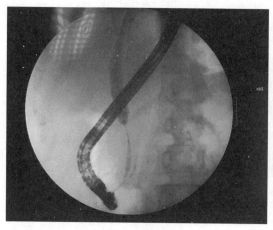

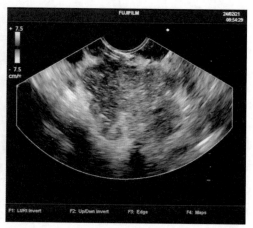

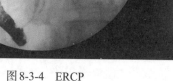

图 8-3-4　ERCP　　　　　　　　　　图 8-3-5　EUS

型和2型。根据修订的诊断标准及流程，以胰腺实质影像学、胰管影像学、血清学、胰腺外器官受累、组织病理学和诊断性糖皮质激素治疗等6个方面为诊断依据，制定PDSHO分级标准。其中胰腺实质影像学检查（CT/MRI）是诊断的重点，也是诊断性糖皮质激素治疗效果评价的主要指标，而IgG_4作为实验室检查的唯一指标，不再用作评估疗效。

综合以上诊断标准，归纳诊断依据主要为：①特殊的影像学表现：胰腺肿大，胰管狭窄；②血清学检查：IgG或IgG_4水平升高，或有自身抗体；③组织学检查：胰腺组织有大量淋巴细胞、浆细胞浸润和纤维化，大量IgG_4阳性浆细胞浸润；④糖皮质激素试验性治疗有效；⑤出现胰腺外的病变：胆管狭窄、肾脏、腹膜、淋巴结、涎腺/泪腺受累，血糖升高等。局灶性的AIP在临床、影像上表现与胰腺癌相似。

总之，AIP发病率相对低，常累及多器官，早期临床表现无特异性，易与胰腺癌混淆，诊断相对困难。应提高临床、影像医学、病理等多学科医师对该病的认识，必要时多学科会诊，避免误诊及漏诊，这对AIP的早期诊断及预后有重要意义。

七、AIP的治疗

对有症状的AIP患者，如出现胰腺受累（如梗阻性黄疸、腹痛、背痛等）、其他器官受累（如胆管狭窄继发黄疸）等情况需给予治疗；对没有症状的AIP患者，如出现胰腺受累（影像学提示胰腺占位持续存在）、其他器官受累（伴有IgG_4相关性硬化性胆管炎且肝功能持续异常）时可给予治疗。由于部分（10%~25%）AIP患者可自行缓解，因此对大多数无症状患者可采取"观察等待"的策略。

（一）药物治疗

1. 糖皮质激素　是AIP治疗的首选药物，其缓解率高，安全性相对较好。

（1）AIP的初始糖皮质激素治疗一般推荐为口服泼尼松0.6～1.0mg/（kg·d），诱导缓解的每日最小需要量为泼尼松20mg。

（2）减量方案 2016年国际胰腺病学协会《自身免疫性胰腺炎治疗专家共识》推荐方案：第一种方案（亚洲）是每1～2周减5～10mg/d，直至每日用药量为20mg，以后每2周减5mg；另一方案（北美及欧洲）为以40mg/d持续4周，之后每周减5mg直至停药，诱导缓解的疗程应维持12周。复发时可再次用糖皮质激素治疗。

（3）至于维持治疗时间尚无共识，2型AIP患者和疾病活动度较低的1型AIP患者无须维持治疗；在诱导治疗成功后，部分1型AIP患者使用小剂量糖皮质激素或者糖皮质激素替代药物维持治疗可能获益。根据疾病活动程度及糖皮质激素相关不良反应等情况可选择维持1～3年。小剂量糖皮质激素维持治疗可减少复发。

2. 免疫抑制剂和生物制剂 糖皮质激素治疗无效或复发的患者可以考虑应用硫唑嘌呤、6-巯基嘌呤等免疫抑制剂或生物制剂如利妥昔单抗治疗。

3. 内镜介入治疗 单用糖皮质激素治疗可有效缓解继发于AIP的梗阻性黄疸，故无须ERCP治疗。对于诊断不明、黄疸严重或糖皮质激素使用风险大者可考虑ERCP缓解黄疸。ERCP同时可进行胆汁引流及胆道刷检，有利于预防胆道系统感染及与胆道癌、胰腺癌等恶性肿瘤疾病进行鉴别。

（二）手术治疗

考虑到风险与收益，AIP患者一般不建议手术治疗，但临床难以排除恶性肿瘤时，或药物治疗反应差、存在高纤维化病灶，或需长期留置胆道支架缓解胆道梗阻时，可考虑手术治疗，同时行术中冰冻及术后病理活检有助于与恶性肿瘤鉴别。

八、AIP随访与预后

自身免疫性胰腺炎预后较好，短期对症治疗就可使症状消失，大部分患者半年后仍未复发，部分患者停药后可能复发。复发者需要持续使用糖皮质激素维持治疗，避免病情加重，如再出现症状需及时复诊。

临床表现、影像学特征的变化及有无药物不良反应，是随访AIP患者的重点。生化指标如血常规、肝功能和血糖等的常规监测对于长期服用糖皮质激素和（或）免疫调节剂的AIP患者是必要的。虽然不明确AIP与胰腺癌的相关性，但依旧建议对病程较长的AIP患者行肿瘤尤其是胰腺癌的相关随访。

20%～40%的1型AIP患者在停药后复发，2型AIP则一般不复发，2种类型的AIP都可以通过糖皮质激素、免疫抑制剂或单克隆抗体类药物再次诱导缓解。部分AIP患者具有自限性，而部分AIP患者可因为病程反复形成胰管结石。

附：自身免疫性胰腺炎治疗流程图

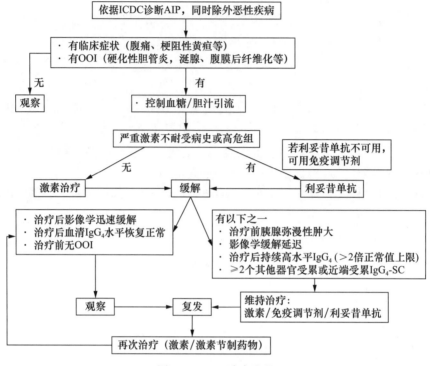

图 8-3-6　AIP 治疗流程

ICDC. AIP 诊断标准国际共识

（唐印华）

第四章 胰 腺 癌

病例介绍： 患者王某，男，69岁，2021年1月25日入院。

主诉： 间断上腹胀痛1个月，皮肤巩膜黄染3天。

现病史： 患者1个月前无明显诱因出现上腹部胀痛，呈持续性，逐渐加重，夜间重于白天；疼痛向后腰部放散，弯腰屈膝卧位疼痛略缓解。近3天出现皮肤及巩膜黄染，伴全身皮肤瘙痒，尿色呈豆油色，大便呈白陶土色。病程中患者饮食睡眠差，无恶心、呕吐、发热、腹泻等症状，体重下降约3kg。

既往史： 长期吸烟及饮酒史35年；无手术及外伤史；糖尿病病史10年，皮下注射胰岛素。

查体： 皮肤及巩膜黄染；腹部平坦，柔软，中上腹部深压痛，无肌紧张及反跳痛，Murphy征（－），肝脾未触及；移动性浊音（－）；肠鸣音3～5次/分；双下肢无水肿。

门诊检查： 肝炎病毒系列检查阴性；生化全项：ALT 240.0U/L，AST 125.23U/L，γ-GT 596.6U/L，AKP 439.5U/L，TBIL 207.10μmol/L，DBIL 142.60μmol/L，TBA 218.40umol/L；血糖15.6mmol/L；CEA正常，CA199 914U/mL。腹部超声示：胰头增大，可见低密度影，大小3.5cm×3.0cm，边缘不整齐，内部回声不均匀，声影衰减明显，胰管体尾部扩张，直径0.4cm；胆囊增大，胆囊内胆汁淤积，胆总管扩张，直径1.0cm。

入院初步诊断：1. 梗阻性黄疸。

      2. 胰腺癌？

      3. 胆管癌？

      4. 自身免疫性胰腺炎？

病例特点：

1. 老年男性，有长期吸烟、饮酒史；糖尿病史10年。

2. 上腹部疼痛呈持续性，进行性加重，弯腰屈膝位可缓解。

3. 皮肤及巩膜黄染，尿色呈豆油色，大便白陶土色。

4. 体重下降明显。

5. 生化全项、肿瘤系列及腹部超声提示异常。

初步印象诊断？进一步检查？治疗？

印象诊断： 胰腺癌？胆管癌？自身免疫性胰腺炎？

胰腺癌（carcinoma of pancreas）主要指胰外分泌腺的恶性肿瘤，发病率近年明显上升，其恶性程度高、发展较快、预后较差。临床上主要表现为腹痛、食欲不振、消瘦和黄疸等。

一、病因和发病机制

胰腺癌临床症状隐匿，病因与发病机制至今未明，早期诊断十分困难，预后极差。患者发病年龄以中老年男性为主。临床资料表明，胰腺癌的发生是多因素协同作用的结果，如长期大量吸烟、饮酒、饮咖啡，糖尿病，慢性胰腺炎，幽门螺杆菌感染，非甾体抗炎药，长期接触化学物质及遗传基因等因素与胰腺癌的发生有一定关系。

二、临床表现

胰腺癌发病年龄以45～70岁居多，男女比为（1.3～1.8）：1。起病隐匿，早期无特殊临床表现，整个病程短、病情发展快、恶化迅速。患者主诉上腹部不适，食欲减退，乏力等症状，数月后症状明显时多已进入晚期。胰头癌比胰体尾癌出现症状更早，即使晚期出现的症状也常为非特异性的，需与胃肠、肝胆疾病鉴别。其临床表现主要与肿瘤侵犯或压迫毗邻器官有关。

（一）典型症状

1. 腹痛 早期腹痛常位于中上腹，其次为左侧季肋部，后期常伴有腰背部放射性疼痛。胰头癌常向右侧腰背部放射，胰体尾癌则多向左侧腰背部放射。

2. 黄疸 黄疸可与腹痛同时或在疼痛发生后不久出现，黄疸是胰头部癌的突出症状，可伴有腹痛，也可表现为无痛性黄疸。

3. 体重减轻 90%的患者有迅速而明显的体重减轻，晚期呈恶病质状态。

（二）早期症状

早期症状不明显，可有消瘦、黄疸和上腹压痛。当扪及无压痛的肿大胆囊时为胆总管渐进阻塞征，即Courvoisier征，是诊断胰腺癌的重要体征。胆汁淤积、肝转移癌可致肝脏肿大，胰腺癌压迫脾静脉可致脾大。

（三）晚期症状

晚期有腹部包块、腹腔积液和远处转移征象等。

（四）其他症状

胰腺癌有不同程度的消化道症状，最常见的是食欲不振和消化不良、脂肪泻；少数胰腺癌患者可因病变侵及胃、十二指肠壁而发生上消化道出血、梗阻；肿瘤较大压迫胆管时，会出现发热、腹痛、黄疸等症状；部分患者可出现下肢深静脉血栓、游走性血栓性静脉炎，以及动脉血栓、脾静脉和门静脉血栓形成；部分患者出现焦虑、抑郁、个性改变等。

三、辅助检查

患者王某入院后完善检查如下。

（一）实验室检查

复查肝功：ALT 273.0U/L，AST 325.53U/L，γ-GT 646.2U/L，AKP469.7U/L，TBIL 267.10μmol/L，DBIL 210.60μmol/L，TBA218.40μmol/L，血尿淀粉酶正常，血糖16.2mmol/L；复查CA199 1008U/mL；血清IgG₄正常、抗核抗体全项阴性。

（二）影像学检查

1. 胰腺平扫CT结果 患者胰头部低密度影、周围脂肪间隙减少，胆管、胰管扩张。

2. 胰腺增强CT结果 胰头增大，内见低密度影，密度不均，边界不清，增强后未见明显强化，其上方胆总管、肝总管及肝内胆管扩张，胆囊增大，形态饱满，胰管体尾部扩张（图8-4-1，图8-4-2）。

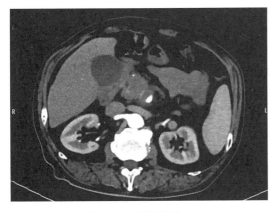
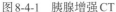
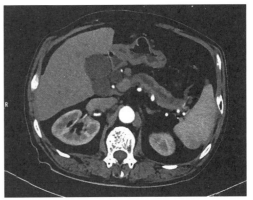

图8-4-1　胰腺增强CT　　　　　　　　　　图8-4-2　胰腺增强CT

3. PET-CT结果 胰腺钩突区占位伴糖代谢增高，考虑病变具有恶性倾向。

4. MRCP结果 低位胆道梗阻，肝内外胆管扩张，体尾部胰管可见扩张（图8-4-3，图8-4-4）。

5. 超声内镜 胰头区低回声肿块，肿块与周围组织边界不清，胰管扩张，行EUS- FNA取病变组织做病理检查。该患者病理结果回报腺癌。

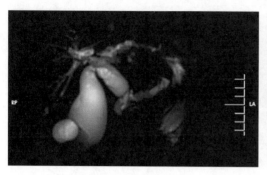
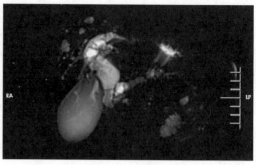

图8-4-3　MRCP　　　　　　　　　　　　　　　图8-4-4　MRCP

四、胰腺癌诊断及鉴别诊断

（一）诊断标准

胰腺癌起病隐匿，早期症状不典型，常表现为上腹部不适、腰背部痛、消化不良或腹泻等，易与其他消化系统疾病相混淆。患者食欲减退，体重下降，出现症状时大多已属中晚期。

当出现以下症状应当重视：

1. 持续性上腹不适，进餐后加重伴食欲下降。
2. 不能解释的进行性消瘦。
3. 不能解释的糖尿病或糖尿病突然加重。
4. 多发性深静脉血栓或游走性静脉炎。
5. 有胰腺癌家族史、大量吸烟、慢性胰腺炎者应密切随访检查。

（二）鉴别诊断

1. **慢性胰腺炎**　反复发作或持续性腹痛、腹泻或脂肪泻、消瘦、黄疸、腹部包块和糖尿病；CT可见胰腺钙化及胰管扩张，典型者呈串珠状改变，胰管扩张程度轻于胰腺癌，而管腔更不规则。

2. **胆管癌**　较胰头癌少见。胆管上段癌CT直接征象为肝门区不规则稍低密度软组织肿块，边界不清，增强后呈渐进性强化；胆管中段或下段癌，胆总管管壁增厚并形成软组织肿块，增强后动脉期轻度或不明显强化，静脉期和延迟期逐渐强化。

3. **胆总管结石**　胆总管结石好发于胆总管下端，通常会导致患者出现黄疸、高热、寒战等症状。超声检查可见胆总管下段呈稳定强回声光团，胆管壁与光团间界限明显。

4. **自身免疫性胰腺炎**　CT主要影像学表现为胰腺肿大和胰管不规则狭窄，血清学及组织中IgG$_4$水平升高，糖皮质激素治疗效果良好。

病情分析：该患者老年男性，有长期吸烟及饮酒史，1月前出现持续性腹部疼痛并进行性加重，屈膝卧位疼痛缓解；食欲差，体重呈进行性下降；皮肤及巩膜黄染，生化检查异常，CA199 1008U/mL，IgG_4 正常。胰腺三期增强CT：胰头内低密度影，边界不清，增强后未见明显强化，其上方胆总管、肝总管及肝内胆管扩张；胆囊增大，形态饱满，胰管扩张。超声内镜见胰头区低回声肿块，肿块与周围组织边界不清，胰管扩张。EUS-FNA取病变组织做病理检查，结果为腺癌。

根据以上特点，该患者确定诊断：胰腺癌。

五、胰腺癌治疗

胰腺癌的治疗仍以争取手术切除为主，对不能手术者常做姑息性短路手术、化学药物疗法和放射治疗。

（一）对症治疗

1. 疼痛的治疗　按阶梯止痛治疗，或切除交感神经，或硬膜外应用麻醉药止痛。

2. 改善营养　给予胰酶、多酶片、多种维生素、胃肠内营养等；不能口服者可给予肠外营养。

3. 黄疸的治疗　胆囊或胆管空肠吻合术，或ERCP放置支架引流，缓解梗阻。

（二）手术治疗

手术切除是胰腺癌有效的治疗方法。肿瘤未超出胰腺包膜，或已经侵及邻近器官但手术可以切除，且无局部淋巴结转移，无远侧转移的临床1期胰腺癌首选手术治疗。

常用手术方式：①保留幽门的胰头十二指肠切除术（PPPD）。②胰头十二指肠切除术（Whipple手术）。③姑息性手术，包括：用胆肠吻合术解除胆道梗阻；用胃空肠吻合术解除或预防十二指肠梗阻。对不能切除的胰腺癌且梗阻性黄疸严重的，选择胆囊或胆管空肠吻合术以减轻黄疸，提高患者生活质量；也可以在内镜下放置支架，缓解梗阻。

（三）放射治疗

放射治疗可在手术中或术后进行，以改善症状，延长患者生存期，同时结合化疗。

（四）化学治疗

胰腺癌化疗策略主要包括术后辅助化疗、新辅助化疗、局部进展期不可切除或继发远处转移患者的姑息性化疗等。辅助化疗方案推荐以吉西他滨或氟尿嘧啶类药物包括卡培他滨、替吉奥、氟尿嘧啶联合亚叶酸钙为主的单药治疗，体能状态良好患者建议联合化疗。

（五）生物治疗

包括抗血管生成抑制剂、基质金属蛋白酶抑制剂、基因治疗和免疫治疗等。

该患者高龄，外科手术风险大，预后差。与家属商议后放弃手术，选择行ERCP双支架引流术，减黄姑息治疗。

ERCP胰管及胆管内支架置入术见图8-4-5～图8-4-8。

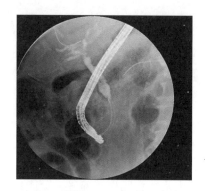
图8-4-5　ERCP

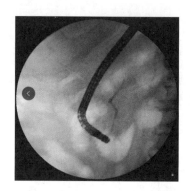
图8-4-6　ERCP

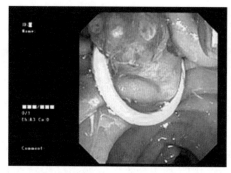
图8-4-7　ERCP

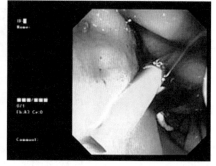
图8-4-8　ERCP

六、胰腺癌的预后

胰腺癌是一种高度恶性的肿瘤，预后极差。在症状出现后平均寿命约1年，近年采用全胰切除术或Whipple手术可有15%～20%的5年生存率。对手术辅助化疗并加用放疗的患者，其2年生存率可达40%，早期诊断和早期治疗是提高和改善胰腺癌预后的关键。

该患者行ERCP支架术后，黄疸减退，肝功恢复，腹胀痛减轻，食欲增加，出院。

（崔立莎　朱跃坤）

第五章 胰腺囊肿

病例介绍： 患者姚某，男，53岁，2021年2月23日入院。

主诉： 间断上腹痛3个月，加重1周。

现病史： 患者3个月前无明显诱因出现上腹部疼痛，初期腹痛呈间断性，每次疼痛发作持续约2～3h可自行缓解，近1周症状加重，呈持续性钝痛，并向背部或左肩部放射，伴有腹胀不适，疼痛时伴恶心，呕吐。病程中患者大小便正常，间断低热，体温最高37.8℃，饮食、睡眠差，体重下降约2kg。

既往史： 无手术及外伤史；急性胰腺炎病史5个月；糖尿病5个月。

查体： 皮肤及巩膜无黄染；腹部平坦；柔软，中上腹部深压痛，无肌紧张及反跳痛，Murphy征（－），肝脾未触及；移动性浊音（－）；肠鸣音3～5次/分；双下肢无水肿。

门诊检查： 血糖16.3mmol/L；CEA 6ng/mL；腹部超声示：胰腺体尾部可见低密度影，大小6.3cm×4.5cm，边界清楚，壁薄，囊内透声多良好；胆囊大小正常。

入院初步诊断： 腹痛待查 胰腺囊肿？胰腺脓肿？胰腺囊性肿瘤？

病例特点：

1．中年男性，饮酒史20余年；胰腺炎病史5个月；糖尿病5个月。

2．疼痛呈间断性，后转为持续性钝痛。

3．体重下降明显。

4．血常规、血糖、CEA及腹部超声提示异常。

初步印象诊断？进一步检查？治疗？

印象诊断： 胰腺假性囊肿？胰腺脓肿？胰腺囊性肿瘤？

胰腺假性囊肿（（pancreatic pseudocyst，PPC）是继发于急性胰腺炎、慢性胰腺炎或胰腺损伤后的并发症。急性胰腺炎或胰腺损伤后，胰腺实质或胰管破裂，胰液外溢，伴随血性渗液和炎性渗液，刺激胰腺周围的腹膜，引起纤维组织增生逐渐形成囊壁将其包裹，因囊壁无上皮细胞覆盖，故称假性囊肿，约占胰腺囊性病变的90%。

一、病因和发病机制

（一）病因

主要是胰腺炎、胰腺坏死、外伤、胰管近端梗阻等致胰腺实质或胰管破裂的基础上，由外漏的胰液、血液和坏死组织等包裹而形成的囊肿，囊壁由肉芽组织构成，无上皮细胞内衬。囊肿形成时间一般在疾病发生后2周以后，囊壁成熟则需要4～6周或长达3个月之久。

（二）发生机制

可分为急性胰腺假性囊肿和慢性胰腺假性囊肿。

1. 急性假性囊肿 其形成是在急性炎症反应的成熟时期，胰腺分泌的液体积聚，伴或不伴胰管的破裂。腺体表面液体渗漏可引起胰周液体积聚，渗出的液体可在胰管破裂处形成局部包块。起初，液体积聚无边界，无固定结构，并沿着胰腺周围和肾旁间隙分布，称为急性液体积聚。如果无继发感染或含大量坏死组织，大多数液体会自行吸收；当急性液体积聚持续超过4周，并被纤维组织或肉芽组织包裹时，则形成急性假性囊肿。

2. 慢性假性囊肿 是慢性胰腺炎的并发症。慢性胰腺炎发生时由于结石、栓子阻塞胰管或胰管狭窄引起远端胰管扩张，从而形成胰液潴留形成囊肿。囊肿向胰外生长，再被邻近组织包裹，形成假性囊肿。约75%的假性胰腺囊肿发生在急性胰腺炎后，约20%发生在胰腺外伤后，因此预防急性胰腺炎即预防假性胰腺囊肿，要避免腹部外伤。

二、临床表现

大多数病例临床症状系囊肿压迫邻近脏器和组织所致。如上腹部疼痛、腹胀，恶心、呕吐，食欲下降、体重减轻、低热等症状，部分患者上腹部可扪及包块。少数假性囊肿无症状。

（一）典型症状

1. 腹痛腹胀 中上腹或左上腹为主，由间歇性逐渐转为持续性钝痛，并向背部或左肩部放射，伴有腹胀不适。

2. 恶心呕吐 囊肿压迫引起上腹部不适，恶心、呕吐，常伴有食欲下降。

3. 黄疸 胰头部囊肿压迫引起胆管扩张和黄疸。

4. 腹部肿块 呈进行性肿大，位于中上腹，或偏右、偏左。

5. 体重下降 长期食欲不良，导致体重下降。

（二）其他症状

1%～4%的假性囊肿患者可能伴发囊内感染，此时可出现发热。囊肿可穿破胃、十二指肠、胸腔或腹前壁，形成腹内、外胰瘘，如直接穿破入腹膜腔，则出现腹膜炎或胰性腹腔积液。因囊肿压迫和血管栓塞引起的门静脉高压、胃底静脉曲张破裂出血或下肢水肿。

三、辅助检查

患者姚某入院后完善检查如下。

（一）实验室检查

血常规示 WBC 计数 $11.0×10^9$/L；血淀粉酶972.2U/L；血糖16.6mmol/L；CEA 轻度升高。

（二）影像学检查

1. 超声检查结果 胰腺体部可见低密度影，大小6.3cm×4.5cm，边界清楚，壁薄，囊内透声多良好，胆囊大小正常，胆总管略扩张。

2. 胰腺增强CT检查结果 胰腺边缘毛糙，胰头可见钙化点，胰管扩张，胰尾区偏前缘可见椭圆形囊性密度影（图8-5-1，图8-5-2 ）。

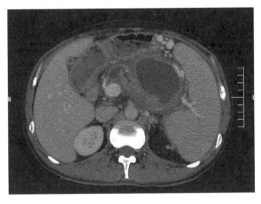 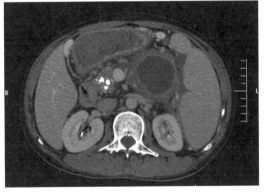

图8-5-1　胰腺CT　　　　　　　　　　　图8-5-2　胰腺CT

3. 磁共振胰胆管水成像（MRCP）检查结果 胰体尾部巨大囊性占位，考虑胰腺假性囊肿图8-5-3。

4. 超声内镜检查结果 胰腺体尾部探及 6.3cm×4.5cm 大小混合回声团块，以等回声为主，见少许无回声区，边界清晰，周边见多处迂曲扩张血管（图8-5-4，图8-5-5）。EUS-FNA取出囊液行淀粉酶检测结果：1216.6U/L。

5. 胃镜检查结果 胃底及胃体见广泛的迂曲蛇形曲张静脉，胃体后壁可见外压微隆起，表面见曲张静脉（图8-5-6，图8-5-7）。

目前诊断： 胰腺假性囊肿。

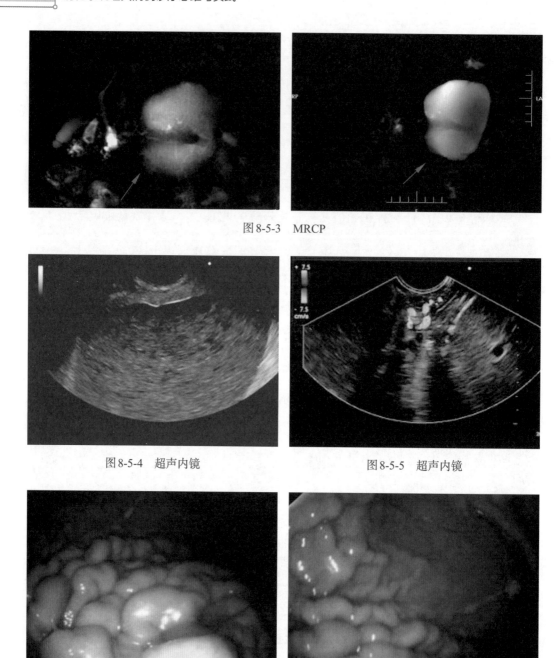

图 8-5-3 MRCP

图 8-5-4 超声内镜   图 8-5-5 超声内镜

图 8-5-6 胃镜   图 8-5-7 胃镜

四、胰腺假性囊肿诊断及鉴别诊断

(一)诊断标准

胰腺假性囊肿约占胰腺囊性病变的90%，诊断主要根据病史，是否有外伤史，以及临床表现，结合影像学检查诊断；一般由急性胰腺炎导致，胰腺假性囊肿的诊断并不困难。

1. 主要症状　胰腺外伤或急性胰腺炎后出现上腹部疼痛、腹胀、恶心、呕吐、食欲下降、体重减轻、低热等症状；压迫症状时可出现黄疸。

2. 体征　部分患者上腹部可扪及包块，可有触痛感。

3. 辅助检查

（1）腹部超声：囊壁较薄，囊液透声好，大多表现为典型的无回声，当有少量坏死组织合并出血、感染时，可出现多发的点状或块状低中强度回声。

（2）腹部CT：区别有无感染性脓肿形成。

（3）腹部MRI：对囊肿的大小、位置形态显示与CT相似，显示囊内积液情况要优于CT，同时具有无创、并发症少。

（4）超声内镜：显示为单房性、圆形或椭圆形、轮廓清晰、壁薄且囊内机化组织少，而陈旧假性囊肿壁厚且机化组织较多，甚至有囊性分隔及钙化。

（二）鉴别诊断

1. 胰腺脓肿　囊壁较厚，且厚薄不均，囊内透声不良，可见弱点样回声。患者有高热、乏力等感染症状。

2. 胰腺腺瘤　伴有不规则增厚的囊壁和与囊壁无分界的肿瘤实质部分的高回声，CDFI可探及动脉血流信号。

3. 胰腺假性动脉瘤　彩色多普勒超声检查可显示其内有动脉血流即可确诊。

病情分析

该患者为中年男性，长期饮酒史，BMI33kg/㎡，胰腺炎病史5个月，糖尿病5个月。患者上腹部疼痛呈间断性后转为持续性钝痛，食欲差，进食后出现恶心、呕吐症状，体重下降明显。生化检查WBC计数11.0×10^9/L；血淀粉酶972.2U/L；血糖16.6mmol/L；CEA轻度升高。CT及MRCP均提示胰腺囊肿。超声示病变区囊壁较薄，囊内透声良好，可以排除胰腺脓肿可能；而囊壁分界清楚，期内无血流信号可以除外胰腺腺瘤及假性动脉瘤。超声内镜检查并EUS-FNA取出囊液做淀粉酶检测，结果较高。综上，诊断胰腺假性囊肿。

五、胰腺假性囊肿治疗

在囊壁尚未成熟以前，如无严重感染、全身中毒症状以及囊肿较小，增大不显著情况下可以在超声随诊下观察，多数可望吸收消散。对于囊壁已经成熟，随访观察不吸收的假性囊肿需要手术治疗防止并发症。

（一）手术治疗

1. 外引流　适用囊肿继发感染，或患者全身状况衰竭等情况。手术简单安全、易行，但是难免形成胰瘘或假性囊肿复发。假性囊肿内大出血和假性囊肿破裂的急诊手术也适合外引流。

2. 内引流 囊壁成熟后6周以上可作内引流术，常用囊肿-空肠Roux-en-Y吻合术，若囊肿位于胃后壁可直接将囊肿与胃后壁吻合，目前可用腹腔镜或胃镜完成此类手术。

3. 胰腺假性囊肿切除术 适用于内外引流效果不佳的多发囊肿，或有症状的小囊肿。

4. 经皮穿刺引流术 腹部超声或CT引导下进行，易反复，或导致合并感染、出血或穿孔等。

5. 其他 有内镜下经乳头囊肿引流术、内镜下囊肿胃造瘘术、囊肿十二指肠造瘘术、超声引导下经皮穿刺置管引流等手术方式，根据患者情况酌情选择。

本例患者囊肿直径＞6cm，胃镜检查示胃底静脉曲张，不适合胃镜下治疗，故行手术治疗。术中囊里见大量血性液体，并见一动脉血管，止血后行胰腺体尾及部分胃切除。由于囊肿较大压迫脾引起胰源性门静脉高压症，受脾脏静脉压力升高的影响，脾-门静脉侧支循环形成，导致胃底静脉迂曲扩张，因此行脾脏切除术。

患者术后10天复查胰腺CT：见胰头大小正常，见多发钙化点，体尾区无异常（图8-5-8，图8-5-9）。

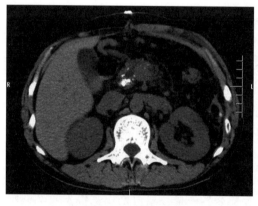 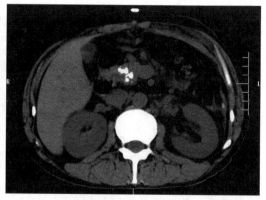

图8-5-8 胰腺CT　　　　　　　　　　图8-5-9 胰腺CT

患者术后恢复良好，未出现并发症，10天后出院。嘱出院后定期复查。

六、胰腺假性囊肿预后

胰腺假性囊肿患者经过积极治疗可以治愈，一般不会影响患者寿命。建议患者应定期复查，避免病情加重；对于手术后患者遵医嘱复查即可。

（崔立莎）

第九篇
消化内科临床基本操作技术

第一章 鼻胃管置入术

病例介绍： 患者杨某，男，55岁，2021年3月1日入院。

主诉： 腹痛、腹胀伴呕吐1天。

现病史： 患者于1天前大量进食不易消化食物后出现腹痛、腹胀伴恶心呕吐，呕吐物为胃内容物，无咖啡色液体。自行服用止痛药后腹痛、胀较前略好转，后又加重，疼痛持续性，阵发性加剧，无放射性。呕吐频繁。患者尿量少，约800mL/d，尿色深黄，无排气排便。病程中无头晕、无头痛，无心悸，无发热，无咳嗽咳痰。今为求进一步诊治，就诊于我院急诊科，急诊以"肠梗阻"收入院。病程中患者饮食、睡眠欠佳。

既往史： 结肠癌术后2年，无食物或药物过敏史，无痢疾、伤寒病史，否认高血压、心脏病、乙型肝炎、结核病史。

查体： 体温36.4℃，脉搏92次/分，呼吸18次/分，血压114/70mmHg。一般状态尚可，神清语明，查体合作。腹部膨隆，脐周有压痛，无反跳痛及肌紧张，叩诊呈鼓音。肝脾肋下未触及，移动性浊音（－），肠鸣音亢进。双下肢无水肿。

自带门诊检查： 腹部立位平片提示：腹部肠腔内见积气，可见多个气液平面，考虑肠梗阻。

初步诊断： 肠梗阻。

患者入院后，给予禁食水、补液治疗，患者腹痛、腹胀未缓解，呕吐频繁，拟行胃肠减压术，首先需胃管置入。

一、概述

胃管置入术是一项常用的临床操作技术，是将胃管经鼻腔插入到胃内，经胃管进行鼻饲、胃管注食注药，或连接引流袋进行胃肠减压。

二、操作目的

鼻胃管置入术的操作目的包括：胃内灌食及给药；胃肠减压，胃内容物的抽吸或清洗。该患者鼻胃管置入术的目的为胃肠减压。

三、适应证

鼻胃管置入术的适应证包括：

1. 多种原因造成的无法经口进食而需要鼻饲者（如昏迷、口腔疾病、口腔或咽部手术术后的患者）。

2. 清除胃内有毒物质，对胃液进行检查。

3. 胃肠减压（如急腹症有明显腹胀者、胃肠道梗阻者等）。

4. 上消化道出血患者出血情况的观察和治疗。

5. 上消化道穿孔。

6. 腹部手术术前准备。

该患者肠梗阻，腹胀明显，符合鼻胃管置入术的适应证。

四、禁忌证

鼻胃管置入术的禁忌证包括：

1. 严重的颌面部外伤。

2. 近期食道腐蚀性损伤。

3. 食管梗阻或者憩室。

4. 精神异常。

5. 极度不合作的患者。

6. 鼻咽部有癌肿或急性炎症。

7. 食管静脉曲张。

该患者意识清，交流顺畅，可配合操作；无外伤，无食管相关疾病病史，无鼻咽部疾病病史。查看患者鼻腔，无鼻中隔偏曲，评估鼻腔通畅，无操作禁忌证。向患者解释操作的目的，操作的方法及配合的要点，告知患者可能出现的不舒适感觉，如可能出现恶心等不良反应，可用深呼吸的方式缓解；告知患者如出现不可耐受的不良反应时，不可突然自行拔管，以免造成损伤。

五、操作前用物准备

一次性使用硅胶胃管、液状石蜡、棉签、50mL注射器、听诊器、手电筒、胃管固定装置或胶布、治疗碗、弯盘、纱布块、治疗巾、负压引流袋。

六、操作步骤

1. 体位：该患者可采取坐位或半卧位。

2. 用手电筒检查鼻腔，鼻黏膜完好无破损，评估鼻腔通畅，其中右侧鼻孔通气更佳。

3. 洗手，戴手套，下颌处铺治疗巾。

4. 测量置入长度：从鼻尖至耳垂再至剑突下，或从前额发际至胸骨剑突的距离，该患者测量长度约为55cm。

5. 用液状石蜡润滑胃管。

6. 因该患者右侧鼻孔通气更佳，所以选择右侧鼻腔置入胃管。先向上平行向下缓慢轻柔插入，避免暴力插管，插至咽部（大约15cm）时，嘱患者做吞咽动作，伴随吞咽动作将胃管向前推进，直至到预定长度。

7. 插管时可能出现的反应：剧烈呛咳，可能误插入气管，应立即拔出，待缓解后再置入；恶心无法配合置入者，应指导患者深呼吸以缓解恶心症状。该患者在插管过程中出现了恶心症状，嘱患者深吸气缓慢呼出，转移患者注意力，减轻恶心。

8. 验证胃管是否在胃内：用注射器向胃管内注气，同时用听诊器听诊上腹部胃区，听到了气过水声，证明在胃内。或将胃管末端至于水中，无气泡溢出证明未入气管，用注射器抽吸见胃液证明在胃内。

9. 妥善固定胃管，将胃管固定于鼻翼侧，注意胃管在鼻腔内的位置，不要压迫鼻翼，避免造成鼻翼部压疮。

10. 远端连接负压引流袋，负压装置保持负压状态，若液体已满及时排出至引流袋内。观察引流液颜色、性质和量。

七、操作后效果评价

该患者胃管置入过程较为顺利，无异常不良反应，置入胃管连接负压引流袋行胃肠减压后，引流出黄绿色液体约500mL，患者腹痛、腹胀较前明显缓解。

（陈 媛 李 雯）

第二章 空肠营养管置入术

病例介绍：患者姜某，女，90岁，2021年2月28日入院。

主诉：呕吐1年，加重5个月。

现病史：患者1年前无明显诱因开始出现呕吐，多于进食后出现，呕吐物为胃内容物；伴有返酸、烧灼感；无呕血，无腹痛、腹胀。5个月前患者呕吐症状加重，呕吐频繁，进食后立即出现，于当地医院行上消化道造影检查提示：胃体大弯侧占位性病变，胃-食道造影剂反流，未予以诊治。今为求进一步治疗故来我院，门诊以"胃占位性病变"收入我科。病程中患者精神、睡眠尚可，体重下降15kg。

既往史：阑尾炎外科手术史，高血压、冠心病，自行服用拜新同等药物。

查体：体温36.5℃，脉搏60次/分，呼吸16次/分，血压134/51mmHg。

自带门诊检查：心电图：窦性心律、房性早搏、QT间期延长。

尿常规正常，凝血项正常，肝炎系列阴性。肿瘤系列：癌胚抗原36.25ng/mL、CA125 61.70U/mL、CA153 34.40U/mL。生化系列：K^+ 2.5mmol/L、TBIL 22.7μmol/L、DBIL 12.9μmol/L。血常规：HCT 33.5%、PDW 11.2%。

上消化道造影检查提示：胃体大弯侧占位性病变，胃-食道造影剂反流（哈医大二院 2021-02-28）。

病例特点：

呕吐1年，加重5个月，胃体大弯侧占位性病变。

初步诊断：胃癌。

病情分析：下一步提供哪些治疗方案？

患者长时间禁食或只通过静脉营养，会加重胃肠道的水肿，肠黏膜萎缩，甚至发生肠道菌群移位。

拟入院行：X线下经鼻胃镜空肠营养管置入术。

一、概念

空肠营养管置入术是一种经鼻将营养物质注入空肠的营养支持技术，它是经电子鼻胃镜插入导丝至空肠上段，在X线辅助下沿导丝将营养管置入空肠，为患者进行肠内营养治疗的一种方法，多用于恶性肿瘤或某些重大疾病无法经口进食患者的营养补充。由于消化道管腔狭窄或是胃、十二指肠功能障碍，常易激发营养不良及胃潴留，采用鼻胃镜下空肠营养管置入术，能够给予患者充足的营养，促进患者康复。

二、空肠营养管置入术

（一）适应证

1. 上消化道吻合口瘘。
2. 急性重症胰腺炎。
3. 胃大部分切除术后输出襻近端梗阻。
4. 胃功能障碍。
5. 胃底贲门癌等胃内广泛侵犯。
6. 其他不能正常进食的情况：吞咽困难、意识障碍或昏迷、无力进食者。

（二）禁忌证

1. 严重颌面部损伤。
2. 近期食管腐蚀性损伤。
3. 精神疾病及极度不能配合患者。
4. 鼻咽部癌症或炎症急性期发作者。
5. 食管静脉曲张者。

（三）操作方法与步骤

1. 术前准备

（1）患者准备：该患者根据自身情况，选择非麻醉下内镜治疗。

（2）签署手术知情同意书，交代手术中或手术后可能出现的并发症。

（3）准备合适的电子鼻胃镜、空肠营养管（图9-2-1）、一次性导丝，鼻固定贴，

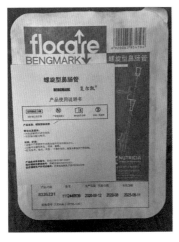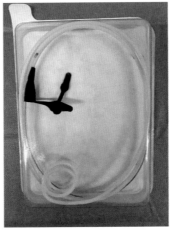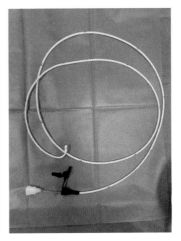

图9-2-1　螺旋鼻肠管

检查外包装有无破损，是否在有效期内。

（4）询问患者有无鼻中隔偏移、鼻梗阻等情况。选择呼吸通畅、无阻碍的一侧鼻孔进行营养管置入的治疗。

2. 操作过程

（1）帮助患者取平卧位，将头部偏向术者，插入鼻胃镜，使鼻胃镜通过幽门进入十二指肠球部、降部、水平部，到达空肠起始部。

（2）通过活检孔道置入一次性导丝，并尽可能深入至屈氏韧带附近。

（3）缓慢将导丝与鼻胃镜交换（医生将胃镜匀速撤出，助手以同样速度将导丝送入）撤出鼻胃镜。撤镜后，注意固定导丝位置，勿使导丝脱出，并沿导丝置入空肠营养管。

（4）打开放射线机器，放射线下沿导丝将空肠营养管缓慢推送，观察营养管逐步通过胃体大弯、十二指肠球部、降段、水平段，并越过屈氏韧带。

（5）留置营养管之后撤出导丝，通过营养管注射造影剂，观察营养管的位置及小肠通畅度。

（6）最后将留于体外的空肠营养管固定于鼻部及耳旁。

3. 术后护理 每次使用前后应该用10～25mL无菌生理盐水或无菌水冲洗管道，如长时间不使用，应每隔8h用无菌生理盐水或无菌水冲洗以避免管道堵塞。

该患者经肠道营养纠正身体状态后，拟行胃大部分切除术，计划暂将空肠营养管拔出，如何操作？

撤除管道：拔出管道之前，先用无菌生理盐水或无菌水冲洗管道，为避免在撤出管道的过程中有残余液体进入气管，关闭鼻肠管连接头处的防护帽或夹住管道外段，嘱患者可以深吸一口气，屏住呼吸，快速轻柔地将空肠营养管拔出，拔出后嘱患者正常呼吸即可。拔出空肠营养管后需确认空肠营养管的完整性。

三、注意事项

1. 空肠营养管多为不透放射线的聚氨酯材料，如患者有过敏史应禁用。
2. 每次更换输注容器时或怀疑管道位置不正确时应检查管道位置。

（潘 超 李 雯）

第三章　上消化道异物取出术

病例介绍： 患者鞠某，女，67岁，2021年3月1日入院。

主诉： 误吞鱼刺7h。

现病史： 患者7h前误食鱼刺后咽部出现异物感，吞咽痛，后未进食。无明显呼吸困难，无腹痛，无恶心呕吐，无发热寒战，无呕血黑便。就诊于急诊，经耳鼻喉科会诊，咽喉部未见异物，行胸部CT检查，回报：食管上段高密度影，形状不规则，截面长约16mm，异物？急诊以"食管异物"收入我科，病程中，大便小便正常，精神状态可。

既往史： 高血压病史25年，口服拜新同治疗；糖尿病病史10年，应用药物不详；脑梗病史10年。

查体： 体温36.5℃，脉搏93次/分，呼吸18次/分，血压163/97mmHg。

门诊胸部CT可见食管上段高密度影，形状不规则，截面长约16mm，异物？（哈医大二院2021-3-1）。

病例特点： 误食鱼刺7h，咽部异物感，吞咽痛。

初步诊断： 食管异物。

拟入院行： 胃镜下食管异物取出术。

一、概念

上消化道异物是指误吞或故意吞入消化道的各种物体，消化科常见的急症之一。形状较小、表面光滑的异物经过食管进入胃内后，多能经过幽门和肠道排出，但有时候会因为形态特殊无法自主排出而嵌顿于食管，或停留于胃内，或嵌顿于十二指肠内。

二、上消化道异物的病因

（一）无意吞服

多见于成人误吞枣核、鱼刺、假牙等；儿童误吞硬币、纽扣、磁力珠等。

（二）故意吞服

多见于罪犯、精神异常者。

三、上消化道异物的种类

（一）内源性异物

主要指食物或药物在未经过充分咀嚼或在胃内未能及时消化的情况下，滞留聚集形成阻塞或结块。

（二）外源性异物

主要指鱼刺、枣核、鸡骨、硬币、纽扣、打火机、玻璃球、假牙等。

（三）医源性异物

主要指医疗手术过程中或结束后，遗留于上消化道内的异物，如吻合钉、引流管、脱落的食管支架等。

四、上消化道异物的临床表现

吞入不同形状、大小的异物后的临床表现取决于异物对人体的影响。小而光滑的异物可不产生任何症状，并可经胃肠道顺利地排出体外；较大的锐利异物可引起梗阻、损伤胃肠道黏膜，甚至导致胃肠出血、穿孔等。

按异物嵌顿的不同部位分为：

（一）食管内异物

50%～80%的异物嵌顿在颈部食管狭窄处；吞服异物后会立即感到嵌顿感或停留部位的不适疼痛感，尤其做吞咽动作时症状更加明显，可有持续性异物感或出现血性唾液。

（二）胃内异物

异物通过食管，停留于胃内，胃内异物可引起上腹部隐痛。若异物刺入胃壁，可致穿孔，出现腹部剧烈疼痛的症状。大量异物可引起幽门梗阻。

五、上消化道异物的诊断

异物吞入病史是确诊的重要依据之一，同时可进行影像学检查以便进一步诊断，包括X线检查、内镜检查。

六、上消化道异物的鉴别诊断

（一）贲门失弛缓症

可有进食困难，伴有恶心呕吐，上消化道造影或胃镜检查有助于鉴别。

（二）食管良性狭窄

多由误吞腐蚀剂、食管灼伤、异物损伤等引起，其病程较长，X线检查可见食管狭窄、黏膜消失，食管管壁僵硬等现象。

（三）癔球症

多见于青年女性，时有咽部球样异物感，进食时消失，常由精神因素诱发，无器质性食管病变，X线或胃镜检查有助于鉴别诊断。

七、上消化道异物的辅助检查

（一）X线检查

X线检查是最基本的诊断性检查。除食物嵌顿在食管胃交界处引起症状的患者外，应对所有吞食异物的患者行胸部、腹部正侧位平片检查。怀疑异物在口咽部或上段食管者，应行颈部X线检查。疑为纵隔瘘、消化道穿孔者，禁用钡剂造影检查。

（二）内镜检查

如X线检查证实异物存在，可进一步内镜检查；如X线检查未能发现异物，而患者仍有症状，也应进行内镜检查。食管梗阻时禁用泛影葡胺。

上消化道异物的治疗仅仅是内镜下取出吗？

八、上消化道异物的治疗

传统取出异物的方法多为外科手术或服用某些食物、导泻药物等促使异物排出体外，但手术创伤大，食物药物排出法易加重异物嵌顿或使异物移行至其他部位导致梗阻，出血，穿孔等并发症。故近年来随着内镜诊疗技术的迅速发展，国内外相继开展了消化道异物内镜下治疗，并获得了较好的疗效。经内镜取异物的方法简便、易行，患者可免遭外科手术，痛苦小、并发症少、成功率高，是一种治疗消化道异物的较好方法。

九、上消化道异物取出术

（一）适应证

1. 经术前确认，异物不能自行排出，在食管、胃内的电子胃镜可伸及的范围内。
2. 患者自身积极治疗，愿意合作。小儿、精神失常或不配合者可在麻醉状态下取异物。
3. 无胃镜检查禁忌证的食管胃内异物。

（二）禁忌证

1. 食管内异物嵌顿，特别是嵌顿于主动脉弓部位的异物或嵌入全食管壁者。
2. 相关检查证实已出现消化道穿孔，如 X 线显示膈下游离气体。
3. 相关检查证实异物形状不规则、尖锐、过大。
4. 异物所致出现严重出血倾向。
5. 常规的内镜检查禁忌证，如心脑功能严重不全者；危及生命的肺部疾病，如哮喘发作、呼吸衰竭者。

（三）操作方法与步骤

1. 术前准备

（1）患者准备：该患者根据自身情况，选择普通内镜治疗。

（2）禁食水 6h 以上。

（3）签署手术知情同意书，交代手术中或手术后可能出现的并发症。

（4）准备合适的电子胃镜，根据异物的大小、形状，准备取出异物的器械。

（5）可提前在胃镜前端加戴透明帽，为取出异物提供视野及空间，增加异物取出成功率。

2. 操作过程

（1）通过患者的病史明确异物为鱼骨，结合急诊 CT 报告明确异物的位置、大小、形态，暂未发生穿孔。帮助患者取左侧卧位，进镜至咽喉部时嘱患者做吞咽动作，进行胃镜检查时动作应缓慢并仔细查找。如果进镜过快的话可能会加重异物对食管的损伤，或将异物推进胃内，增加异物取出的困难。

（2）根据异物的形状，选择合适的器械，如异物钳、三钉钳、网篮、圈套器等。该患者选用异物钳（鳄齿钳）。进镜前在胃镜前端加戴透明帽。

（3）改变嵌顿鱼骨的方向。进镜观察可见该鱼骨为长条形短异物并嵌顿在食管段，方向与食管长轴呈一定角度。这时要仔细观察鱼骨嵌顿的两端，选择相对光滑的一端，借助透明帽及异物钳，理顺鱼骨的方向，慢慢拔出，使之脱离食管黏膜层。将鱼骨的一端收于透明帽中，缓慢退镜带出。

（4）抓住鱼骨后可以长按胃镜给气按钮，尽可能使管腔扩大。在充气时可以借扩张的管道顺势向外牵拉鱼骨，尽量减少管腔的损伤（图9-3-1）。

3. 术后护理

（1）该患者在门诊取出鱼骨后留在观察室2～4h，观察后无并发症发生可以离开。

（2）鱼骨取出后不能立即进食水，可于治疗结束后2h左右试饮水，如无呛咳可进软质饮食，逐渐过渡至正常饮食。

如果鱼骨取出时，发生了消化道黏膜损伤，该如何处理？

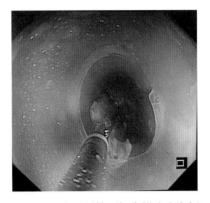

图9-3-1　电子胃镜下鳄齿钳取出嵌顿于食管的鱼骨

十、上消化道异物取出术的并发症及处理

（一）出血

如果患者在异物取出时，发生了消化道黏膜损伤，少量出血，应给予患者禁食水饮食护理，给予抑酸药物、止血药物及胃黏膜保护剂。轻微黏膜损伤一般可自愈。

（二）消化道炎症及溃疡

在异物吞下或取出过程中，可能有黏膜损伤，引发炎症或溃疡。胃肠道细菌可引起破损处化脓性炎症，患者出现高热、剧痛等不适症状，此类患者应禁食、抑制胃酸及消化液分泌，同时给予足量抗生素，必要时进行手术治疗。

（三）消化道穿孔

在取较为尖锐的异物时，极容易损伤食管，发生穿孔。发生穿孔的治疗方法以穿孔缝合术为主要术式，并结合药物进行治疗。面积较小的穿孔可以直接在电子胃镜下通过止血夹进行缝合。面积较大穿孔者，可转至外科进行手术缝补。

（四）窒息及吸入性肺炎

常发生在吞入特大异物及全麻下取异物的婴幼儿，因胃内容物或特大异物在咽喉部堵塞引起，一旦发生应立即采取措施。

（五）其他

高龄患者在异物取出过程中容易出现虚脱、晕厥、心脑血管意外等胃镜检查并发症，要事先准备好抢救器械及药物。

附：其他常见异物（图9-3-2）。

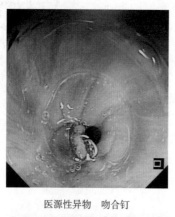

医源性异物　吻合钉

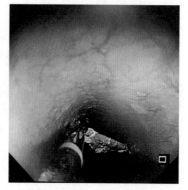

外源性异物　枣核

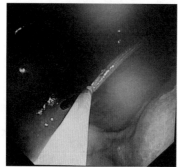

医源性异物　胰管塑料支架

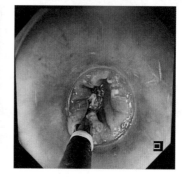

内源性异物　食物结块

图9-3-2　电子胃镜下取不同异物

（潘　超）

第四章 三腔二囊管置入术

病例介绍： 王某，男，54岁。

主诉： 呕血3h。

现病史： 该患3h前进食坚果后出现呕血，颜色暗红，量约500mL，含凝血块。呕吐后出现一过性黑蒙、心慌、出汗，排柏油样便300mL。

既往史： 有乙型病毒性肝炎肝硬化、食管胃底静脉曲张病史。

查体： 血压106/74mmHg，脉搏100次/分。意识清，巩膜黄染，肝掌阳性。腹部饱满，全腹无压痛，肝脾未及，移动性浊音阴性，双下肢水肿。

处置： 立即给予建立静脉通路，补液、扩容、备血，应用止血、抑制胃酸分泌药物，完善相关化验检查。患者入院1h后再次出现呕血，量约300mL，颜色较前鲜红，不含凝血块，继而肠鸣音亢进，排暗红色血便约200mL。患者意识清，血压100/62mmHg，脉搏110次/分。立即给予三腔两囊管压迫止血。

病例分析：

一、分析患者是否符合操作适应证

三腔二囊管适应证：

1. 适用于一般止血措施难以控制的门静脉高压合并食管胃底静脉曲张破裂出血。
2. 经输血、补液、药物治疗难以控制的出血。
3. 手术后，内镜下注射硬化剂或套扎术后再出血，一般止血治疗无效。
4. 内镜下紧急止血操作失败，或无紧急手术、内镜下行硬化剂注射或套扎术的条件。

该患者既往乙型肝炎病史，食管胃底静脉曲张，进食粗糙坚硬食物后出现呕血，怀疑食管胃底静脉曲张破裂出血。药物止血未能有效控制，出血量大而急，其他止血措施均需一定准备时间，该患者意识清可配合，符合三腔二囊管置入术适应证。

二、分析患者是否存在操作禁忌证

三腔二囊管置入术的禁忌证包括：

1. 病情垂危或躁动不合作。
2. 咽喉食管肿瘤病变或曾经手术。

3. 胸腹主动脉瘤。

4. 严重冠心病、高血压。

该患者意识清，言语交流顺畅，无明显躁动不安，可配合操作，问诊未提供咽喉食管疾病病史，无手术史，无胸腹主动脉瘤，无高血压及心脏病。评估患者鼻腔情况，无鼻中隔偏曲，未做过鼻部手术。该患者不存在三腔二囊管置入术的禁忌证。

三、操作前准备

（一）患者准备

1. 向患者解释进行三腔二囊管插管操作的目的、操作过程、可能的风险。

2. 告知需要配合的事项（操作过程中应配合进行吞咽动作，保持平卧或侧卧位，若出现呕血时，将头偏向一侧，尽量将口中血液吐出，防止发生窒息，如有头晕、心悸、气促等不适及时报告）。

3. 签署知情同意书。

（二）材料准备

1. 治疗车上载有以下物品

（1）三腔二囊管：检查两个气囊是否漏气，导管腔是否通畅，气囊胶皮是否老化。分别标记出3个腔的通道。进行长度标记。测试气囊的注气量（一般胃气囊注气200～300mL，食管气囊注气100～150mL），要求注气后气囊有足够大小，外观匀称，检查2个气囊是否漏气很重要（图9-4-1）。

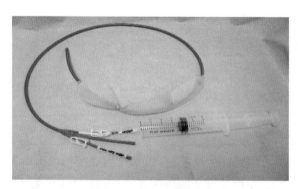

图9-4-1 三腔二囊管外观

（2）辅助用品：血压表、听诊器、电筒、压舌板。

2. 其他：50mL注射器2个、止血钳3把、镊子2个、治疗碗2个、手套、无菌纱布、液状石蜡、0.5kg沙袋（或盐水瓶）、绷带、宽胶布、棉签、治疗巾若干、冰冻生理盐水。（3个止血钳分别封闭3个管口，2个注射器分干、湿使用：胃管及充气，2个治疗碗分别盛放液状石蜡和水。）

四、操作步骤

（一）体位

患者取平卧位、头偏向一侧或取侧卧位，以利于吸尽咽喉部分泌物，防止吸入性肺炎。

（二）润滑

1. 将三腔二囊管的前50～60cm（大约从管前段、气囊段至患者鼻腔段）涂以液状石蜡，用注射器抽尽囊内残气后夹闭导管。

2. 铺放治疗巾，清洁鼻腔润滑鼻孔。

（三）插管

1. 将三腔二囊管经润滑鼻孔插入，入管12～15cm检查口腔以防反折，达咽喉部14～16cm嘱患者做吞咽动作，注意勿插入气道。

2. 当插至65cm处或抽吸胃管有胃内容物时，表示三腔二囊管头端已达胃内。插入长度自二囊衔接处标记55cm（或自始端标记65cm）。

3. 确定插入胃内的3种方法

（1）回抽胃管有无胃内容物；

（2）快速注入气体50mL，用听诊器听诊胃区是否存在气过水音；

（3）置胃管口于水中，若有气泡缓缓逸出，可能错入气管。

（四）胃囊注气

1. 用50mL注射器向胃气囊内注入200～300mL空气，使胃气囊膨胀。用血压计测定囊内压力，使压力保持在40～50mmHg。

2. 用止血钳将胃气囊的管口夹住，以防气体外漏。

3. 将三腔二囊管向外牵引，使已膨胀的胃气囊压在胃底部，牵引时感到有中等阻力感为止。牵拉方向与鼻孔成一直线。

4. 用宽胶布将三腔二囊管固定于患者的面部，或用0.5kg的盐水瓶或沙袋拉于床前的牵引架上（最好用滑轮），见图9-4-2。

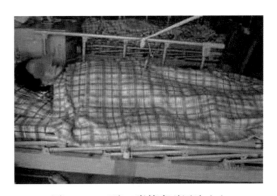

图9-4-2　三腔二囊管牵引压迫止血

5. 抽吸胃内容物及护理

（1）用注射器经胃管吸出全部胃内容物后，将胃管连接于胃肠减压器上，可自减压器中了解止血是否有效。

（2）也可以每隔15～30min用注射器抽一次胃液，每次抽净，以了解出血是否停止，如减压器内引流液或抽出胃液无血迹、色淡黄，表示压迫止血有效。

五、胃囊注气后效果评价

观察胃囊注气后三腔二囊管压迫止血情况：压迫1h后若患者再次呕血，考虑食管静脉曲张破裂出血，故向食道囊内注入100～150mL空气，气囊压迫食管下段1/3部位，测气囊压力保持在30～40mmHg为宜，具体囊内压力大小可根据实际需要来调整，管口用止血钳夹住。

六、食道囊注气后效果评价

观察食道囊注气后三腔二囊管压迫止血情况：胃囊注气后压迫未能止血，加用食道囊，每隔15～30min用注射器抽一次胃液，抽净后未见血液抽出，判断出血停止。

七、三腔二囊管置入期间注意事项

（一）定时测量两囊压力

要保持胃囊内压40～50mmHg，食道囊内压30～40mmHg。如压力下降应适当充气维持。每次充气前口服液状石蜡15mL，以润滑食管黏膜，防止囊壁与黏膜粘连。

（二）定时放气减压

每隔12～24h放气15～30min，将胃囊放气，每隔8～12h放气30～60min，将食道囊放气，避免压压迫过久引起黏膜糜烂，每次充气要口服液状石蜡15mL。

八、可能出现的并发症及处理

（一）鼻（鼻出血）咽部和食管黏膜损伤、狭窄、梗阻

1. 食管痉挛时强行插管，损伤食管黏膜、黏膜下层甚至肌层，造成瘢痕狭窄。

2. 食管囊压迫食管引起组织水肿、炎症、甚至坏死，严重也可致瘢痕狭窄。

处理：充分涂抹液状石蜡后慢慢送入；动作轻柔、熟练；牵拉方向要与鼻孔成一直线；定时（12～24h）放气，每次充气前必须吞入液状石蜡15mL（润滑食管黏膜、

防止囊壁与黏膜粘连）。拔管后仔细检查鼻黏膜，有破损、炎症及时处理，避免发生瘢痕狭窄。

（二）食管穿孔

原因：

1. 患者不合作、操作者操作用力不当或粗暴。

2. 食管静脉曲张破裂出血者食管黏膜对缺氧、缺血耐受力明显降低，三腔二囊管压迫时间过长、压力过大，易造成食管黏膜缺血、坏死、穿孔。

临床表现：置管过程中出现剧烈胸痛伴呼吸困难，置管时未抽出血性液体；置管后发热、咳嗽、咯白色黏痰，继而出现痰中带血、进食饮水呛咳等症状。可做胸片或胸部CT。

处理：操作时动作轻柔、敏捷，避免过度刺激，压迫初期，持续12～24h放气1次，每次放气15～30min。

（三）心动过缓、心脏骤停

原因：

1. 充气过多（迷走神经张力突然升高所致）。

2. 牵引物过重，贲门、膈肌过度牵拉上提，顶压心尖。

临床表现：胸骨后不适、胸痛、憋闷、恶心或频繁期前收缩，严重者心搏骤停。

处理：立即抽出胃囊内气体、吸氧。心脏骤停时，立即进行心肺复苏，注射肾上腺素、阿托品等药物。

（四）呼吸困难、窒息、吸入性肺炎

原因：

1. 三腔二囊管未完全通过贲门，胃囊嵌顿于贲门口或食管下端即予充气。

2. 气囊漏气后，牵拉脱出阻塞喉部。

处理：做好标记。有阻力感，呼吸困难立即气囊放气；胃囊破裂或漏气，食管囊压迫咽喉气管窒息，立即剪断导管，放气拔出；更换、重新置入。

（五）拔管困难

当遇到拔管困难时，不可强行拔管，不可暴力操作，要给予口服液状石蜡，作用15min后再次尝试，注意动作轻柔，以免造成出血。

（六）气囊漏气、破裂

多发生于病情重、躁动不安、不合作患者。原因：

1. 三腔二囊管本身质量问题。

2. 操作不当。

3. 插管时间过长，气囊长时间受胃酸腐蚀，气囊老化，再次充气时容易破裂。

4. 置管后注气速度过快，也易发生气囊破裂。

临床表现：插管注气4h后复测气囊压力明显降低，严重者三腔二囊管滑出到鼻孔。出血情况未得到控制。患者及家属听到爆破声，测气囊压力为0，重新注气无阻力感，测压仍为0。

九、三腔二囊管置入期间的护理

严格交接班，必要时专人护理；保持鼻腔清洁、湿润；2～3次/天滴入液状石蜡，以减轻管腔对鼻黏膜的刺激；做好口腔护理，及时清除口腔分泌物；保持管腔通畅，如胃管内注入药物后，应同时用生理盐水10～20mL冲洗胃管并夹管30～60min，使药液充分吸收，以达到治疗目的；置管期间床边备50mL注射器一个，以备应急放气用。

十、拔管

拔管指征及顺序：

1. 出血停止后24h，先放出食管囊气体，然后放松牵引，最后放出胃囊气体，继续观察有无出血。

2. 观察24h仍无出血者，即可考虑拔出三腔二囊管。

3. 首先口服液状石蜡20～30mL，抽尽食管囊及胃囊气体，然后缓缓拔出三腔二囊管。

4. 观察囊壁上的血迹，以了解出血的大概部位。

十一、三腔二囊管置管术的效果评价

该患者置入三腔二囊管操作过程顺利，置入后胃囊充气压迫未能有效止血，食道囊注气后出血停止。置管期间未见明显并发症。拔管操作过程顺利，无不良反应。

（陈　媛）

第五章　腹腔积液穿刺、排放及置管技术

病例介绍： 患者焦某，男，57岁，2021年3月3日入院。

主诉： 腹胀半个月。

现病史： 患者于半个月前无明显诱因出现腹胀，腹围逐渐增大，伴有活动后胸闷气短，进食后腹胀加重。有乏力、食欲不振。遂于当地医院就诊，给予对症治疗后患者腹胀较前略好转。病程中患者尿量少，约800mL/d，尿色深黄。无头晕、头痛，无心悸，无发热，有咳嗽痰少，无反酸烧灼感，无恶心呕吐。今为求进一步诊治，就诊于我院急诊科，急诊以"肝硬化"收入院。病程中患者饮食、睡眠欠佳。

既往史： 乙型肝炎病史10年，未治疗。无外伤手术史，无食物或药物过敏史，无输血史。

查体： 体温36.8℃，脉搏116次/分，呼吸20次/分，血压118/80mmHg。一般状态尚可，神清语明，查体合作。全身皮肤、巩膜黄染，无肝掌和蜘蛛痣。腹部膨隆，未见腹壁静脉曲张；脐周压痛（＋），无反跳痛及肌紧张，肝脾肋下未触及，液波震颤（＋）；移动性浊音（＋）；肠鸣音5次/分。双下肢凹陷性水肿。

自带门诊检查： 彩超提示：肝硬化、脾大、大量腹腔积液。自备乙型病毒性肝炎五项：HBsAg（＋）、HBeAg（＋）、HBcAb（＋）；生化系列：总胆红素127.2μmol/L，直接胆红素49.3μmol/L，ALT89U/L，AST173U/L。

病例特点：

腹胀，腹围增大，腹腔积液，皮肤、巩膜黄染。

初步诊断：乙型肝炎肝硬化失代偿期；腹腔积液。

患者入院后，给予保肝、补充白蛋白、利尿等对症治疗，患者仍觉腹胀未能得到明显缓解。拟行腹腔穿刺术。

拟入院行： 腹腔穿刺术。

一、概念

腹腔穿刺术是通过穿刺针或导管直接从腹前壁刺入腹膜腔抽取腹腔积液，用以协助诊断和治疗的一项技术，对腹膜炎的诊断、病因及治疗方法的选择有重要意义。

二、腹腔积液的鉴别诊断

（一）肾病综合征

可有多浆膜腔积液，血清学及肾穿刺活检有助于鉴别。

（二）结核性腹膜炎

临床表现除腹胀外，多有低热、盗汗、咳嗽等肠外结核表现，胸片及PPD实验有助于鉴别。

三、腹腔穿刺术

（一）适应证

1. 腹腔积液需明确诊断。
2. 大量腹腔积液引起严重腹胀、胸闷、气促、少尿等症状，需穿刺放液减轻症状。
3. 腹腔内注入药物或腹膜透析。
4. 顽固性腹腔积液时，腹腔积液回输治疗。
5. 各种诊断或治疗性腹腔置管。

（二）禁忌证

1. 患者躁动不能合作。
2. 肝性脑病前驱期（相对禁忌证）及昏迷前期、昏睡期、昏迷期。
3. 明显出血倾向，如凝血功能障碍或重症血小板减少。
4. 电解质严重紊乱。
5. 腹膜炎广泛粘连。
6. 包虫病。
7. 巨大卵巢囊肿。
8. 妊娠中后期。
9. 腹腔内巨大肿瘤（尤其是动脉瘤）。
10. 肠麻痹、腹部胀气明显。

（三）腹腔穿刺术具体操作流程与步骤

1. 患者准备

（1）自我介绍，核对患者信息，有适应证及无禁忌证，签署知情同意书。（术前充分与患者家属沟通）讲明腹穿目的，安抚好患者紧张情绪。

（2）检查前1周停用抗凝药物，查血常规、凝血指标，如凝血功能障碍，纠正后再实施。

（3）穿刺前排尿，以免穿刺时损伤膀胱。

（4）测腹围、呼吸、血压、脉搏、腹部体征（叩诊移动性浊音）。

（5）询问有无麻醉药过敏史。

2. 材料准备

（1）腹腔穿刺包（内有弯盘1个、止血钳2把、组织镊1把、消毒碗1个、消毒杯2个、腹腔穿刺针（针尾连接橡皮管的8号或9号针头）2个、无菌洞巾、纱布2～3块、棉球、无菌试管数支（留送常规、生化、肿瘤系列、病理标本等，必要时加抗凝剂），5、20、50mL注射器各1个及引流袋（放腹腔积液时准备），见图9-5-1。

（2）常规消毒治疗盘。

（3）其他物品：一次性使用抽液器、消毒液、2%利多卡因10mL、血压计、听诊器、软尺、多头腹带、无菌帽子、口罩，盛腹腔积液的容器，培养瓶（如需细菌培养）。

3. 操作者准备

（1）核对患者信息。

（2）戴帽子、口罩，洗手（七步洗手法）。

（3）协助患者摆好体位（根据病情安排体位，该患者取平卧位，还可选取半卧位或稍左侧卧位）。为患者腰背部铺腹带、暴露腹部。

4. 操作步骤

（1）体检：腹部体格检查，叩诊移动性浊音，确认有腹腔积液。

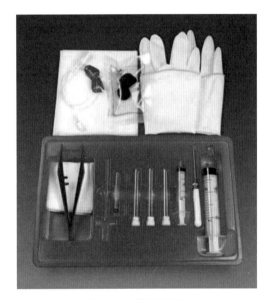

图9-5-1　腹腔穿刺包

（2）定位：结合叩诊浊音最明显区域选择适宜穿刺部位，可用龙胆紫在皮肤作标记。部位的选择方法如下。①反麦氏点：左下腹部脐与左髂前上棘连线的中、外1/3交点处；②脐与耻骨联合连线中点上方1cm、偏左或右1.5cm处；③少量积液取侧卧位，脐水平线与腋前线或腋中线交点处；④包裹性积液超声定位穿刺；⑤急腹症穿刺点选压痛点和肌紧张最明显部位。

（3）消毒：取一次性腹腔穿刺包，检查包装及有效期；打开穿刺包，戴无菌手套；常规消毒2次：以穿刺点为中心，同心圆式消毒，由内向外，直径15cm，第二次范围不超过第一次范围，不留白，不重消；铺洞巾（胶布固定），避免铺巾的手指触碰到有菌部位；检查穿刺包内器械，检查注射器与穿刺针密闭性及是否通畅，并将穿刺针后的胶皮管阀门关闭备用。

（4）麻醉：助手以"弹、消、划、消、折"手法打开麻醉药，术者与助手核对。取穿刺包内5mL注射器抽取2%利多卡因3mL，自穿刺点皮肤逐层向腹膜壁层进行局部浸润麻醉，先于穿刺点打一皮丘（直径5～10mm），垂直进针，回吸无血注药，再延皮下、肌肉、腹膜逐层麻醉，直至有突破感，回吸见腹腔积液后拔出麻醉针，并用无菌纱布按压。

（5）穿刺：根据麻醉深度（对比麻醉针长度），选择合适的穿刺针。术者左手拇指与食指固定穿刺部位的皮肤，右手持针经麻醉处垂直逐层刺入腹壁，大量腹腔积液患者"Z"字形进针，使皮肤至腹膜壁层不位于同一直线上，以防腹腔积液渗漏。待针尖抵抗感突然消失，表示已穿入腹腔，连接抽液袋，打开阀门进行抽液。抽液过程应缓慢匀速，密切观察患者状态。

（6）腹腔穿刺放液的量和速度：该患者主要目的是诊断腹腔积液的原因及腹腔积液性质，故抽取液体50～100mL。

5. 操作后处理

（1）穿刺结束后，拔出穿刺针，断开注射器与抽液袋连接，助手将抽液袋放于治疗车下，按压针孔1～2min，防止腹腔积液渗漏。消毒穿刺点，无菌纱布覆盖，胶布固定。

（2）操作完成后为患者整理衣物，交代注意事项，嘱患者平卧1～2h，保持穿刺点尽量朝上的体位，穿刺部位干燥清洁。

（3）留取该患者腹腔积液放入试管内及时送检。

（4）再次测量腹围及生命体征，各物品分类无害化处理，观察有无术后反应。洗手，书写腹穿记录。

经化验，该患者腹腔积液外观：黄色浑浊，黏蛋白定性：阳性，未见肿瘤细胞。该患者的腹腔积液性质为渗出液，下一步如何治疗？腹腔积液还有哪些性质？

四、腹腔积液性质

依据其性质可分为漏出液或渗出液；依据腹腔积液外观可分为浆液性、血性、脓性或乳糜性等。

渗出液腹腔积液多提示需要抗感染治疗，下一步加入抗生素治疗，继续保肝、利尿等对症治疗。

五、注意事项

（一）小儿腹腔穿刺

年长儿体位同成人，婴幼儿可平卧床上，充分暴露腹部，助手一手将患儿手臂固定在腹部两侧，另一手固定患儿臀部，使之身体不动。婴儿需选择水合氯醛灌肠，地西泮肌注或苯巴比妥肌注进行适当镇静。

（二）特殊情况

巨脾时需B超定位进行穿刺，以免损伤脾脏；包裹性腹腔积液有分隔或少量腹腔积液时需在B超定位下穿刺，以防损伤肠管。勿在腹部手术瘢痕部位或肠襻明显处穿刺；脐水平线与腋前线或腋中线之延长线相交处常用于诊断性穿刺。妊娠时应先进行B超定位，一般选择距子宫外缘至少1cm外进行穿刺，避免损伤子宫及胎儿。

（三）腹腔积液较多的情况

为防止术后漏出，穿刺时注意勿使自皮肤到腹膜壁的针眼位于一条直线上，当针尖通过皮肤到达皮下后，稍向周围移动一下针头，再向腹腔刺入。

（四）腹膜反应主要表现

患者突然出现头晕、恶心、心悸、气促、脉快、面色苍白，是由于腹膜反应或腹压骤然降低，内脏血管扩张而发生血压下降甚至休克等现象。发生的原因是腹腔穿刺所致反射性迷走神经功能亢进、患者对腹腔穿刺存在紧张和恐惧心理、皮肤及壁腹膜局部浸润麻醉效果欠佳等多种因素所致。年轻患者、体质虚弱者在空腹状态下行穿刺腹膜反应发生率增高。发生以上情况时应停止操作，静卧、补液、吸氧，皮下注射0.1%肾上腺素0.3~0.5mL。

（五）腹腔积液的送检

送检腹腔积液时要根据患者积液的病因有所选择，如癌性腹腔积液：脱落细胞、肿瘤标志物；结核性腹腔积液：结核菌培养、结核抗体；感染性腹腔积液：细菌培养＋药敏等。

（六）腹腔穿刺放液的量和速度

诊断性穿刺抽取液体50~100mL；治疗性放液，首次不超过3000mL，以后每次可放3000~6000mL；应注意肝硬化患者一次放腹腔积液一般不超过3000mL。如腹腔积液流出不畅，可将穿刺针稍作移动或变换体位。腹腔穿刺放液时速度应缓慢、不可过快，防止腹压骤然降低、内脏血管扩张导致血压下降、休克等现象的发生。

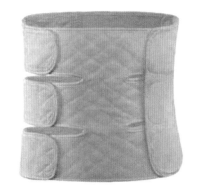

（七）其他情况

如遇穿刺孔继续有腹腔积液渗漏时，可用蝶形胶布或火棉胶粘贴；大量放液者或腹压高的患者需加用多头腹带（图9-5-2）加压包扎。对严重少尿、无尿、高钾血症、急性肾衰竭、严重胸腔积液、腹腔积液、电解质紊乱者可行血液透析，不主张穿刺放液。

图9-5-2 多头医用腹带

（潘 超）

第六章 $^{13}C/^{14}C$ 尿素呼气试验

病例介绍： 李某，男，54岁，主诉胃溃疡反复发作，为求进一步诊治来我院门诊就诊，怀疑幽门螺旋杆菌感染导致，建议做 ^{14}C 尿素呼气试验。

一、概述

幽门螺杆菌，是革兰氏阴性、微需氧的细菌，生存于胃部及十二指肠的各区域内。是一种单极、多鞭毛、末端钝圆、螺旋形弯曲的细菌。长 2.5～4.0μm，宽 0.5～1.0μm。幽门螺杆菌是微需氧菌，环境氧要求 5%～8%，在大气或绝对厌氧环境下不能生长。幽门螺杆菌是目前所知能够在人胃中生存的唯一微生物种类。

1983年 Marshall（马歇尔）等从人的胃黏膜组织中培养出了幽门螺杆菌，在临床治疗实践中证实该细菌是引起慢性胃炎和消化性溃疡的致病菌，并被世界卫生组织列为第一类致癌因子。幽门螺杆菌可引起多种胃病，包括胃炎、胃溃疡、十二指肠溃疡、非溃疡性消化不良、胃癌等。因此，根除幽门螺杆菌已经成为现代消化道疾病治疗的重要措施。为明确患者有无幽门螺杆菌的感染，临床上需要一种敏感性高、特异性强、快速、简单、安全的检测方法。目前，临床上最常用的是胃镜下黏膜活检的快速尿素酶试验和 $^{13}C/^{14}C$ 尿素呼气试验。快速尿素酶试验具有侵入性和创伤性以及交叉感染的危险，且准确率只有 70%～85%，而 $^{13}C/^{14}C$ 尿素呼气试验由于其准确率达95%以上，以及无痛、无创、快速简便、无交叉感染的优点，被国内外专家一致推荐为诊断幽门螺杆菌感染的金标准，在临床上已被广泛推广应用。

二、原理

幽门螺杆菌可产生高活性的尿素酶。当患者服用 $^{13}C/^{14}C$ 标记的尿素后，如患者的胃内存在幽门螺杆菌感染，胃中的尿素酶可将尿素分解为氨和 $^{13}C/^{14}C$ 标记的 CO_2，$^{13}C/^{14}C$ 标记的 CO_2 通过血液吸收最后经呼气排出。定时收集呼出的气体，通过分析呼气中 $^{13}C/^{14}C$ 标记的 CO_2 的含量即可判断患者是否存在幽门螺杆菌感染。

三、临床适应证

1. 消化不良初诊者，临床怀疑有幽门螺杆菌感染。

2. 急慢性胃炎和胃、十二指肠溃疡、黏膜相关性淋巴组织淋巴瘤患者。

3. 预防胃癌或有胃癌家族史者。

4. 幽门螺杆菌根除治疗后疗效评价和复发诊断。

5. 长期使用NSAID（非甾体抗炎药）类药物者等。

6. 幽门螺杆感染的流行病学调查与筛选。

四、^{14}C尿素呼气试验操作流程

（一）患者准备

受检者必须停用抗生素和铋剂30天，停用质子泵抑制剂2周。空腹或进食2h以后受试。

（二）检查流程

1. 检查时先让患者口服1粒^{14}C尿素胶囊。

2. 静坐15min。

3. 开启包装并取出吹气嘴和集气卡。

4. 务必将吹气嘴按箭头指示方向套入集气卡。

5. 口含吹气嘴平缓吹气，尽量吹长气。

6. 可以换气，严禁倒吸。

7. 吹气1～3min，使指示剂由橙红色变为黄色，若超过3min变色不全，也可停止吹气。

8. 将吹气嘴取下，集气卡插入检测仪器。

9. 检测仪器自动分析出具报告。

五、注意事项

（一）下列因素可导致假阴性，应予避免

1. 受检者在近1个月内使用了抑制Hp的药物，如抗生素、铋剂等。

2. 受检者在近1周内曾有上消化道出血的病史。

3. 受检者没有空腹，胃中有食物，口服^{14}C尿素胶囊难以与胃黏膜接触。

（二）孕妇、哺乳期妇女尽量不做此试验

六、安全性

^{14}C尿素呼气试验应用于临床十几年，未见到明显的不良反应的报道。专业性评

估报告证实^{14}C呼气试验对患者和操作人员的辐射危险可忽略不计，临床上可以安全使用。

七、检测结果及治疗

该患者检测结果为阳性，治疗方案为四联疗法：选用PPI＋2种抗生素＋铋剂，用药2周。停药4周后复查^{14}C呼气试验为阴性。证明Hp已被根除。

（陈　媛）